Gerthe

Kohlhammer | *Pflege*

Aus- und Weiterbildung

Der Autor:

Lutz Felgner, Krankenpfleger, Fachkrankenpfleger für Psychiatrische Pflege, Lehrer für Pflegeberufe, Dozent und Referent in der Erwachsenenbildung, Autor zahlreicher Fachartikel.

Lutz Felgner

Psychiatrische Pflege

Unterrichts- und Arbeitsmaterialien
für die Aus-, Fort- und Weiterbildung

Verlag W. Kohlhammer

Dieses Buch widme ich meinem
Pädagogiklehrer und -dozenten
Herrn Prof. Dr. Dieter Kayser

1. Auflage 2008

Umschlag: Gestaltungskonzept Peter Horlacher
Gesamtherstellung: W. Kohlhammer
Druckerei GmbH + Co. KG, Stuttgart
Printed in Germany

ISBN 978-3-17-019069-6

Inhaltsverzeichnis

Psychiatrie und Psychotherapie haben so enorme Fortschritte gemacht,
dass es praktisch überhaupt keinen Menschen mehr gibt, der nicht verrückt ist.
(nach Aldous Huxley)

A Theorieteil – Was steht zwischen den Zeilen?

1 Psychiatrische Pflege – eine Einleitung

Das Ganze ist mehr als die Summe seiner Teile.

1.1 Gebrauchsanweisung

Puzzeln ist eine Kunst. Ein Puzzle besteht aus kleinen Teilen. Anfangs ist es eine ungeordnete Summe von verschieden geformten Elementen. Die einzelnen Teile stehen aber nicht für das Ganze, nein, das Ganze bestimmt die Elemente. Aus den einzelnen Teilen kann aber nicht auf das Ganze geschlossen werden.
Wenn wir jedes Element genau kennen, dann haben wir immer noch keine Kenntnis über das Ganze. Auch wenn wir jeden Baustein drei Tage lang anschauen, alles über seine Form wissen, sie vielleicht vermessen haben, die Farben genau bestimmt, vielleicht sogar analysiert haben, die Striche und Linien darauf genau untersucht haben, kennen wir noch nicht das Ganze.
Die Teile eines Puzzles lassen sich klassifizieren in einige große Gruppen, die Gemeinsamkeiten aufweisen:

Die Männchen

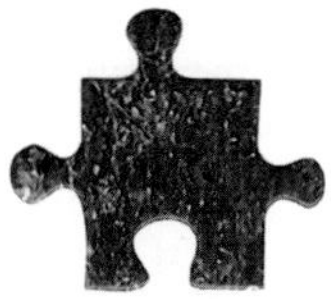

die stehenden Männchen

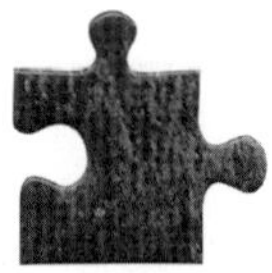

die verformten stehenden Männchen

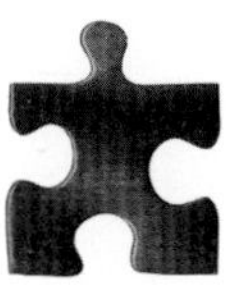

die laufenden Männchen

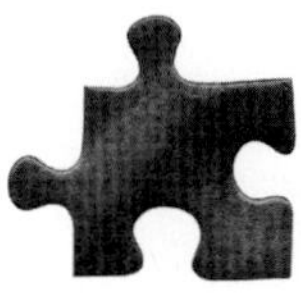

die verformten laufenden Männchen

Die Doppelkreuze

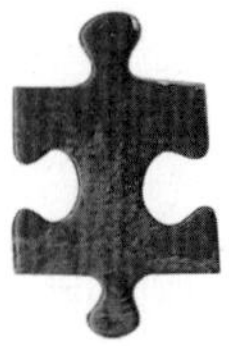

die normalen Doppelkreuze

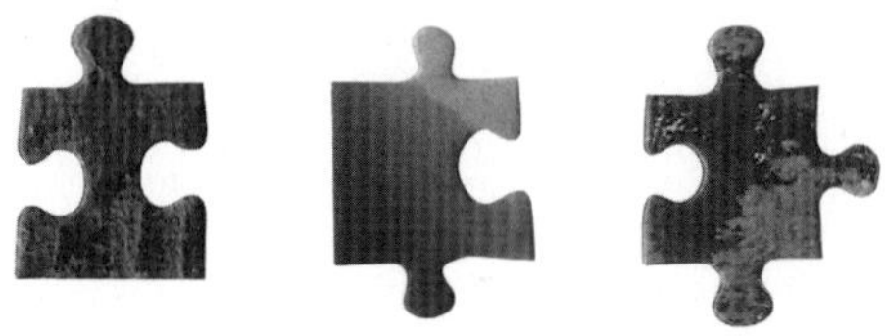

die verformten Doppelkreuze

Die einfachen Kreuze

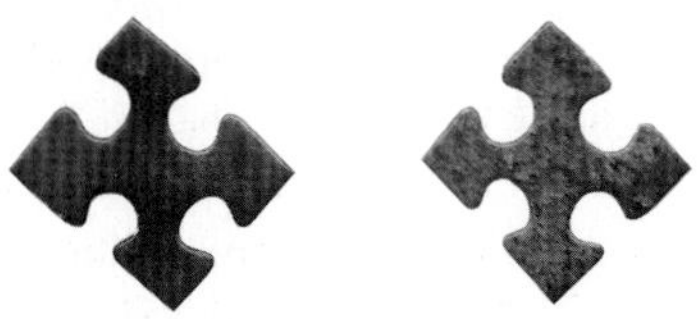

Allein die Verbindung der Bausteine mit anderen Bausteinen lässt ein Bild bzw. eine Gesamtform entstehen. Sie entsteht, sobald die Bilder wieder zusammengesetzt sind und die Teile die richtige Anordnung gefunden haben.
Ein sehr altes Puzzle ist das Tangram. Es hat sieben verschieden geformte Einzelteile. Sie müssen zu immer wieder neuen Figuren zusammengesetzt werden. **Wichtig:** Kein Teil darf übrig bleiben.
Anhaltspunkt für das Zusammensetzen ist nur die Form der Teile und eine Vorlage, wie das Gesamtbild aussehen soll. Schon kleinste Veränderungen in der Formzusammenstellung verändern das Aussehen der Figur radikal.
Ist eine Figur fertig, verschwinden alle Einzelteile quasi in einem Gesamtbild und werden fast unkenntlich. Keine Linien, keine unterschiedlichen Strukturen, nein, alles gleich. Die Figur ist wie ein Schattenbild mit einem Umriss und die Oberfläche gleichmäßig dunkel.
Zwei Beispiele:

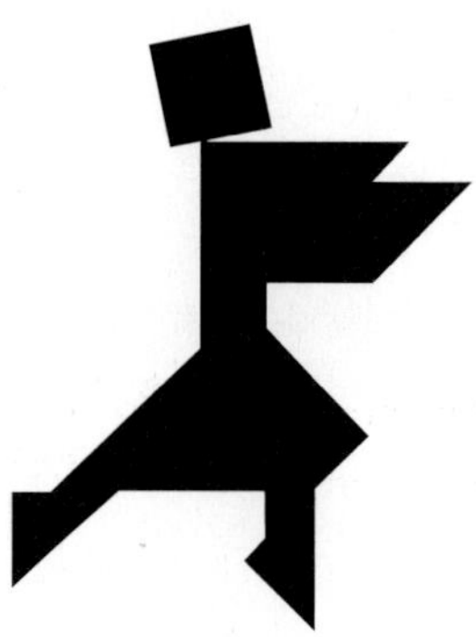

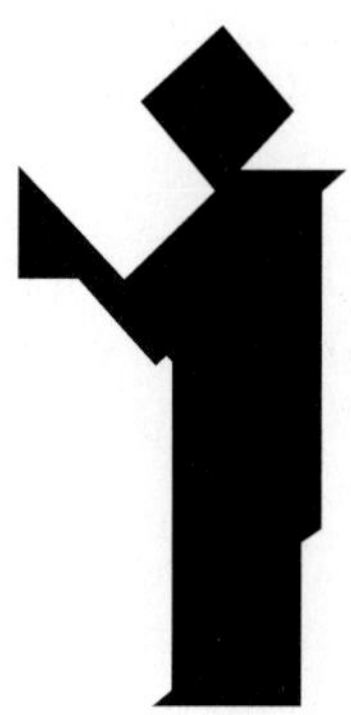

Das Ergebnis entspricht gleichzeitig der Vorlage, von der man ausgegangen ist. Das Ziel, das es zu erreichen gilt, ist somit das vorgegebene Gesamtbild.
Und dann sind da die Puzzle mit Bildern wie Blumen, Kirchen, Bergen, Häusern, Brücken oder ganzen Landschaften. Aber Vorsicht, das Puzzle und diese wunderschönen Motive haben Tücken.
Es entstehen schon Probleme bei dem Prozess des Zusammensetzens. Wie ist die zufällige Anordnung der Teile auf dem Tisch, die aus dem Karton geschüttet werden? Ist vielleicht ein Teil auf den Boden gefallen (unter den Sessel)? Oder liegt ein Teil unbemerkt unter einem anderen?
Die Kunst des Puzzles beginnt im Grunde genommen aber viel früher. Sie beginnt bei der Herstellung. Dort stellen sich alle Fragen, die der Spieler lösen muss. Nicht rein zufällig entstehen die Probleme beim Zusammensetzen, sondern sie sind teilweise vorher festgelegt. Die Puzzleteile sind Träger von trügerischen Informationen. Viele Tücken sind von Anfang an eingebaut.
Da ist das blaue Element, das genau an eine Stelle passt, wo der Himmel ist. In Wirklichkeit gehört es aber zu dem See, in dem sich der Himmel spiegelt. Oder das grüne Teil, das scheinbar unten links in die Wiese gehört, es ist aber Teil des Fensterladens in der Mitte rechts.
Ein Teil darf selten vordergründig gesehen werden. Es steht im Zusammenhang mit den anderen Teilen, mit dem Vordergrund, mit dem Hintergrund und mit den angrenzenden Teilen. Nur durch Hinschauen, durch genaues Beobachten, durch Vergleichen, durch Kombinieren, durch Ausprobieren vielleicht durch Hilfestellung anderer Personen kann das Problem gelöst werden.
Somit ist das Puzzle, auch wenn man es zunächst glauben mag, kein solitäres Spiel.
Die Gebärde, die der Spieler macht, die Gesten, die Handbewegung, das Tasten, das Suchen, die Enttäuschung und die Frustration, die Freude, das Gelingen ist immer im Zusammenhang mit dem Gesamtbild und dem angestrebten Gesamtergebnis zu sehen.[1]
Genauso ist es mit der Psychiatrischen Pflege und dem Gesamtbild des Menschen.

1.2 Gebrauchsanweisungen aus persönlicher Sicht

Gebrauchsanweisungen sind übersichtliche, einfache und allgemeinverständlich formulierte Erläuterungen zur Anwendung. Manchmal sind sie zum besseren Verständnis bebildert.
Wenn wir einmal Lehrbücher über Pflege nehmen, so könnte man sagen, es sind Gebrauchsanweisungen zum Umgang mit kranken Menschen.
Philosophien, Religionen, Weltanschauungen sind Gebrauchsanweisungen für ein gutes und wertvolles Leben im Sinne eines komplexen Menschen- und Weltbildes.
Der Unterschied zu herkömmlichen Gebrauchsanweisungen ist, dass das Objekt kein fester Gegenstand bzw. kein Gerät, sondern ein Mensch ist. Knaurs Lexikon sagt dazu: „Mensch, als Gattung *homo* genannt, gliedert sich in zahlreiche sich überschneidende Typenkreise (= Rassen. Anm. des Verfassers) u. Hormonaltypen, Volks- u. Berufstypen, Altersstufen,

1 Nach einer Idee von Georges Perec: Das Leben. Gebrauchsanweisung. 3. Aufl. Frankfurt/Main: Zweitausendeins 1998

Geschlechter ..." (Knaurs Lexikon, München 1995, S. 605.). Der einzelne Mensch besteht aus einer Unzahl von einzelnen sehr empfindlichen Teilen, die nach einem bisher nur unzulänglich erklärbaren System funktionieren.
Wer sich zur Behandlung der Psyche zum Psychologen begibt, hat oft Angst, dass er auseinander genommen und nicht wieder richtig zusammengesetzt wird. Diese landläufige Meinung ist mit einem Puzzle vergleichbar, dessen Teile nicht richtig zusammengesetzt sind.
Beim Puzzle fällt das auf, aber beim Menschen? Wer übernimmt die Kontrolle, dass kein Fehler passiert ist? Gerade bei der Psyche ist das schwierig. Ist die Funktionsfähigkeit eigentlich wieder richtig herzustellen? Wer hat einen Überblick über vorher und nachher und wird das Ergebnis überhaupt kontrolliert? In der Psychiatrie gibt es ähnliche Vorbehalte. Das ist übertragbar auf die Erwachsenenbildung.
Wenn ich vor einer Gruppe von neuen Lehrgangsteilnehmern sitze, dann habe ich bestimmte Vorinformationen aus den Bewerbungsunterlagen. Ich habe von jedem quasi bestimmte Teilinformationen, die aber oft trügerisch sind. Da habe ich z. B. Bilder erhalten, die der vor mir sitzenden Person nur entfernt ähnlich sehen, teils sehen die Teilnehmer netter aus als auf dem Bild getroffen oder älter, weil das Bild vor langer Zeit aufgenommen wurde. Ich habe bestimmte Informationen über den beruflichen Werdegang, die Person gibt sich aber anders, als es die Ausbildung erwarten lässt. Über die sprachliche Gewandtheit, über den Tonfall, über die Tonlage der Stimme und über die Lautstärke habe ich gar keine Informationen, es sei denn, ich habe den Teilnehmer vorher gesprochen. Und wie ist es erst mit seiner beruflichen Erfahrung? In vielen Bereichen hat er mehr Erfahrung als ich. Muss ich Angst vor seiner Kompetenz haben, ist er mir überlegen? Oder hat er vielleicht wenig Kenntnis, überfordere ich ihn leicht oder überfordern ihn die anderen Gruppenteilnehmer?
Die so genannte Bedingungsanalyse gibt mir trügerische Informationen und eine trügerische Gewissheit, die Teilnehmer zu kennen. Bei Beginn eines Lehrgangs ist die Angst des Lehrers vor dem Unbekannten ein Ausdruck von hoher Qualifikation.
Und wie ist es erst bei den Teilnehmern! Sie kennen die eingereichten Unterlagen der anderen Teilnehmer nicht, sie kennen den Anfahrtsweg nicht, sie kennen die Räume nicht, sie kennen das Programm des ersten Tages höchstens oberflächlich. Sie wissen nicht, was von ihnen verlangt wird, sie kennen oft nicht einmal den Dozenten.

2 Selbsterkenntnis ist der erste Weg zur Besserung

Kennen Sie die Brechtgeschichten von Herrn Keuner? Hier ist eine davon, sie heißt „Das Wiedersehen“: Ein Mann, der Herrn K. lange nicht gesehen hatte, begrüßte ihn mit den Worten: ‚Sie haben sich gar nicht verändert.‘ ‚Oh!‘ sagte Herr K. und erbleichte.
Die Psychologie möchte uns als höchstes Gut die Verwirklichung einiger Aussagen beibringen, die unsere Persönlichkeit ausmachen sollen: „Ich bin, wie ich bin.“ „Ich bin ok., Du bist ok.“ Dann ist da noch die Pädagogik: Lebenslängliches Lernen – Entschuldigung! Es muss heißen lebenslanges Lernen.
Was ist denn nun richtig? Gibt es überhaupt richtig und falsch?
Das wusste ich zu Beginn meiner Lehrtätigkeit auch nicht. Ich habe nur gemerkt, dass ich mit dem, was ich gelernt hatte, gut über Krankheitsbilder Bescheid wusste, Blut abnehmen konnte, die Venen besser als manch neuer Arzt fand und i. v. Injektionen geben konnte. Dass ich letzteres besser nicht getan hätte, habe ich erst später gelernt. Zum Glück ist nichts passiert.
Wie Patienten in der Psychiatrie gepflegt werden, lernte ich von den älteren Schwestern und Pflegern, die gut in der Praxis waren. Heute ist alles anders. Eines meiner „Aha-Erlebnisse“ kam in der Weiterbildung der Krankenpflegehochschule. Hier lernte ich zum ersten Mal Gruppenarbeit und die Auseinandersetzung mit Themen in Form von Diskussionen kennen. Es gab keine Rezepte.
War denn nun alles richtig? War alles falsch? Was war denn nun richtig? Was war falsch? Was meint denn der Fachmann (= Dozent) dazu? Kann denn jede Meinung relevant sein?
Diesem Buch liegt ein einziges Rezept zugrunde:
Der Dozent gibt den Rahmen für die Teilnehmer, damit sie für sich herausfinden können, was richtig und falsch ist.
Der Dozent:

- liefert das Spielmaterial,
- sorgt für Transparenz
- versucht jeden zu akzeptieren,
- schafft eine angenehme Atmosphäre,
- ist bereit, sich kritisieren zu lassen
- und glaubt an das Gute im Menschen

Dieses Buch soll das Spielmaterial liefern. Alles andere müssen Sie sich selbst erarbeiten.

Das Spielmaterial

Beispiel 1:
Das Thema einer (fiktiven) Fortbildungstagung lautet: „Kundenorientierung am Beispiel der Aufnahme in der Psychiatrie“. Ein bekannter Fachdozent, der viele Bücher veröffentlicht hat, soll einen Vortrag von 40 Minuten zum Thema halten.
Dass dieser Vortrag für jeden Einzelnen viel bewirkt, halte ich für trügerisch. Ein Teil der Zuhörer ist vielleicht nur gekommen, um gesehen zu werden, oder weil der Arbeitgeber die Kosten für die Reise übernommen hat. Einige sind vielleicht da, weil sie ihren Partner/ihre Partnerin begleiten. Die Dame in der dritten Reihe überlegt die ganze Zeit, ob der Dozent privat nett ist oder ob er da auch nur Vorträge hält und ob er noch zu haben ist. Günstigenfalls werden einige der Zuhörer über einige Ausführungen des Dozenten zum Nachdenken angeregt, wenn sie auch nicht mit allem einverstanden sind, was er sagt.

Beispiel 2:
Ein anderer Dozent – dasselbe Thema:
Der Dozent hat einen halben Tag Zeit. Er gibt eine ganz kurze Einführung über das heute oft gebrauchte Wort „Kunde“ und die Bedeutung der Aufnahme für die weitere Pflege und Behandlung. Danach verteilt er Aufgaben. Es werden vier Gruppen gebildet. Jede Gruppe erhält eine der folgenden Fragen:

- Mit welchen Vorerfahrungen bezüglich Ihrer Einrichtung und in Bezug auf die Erkrankung kommen die Klienten?
- Wie gehen Sie mit der Angst um, wenn ein Klient als aggressiv angekündigt wird?
- Mit welchen Ängsten und Befürchtungen kommen die Klienten, und wie gehen Sie damit um?
- Wie würden Sie gerne auf Ihrer Station als Klient empfangen werden?

Bitte stellen Sie jeweils eine Szene vor, in der das Problem deutlich wird und machen Sie im Spiel einen Lösungsvorschlag.

Die Teilnehmer werden gefragt, welches Thema sie wählen möchten. Die Gruppen werden nach Interessenlage zusammengestellt. Die Teilnehmer bekommen eine festgelegte Zeit zur Erarbeitung.
Anschließend werden die Ergebnisse im Plenum vorgetragen und diskutiert.
Wenn Sie auch der Meinung sind, dass die zweite Szene einen größeren Lerneffekt hat und die zusätzlich investierte Zeit sinnvoll ist, dann liegen Sie auf der Linie dieses Buchs. Ich bin der Ansicht, dass der Dozent lediglich das Material und die Anlässe zur Verfügung stellen kann, die Teilnehmer sich aber selbst ihre Meinung bilden sollen.
Den Umgang mit Menschen kann man nicht auswendig lernen. Man muss ihn an sich selbst und im Kontakt mit anderen erfahren.
Das Beispiel Szene 2 ist übrigens ein nur leicht modifiziertes Beispiel aus dem praktischen Teil dieses Buches: → 2.2.6

Lernen in der Praxis

Natürlich kann man richtiges Handeln auch bei der praktischen Arbeit lernen, und die Reflexion ist dort ein sehr wichtiges Mittel der pflegerischen Arbeit. Verschiedene Umstände sprechen aber dagegen, grundsätzliche berufliche Qualifikationen immer in Form von learning by doing zu erwerben, oder verbieten diese Vorgehensweise geradezu:

- Der Klient hat ein Recht auf fachlich qualifizierten Umgang.
- Der Klient ist keine Versuchsperson.
- Es ist ethisch verwerflich, am Klienten verschiedene Verhaltensweisen zum Zweck der Ausbildung auszuprobieren.
- Vom Personal wird von vorn herein fachlich qualifiziertes Arbeiten erwartet.
- Es bestehen Vorbehalte, die eigene Arbeitsweise von Kollegen kontrollieren zu lassen.
- Zeitmangel und Personalknappheit erlauben keine ständige Reflexion.

Anmerkung:
Ich habe in diesem Buch fast durchweg die männliche Form gewählt. Es ist aus Gründen der Lesbarkeit nicht möglich, beide Formen gleichzeitig zu wählen. Allen Frauen und Kolleginnen möchte ich aber aus eigener Unterrichtserfahrung sagen, dass es oft das weibliche Geschlecht war, das eher bereit war, seine Arbeitsweise zu reflektieren und zu hinterfragen und sich verbal einzubringen.
Im praktischen Teil habe ich den so genannten pluralis majestatis (die Wir-Form) benutzt. Ich halte das für gerechtfertigt, weil die Übungen und das methodische Vorgehen aus der Erfahrung mit anderen Menschen entstanden sind. Es waren die Teilnehmerinnen und Teilnehmer, die den Unterricht lebendig gestaltet haben und mit ihrem Fachwissen und ihrer praktischen Erfahrung neue Wege gegangen sind.
Auf ausführliche Literaturlisten haben wir verzichtet. Bei der im Moment noch nicht zu zahlreichen Pflegeliteratur waren Fachzeitschriften oft eine brauchbare Grundlage für den Unterricht. Alle verwendeten Quellen sind angegeben.
Eine der wichtigsten Fundgruben für Beispiele aus der Praxis sind die Examensarbeiten der Teilnehmer/innen der Lehrgänge. Als Lehrgangs- und Institutsleiter habe ich die Teilnehmer/innen dabei beraten und begleitet. Viele „Schätze“ werden hier das erste Mal der Fachöffentlichkeit präsentiert. Wir hoffen, damit nicht nur die Motivation „unserer“ Teilnehmer, sondern auch die Effektivität der verwendeten Unterrichtsmethoden belegen zu können. Namen und Daten in den zitierten Beispielen wurden in Absprache mit den Autoren geändert. Einige Autoren wollten anonym bleiben. Aufgrund der besseren Lesbarkeit wurden alle Textzitate an die neue Rechtschreibung angepasst. Zitate aus Examensarbeiten wurden teilweise hinsichtlich Rechtschreibung und Interpunktion leicht überarbeitet.
Alle Texte und Arbeitsblätter ohne Quellenangabe sind vom Verfasser selbst erstellt.

3 Der pädagogische Hintergrund

3.1 Allgemeines

Das Buch wendet sich nicht an Laien, sondern will Lehrern für Pflegeberufe, Erwachsenenbildnern, Dozenten und erfahrenen Unterrichtenden Anregungen für den Unterricht in psychiatrischer Pflege geben.
Wir haben deshalb i. d. R. auf die Formulierung von Lernzielen verzichtet. Wir halten sie natürlich nicht für überflüssig, sie hätten den praktischen Teil aber unnötig aufgebläht.
Wir schreiben keine Abhandlung über z. B. fragend-erarbeitenden Unterricht, Durchführung von Gruppenarbeit, Vortragsgestaltung, Diskussionsleitung. Wir gehen auch nicht auf Medien ein. Die Fähigkeit zur Anwendung von Moderationsmethoden wird ebenfalls als bekannt vorausgesetzt.
Das Buch bietet aber auch allen Interessierten Einblicke in die vielfältige Problematik menschlicher Fähigkeiten und Probleme.

3.2 Die Erziehung zum Gespräch

Unsere Vorstellungen finden wir am besten bei Bollnow wiedergegeben. Er spricht von der Erziehung zum Gespräch, die auf die Fähigkeit und Bereitschaft zum Gespräch hinausläuft.[1]
Aus unserer Sicht ist das eine der wesentlichen Fähigkeiten, die Pflegende besitzen müssen. Die Theorie soll auch hier kurz sein. Wir zitieren deshalb noch einmal Bollnow. Nähere Ausführungen können Sie in der pädagogischen Literatur finden.
„Damit es aber zu einem solchen beglückenden Gespräch kommt, müssen an den Menschen ganz bestimmte hohe Anforderungen stellende Bedingungen erfüllt sein. Die eine besteht in dem schon genannten Mut zum offenen Wort. Der Sprechende gibt sich in die Hand des Partners, von dem er nicht weiß, wie er das Wort aufnimmt. **Das Sprechen erfordert immer das Wagnis des freien Einsatzes und den Verzicht auf die ‚natürliche' Sicherheit. Dazu ist immer ein erhebliches Maß von Selbstüberwindung erforderlich. Aber nicht mindere Anforderungen stellt die Bereitschaft zum Hinhören** (Hervorhebung durch d. Verf.), denn sie verlangt, die naive Sicherheit in der eignen Meinung aufzugeben und ganz offen in die Erörterung

---

1 vgl. Liebrucks, B.: Sprache und Bewußtsein, 5 Bände, Frankfurt a.M. 1964. In: Bollnow, O. F.: Anthropologische Pädagogik. 3. Aufl. Bern, Stuttgart: Haupt 1983, S. 107

einzutreten mit der Anerkennung der Möglichkeit, dass auch der andre recht haben kann. Wo diese Bereitschaft fehlt, wo die eine Seite die Wahrheit für sich beansprucht und die andre nur noch zu ‚bekehren' versucht, da ist einem offenen Gespräch der Boden entzogen, und es entsteht die Form des monologisch-autoritären Denkens, das nur noch den eignen Standpunkt durchzusetzen versucht. Das ist das Abgleiten der sprachlich-menschlichen Beziehungen in die Sphäre reinen Machtdenkens, d. h. in ein unmenschliches, untermenschliches Verhalten."[1]

Neueste Studien belegen am Beispiel des Englischunterrichts an allgemeinbildenden Schulen, dass besonders einer redet: Der Lehrer. Die Lehrkräfte sprechen im Schnitt doppelt soviel wie alle Schüler zusammengenommen. Die Studie belegt auch, dass der Lehrer nicht länger als drei Sekunden auf die Antwort wartet.[2]

In der Erwachsenenbildung und gerade in der Psychiatrie haben wir die Erfahrung gemacht, dass, wenn keine Antwort kommt, es besser für den Lehrer ist zu überlegen, ob:

- die Frage richtig und verständlich formuliert war oder sie eventuell nochmals etwas anders formuliert werden sollte,
- die Frage ohne Not eine Bloßstellung des Antwortgebers erfordert,
- eine konkretere Frage nachgeschoben werden sollte,
- die Frage etwas provokanter formuliert werden sollte,
- es besser ist, zwei statt einer Minute auf die Antwort zu warten (→ 5.4 Erläuterung der Unterrichtsentwürfe/ad ⑦).

Die im Unterrichtsteil vorgestellte Vorgehensweise sollte flexibel angewandt werden. Eine Rückkoppelung mit den Teilnehmern in Form von mündlichen oder schriftlichen Auswertungen ist dazu unerlässlich. Es kann sein, dass es in Gruppen Phasen gibt, bei denen sie mit ständigen persönlichen Auseinandersetzungen überfordert sind. In diesem Fall ist es durchaus sinnvoll, mehr Theorieinput in Form von Fachartikeln oder Vorträgen des Lehrers mit anschließender Diskussion zu wählen.

Für die Gesprächsinhalte des Lehrers gilt das Prinzip der partiellen Offenheit. Das muss auch ein Lehrer erst lernen. Es wird vermutlich nicht beim Studium vermittelt. Was erzähle ich, was gebe ich von mir preis, was sage ich nicht? Gespräche, die weit in die Intimsphäre gehen, können zunächst die Neugier der Gesprächsteilnehmer befriedigen. Später stellen sich einige Beteiligte aber vielleicht die Frage, inwieweit Privatheit und Intimsphäre überhaupt respektiert werden. Das kann der Beginn eines Vertrauensverlusts sein. Das richtige Maß hängt natürlich auch von der Dauer der Beziehung bzw. der Länge des Lehrgangs und der Häufigkeit des Unterrichts ab.

1 Bollnow, O. F.: ebd., S. 108

2 vgl. „Englisch-Schüler haben nichts zu sagen". In: NRZ , 60. Jg. Ausgabe Nr. 52, 2. 3. 2006, S. 6. [Anm. des Verf.: Ergebnisse der Desi-Studie zur Effizienz des Englisch-Unterrichts, Bildungsstudie „Deutsch-Englische Schülerleistungen International". Erste große deutsche Schulleistungsstudie unter Federführung des Deutschen Instituts für Internationale Pädagogische Forschung (DIPF)]

3.3 Transparenz

Glas ist durchsichtig, wenn es sauber ist. Trotzdem gibt es den Blick nur für die Dinge frei, die unmittelbar dahinter sind. Wenn Sie durch ein Fenster in ein Haus schauen, sehen Sie nur einen Teil der sich darin befindlichen Dinge. Was sich in den anderen Räumen befindet, bleibt gänzlich verborgen.

Transparenz im Unterricht bedeutet, dass der Teilnehmer sicher sein kann, dass der Lehrer offen und ehrlich zu ihm ist, keine Tricks anwendet und sich sowohl im persönlichen Gespräch als auch im persönlichen Kontakt genauso verhält wie in der Gruppe.

Wie erreiche ich Transparenz?

Es gibt verschiedene Faktoren, die die Transparenz ausmachen. Der Lehrer muss:

- Mit „sich im Reinen“ sein
- Leistungsanforderungen verständlich machen
- Schädlichen Konkurrenzdruck vermeiden
- Ruhe bewahren
- Den Teilnehmern Zeit lassen, sich zu entwickeln
- Tolerant sein
- Wissen, wo Grenzen sind
- Bereit sein, Probleme anzusprechen
- Vergessen können.

Werden Leistungen bewertet, so sind den Teilnehmern die zugrunde liegenden Kriterien vorher bekannt.

Der Lehrer bewertet nach festgelegten Kriterien, die möglichst schriftlich verfasst sind. Die Teilnehmer kennen die Kriterien. Der Lehrer gibt dem Teilnehmer Rückmeldung. Die Rückmeldung kann schriftlich oder mündlich erfolgen. In jedem Fall ist der Lehrer zu einem persönlichen Gespräch bereit.

Im Übrigen fügte sich der eher aktivierende und teilnehmerzentrierte Unterricht sehr gut in das Gesamtkonzept der Weiterbildung ein. Er wurde überwiegend als angenehme Abwechslung zum lehrerzentrierten Unterricht besonders der Dozenten aus dem medizinischen Bereich erlebt.

4 Die praktische Übung

4.1 Grundlagen

Wir sammeln Erfahrungen durch den Kontakt mit Mitmenschen und entwickeln uns weiter. Jede soziale Situation, der wir im Alltag ausgesetzt sind oder in die wir uns begeben, könnte man als praktische Übung ansehen. Die beste Möglichkeit des Übens von sozialen Situationen ist die gezielte Durchführung von praktischen Übungen (pÜ).
Im Unterricht unterscheidet sich die pÜ von der reinen Diskussion durch einen größeren Selbsterfahrungsanteil. **Es gibt eine Vielzahl von Themen aus dem Bereich der psychiatrischen Pflege, die sich zur Übung eignen.**
Das Grundproblem wird aber immer wieder sein: Kritischer Klient und unsichere Pflegeperson. Es liegt auf der Hand, dass jeder Teilnehmer in der praktischen Übung ein Lösungsmuster entwickeln kann, das dann auch auf nicht vorhersehbare Situationen übertragbar ist.

4.2 Die praktische Übung im Pflegeunterricht als Modellsituation

Bei den praktischen Übungen in der psychiatrischen Pflege handelt es sich um Berufsrollenspiele, d. h. um Situationen, die mit der Ausübung des Pflegeberufs in engem Zusammenhang stehen. Diese Situationen bestehen einmal in unterschiedlichen Kontakten zu Klienten in der Psychiatrie, aber auch in der notwendigen Auseinandersetzung mit der eigenen Persönlichkeit. Im Unterschied zu üblichen Rollenspielen in Selbsterfahrungskursen ist der Selbsterfahrungsanteil enger begrenzt auf die konkrete Situation. **Ziel ist, das erlernte Verhalten in die berufliche Praxis übertragen zu können und mehr Verständnis für sich und das vielleicht zunächst unerklärliche Verhalten von Klienten zu erhalten.** Unsere Hoffnung ist, dass Pflegende dadurch in der realen Situation selbst größere Gelassenheit und einen größeren Entscheidungsspielraum erhalten. Die Erfahrung zeigt, dass auch das Verständnis für andere Menschen zunimmt.
Die praktische Übung verbindet Aktivität im Unterricht mit Ausprobieren eigener Verhaltensweisen.

Vorgehensweise

Es gibt kaum ein Thema in der psychiatrischen Pflege, das sich nicht für eine praktische Übung eignen würde. In jeder praktischen Übung kommen sachliche und emotionale Elemente vor. Es gilt also immer einen Sach- und einen Beziehungsaspekt miteinander in Verbindung zu bringen. In eher somatisch orientierten Pflegehandlungen spielt der Sachaspekt eine größere Rolle. Ziel ist das korrekte Ausführen der Pflegetätigkeit.

Nehmen wir als Übung die Aufnahme eines Klienten in der Psychiatrie.

Die Protagonisten (Darsteller) sollen zunächst der Einfachheit halber zwei Personen sein: Der Klient und der Pfleger.

Der Klient kommt mit einer bestimmten emotionalen Befindlichkeit zur Aufnahme auf die Station. Sie ist geprägt z. B. durch

- die Vorerfahrung bezüglich seiner Krankheit,
- die Erfahrung mit seiner Krankheit,
- die Information, die er über die Klinik hat,
- den Umgang, den man mit ihm gepflegt hat,
- seine Tagesform,
- den Umgang mit ihm bis zur Stationstür usw.

Der aufnehmende Pfleger steht der „Neuaufnahme“ mit einer bestimmten emotionalen Befindlichkeit gegenüber. Sie ist geprägt z. B. durch

- die Vorerfahrung mit Neuaufnahmen,
- die Einstellung gegenüber dieser Art der Erkrankung,
- die Information, die er über den Klienten erhalten hat,
- die Personalsituation der Station,
- seine Tagesform,
- die Erlebnisse auf der Station bis zum Empfang des Klienten usw.

Die professionelle Beziehung fängt mit der Begrüßung des Klienten durch den Pfleger an. Der Sachaspekt wird dadurch berührt, was der Klient an Aufklärung und Informationen als „Neuaufnahme“ benötigt, um sich zurechtzufinden. Erfahrungen mit der Übung zeigen übrigens, dass der Klient bei der Aufnahme oft unangemessen mit einer Unzahl von Sachinformationen zugedeckt wird. Hier das richtige notwendige Maß zu finden ist ein Ziel der Übung.

Die Durchführung einer Übung

Die Übung **„Aufnahme eines Klienten“** kann die Situation zum Gegenstand haben: **Die Pflegeperson begrüßt den Klienten an der Tür.** Für die Protagonisten ist die Information wichtig, dass die Übung einen Abschluss haben muss, denn keiner der Beteiligten kann sich in Luft auflösen.

Es gibt mehrere Möglichkeiten, diese Übung durchzuführen. Wir fangen mit der schwierigsten an, weil diese für die Vorstellungen vom Ablauf eines Rollenspiels die vielleicht häufigste ist und deshalb viele Lehrer und Teilnehmer oft davon abhält, diese Methode anzuwenden.

a) Die Vorbereitung der praktischen Übung

Alternative 1
Zwei Teilnehmer sollen sich freiwillig melden. Einer stellt den Pfleger/die Schwester dar, ein anderer den Klienten. Die Gruppe und der Lehrer beobachten den Ablauf der Übung. Anschließend wird die Übung besprochen.

....

Leider meldet sich niemand freiwillig. Was nun? Als Notlösung ist es immer möglich, über das Thema einer praktischen Übung ein Unterrichtsgespräch zu führen. Sinnvoll ist aber, mittelfristig die Ursachen für die Blockaden bei den Teilnehmern herauszufinden.

Voraussetzungen zur Durchführung von Übungen realer Modellsituationen:

- Die Gruppe soll darauf vorbereitet sein, z. B. durch Übungen zur Körper- und Raumerfahrung.
- Die Gruppe soll eine gewisse Vertrautheit miteinander entwickelt haben.
- Es soll eine offene Atmosphäre herrschen, wo auch Schwächen des anderen toleriert werden.
- Es darf keinen gruppenfeindlichen Konkurrenzdruck geben, wie z. B. durch Noten.
- Die Gruppe soll mit Reflexionen und gegenseitiger wohlwollender Kritik vertraut sein.
- Verschwiegenheit soll möglich sein.
- Der Lehrer soll Erfahrung mit der Methode haben.

Alternative 2
Diese Alternative ist unser Vorschlag. Zitat aus → 2.2.6 Aufnahmesituation:
Jede Gruppe soll sich eine ganz durchschnittlich übliche **Aufnahmesituation** (d. h. mit nicht zu auffälligen oder herausfordernden Verhaltensweisen) überlegen und

1. In der Kleingruppe üben
2. Im Plenum vorstellen

Bei den ersten beiden Gruppen kommt der Klient alleine evtl. mit der Polizei (G 1 Akutstation G 2 Geronto). Bei den nächsten beiden Gruppen kommt der Klient mit Angehörigen (G 3 Akutstation, G 4 Geronto).
Wer nicht mitspielt, ist Beobachter. Er hat die Aufgabe, sich in die Situation des Klienten zu versetzen (z. B. fühlt der Klient sich angemessen begrüßt? Wird er ernst genommen? Wird auf seine Bedürfnisse eingegangen? Wird er überfordert? Wie reagiert die Pflegeperson?)

Vorbereitung:
T. bereiten eine Aufnahmesituation vor (**30'**). Sie üben sie in der Kleingruppe und besprechen und modifizieren sie für die Vorstellung im Plenum (**30'**).
Die in der Alternative 1 aufgeführten Voraussetzungen gelten hier genauso. Es ist aber ein erheblicher persönlicher Druck aus der Übung genommen worden. Jede Gruppe stellt eine Situation vor, und die Protagonisten haben „ihre“ Gruppe auf ihrer Seite.
Wenn die Teilnehmer mehr Erfahrung im Spielen von praktischen Übungen gewonnen haben, ist bei anderen Themen vielleicht auch die Durchführung direkt im Plenum möglich, wie in Alternative 1 vorgestellt.

b) Vorstellung und Auswertung

Vorstellung der Situation:
Die Vorstellung der Ergebnisse und die Auswertung von Alternative 1 und 2 unterscheiden sich nicht wesentlich.
Die Protagonisten stellen die Situation vor. Das Plenum beobachtet die Situation.
L. kann dem Plenum Beobachtungsaufgaben geben:
- Ein Teil beobachtet den Klienten i. S. der Beobachterrolle s. oben.
- Ein Teil beobachtet das Verhalten der Pflegeperson, z. B.: Was beobachten Sie bei der Begrüßung? Wie verhält sich die Pflegeperson? Geht sie auf die Bedürfnislage des Klienten ein? Wird der Klient angemessen behandelt oder wird er überfordert? Wie verhält sich die Pflegeperson gegenüber den Begleitpersonen?
- Ein Teil beobachtet die Begleitpersonen, z. B. wie wird mit den Begleitpersonen umgegangen? Werden sie ernst genommen? Werden sie mit einbezogen? Welchen Eindruck erhalten die Begleitpersonen von der Psychiatrie?

Rückmeldung:
Die unmittelbar beteiligten Protagonisten werden vom Lehrer befragt:
- Wie haben Sie sich in der Situation gefühlt?
- Was fanden Sie gut? (Ganz wichtig: erst das Positive herausstellen!)
- Was, meinen Sie, ist verbesserungsbedürftig?

Die Teilnehmer des Plenums teilen ihre Beobachtungen mit:
- Was fanden Sie gut? (Lehrer lässt nicht zu, dass zuerst Kritik geäußert wird).
- Was, meinen Sie, ist verbesserungsbedürftig? (Hier zeigt sich, ob der Lehrer die Gruppe durch entsprechende Übungen richtig vorbereitet hat. Eine Kritik ist keine Verurteilung! Eventuell muss der Lehrer eingreifen. Vor allem sollte er dafür Sorge tragen, dass keine konfrontativen Diskussionen geführt werden).
- Es wird besprochen, ob es alternative Verhaltensweisen gibt, die ausprobiert werden sollten. Daraus ergeben sich weitere Übungen, die jetzt am besten direkt im Plenum gespielt werden können.
- Bei Gruppenspielen sollte nicht so sehr der diagnostische Aspekt „Was liegt im Spiele vor" in den Vordergrund gestellt werden, sondern mehr, was ich damit „verbessern" kann.

Es können anschließend auch schwierigere Situationen geübt werden, z. B. Aufnahme bei wenig Kooperation von Seiten des Klienten.

4.3 Hierarchie der praktischen Übungen

Jede soziale Situation hat einen sachlichen Aspekt und einen Beziehungsaspekt. Der sachliche Aspekt ist u. a. gekennzeichnet durch Wissen und Kenntnisse und mehr oder weniger festgelegte Arbeitsschritte. Der Beziehungsaspekt ist überwiegend gekennzeichnet durch emotionale Anteile, das sind z. B. Gefühle, Vorlieben, Abneigungen, Vorbehalte und Ängste. Natürlich spielen auch die Sprache, die Mimik und Gestik und vieles andere, wie z. B. die

Erwartungen und die Tageszeit, eine Rolle. Wir können in dieser kurzen Einführung aber nicht alle Aspekte beleuchten. Dies soll ein Buch für die Praxis des Unterrichts sein.
Soziale Situationen sind äußerst komplex, deshalb gilt nach unserer Meinung:
Die Beherrschung sozialer Situationen kann man nicht auswendig lernen. Je emotionaler eine Situation ist, desto schwerer kann man sie beherrschen. Aus diesem Grund sollten Teilnehmer von eher sachlichen Situationen (Anleitung zum Bedienen einer Waschmaschine) an emotionalere Situationen (Klienten auf unangenehmen Körpergeruch ansprechen) herangeführt werden.
Folgende Vorgehensweise hat sich als praktikabel erwiesen:
Nehmen wir als Beispiel wieder die Aufnahme eines Klienten in der Psychiatrie. Der Lehrer sammelt im Brain Storming Aufnahmesituationen, z. B.:

- Empfang des Klienten an der Stationstür. Der Klient kommt alleine.
- Der Klient kommt in Handschellen mit der Polizei.
- Das Arztgespräch des Klienten unter Anwesenheit einer Pflegeperson.
- Empfang des Klienten in Begleitung seiner Mutter.
- Erste Informationen für den Klienten.
- Das Erstgespräch usw.

Die einzelnen Situationen haben unterschiedliche sachliche und emotionale Anteile. Wahrscheinlich ist die Situation 2 (Klient mit Handschellen) diejenige mit dem höchsten emotionalen Anteil. Zur Bewertung können wir eine Skala benutzen:

Skala 1 2 3 4 5 6 7 8 9

Mittelwert

Nr. Klient O------O------O-------O------O-------O------O------O------O Nr. ☐ ☐

☐

Pflegeperson O------O------O-------O------O-------O------O------O------O

Die Situationen aus dem Brain Storming erhalten Nummern. In unserem Fall von 1–6, weil wir sechs Situationen ausgewählt haben. Die Nummer 1 ist: „Empfang des Klienten an der Stationstür. Der Klient kommt alleine."
Jeder Teilnehmer der Lehrgangsgruppe soll nun für die Situationen 1–6 einschätzen, wie hoch die Emotionalität in dieser Situation ist. Die Ergebnisse werden eingesammelt und der Mittelwert ermittelt. Vielleicht liegt er für den Klienten bei 6 und bei der Pflegeperson bei 3. Der Mittelwert ist dann 4,5. Nach Auswertung aller Einschätzungen ist es am einfachsten, mit der Situation zu beginnen, die die niedrigste Emotionalität hat.
Für die Übung gilt: **Je emotionaler eine Situation, desto weniger Requisiten werden gebraucht.**[1]

1 Die hier vorgestellte Vorgehensweise wurde in einem Seminar entwickelt, das ich mit Diplompsychologe Ulrich Scheidt und Melitta Scheidt am Bildungszentrum Essen durchgeführt habe, denen ich an dieser Stelle herzlich für die Zusammenarbeit danke. Vgl. Bericht einer Stipendiatengruppe der B. Braun-Stiftung, Melsungen, Rollenspiel im Krankenpflegeunterricht. In: Die Schwester/Der Pfleger, 23. Jahrgang, Ausgabe 11 1984, S. 934–935

4.4 Störungen bei der Durchführung von praktischen Übungen

Immer wieder reagieren Teilnehmer anders als erwartet. Das ist gut so, weil Lehrer und Teilnehmer dadurch zu ständiger Reflexion und zur Erarbeitung von Lösungen gezwungen werden. Bei Vorbehalten gegen praktische Übungen kann allerdings kaum die Lösung sein, generell auf diese wichtige Methode zu verzichten. Die Lösung ist so einfach wie schwer, der Lehrer muss einen Problemlösungsprozess in Gang bringen (wie bei der Pflegeplanung) mit dem Ziel, dass Teilnehmer in absehbarer Zeit bereit sind, praktische Übungen mitzumachen. Die Gründe für die Ablehnung von Rollenspielen können vielfältig sein: Die Teilnehmer haben wenig Informationen über die Methode, sie haben bei anderen Dozenten schlechte Erfahrungen mit ähnlichen Methode gemacht, sie haben kein Vertrauen untereinander, fürchten Sanktionen (z. B. schlechte Noten), verbinden mit der Situation unangenehme Erinnerungen, brauchen etwas Abstand und Ruhe von Problembearbeitungen u. v. m. Im Übrigen sollte eine Rollenspielausbildung Bestandteil jeder Lehrerausbildung sein.

5 Die praktischen Inhalte und Hinweise zur Benutzung

5.1 Inhaltliche Grundlagen und fachliche Orientierung

Die praktischen Inhalte des Buchs orientieren sich an dem Rahmenlehrplan, den die Bundesarbeitsgemeinschaft der psychiatrischen Weiterbildungsstätten (BWP) unter meiner Mitarbeit erstellt hat. Er wurde in mehreren Fachzeitungen veröffentlicht.[1] Er diente vielen Weiterbildungsstätten als Leitlinie und enthält den Querschnitt der Inhalte, die sich auch in den landesrechtlichen Vorgaben für die Weiterbildung in psychiatrischer Pflege wieder finden. Die Themen wurden gemäß der mittlerweile vorliegenden praktischen Erfahrung von mir leicht modifiziert und dem Umfang des Buchs angepasst. Die Unterrichtseinheiten sind seit 1985 in Weiterbildungen praktisch erprobt, die ich selbst durchgeführt habe. Teilweise sind auch Unterrichtseinheiten aus früheren Kursen oder anderen von mir durchgeführten Seminaren eingeflossen.

Aus Platzgründen haben wir das Thema „Geschichte der Psychiatrie" fast ganz ausgespart. Es gibt mittlerweile gute Literatur darüber (z. B. von Hilde Steppe oder Klaus Dörner). **Wir halten natürlich eine Auseinandersetzung mit den Gräueln der NS-Zeit für unbedingt notwendig.** Auch die Brücke der damaligen Zeit zu heutigen Ausgrenzungsversuchen kann nicht außer Acht gelassen werden (→ 8.4 Die „Unheilbaren" als Prüfstein für die Gemeindepsychiatrie).

Ein wesentlicher Ansatz des Unterrichts ist die Auffassung, dass sich die Pflegenden in der Psychiatrie um den Alltag des Klienten kümmern. In der Literatur und in der Praxis findet sich der Begriff lebenspraktische Fähigkeiten bzw. ATLs (activities of daily life). Bei uns in diesem Buch werden die ATLs mit „Alltagsfähigkeiten des Lebens" bezeichnet. Dem liegt im Prinzip zwar das Modell von Roper/Logan/Tierney zugrunde, es wurde aber für die Bedürfnisse der Psychiatrie umgearbeitet (→ 2.1.2 Die Rolle der Gesundheits- und Krankenpflegerin/des -pflegers).

Unser ATL-Modell entstand nach einem Vergleich und der Überarbeitung der bis heute üblichen ATL-Modelle. Es wurde versucht, die Schwerpunkte gemäß der Gewichtung der psychiatrischen Pflege, wie sie in der psychiatrischen Pflege in Deutschland üblich ist, vorzunehmen. Eine ganz genaue Gewichtung der Inhalte ist aber schon deshalb schwierig, weil es sehr viele verschiedene Arbeitsbereiche in der psychiatrischen Pflege gibt. Die Überarbeitung ent-

1 u. a. Ehrhardt, J./Felgner, L./Voß, K.: Rahmenlehrplan für den Unterricht in psychiatrischer Pflege. In: Pflegepädagogik, Ausgabe 1, 1996, S. 17–22; Ehrhardt, J./Felgner, L./Voß, K.: Bundesweiter Qualitätsstandard für den Unterricht der Psychiatrischen Weiterbildungsstätten. In: Die Schwester/Der Pfleger, Ausgabe 3, 1996, S. 206 ff.

stand vor einiger Zeit in einer Arbeitsgruppe mit meiner Frau Elke (Krankenschwester, Fachkrankenschwester für psychiatrische Pflege) und Frau Edeltraud Lutz (Krankenschwester, Lehrerin für Pflegeberufe, Supervisorin DGSv und Organisationsberaterin), denen ich hiermit ausdrücklich dafür danke.

Wir sind der Ansicht, dass wir nicht Diagnosen pflegen, sondern Menschen, die Fähigkeiten und gewisse Unfähigkeiten haben. Zum Glück hat sich diese Auffassung in der psychiatrischen Pflege im letzten Jahrzehnt weitgehend durchgesetzt. Medizinische Lehrbücher enthalten Auflistungen von Symptomen und Defiziten. Das ist nötig zur Bestimmung der Diagnose. Pflegerisch kann ich aber kein Problem mit einem anderen Problem lösen. Aus dieser Sicht spielt die Abhängigkeit und Unabhängigkeit des Menschen im Sinne von Roper et al. eine zentrale Rolle bei der Pflege. Wir lehnen die Cotherapeutenrolle als Ersatz für die pflegerische Rolle ab, weil viele zentrale menschliche Bereiche dabei gar nicht berücksichtigt werden. Sollten Sie anderer Auffassung sein, möchten wir Sie hier nicht von unserem Modell überzeugen. Vielleicht kann das Buch Ihnen trotzdem nützliche Anregungen für den Unterricht bieten, da es eine Vielzahl von Methoden und Übungen enthält. Insofern ist es möglich, die ATLs auch nur als Teil einer inhaltlichen Gliederung für Themen zu sehen, die in der psychiatrischen Pflege unterrichtet werden sollten. Über die ATLs hinaus wird in diesem Buch eine Vielzahl anderer Unterrichtsthemen behandelt.

In der Regel ist der Unterricht in der Ausbildung in weiten Teilen an den ATLs orientiert, wie z. B. im Lehrbuch „Pflege Professionaliät erleben“ 10. Aufl., Thieme 2004, dem Nachfolger des bekannten Buchs von Liliane Juchli.

Die Integration der psychiatrischen Pflegethemen aus dem praktischen Teil dieses Buchs in die Krankenpflegeausbildung ist unserer Meinung nach **auf zwei Arten möglich:**

1 a) In einer speziellen Unterrichtseinheit Psychiatrische Pflege werden **die grundsätzlichen Unterschiede** der Fähigkeiten und Probleme **der Klienten bei den ATLs** einschließlich der Pflegeplanung behandelt. Hierzu finden Sie im vorliegenden Buch vielfältige Fallbeispiele, aus denen der Lehrer gemäß den Lernzielen und der vorhandenen Unterrichtszeit eine Auswahl treffen kann.

1 b) Hinzu kommen Auszüge aus den übrigen Themenblöcken, z. B. „Menschenbild“ und „Beziehungsgestaltung“, „Gruppenarbeit“, „Zusammenarbeit in der Gemeinde“ und „Herausfordernde Verhaltensweisen“.

2. Bei der Behandlung der ATLs wird direkt auf die Besonderheiten der Probleme psychisch Erkrankter eingegangen, und in einer Unterrichtseinheit Psychiatrische Pflege werden die übrigen Themenblöcke besprochen, wie z. B. „Herausfordernde Verhaltensweisen“ usw.

Methodisch wird in der allgemeinen Pflegeausbildung aus Zeitgründen im Unterschied zur Weiterbildung Psychiatrische Pflege die persönliche Auseinandersetzung in Form von Rollenspielen und Gruppenarbeiten bei psychiatrischen Themen einen kleineren Anteil ausmachen.

Wir hoffen übrigens – nicht unbedingt im Einklang mit gegenwärtigen Trends – dass sich die Psychiatrie in Zukunft weiter in Richtung wohnortnaher Gemeindepsychiatrie öffnet. Aus diesem Grund findet sich das Wort „Patient“ nur noch in Originaldokumenten. Wir haben ansonsten im Text durchgehend das Wort „Klient“ verwendet.

5.2 Unterrichtsentwürfe

Der praktische Teil des Buchs ist thematisch in Unterricht zu verschiedenen Themen eingeteilt. Es ist eine Sammlung von über zwei Jahrzehnten Unterrichtserfahrung. Wir haben uns oft mit Lernzielen auseinandergesetzt. Eigene Erfahrung und Gespräche mit Kolleginnen und Kollegen haben gezeigt, dass es wichtig ist, Kenntnisse über Lernziele und deren Formulierung zu haben. Die Zeit bei der täglichen Arbeit reicht aber oft nicht aus, für jeden Unterricht differenzierte Lernziele zu formulieren. Um die Unterrichtsentwürfe nicht mit Theorieballast zu versehen, haben wir i. d. R. auf Lernziele verzichtet. Das mag als Mangel erlebt werden. Wir fordern Sie deshalb ausdrücklich auf, für Ihren Unterricht selbst noch Lernziele zu formulieren.

Teilnehmer/innen der Kurse und Lehrgänge, die ich durchgeführt habe, werden über eine große Anzahl von Unterrichtsthemen erstaunt sein, die sie gar nicht kennen. Dazu möchte ich ihnen sagen:

1. Aus zeitlichen Gründen war es nicht immer möglich, alle Themen, die ich mir vorgenommen hatte, zu unterrichten.
2. Manchmal wurden zusätzliche Themen von mir oder auch von anderen Fachdozenten vorgeschlagen, weil ein Defizit bei den Teilnehmer/innen oder im Lehrplan festgestellt wurde. So haben wir z. B. in einem Lehrgang das Thema „Kindesmissbrauch aus therapeutischer Sicht" mit aufgenommen, weil bei uns auch Kolleginnen und Kollegen aus der psychiatrischen Kinderkrankenpflege den Abschluss der Allgemeinen Psychiatrie absolviert haben. Ich denke, dass wir trotzdem oder vielleicht gerade deswegen (?) die Lernziele, die wir uns vorgenommen hatten, erreicht haben.
3. Es ist mir aus zeitlichen Gründen nie gelungen, alle ATLs zu unterrichten. Projektarbeiten zu den einzelnen Themen sollten aber exemplarisch Anregung dazu geben. In dem Bereich der ATLs sind viele Themen von mir völlig neu erarbeitet worden. Ich habe sie methodisch an das Gesamtkonzept angepasst und bin davon überzeugt, dass sie praktikabel sind.

Unten ist das Beispiel „Pflegerische Gruppenarbeit" angefügt. Das ist der Auszug eines **Unterrichtsentwurfs.** Diese **Unterrichtsentwürfe bestehen aus verschiedenen Unterrichtseinheiten** (z. B. „Die Stationsversammlung"). Die **Unterrichtseinheit besteht wiederum aus verschiedenen Bausteinen.** Der erste Baustein ist häufig mit „Einstieg" betitelt. Viele Bausteine haben mehrere Teile (= Unterrichtssequenzen).

Beispiel:	**Unterrichtsentwurf:**	5 Pflegerische Gruppenarbeit
	Unterrichtseinheit:	5.2 Stationsversammlung
	Baustein:	Einstieg in das Thema

Der Einstieg ist, soweit es möglich war, so gestaltet, dass die Teilnehmer aktiviert werden, sich mit ihren eigenen Erfahrungen oder ihrer Person auseinander zu setzen, oder dass zumindest ihre Aufmerksamkeit auf das Thema gelenkt wird. Schwerpunkt aller Bausteine ist ohnehin die Auseinandersetzung der Teilnehmer mit der Problematik und das Finden eigener adäquater Lösungen. Sachinformationen muss der Lehrer nicht vortragen. Die Teilnehmer können sie selbst lesen. Dazu dienen zahlreiche Arbeitsblätter in diesem Buch. Der Lehrer braucht höchstens einen kurzen Theorieinput zu geben. Die anschließende Diskussion über

das Thema nimmt dabei eine zentrale Bedeutung ein. Nach diesem Prinzip sind die Unterrichtseinheiten aufgebaut. Natürlich können die Bausteine nach eigenen Ideen modifiziert oder bestimmte Methoden auf andere Unterrichtseinheiten übertragen werden. Es ist fast überflüssig zu sagen, dass es bei diesem Aufbau des Unterrichts ohne weiteres möglich ist, parallel Auszüge aus Lehrbüchern lesen zu lassen oder aktuelle Fachartikel in den Lehrgang zu geben. Ich habe hier aus Platzgründen und aus Gründen der Aktualität weitgehend auf diesbezügliche Hinweise verzichtet.
Es wird kein Anspruch darauf erhoben, dass jedes Thema inhaltlich genügend vertieft ist. Es gibt auch bestimmt noch eine Vielzahl zusätzlicher Themen. Hinweise darauf finden Sie exemplarisch am Ende fast jeder Unterrichtseinheit. Da sind Ihrer Kreativität keine Grenzen gesetzt.
Ich selbst habe in der Weiterbildung sehr viel Wert auf Projektarbeiten gelegt. Das waren kleine wissenschaftliche Untersuchungen in der Praxis, die einen vielfältigen Lerneffekt haben[1]. Hinzu kommt noch die Reflexion der Praxiseinsätze, Umsetzungsstrategien, Zeit für Auswertungen und Rückmeldungen, die Vorbereitung auf Referate, Hausarbeiten und Prüfungen, ganz abgesehen von Themen, die die Teilnehmer sich wünschten, und Studienfahrten. Aus diesem Grund war es mir nicht möglich, alle hier vorgestellten Unterrichtseinheiten in diesem Umfang in einem Lehrgang zu unterrichten. Es wurden übrigens bei uns keine so genannten Klassenarbeiten unter Aufsicht des Lehrers durchgeführt.

5.3 Unterrichtszeit

Die angegebenen Unterrichtszeiten entsprechen der eigenen Erfahrung. Sie sind aber von der Teilnehmergruppe abhängig. Sie entsprechen einer Teilnehmergruppe mit durchschnittlicher Bereitschaft, die Probleme auf dem eigenen Erfahrungshintergrund zu diskutieren. Beim teilnehmerzentrierten Unterricht ist es Aufgabe des Lehrers, die Gruppe dahin zu führen, bereit zu sein, ein Thema von verschiedenen Seiten zu beleuchten. Nach unserer Erfahrung ist das Bedürfnis nach Kommunikation und Diskussion bei Teilnehmer/innen aus der Psychiatrie höher als bei Gruppen aus der somatischen Pflege.
Die Diskussionsteile bieten die Möglichkeit der zeitlichen Steuerung durch den Lehrer. So kann er, wenn viel Zeit ist, auch Nebenaspekte des Themas mit den Teilnehmern diskutieren, oder er kann sich, um wieder in das Zeitschema zu kommen, auf wenige Kernfragen konzentrieren. Nichts ist schlimmer, als wenn der Lehrer zum Ende der Stunde noch 10 Minuten für wichtige Themen benötigt. Dann ist es besser, eine Diskussion abzukürzen oder einen eher unwichtigen Baustein wegzulassen. Die Teilnehmer wissen ja nicht, was Sie ihnen vorenthalten, und vielleicht erreichen Sie die Lernziele des Unterrichts trotzdem.

---

1 Felgner, L.: Projektgruppe der Weiterbildung Psychiatrische Pflege WB VIII 2001: Alek Cuvalo, Caroline Gottlob, Matthias Jacobs, Marianne Kirchhoff, Joachim Kuhl, André Sturm: Alltagsbegleitung – Gemeinsame Mahlzeiten mit den Patienten – ein Qualitätsmerkmal für gute Pflege. In: Die Schwester/Der Pfleger 29. Jg. Heft 1/2002, S. 62–65
Projektgruppe der Weiterbildung für Psychiatrische Pflege, WB VIII 2001 in Marl-Sinsen: Trinken Patienten zu viel Kaffee? In: Pflege aktuell, Heft 1/2002, S. 30–32

5.4 Erläuterung der Unterrichtsentwürfe

Nach dem Unterrichtsteil folgen Arbeitsblätter. Sie enthalten überwiegend Aufgaben für Partner- oder Gruppenarbeit oder zusammengefasste inhaltliche Informationen zum Thema. Sie können sie in den Computer eingeben und bearbeiten bzw. davon Folien für den Tageslichtprojektor anfertigen und anschließend den Teilnehmern kopieren. Das ist vielleicht nur für Vorlagen mit viel Text nötig. Ein paar Stichworte können die Teilnehmer selbst mitschreiben. Sie können den Teilnehmern natürlich die Seiten auch direkt kopieren und sie besprechen. Die Sachinformationen mit umfangreicherem Text sind für die Wiedergabe mit dem Tageslichtprojektor nicht geeignet, da die Schrift zu klein ist.
Jedes Thema kann durch Artikel aus Fachbüchern oder Fachzeitungen ergänzt und erweitert werden.

Beispiel eines Unterrichtsentwurfs

Das folgende Beispiel ist die verkürzte Version aus dem Kapitel 5 „Pflegerische Gruppenarbeit“. An diesem Beispiel wird die Struktur und die Handhabung der Unterrichtsentwürfe erläutert.

Zeit	**5 Pflegerische Gruppenarbeit** ①	
2h ②	**5.2 Stationsversammlung** ③	
10 ④	**Einstieg in das Thema** ⑤ Gemäß unserem eher praktisch orientierten Selbsterfahrungsansatz im Unterricht machen wir den Übungsteil (pÜ) zuerst und zum Schluss die Theorie. **Fragen:** ⑦ Was verbinden Sie mit „Stationsversammlung"? Was wird besprochen, wer nimmt daran teil?" usw.	L ⑥ T ⑧
40	**Praktische Übung zur Stationsversammlung*** **Aufgabe:** (5') **T. sollen eine Stationsversammlung üben.** Die Teilnehmergruppe stellt die Station mit den Mitarbeitern und den Klienten dar. Die Stühle werden im Kreis ohne Tische aufgestellt (L. kann das auch vorher schon gemacht haben). **Durchführung der Stationsversammlung** (15') **Auswertung:** (10') **Frage(n):** Wie haben Sie sich als Leitung gefühlt? Wie war für Sie die Klientenrolle? (Anm.: Jeden einzelnen T. ansprechen) Was war gut? Was war weniger gut? Was ist verbesserungsbedürftig? (z. B. bezüglich Leitung, Inhalten, Ablauf, Umfeld, Störungen) **Information und spezielle Fragen zur Stationsversammlung** (10') L. verteilt das Informationsblatt A. T. lesen es unter der Frage: Welche Unterschiede gibt es zu der Stationsversammlung bei Ihnen? Was sagen Sie zum vorgestellten Ablauf? **Auswertung:** L. bespricht den Artikel unter obigen Fragen. ⑭ usw.	L pÜ ⑨ P ⑩ L ⑪ A ⑫ T1 ⑬
⑮	**Weitere Themen:** Schweigen in der Gruppe und dessen Bedeutung. Sozialtraining. Pflegezielegruppe. Neigungsgruppe. Entspannungsgruppe.	
⑯	**PA/pÜ:** Reflexion der Stationsversammlung im Arbeitsbereich/Praxiseinsatz unter den erlernten Kriterien. Durchführung/Reflexion einer Stationsversammlung in der Praxis.	
⑰	[1]Erarbeitet von einer Projektgruppe der Weiterbildung Krankenpflege für Psychiatrie im Bildungszentrum Essen unter Leitung von Lutz Felgner	

⑱	**Informationen über die Stationsversammlung** Die Stationsversammlung spiegelt das pflegerische Leitbild einer Station. Wenn auf einer Station gemeinschaftsorientiert gearbeitet wird und die sozialen Kontakte der Klienten und der Mitarbeiter für die Entwicklung bestimmter Persönlichkeitsanteile genutzt werden, dann ist die Stationsversammlung eine der wichtigsten Veranstaltungen. Somit ist sie auch eine der schwierigsten und größten Gruppenangebote im Pflegebereich überhaupt. **These: An einer guten Stationsversammlung nehmen alle Klienten und Dienst habenden Pflegekräfte teil.** usw.	A

Bei den Unterrichtsentwürfen unterscheiden wir:
1. die Unterrichtseinheit mit Inhalt, Arbeitsaufgaben, Ablauf, Methoden und Zeit u. a. m.
2. die Arbeitsblätter, die teils Vorlagen für den Lehrer, teils Arbeitsblätter für die Teilnehmer sind.

Die Unterrichtsentwürfe enthalten den Unterricht zu bestimmten Themen. Der obige Ausschnitt stammt aus dem Thema „Pflegerische Gruppenarbeit“. Von diesem Unterrichtsentwurf wird hier die Unterrichtseinheit „Stationsversammlung“ vorgestellt. Diese Unterrichtseinheit untergliedert sich in verschiedene Bausteine. Der erste Baustein ist der „Einstieg in das Thema“.
Es gibt manchmal auch **alternative Bausteine**. Diese folgen in der Übersicht unmittelbar aufeinander und sind jeweils kursiv gedruckt. Sie sind immer als Wahlmöglichkeit anzusehen. Für den teilnehmerzentrierten Unterricht wird immer die erste Alternative empfohlen. Aus unterschiedlichen Gründen, z. B. aus Zeitmangel oder aus methodischen Gründen, kann es aber auch sinnvoll sein, einen der anderen Bausteine einzusetzen.
Die Erläuterung für die Vorgehensweise des Lehrers oder die Anweisungen an die Teilnehmer haben wir so knapp wie möglich gehalten.

Die einzelnen Symbole und Abkürzungen bedeuten Folgendes:

- **ad ①: Thema des Unterrichtsentwurfs**
- **ad ②:** h **(hora) = Stunde.** Hier wird die **Gesamtzeit des Unterrichts** zu dem Thema angegeben, wenn der Unterricht gemäß den Vorschlägen durchgeführt wird. Die Stunde ist als **Unterrichtsstunde mit 45 Minuten** berechnet. Alternative Unterrichtsequenzen (s. ad ⑮ und ⑯) sind nicht hinzugerechnet.
- **ad ③:** Hier ist das **Thema der Unterrichtseinheit** angegeben
- **ad ④:** Hier ist die **Zeit in Minuten für den jeweiligen Baustein** angegeben. Besteht ein Baustein aus mehreren Unterrichtssequenzen, ist die Zeit unmittelbar dort in Fettdruck angegeben, siehe Baustein 2 „**Aufgabe:** (5')“
- **ad ⑤:** Das ist das **Thema des ersten Bausteins**. Wir haben nach Möglichkeit immer einen Einstieg mit Übungen oder Diskussionen in dieser Sequenz gewählt. Es handelt sich in der Regel um sog. fragend-erarbeitenden Unterricht. Der Lehrer führt ein Unterrichtsgespräch, indem er die Praxis der Teilnehmer hinterfragt. So lernt er die Vorerfahrungen der Teil-

nehmer kennen, diese stellen die unterschiedlichen Gegebenheiten vor und bekommen selbst einen Überblick über die Praxis.

- **ad ⑥: L = Lehrer.** Hier steht i. d. R. ein kurzes Statement des Lehrers oder eine Anweisung, die er für die nächste Aufgabe der Teilnehmer gibt. Manchmal muss er vorher etwas vorbereiten. Die Teilnehmer können Fragen stellen.
- **ad ⑦: Fragen** sind natürlich nicht zum reinen Abfragen gedacht, sondern **als Grundlage eines Unterrichtsgesprächs.** Wichtig ist, dass der Lehrer in Ruhe wartet, bis die Teilnehmer in das Gespräch einsteigen. Etwas provozierendere Fragen können die Teilnehmer zur Antwort reizen, meistens ist das nicht erforderlich. Dieses Mittel ist auch sehr vorsichtig einzusetzen, damit nicht persönliche Grenzen der Teilnehmer überschritten werden. Selbstverständlich muss sich die Gesprächskultur einer neuen Gruppe erst entwickeln. Am Anfang sind Teilnehmer eher zurückhaltend. Die Formulierung der Fragen haben wir eher an der Umgangssprache als an der Schriftsprache orientiert. Einige Unterrichtsbausteine enthalten einen Frageteil und anschließend eine inhaltliche Zusammenfassung des vorher erfragten Inhalts. Hier könnte man meinen, die Fragen seien unecht, weil der Lehrer alles schon vorher besser weiß. Aus unserer Sicht wäre das eine falsche Sicht der Methode des fragend-erarbeiteten Unterrichts. Eine gut geleitete Diskussion bringt unzählige Aspekte und facettenreiche Meinungen an den Tag. Die anschließende Zusammenfassung enthält vielleicht noch den einen oder anderen neuen Gedanken, aber im Prinzip beinhaltet sie die vorher bereits diskutierten Gesichtspunkte. Die Zusammenfassung kann dazu dienen, den Teilnehmer etwas „schriftlich mit nach Hause zu geben".
- **ad ⑧: T = Teilnehmer.** In dieser Unterrichtssequenz stehen die Teilnehmer im Mittelpunkt. Es sind i. d. R. **keine Aufgaben, sondern ein vom Lehrer gelenktes Unterrichtsgespräch** bei dem er aber sehr zurücktritt und der Methode des fragend-erarbeitenden Unterrichts entspricht. Die angegebenen Fragen sind wesentliche Fragen zum Thema und können und sollen im Laufe des Gesprächs flexibel angewandt werden. Das bedeutet, sie sollen in Abhängigkeit von der Gruppe und dem Verlauf des Gesprächs ergänzt, vertieft oder modifiziert werden. Die zeitliche Steuerung wird wesentlich vom Lehrer bestimmt. Es sind immer zeitliche Vorschläge angegeben, die unseren Erfahrungen entsprechen (→ 2 Selbsterkenntnis ist der erste Weg zur Besserung).
- **ad ⑨: pÜ = Praktische Übung** (→ 4.3 Hierarchie der praktischen Übungen). Wir haben manchmal auf die ausdrückliche Erwähnung der „Durchführung" und der „Auswertung" verzichtet, wenn sie standardmäßig nach den Methoden der Gruppenarbeit bzw. denen der praktischen Übung erfolgt.
- **ad ⑩: P = Plenum.** In diesem Fall findet die **Übung in der gesamten Lehrgangsgruppe** statt. Ausnahmsweise kann hier auch der Lehrer mitmachen, aber als gleichgestelltes Mitglied der Stationsversammlung. Er übernimmt nicht die Leitung, da das die Teilnehmer üben sollen. Das kann ruhig fehlerhaft sein, die Teilnehmer sollen es ja lernen. Anschließend bespricht oder übt man dann bessere Alternativen. Im Allgemeinen ist das Mitmachen des Lehrers nicht zu empfehlen, damit er sich emotional etwas distanzieren kann und den Überblick nicht verliert.
- **ad ⑪: L = Lehrer.** Bei der **Auswertung** bedeutet es, dass eine **praktische Übung** durchgeführt wurde. **Der Lehrer macht eine Auswertung nach den Regeln für praktischen Übungen.**
- **PL** bedeutet, dass die **Gruppen praktische Übungen**, die sie vorbereitet haben, **im Plenum vorstellen. Der Lehrer wertet sie nach den Regeln für praktische Übungen aus.** Sie finden bei den Auswertung noch:

- **P** bedeutet, dass die Gruppen ihre erarbeiteten Ergebnisse **im Plenum** vorstellen. **Der Lehrer** hat die Rolle des Moderators und **hält sich zurück**. Diese Aufgabe kann aber auch an Teilnehmer delegiert werden.
- T bedeutet, dass die Aussage oder **Meinung von einzelnen Teilnehmern im Mittelpunkt** steht. Die Methode des Lehrers ist fragend-erarbeitend.
- **ad ⑫:** Der fett gedruckte Buchstabe **A** verweist auf das erste **Arbeitsblatt A**, das nach der Unterrichtseinheit angefügt ist. In diesem Fall handelt es sich um Informationen über die Stationsversammlung. Die Arbeitsblätter, die der Lehrer verteilen will, muss er vorher kopieren. Da das selbstverständlich ist, haben wir das nicht extra vermerkt. **Bei** anderen größeren Vorbereitungen, z. B. **Bereitstellung von Material oder Recherche** i. d. R. **des Lehrers** steht an dieser Stelle **ein Ausrufungszeichen (!).**
- **Arbeitsblätter** können sein:
  - Übersichtliche Erläuterungen zu Begriffen oder Inhalten. Sie können in den Laptop eingegeben und projiziert bzw. auf Folie mit dem Tageslichtprojektor gezeigt werden.
  - Sachinformationen. Sie eignen sich nicht für den Tageslichtprojektor, sondern sind als Kopie zum Lesen für die Teilnehmer gedacht. Der Lehrer kann sie auch vortragen und anschließend verteilen. Das Lesen sollte stets mit einem Auftrag verbunden sein, um die Aufmerksamkeit des Teilnehmers im Sinne der Unterrichtsinhalte auf einen bestimmten Fokus zu lenken. Meistens sind es Fragen, die von uns vorformuliert sind.
  - Aufgaben für Partner- oder Gruppenarbeit
  - Fallbeispiele. Hier gilt dasselbe wie für Sachinformationen. Der Arbeitsauftrag ist i. d. R. von uns vorformuliert.
- **ad ⑬: T1 = ein Teilnehmer = Einzelarbeit;** T2 entsprechend zwei Teilnehmer in **Partnerarbeit.** Bei Einzelarbeit erhalten die Teilnehmer einen Arbeitsauftrag, den sie alleine durchführen sollen. In der Regel können die Teilnehmer das an ihrem Platz machen. Manche Aufträge eignen sich auch zur anschließenden Diskussion mit dem Nachbarn (Partnerarbeit). Dann kann der Arbeitsauftrag in diesem Sinne vom Lehrer erweitert werden. Die Vorschläge für **Gruppenarbeit** sind auf eine **Lehrgangsgröße von 20 Teilnehmern** ausgelegt. Es können dann **G4 = vier Gruppen à 5 Teilnehmer** gebildet werden. Die angegebenen Zeiten sind auch auf diese Konstellation hin berechnet. Natürlich ist jede andere Einteilung denkbar. Inhalte und Zeiten müssen dann entsprechend angepasst werden.
- **ad ⑭:** Die **Fragen** sollen mit der Methode des fragend-erarbeitenden Unterrichts ausführlich diskutiert werden.
- **ad ⑮:** Hier steht eine **Auswahl von Themen zur Vertiefung** oder Erweiterung.
- **ad ⑯: PA/pÜ** (= Praxisaufgabe/praktische Übung). Hier werden **Vorschläge für Praxisaufgaben** für die Teilnehmer am Arbeitplatz **oder für Themen bzw. praktische Übungen für den Unterricht** gemacht (s. Erläuterung im theoretischen Teil).
- **ad ⑰:** Hier ist eine **Anmerkung bzw. Quellenangabe**, die sich auf den Text bezieht.
- **ad ⑱:** Das ist das erste **Arbeitsblatt.**

Kursiv gedruckte Unterrichtsthemen oder -methoden sind alternative Unterrichtssequenzen. Der erste Vorschlag ist i. d. R. teilnehmerzentrierter als der zweite. Die Unterrichtszeit der Alternativen fließt nicht in die Gesamtstundenzahl ein.

6 Schluss persönlich

Das Zusammentragen der Unterrichtsentwürfe aus über 100 Ordnern war für mich eine Art Entwicklungsprozess. Ich habe viele Konzepte entdeckt, die ich gar nicht mehr in Erinnerung hatte. Ich habe eine Menge thematischer Lücken aufgespürt, die es zu füllen gab. Aus diesem Grund sind viele Unterrichtsentwürfe von mir überarbeitet worden und eine ganze Reihe völlig neu entstanden.
Die Erkenntnis dieser Unterrichtsmängel würde in Zukunft dazu führen, dass mein Unterricht nicht nur besser, sondern auch thematisch vielfältiger wäre.
Aus Altersgründen habe ich nun meine Berufstätigkeit beendet, so dass die Umsetzung Ihnen, liebe Leserin und lieber Leser, überlassen bleibt. Ich wünsche Ihnen viel Erfolg dabei und genauso viel Spaß, wie ich ihn hatte.

B Praxisteil – Unterrichtsentwürfe für die Psychiatrische Pflege in Aus-, Fort- und Weiterbildung

Zeit	**1 Kennenlernen der Teilnehmer**	
2 h	**1.1 Kennenlernen und Erwartungen**	
10	**Beginn** Begrüßung und Information über Ablauf des Tages und kurzer Überblick über die Unterrichtseinheit	L
	1.1.1 Kennenlernen der Teilnehmer in ungezwungener Atmosphäre[1]	
15	***Phantasie, Wünsche*** L. hat ein großes Blatt an die Wand geheftet, auf das sich T. beim Eintreten in den Raum eintragen sollen, darauf stehen folgende Rubriken: Name: .... Im Jahre 2010 bin ich ...... Jahre alt Im Zirkus wäre ich gern .... Bei einer Wiedergeburt wäre ich gern .... In diesem Kurs will ich unbedingt .... In diesem Kurs will ich ganz bestimmt nicht .... Wenn alle T. eingetroffen sind, stellen sie sich anhand der Eintragungen vor. L. kann im Einzelfall nachfragen (z. B. „Warum möchten gerade Sie dieses Tier im Zirkus sein?“).	L! T T
10	***Namenraten*** Diese Übung ist nur möglich bei Teilnehmern, die sich fremd sind. Falls sich einzelne T. kennen, ist das kein Problem, sie dürfen sich nur nicht gegenseitig als **Partner** auswählen. Da die Aufgabe etwas nonsenseartiges hat und keine speziellen Anforderungen stellt, kann sie ein lustiger Einstieg sein. T. sollen sich mit den Augen einen Partner ausgucken, den sie nicht kennen, und überlegen, wie dessen Vorname sein könnte. Auf keinen Fall dürfen sie Kontakt mit ihm aufnehmen oder irgendwie den Namen signalisieren. Anschließend werden sie gebeten, den Namen zu nennen und kurz zu begründen, warum sie meinen, dass ihr Partner/ihre Partnerin so heißt.	L T2 T

1 T. und auch L. sind bei Beginn eines Seminars oft befangen, weil sie nicht genau wissen, was auf sie zukommt. Zurückhaltung und ein gegenseitiges „Abtasten“ sind die natürliche Reaktion. Lange Einstiegsvorträge zementieren mögliche Fronten. In dieser Unterrichtseinheit soll es darum gehen, eine möglichst aufgelockerte Atmosphäre zu schaffen und die Kommunikation unter T. anzuregen. Wenn L. immer Lehrgänge mit T. hat, die sich fremd sind, genügen wenige Spiele, wie die oben beschriebenen, die sich bewährt haben. Es sind Spiele, die man mit einem Lehrgang nur einmal durchführen kann. Zu Beginn oder im weiteren Verlauf des Lehrgangs können natürlich auch Bewegungsspiele o. Ä. zur Auflockerung durchgeführt werden. Erwachsene haben anfangs allerdings oft eine Scheu davor. Es gibt wahrscheinlich hunderte von Kennenlernspielen. Wir verweisen dafür auf die entsprechenden Spielekarteien und -bücher.

20	***Landkarte*** L. hat eine Landkarte der Region mitgebracht, aus der die Teilnehmer kommen (oder auch den Bereichen des Krankenhauses, falls alle aus derselben Einrichtung sind). Er hat die Karte aufgehängt. Das ist wichtig, um die Teilnehmer nicht in Verlegenheit zu bringen. In solchen Situationen sind die geographischen und räumlichen Kenntnisse oft spärlich. T. räumen die Tische und Stühle beiseite, so dass der Platz in der Mitte frei wird und sie sich gut bewegen können. T. werden anschließend gebeten, sich gemäß ihrem Arbeitsort räumlich zu verteilen. Norden, Osten, Süden und Westen werden im Raum festgelegt. T. sollen dann mit den Personen, die mit ihnen zusammen an ihrem Ort oder in der Nähe leben bzw. arbeiten, Kontakt aufnehmen und sich zum Kennenlernen austauschen. Nach geraumer Zeit werden T. aufgefordert, jetzt mit den weiter weg Wohnenden auch einmal ins Gespräch zu kommen.	L! P
15	***Sitzgelegenheiten*** L. heftet in jede Ecke des Raumes einen der folgenden Zettel: Sessel, Sofa, Stuhl, Bank T. wählen sich von den vier Sitzgelegenheiten eine aus, die ihnen am besten gefällt und gehen in die entsprechende Ecke. Sie sollen sich nun darüber unterhalten, warum sie diese Sitzgelegenheit so schön finden.	L! GX
15	***Lügenporträt*** T. sollen vier Dinge über sich sagen (nicht beruflich!): Name/Alter, Hobbies, Haustiere, was sie gerne essen. Eine Angabe soll falsch sein. Die anderen müssen raten, was das ist.	T
10	***Marktplatz auf einem anderen Stern*** T. sollen sich vorstellen, sie kommen auf den Marktplatz auf einem anderen Stern und treffen fremde Wesen, die ihnen zwar ähnlich sehen, die sie aber näher erkunden möchten. Wie sehen sie aus, was tragen sie, wie fühlen sie sich an, was antworten sie auf Fragen, wie leben sie, was tun sie in ihrer Freizeit etc. T. laufen durch den Raum und erkunden die fremden Wesen.	P
15	***Namenschilderspiel*** L. stellt sich vor mit Vorname, Nachname, Herkunftsort und Beruf. Er heftet seinen Namen bei sich an. Jeder schreibt sich ein Namensschild. Die Namensschilder werden eingesammelt. Jeder der T. nimmt sich ein Namensschild (nicht das eigene!) und sucht den Partner, dem das Namensschild wirklich gehört. Es darf nicht gesprochen werden. Hat er den Richtigen gefunden, heftet er ihm den Namen an (anschließend kann eine Vorstellungsrunde beginnen).	L! P
20	***Namenalphabet*** T. werden gebeten, sich namentlich nach dem Anfangsbuchstaben ihres Nachnamens in Gruppen zusammenzufinden: In der 1. Gruppe sollen diejenigen sein mit den Buchstaben A–J, in der 2. Gruppe K–L, in der 3. Gruppe M–R, in der 4. Gruppe S–Z.	GX

	(Anm.: Die Buchstabeneinteilung sollte so erfolgen, dass nicht zu unterschiedlich große Gruppen entstehen. L. schaut vorher dazu in die alphabetische Namensliste der T.) T. sollen dann innerhalb der Gruppe miteinander Kontakt aufnehmen und sich mit den Kolleginnen und Kollegen zum Kennenlernen austauschen.	
25	**1.1.2 Information zu offenen Fragen[1]**	
	Frage(n): Haben Sie jetzt im Moment Fragen, die Sie bewegen, **organisatorischer Art** oder was den **Ablauf des Kurses** betrifft?	L T
	(Anm.: Man kann nicht unbedingt erwarten, dass T. jetzt mit Fragen lossprudeln. Also ruhig etwas warten und evtl. Nachfragen stellen, z. B.: Wie sind Sie hierher gekommen? Haben Sie es gut gefunden? Wissen Sie, wo Sie mittags essen? u. a. m.)	
40	**1.1.3 Ängste und Befürchtungen der Teilnehmer**	
	Der Raum ist so hergerichtet, dass T. ohne Tische im Kreis sitzen, in der Mitte sind genügend Karten und Stifte zum Beschriften für T. L. hat auf die Pinnwand drei Karten als Überschriften angebracht. **Ich möchte gern ...** **Ich kann nicht leiden ...** **Ich habe Angst vor ...**	L!
	T. werden gebeten, zu jedem Punkt etwas auf die Karten zu schreiben. Es soll auf jede Karte nur ein Stichwort geschrieben werden. Anschließend werden die Karten von den T. an die Pinnwand geheftet. **Auswertung**	T
	L. bespricht die Punkte (Hier gilt die unten stehende Fußnote entsprechend).	L

1 Damit L. am Anfang die dringendsten Fragen der Teilnehmer erfährt, empfiehlt sich bei längeren Seminaren (z. B. Weiterbildungen) diese Frageeinheit. Die Kunst des Unterrichts und damit des L. ist es, zu entscheiden, was jetzt beantwortet werden kann und was auf später verschoben werden soll. Fragen zum Prüfungsablauf und zu ganz speziellen Unterrichtseinheiten detailliert zu beantworten, schürt eher Ängste und ist schon aus Zeitgründen hier nicht sinnvoll (Zielsetzung des Unterrichts: Kennenlernen der T.!). L. muss aber den T. genau sagen, wann diese Fragen beantwortet werden (z. B. nächste Woche Dienstag bei mir im Unterricht o. Ä.). Schlichtes Abblocken von Seiten des L. ist allerdings eher kontraproduktiv. Manchmal sagen T. dann: „Ich möchte aber doch gern wissen .... “. Darauf sollte L. natürlich eine angemessene Antwort geben.

2/1 h

1.2 Erwartungen der Teilnehmer persönlich[1]

Erwartungen der T.

90 *L. führt eine Kartenmoderation durch*

Der Unterrichtsraum wird so vorbereitet (5'), dass die Teilnehmer im Kreis ohne Tische sitzen. L

T. haben i. d. R. Vorinformationen über die Weiterbildungseinrichtung, über Fächer, Dozenten, Prüfungsanforderungen u. ä. In dieser Unterrichtseinheit soll neben den Erwartungen der T. auch geklärt werden, ob die Informationen von Seiten Dritter der Realität entsprechen. T

L. legt Zettel und Stifte in die Mitte des Raumes. T. sollen je ein Stichwort zu einer ihrer **Erwartungen an den Lehrgang** (**10'**) aufschreiben. L T

L. heftet die Zettel mit Hilfe der T. an die Pinnwand (**15'**). Anschließend sortiert er sie mit den T. nach Themenbereichen und findet mit den Teilnehmern zusammen Oberpunkte.

Auswertung: (**45'**)

L. liest alle Themen und Punkte vor und geht sie dann Zettel für Zettel durch. Anschließend können je nach verbliebener Zeit **noch offene Fragen von Seiten der T.** (**15'**) besprochen oder organisatorische Dinge geklärt werden. L

45 *Erwartungsfragen (30')*

Frage(n): Sie haben bestimmt einiges über uns und den Lehrgang gehört. **Mit welchen Erwartungen sind Sie hierher gekommen?** (Anm.: Es können gezieltere Fragen folgen, damit T. konkretere Antworten geben): T

Gezielte Fragen: Welche Erwartungen haben Sie an den Pflegeunterricht? Gibt es bestimmte Themen, die Sie dabei interessieren? Wie ist es mit Pflegeplanung? Sind Sie da alle fit? Wie steht es mit rechtlichen Fragen, z. B. ob Sie sich wehren dürfen, wenn ein Patient Sie schlägt? T

---

1 Die Durchführung dieser Unterrichtseinheit erscheint zunächst leicht. Es ist aber nicht immer einfach, zu jeder Erwartung der T. etwas zu sagen. Die Vorschläge des L. werden schnell als rezeptmäßig empfunden. Ziel der Unterrichtseinheit ist, dass

- T. ihre Erwartungen benennen können
- L. etwas über die Erwartungen der T. erfährt
- L. Verständnis für die Erwartungen der T. zeigt
- einen Überblick über Vorkenntnisse oder Schwachstellen der T. erhält
- T. und L. abklären können, was realistische Erwartungen im Rahmen des Seminars sind.

Die Befürchtungen der T. drehen sich oft um Prüfungsangst oder Angst, in der Gruppe bloßgestellt zu werden. Eine eher analysierende Haltung ist für das Verständnis hilfreich. L: „Ich kann das gut verstehen. Ich habe auch vor jeder Prüfung Angst gehabt (aber nur sagen, wenn das auch stimmt!). Wann haben Sie denn Ihre letzte Prüfung (was war Ihre letzte Gruppenerfahrung/Fortbildung) gemacht? Wie war das da? Wie ist es bei den anderen mit der Prüfungsangst (Gruppenerfahrung/Angst, in der Gruppe zu sprechen)? Ich kann Ihnen die Angst nicht nehmen, nur eines kann ich Ihnen versichern, dass die Prüfung bei uns mit der Krankenpflegeprüfung nicht ohne weiteres vergleichbar ist. Wir werden über die Modalitäten in den nächsten Tagen sprechen." Einfacher ist deshalb die zweite alternative Unterrichtseinheit mit Erwartungsfragen. Der Nachteil ist, dass das Gespräch mehr an der Oberfläche bleibt.

	Welche Erwartungen haben Sie an den Psychologieunterricht? Gibt es bestimmte Erkrankungen, über die Sie mehr erfahren möchten? usw. **Anschließend kann L.** (15') je nach verbliebener Zeit den Lehrplan bzw. den **Unterricht** in Psychiatrischer Pflege näher **erläutern**, noch offene Fragen von Seiten T. besprechen oder organisatorische Dinge klären.	L
	1.3 Kennenlernen der Arbeitsbereiche	
8/7 h	**1.3.1 Kennenlernen der praktischen Arbeit**	
10	**Einstieg** **Frage(n):** Wie geht es Ihnen heute? Jeder T. gibt eine kurze Rückmeldung (Anm.: Diese kurze Einstiegsphase gibt einen Einblick in die Befindlichkeit jedes Einzelnen und der Gruppe insgesamt. Sie schafft auch den nötigen kommunikativen Kontakt für den Unterricht. Natürlich sagt L. auch, wie es ihm geht.)	T
	Vorstellung der Arbeitsbereiches in der Psychiatrie	
20	**Vorbereitung** T. sollen sich gegenseitig im Unterricht ihre Arbeitsbereiche vorstellen. Im Lehrgang ist eine Vielzahl von unterschiedlichen Einrichtungen vertreten. Der Vorteil einer größeren Gruppe besteht darin, dass T. in viele Arbeitsgebiete einen Einblick bekommen und den Kolleginnen und Kollegen auch Fragen stellen können. L. versieht eine Folie **mit folgenden Überschriften** bzw. Themen, damit T. anschließend leichter damit arbeiten können: 1. Pflegeleitbild 2. Pflegerische Angebote 3. Besprechungen 4. Pflegeorganisation 5. Zusammenarbeit mit anderen Berufsgruppen 6. Aus-, Fort- und Weiterbildung L. fängt ein **Brain Storming** mit dem Thema „Pflegeleitbild" an.	L!
	Frage(n): Was interessiert Sie am Pflegeleitbild eines Arbeitsbereichs in der Psychiatrie? L. schreibt alle von den T. genannten Fragen ohne Kommentierung auf die Folie. Dann kommt das zweite Thema: Die pflegerischen Angebote usw. Nachdem alle Punkte abgearbeitet sind, machen T. Pause.[1] L. kopiert in dieser Zeit die Folien für alle T.	T

1 Man kann die Fragen auch unstrukturiert sammeln. Für ein Interview muss L. sie aber dann noch ordnen. Das macht mehr Arbeit und ist in der vorgesehenen Pause kaum zu schaffen.

330	*Variante 1*	
	Partnerinterview (60')[1]	L!
	L. verteilt die Kopien. T. suchen sich einen **Partner**, mit dem sie ein **Interview über den Arbeitsbereich** führen. Grundlage sollen die Punkte sein, die gerade erarbeitet worden sind. Es muss nicht notwendigerweise jede Frage beantwortet werden. Das Fragenblatt soll nur einen Anhaltspunkt geben. Es können gern auch zusätzliche Fragen ergänzt werden. Danach tauschen T. die Rollen. Anschließend kommen sie zurück und berichten jeweils über den Bereich ihres Partners. T. dürfen sich Notizen bei dem Interview machen.	T2
	Vorstellen der Arbeitsbereiche jedes Einzelnen (270')	
	T. tragen einzeln vor, was sie herausgefunden haben. Anschließend besteht für alle die Möglichkeit, Fragen zu stellen. Es empfiehlt sich, die Zeit für die Vorstellung zu begrenzen. Bei 10' Vortrag sind das bei 20 T. 200 Minuten plus evtl. Fragen von Seiten des L. oder der T.[2]	T1
285	*Variante 2*	
	Wie Variante 1, aber jeder T. macht **alleine für sich Gedanken zur Beantwortung** der Fragen und stellt die Ergebnisse anschließend im Plenum vor. Der Ablauf ist dann wie folgt: (Brain Storming wie oben)	T1
	Pause. L. macht in dieser Zeit Kopien vom Brain Stroming.	L!
	Einzelarbeit (15')	
	L. verteilt die Kopien. T. sollen ihren Arbeitsbereich im Plenum anhand der Fragen vorstellen.	T
	Vorstellen der Arbeitsbereiche (270')	T
	Für L. gilt hier das oben Gesagte genauso.	L
	(Anm.: Der Vorteil dieser Methode gegenüber Variante 1 ist, dass L. und T. das Gesagte besser zuordnen können. L. kann sich leichter Notizen machen, um evtl. auch persönliche Problemstellungen im Unterricht später aufgreifen zu können. Der Nachteil dieser Methode ist, dass T. eine größere Hemmschwelle haben, im Plenum auch Schwachstellen anzusprechen. Jeder möchte anfangs gut dastehen).	

1 Der Vorteil dieser Unterrichtsmethode ist, dass die Teilnehmer in der Partnerarbeit persönlich mit Kollegen ins Gespräch kommen. Der Nachteil, dass nun gerade d e r berichtet, dessen Station das nicht ist. Das erschwert für L. und T. die persönliche Problemzuordnung im Überblick jetzt und für später. Falls L. sich einzelne Punkte aufschreibt, ist es selbstverständlich, dass er den T. die Gründe mitteilt, für welchen Zweck er dies tut.

2 L. muss die Zeit immer im Blick haben. Er muss klar machen, dass auch der Letzte, der vorträgt, noch Aufmerksamkeit verdient, deshalb die Zeitbegrenzung. Bewährt hat sich eine Eieruhr, die nach 10 Minuten klingelt. Das erspart L., ständig auf die Zeit aufmerksam zu machen. Bevor es zu lang wird, reichen bei größeren Gruppen auch 5 Minuten Vorstellung. Natürlich dürfen T. auch Fragen stellen (wir haben oben deshalb rein rechnerisch um 70 Minuten verlängert). L. muss die Diskussion stark begrenzen. Kleinere Pausen nach 30–40 Minuten sind hier besonders wichtig.

	Variante 3[1] Wie Variante 1 oder 2, aber L. macht kein Brain Storming, sondern L. hat für die sechs Punkte → 1.3.1 Vorbereitung ein Arbeitsblatt mit Fragen erstellt, das er verteilt.	
3 h	**1.3.2 Kennenlernen des Arbeitsumfelds (live)**[2] **Vorstellen der Arbeitsbereiche der T.**	
	L. hat vorher abgeklärt, wer bereit ist, seinen Arbeitsbereich zu zeigen. **Aufgabe:** (5') T. stellen sich vor, sie **sind Reporter und sollen in dieser Funktion ihren Arbeitsbereich präsentieren.** Sie machen als „Reporter“ eine „Livesendung“. Die anderen Personen, die sie begleiten, hören nur zu. **Vorbereitung:** (10')	L!
	T. haben ca. 10 Minuten Zeit, sich gedanklich auf die „Sendung“ vorzubereiten. Die anschließende „Livesendung“ dauert 5 Minuten. Der Partner ist der Rundfunkhörer, der mit dem Reporter keinen Kontakt aufnehmen kann. Der „Reporter“ soll den Hörern einen Eindruck vom Milieu und evtl. der Arbeitsweise im Arbeitsbereich vermitteln. **Durchführung:** (80')	T1
	L. organisiert die **Paare oder kleinen Gruppen**. Es ist allen Beteiligten klar, dass sie möglichst diskret bei ihrem Besuch sind. Es geht nicht um die Besichtigung von Personen oder die Vorstellung von Klienten. Es folgt der **Besuch im Krankenhaus**: „Reporter“ und „Hörer“ gehen in den ausgewählten Arbeitsbereich. (Zeit je nach der Entfernung, die T. zurücklegen müssen ca. 1 Std.). **Auswertung 1:** (15')	GX
	Anschließend kommen T. wieder in den Unterrichtsraum zurück. **Die Paare bzw. Kleingruppen** erhalten Gelegenheit, sich über das Beobachtete auszutauschen.	GX

1 Die Versuchung liegt nahe, diese Alternative zu wählen. Der Nachteil ist, dass T. nicht lernen, Fragen zu formulieren, die die Arbeitssituation analysieren. Außerdem empfinden T. vorgegebene Fragen nicht immer als **die** Fragen, die sie wirklich interessieren.

2 Diese Übung kann nur durchgeführt werden, wenn viele Teilnehmer aus einer angrenzenden oder nahe gelegenen Klinik kommen. Evtl. müssen einige organisatorische Vorbereitungen getroffen werden. Auf alle Fälle sollte jeder T., der seinen Arbeitsbereich vorstellt, die Leitung der Station oder den verantwortlichen Mitarbeiter und evtl. die anderen Mitarbeiter und Klienten über Sinn und Zweck des Besuchs informieren bzw. sich die Erlaubnis einholen. Da die Besucher i. d. R. nur zwei fachkompetente Personen sind und der Schweigepflicht unterliegen, einer davon ist ein Mitarbeiter des Krankenhauses oder der Station, ist der Besuch aus unserer Sicht unbedenklich und kann relativ kurzfristig geplant werden.

	Auswertung 2: (25') L. bespricht im Plenum die Erlebnisse der T. **Frage(n):** • Wie war es für die Reporter? • Was ist den anderen bei den Besuchen aufgefallen, wenn Sie es mit Ihrem Arbeitsbereich vergleichen, was war besonders positiv? • Gibt es Dinge, die für Sie neu waren? • Gab es Dinge, wo Sie sagen, das hört sich aber schlecht an oder wirkt unangenehm auf Zuhörer oder Besucher?	L

Zeit	2 Grundlagen der psychiatrischen Pflege	
	2.1 Menschenbild und Pflegeverständnis	
4 h	**2.1.1 Grundlagen**	
20	**2.1.1.1 Übung zum Pflegeverständnis**	
	L. führt eine Übung durch zur Frage, mit welchen Vorstellungen jeder T. anderen Menschen in der Pflege begegnet.	L
	Teilnehmer sitzen im Kreis auf Stühlen. L. gibt folgende Anweisung: „Jeder setzt sich bitte mit geschlossenen Augen bequem in seinen Stuhl. Wer merkt, dass er das Schließen der Augen nicht die ganze Zeit während der Übung für sich zulassen kann, darf sie dann auch öffnen." L. spricht im Sinne einer Meditation langsam und deutlich: „Was zieht mich an anderen an, was interessiert mich besonders? An Frauen ... Männern ... Kindern ... Alten ... Behinderten ... Ausländern ... Kranken ... Was stößt mich ab? Was macht mir angenehme Gefühle? Bekleidung? ... Geruch? ... Sprache? ... Stärken? ...Schwächen? ... Wie sehe ich die Kranken, mit denen ich zu tun habe? Mit welchen Leiden habe ich zu tun? Kenne ich die Biographie der Kranken? Weiß ich, wie sie zu Hause leben? Kenne ich ihre Fähigkeiten im Alltag? ... im Moment? ... Kenne ich ihre Angehörigen? ... Freunde? ...Bekannten? Was bringt mir bei der Pflege gute Gefühle? Was bedrückt mich, ärgert mich bei der Pflege? Wann bin ich mit der Pflege ganz zufrieden? Bitte räkeln Sie sich jetzt etwas auf Ihrem Sitz ... Füße bewegen ... Fäuste machen ... Arme anwinkeln ... tief atmen ... Augen auf ... Schauen Sie sich um ... Sie sind jetzt wieder in der Realität zurück und befinden sich im Unterrichtsraum." **Auswertung:**	P
	Allgemeiner Austausch über die gestellten Fragen (Inhalt der Gedanken nicht abfragen!).	T
160	**2.1.1.2 Pflege/Therapie**	
	Modelle von Gesundheit und Krankheit (10')	
	L. erläutert **Modelle von Gesundheit und Krankheit**[1]: **Das eindimensionale Modell** Gesundheit und Krankheit werden in gängigen Konzepten der klinischen Psychologie als Gegensätze begriffen.	L

1 vgl. Lutz, R.: Gesundheit und Genuß: Euthyme Grundlagen der Verhaltenstherapie. In: Margraf, J. (Hrsg.): Lehrbuch der Verhaltenstherapie. Bd. 1. Berlin: Springer 2003, S. 114 f.

Das entspricht unserem Empfinden. Uns geht es gut oder schlecht oder irgendwie dazwischen. Dieses Modell ist eindimensional.

Das zweidimensionale Modell

In diesem Modell werden Gesundheit und Krankheit als voneinander abhängige Faktoren gesehen. Jeder Mensch verfügt über gesundes und krankes Verhalten.

Für beide Modelle gibt es empirische Daten.

Die seelische Gesundheit als nicht immerwährendes Wohlbefinden zu begreifen ist für die Lebensbewältigung hilfreich. Das bedeutet die Akzeptanz des Wechsels von guten und schlechten Zeiten.

In der Akzeptanz der positiven Seiten wird Genussfähigkeit oder Freude am Leben zugänglich. Die Akzeptanz der negativen Seiten beinhaltet Merkmale wie z. B. Selbstbehauptung, Bewältigungsfähigkeit, Beharrlichkeit und Optimismus. Gegen den Körperrhythmus zu leben bedeutet eine zusätzliche Belastung.

Therapie und Pflege

L. erläutert die **Begriffe „Therapie" und „Pflege"** (25'): L

Früher wurde Pflege eher als Körperpflege missverstanden. Das ging so weit, dass Kollegen sagten: „Bei uns fällt keine Pflege an". Krankenpflegelehrbücher orientieren sich auch heute noch manchmal an einer medizinischen Systematik. Schaut man in medizinische Lehrbücher über psychiatrische Erkrankungen, so findet man dort eine Übersicht über Symptome und Unzulänglichkeiten. Ferner finden sich dort Untersuchungsverfahren, diese Symptome herauszufinden und nach Krankheitsbildern zu systematisieren. Das ist nötig, um Krankheiten einzugrenzen und mit bestimmten Therapien zu behandeln. In der Pflege werden die Begriffe ‚Therapie', ‚therapeutisch' und ‚Pflege' manchmal vermischt, obwohl jeder Beruf sein spezifisches Berufsbild hat.

Der **Begriff ‚Therapie'** kommt aus dem Griechischen und heißt lt. Pschyrembel: „(gr ... Pflege, Heilung): Behandlung von Krankheiten, Heilverfahren"[1]. Verwirrung entsteht manchmal durch den Begriff **‚therapeutisch'**. Laut Pschyrembel bedeutet er: „die Behandlung betreffend, Behandlungs-". Bei den Berufsbezeichnungen werden dort allerdings die Krankenschwester (Anm. d. Verf.: Neue Bezeichnung ‚Gesundheits- und Krankenpflegerin') bzw. die Pflegeberufe und die Therapeuten unterschieden. Dass Pflege auch die Behandlung betrifft und Heilverfahren unterstützt (= therapeutisch ist), bleibt unbestritten. Der Klarheit halber werden wir Pflege aber immer als solche bezeichnen, weil sie i. d. R. Aufgaben beinhaltet, die von keiner anderen Berufsgruppe wahrgenommen werden. Ihre Wirkung ist gesundheitsfördernd bzw. sie reduziert Abhängigkeiten i. S. von Roper et al. (s. dort).

1 Pschyrembel. Klinisches Wörterbuch, 258. Aufl. Berlin: de Gruyter 1998

	Der Pschyrembel kennt den **Begriff ‚Pflege'** überhaupt nicht, sondern spricht von ‚Krankenpflege' allerdings i. S. von ganzheitlicher Pflege. Im Pflegelexikon von Georg und Frowein[1] heißt es unter dem Stichwort **‚Pflege'**: „nach der amerik. Pflegeforscherin Virginia Henderson die Hilfeleistung für den einzelnen Kranken o. Gesunden, die in der Durchführung von Handreichungen besteht, die zur Gesundung o. Genesung beitragen ...Diese Hilfeleistung hat in der Weise zu geschehen, dass der Kranke so rasch wie möglich seine Unabhängigkeit wiedererlangt". Im weiteren wird Silvia Käppeli, eine Schweizer Pflegeforscherin, zitiert, die sagt, dass die direkte Pflege (Anm. d. Verf.: Das ist die Pflege im unmittelbaren Patientenkontakt) sich mit allen Lebenserfahrungen und Bedürfnissen nicht nur mit den erkrankten Organen befasst und sich bemüht, Gesundheit zu fördern.	
	L. stellt die **Definition Psychiatrische Pflege** kurz vor: (10')	L!
	Der psychiatrischen Pflege legen wir die Definition vom Deutschen Berufsverband für Pflegeberufe (DBfK) zugrunde: „Die Krankenschwester/der Krankenpfleger, die Kinderkrankenschwester/der Kinderkrankenpfleger in der Psychiatrie/Psychosomatik ist zuständig für die fachgerechte, umfassende, geplante Pflege der psychisch Erkrankten. Psychiatrische Pflege berücksichtigt die psychischen, sozialen, pädagogischen und kulturellen Aspekte und die Situation des Einzelnen und der Familie. Grundlage der psychiatrischen Pflege ist die Alltagssituation des kranken Menschen und seine Beeinträchtigung in den lebenspraktischen Fähigkeiten (Alltagsfähigkeiten). Psychiatrische Pflege befasst sich mit den lebenspraktischen Fähigkeiten (Alltagsfähigkeiten) und deren Erhaltung, Anpassung oder Wiederherstellung ..."[2]	
	Aufgabe: (5')	
	L. hat für T. obige Definition für Psychiatrische Pflege und die folgende Arbeitsanweisung auf ein Arbeitsblatt kopiert.	L!
	Bitte bearbeiten Sie folgende **Fragen** und stellen die Ergebnisse anschließend im Plenum vor: Welche Sicht des Menschen steht hinter dieser Definition? Was ist gem. der Definition Gesundheit? Wann ist jemand krank? Was sind gem. der Definition die wesentlichen Aufgaben der Pflegenden? Welche Auswirkungen hat die Umsetzung der Inhalte für die psychiatrische Pflege? Was bedeutet z. B. fachgerechte Pflege, was bedeutet umfassende Pflege (wo sind Grenzen)? Was bedeutet die Durchführung geplanter Pflege? Wie kann das Pflegepersonal psychische, soziale ... Aspekte berücksichtigen? Wie sieht das konkret im Pflegealltag aus? usw.	
	Durchführung: (50')	
	L. teilt **vier Gruppen** mit dem Arbeitsauftrag ein.	G4
	Auswertung: (60')	
	T. stellen die Ergebnisse vor, die diskutiert werden.	T

1 Georg, J./Frowein, M.: (Hrsg.): PflegeLexikon. Wiesbaden: Ullstein Medical 1999, S. 681 f.

2 Tätigkeitsmerkmale für Krankenpflegepersonal in der Psychiatrie. Erarbeitet von der Zentralen Arbeitsgruppe der Fachgruppe Psychiatrie im DBfK. In: Krankenpflege. 41. Jg., Heft 10, 1987, S. 421 f.

2 h	**2.1.2 Die Rolle der Gesundheits- und Krankenpflegerin/ des -pflegers**	
30	**2.1.2.1 Das Pflegemodell von Roper/Logan/Tierney[1]**	
	Eine qualitativ gute Arbeit der Pflegenden basiert auf bestimmten Vorstellungen vom Menschen und der notwendigen und sinnvollen Hilfestellung für den kranken Menschen. Die richtige berufliche Einstellung wird in der Ausbildung vermittelt. (Anm.: Der zeitliche und inhaltliche Umfang der Wiederholung von Pflegetheorien und -modellen[2] in der Weiterbildung richtet sich nach der Zusammensetzung der Lehrgangsteilnehmer. Wir beschränken uns hier auf das Wesentliche). Wir stellen das Pflegemodell von Roper/Logan/Tierney vor, das wir der Kürze halber das „Ropermodell" nennen. Sie kennen es vielleicht von der Ausbildung her. Das Lehrbuch von Liliane Juchli ist im Prinzip auf diesem Pflegemodell aufgebaut. **Das Ropermodell hat sechs verschiedene Parameter mit 12 ATLs, die an den Bedürfnissen der Klienten orientiert sind.** Das Modell ist recht einfach und daher leicht umzusetzen. Es ist wohl das in Deutschland am weitesten verbreitete Modell. Ihm liegt die Erfahrung zugrunde, dass sich das Leben des Menschen innerhalb alltäglicher Verrichtungen abspielt. Zum selbstständigen Leben gehören Fähigkeiten, diese alltäglichen Verrichtungen möglichst unabhängig zu vollziehen.	L
	L. erläutert das Ropermodell anhand der Kurzinformation A und klärt Fragen. Bei den actitivities of daily life (= Aktivitäten des täglichen Lebens = ATLs) ist darauf zu verweisen, dass **dort eher die Bedürfnisse der Klienten in der Somatik und weniger die in der Psychiatrie berücksichtigt werden.** Das **Ropermodell ist in der Praxis für die Praxis entstanden.** Die Voraussetzungen für eine Theorie erfüllt es nicht, weil es sich durch seine zahlreichen Variablen für eine wissenschaftliche Erforschung der Pflege nicht gut eignet. **Vor- und Nachteile des Ropermodells**	**A**
	L. erarbeitet mit T. die Vor- und Nachteile und stellt anschließend die Übersicht B vor, **oder:** *L. stellt die Übersicht B vor* und bespricht sie.	T **B**

1 Die Entscheidung für bestimmte Pflegemodelle oder -theorien sollte im Bildungsinstitut vorab fallen. Es soll sich an den Modellen orientieren, die in der Praxis angewendet werden, z. B. der Pflegeplanung in den Arbeitsbereichen der T. Ist dort kein Modell erkennbar, so sollte das Bildungsinstitut beispielhaft Modelle zugrunde legen. Wir legen hier ein modifiziertes Modell von Roper/Logan/Tierney zugrunde unter Einbeziehung der Pflegetheorie von Peplau. Der Umfang und die Vertiefung hängt sehr von der Zielgruppe des Lehrgangs ab. Praktiker brauchen zwar ein Handwerkszeug, sind aber bei der Arbeit nicht so autonom, dass sie entscheiden können, welches Modell oder welche Theorie sie anwenden. Sie erleben diese Unterrichtseinheit dementsprechend als praxisfern. In Facharbeiten und zur Übung können sich T. allerdings sehr wohl damit auseinandersetzen.

2 Steppe, H.: Zur Bedeutung von Pflegetheorien für die Pflegepraxis. In: Mabuse Nr. 57, S. 41

30	**Ropermodell und Modifizierung für die psychiatrische Pflege**	
	Wegen der starken Orientierung der ATLs des Ropermodells an der Somatik gibt es modifizierte Modelle.[1] **Wir haben die ATLs an die Bedürfnisse der Psychiatrie angepasst** (Pflegetheorie von Hildegard Peplau).	L
	L. stellt das modifizierte Ropermodell vom Arbeitsblatt C vor. Wir sind der Ansicht, dass sich das Leben des Menschen innerhalb dieser alltäglichen Verrichtungen abspielt. Zum selbstständigen Leben gehört die Fähigkeit, diese alltäglichen Verrichtungen möglichst unabhängig zu vollziehen.	C
	Frage(n): Spielen die ATLs bei Ihrer Arbeit eine Rolle? Werden sie dokumentiert? In welcher Form kann man sie dokumentieren?	T
	Gerade bei der Pflegeplanung spielt die Beziehungsgestaltung eine große Rolle. Hier bietet uns Peplau eine Pflegetheorie, auf deren Grundlage man gut die Dynamik einer Beziehungsgestaltung betrachten kann. L wiederholt – falls erforderlich – die Pflegetheorie von Hildegard Peplau[2].	L
30	**2.1.2.2 Berufsfindung der Teilnehmer**	
	Frage(n): Wie sind Sie zum Krankenpflegeberuf gekommen? Wessen Ausbildung liegt am weitesten zurück? Wer hat die Ausbildung zuletzt beendet? Welche Werte wurden Ihnen vermittelt (früher/heute)? Gab es geschlechtsspezifische Unterschiede (weibliche/männliche Pflegeperson)? Welche Haltung wurde Ihnen generell vermittelt? Welche Haltung gegenüber anderen Berufsgruppen, z. B. Ärzten? Wie sollten Sie Klienten begegnen? Wie war (ist) der Arbeitsalltag? Wie war (ist) die Personalsituation? Welche Qualifikation hatten (haben) die Mitarbeiter? Welche die Vorgesetzten? Was ist gegenüber früher mit heute vergleichbar? Was ist anders? L. führt ein teilnehmerzentriertes Unterrichtsgespräch.	T

1 Hier können auch andere modifizierte ATL-Modelle vorgestellt werden. Aber Achtung! Nicht zu viel Theorie auf einmal. Eine gute Übersicht bietet: Rau, F.- St.: Aktivitäten des täglichen Lebens in der Psychiatrie. In: Psych. Pflege, Ausgabe 2, 1996, S. 73–79

2 Steppe, H.: Pflegemodelle in der Praxis. In: Die Schwester/Der Pfleger, 29. Jg., Heft 9, 1990, S. 768–773

4 h 2.1.3 Ethische Aspekte der psychiatrischen Pflege

95 2.1.3.1 Grundlagen der Ethik

Ethik ist die Lehre von den sittlichen Werten i. S. einer Wertlehre. (20') L

Definition: Ethik ist die wissenschaftlich-methodische Reflexion über das moralisch richtige Verhalten und Handeln.

Es gibt ethische Prinzipien, die durch religiöse und kulturelle Kontexte gesetzt werden, z. B. die Autonomie des Menschen, anderen keinen Schaden zufügen, Gutes tun u. a. m.

Ethisch fundierte Entscheidungen bewegen sich zwischen den beiden **Antipoden Freiheit und Determinismus.** Die grundsätzlichen Fragen lauten:

- Was soll ich tun?
- Kann ich tun und lassen, was ich will (laisser faire)?
- Ordne ich mich einem selbst gestellten Kodex unter?
- Gehorche ich in einem totalitären Regime?

Wir unterscheiden **drei verschiedene ethische Ansätze:**

1. Die deontologische Ethik (= Pflichtenethik): Ihre Entscheidungsgrundlage ist das Befolgen von moralischen Gesetzen und das Gehorchen von selbst gegebenen Geboten.
2. Die teleologische Ethik (= ziel- und zweckbestimmte Ethik): Das Ziel bestimmt die Mittel bzw. die Handlungen (wenn ... dann).
3. Die utilitaristische Ethik (= Nützlichkeitsethik): Alle Handlungen sind nach ihrem Nutzen für die Allgemeinheit zu bewerten.

Beispiel einer ethischen Entscheidung

Aufgabe: (5')

L. verteilt das Heinz-Beispiel D. T. sollen in **Partnerarbeit (20')** entscheiden, wie sie handeln würden, und diese Entscheidung ethisch begründen (anhand der drei Ansätze s. o.). L/D T2

Auswertung (30'):

T. geben die Entscheidungen bekannt und begründen sie mit einem der ethischen Ansätze. T

Ethische Grundsätze (20')

Die bekanntesten ethischen Grundsätze sind in den Menschenrechten der UN vom 10.12.1948 und im Grundgesetz der Bundesrepublik Deutschland verankert. L

Artikel 1 der Erklärung der Menschenrechte der UN lautet: „Alle Menschen sind frei und gleich an Würde und Rechten geboren. Sie sind mit Vernunft und Gewissen begabt und sollen einander im Geiste der Brüderlichkeit begegnen".

Artikel 1 des Grundgesetzes besagt: „Die Würde des Menschen ist unantastbar. Sie zu achten und zu schützen ist Verpflichtung aller staatlichen Gewalt".

Es gibt auch **Grundsätze für beruflich-ethisches Verhalten,** wie z. B. den „ICN-Ethikkodex für Pflegende" vom Weltbund der Krankenschwestern und Krankenpfleger und "Ethische Grundsätze für die Pflege" des Schweizer Berufsverbands der Krankenschwestern und Krankenpfleger (SBK und ASI); Zentralsekretariat SBK Bern 1990.

Die Grundsätze der pflegerischen Ethik fußen auf der Maxime: Die Würde des Menschen und die Einzigartigkeit des Lebens stehen im Zentrum allen pflegerischen Handelns.

Die Präambel des ICN-Ethikkodex lautet:

„Die Pflegende hat vier grundlegende Aufgaben:

Gesundheit zu fördern, Krankheit zu verhüten, Gesundheit wiederherzustellen, Leiden zu lindern. Es besteht ein universeller Bedarf an Pflege. Untrennbar von Pflege ist die Achtung der Menschenrechte, einschließlich dem Recht auf Leben, auf Würde und auf respektvolle Behandlung. Sie wird ohne Rücksicht auf das Alter, Behinderung oder Krankheit, das Geschlecht, den Glauben, die Hautfarbe, die Kultur, die Nationalität, die politische Einstellung, die Rasse oder den sozialen Status ausgeübt.

Die Pflegende übt ihre berufliche Tätigkeit zum Wohle des Einzelnen, der Familie und der sozialen Gemeinschaft aus; sie koordiniert ihre Dienstleistungen mit denen anderer beteiligter Gruppen.

Der Kodex: **Der ICN-Ethikkodex für Pflegende hat vier Grundelemente**, die den Standard ethischer Verhaltensweisen bestimmen“[1].

Die Elemente des Ethikkodex laut ICN sind:

- Pflegende und ihre Mitmenschen
- Pflegende und die Berufsausübung
- Pflegende und die Profession
- Pflegende und ihre Kollegen.

85

2.1.3.2 Ethische Dilemmata

In der Pflege geht es im Wesentlichen immer wieder um zwei Situationen (10'). L

- Handlungen unter der Frage: **Welche Handlung ist gut und richtig?**
- Beziehungsgestaltung unter der Frage: **Welches Verhalten ist in dieser Situation dem anderen Menschen gegenüber gut und richtig?**

Bei der Entscheidung über das richtige Verhalten kollidieren oft unterschiedliche Moralsysteme, die mit der Behandlung der Klienten im Krankenhaus wenig zu tun haben. Warum musste der beliebte Pastor die Klinik eines kirchlichen Trägers verlassen, als er sich von seiner Frau trennte? Warum werden plötzlich die Arbeitsverträge eines kirchlichen Trägers dahingehend geändert, dass Mitarbeiter Klienten in den Gottesdienst begleiten müssen, obwohl das nie zu Problemen führte? Warum muss man als Mitarbeiter einer konfessionellen Einrichtung Mitglied einer Kirche sein? Warum wird ein Mitarbeiter auf eine schwierige Station versetzt, weil er die Pflegedienstleitung kritisiert hat?

Frage(n): (20')

Kennen Sie andere Beispiele aus Ihrer Arbeit, wo unterschiedliche Moralsysteme miteinander in Kollision geraten sind? T

1 ICN-Ethikkodex für Pflegende. In: Pflege aktuell. DBfK. Heft 10, 2000, S. 563

	Praktische Beispiele aus der psychiatrischen Pflege: **Aufgabe:** (5') T. sollen in **Partnerarbeit** (20') die Beispiele auf Arbeitsblatt E bearbeiten. **Auswertung:** (30') Anhand der Fragen. (Auswertungshilfe für L.: Das Dilemma im ersten Beispiel besteht darin, dass die Patientin zufrieden ist, wenn man sie in ihrer falschen Wahrnehmung belässt und ängstlich wird, wenn man sie auf die Realität hinweist. Hier könnte man validierend reagieren, was eher der ersten Alternative entspricht. Auch im zweiten und dritten Beispiel ist das Dilemma, ob ich die Wahrheit sage oder Gutes tue, indem ich den Patienten in seiner Welt belasse und vorgebe, darin mitzuagieren. Ich muss mir immer klar machen, dass ich große Macht über den Klienten habe. Ich kann ihn in seiner Krankheit immer besserwisserisch vor den Kopf stoßen, ihm meine Macht zeigen und ihm zu beweisen versuchen, wie sehr er eingeschränkt ist. Ich kann aber auch versuchen, ihn in seiner Situation zu verstehen.) **Ziel und Inhalt des in diesem Buch vorgestellten Unterrichts soll es sein, alle Themen, die vermittelt, und alle Pflegesituationen, die geübt werden, auf ihre moralische Bewertung hin einzuschätzen.** Wir beschränken uns deshalb im folgenden Teil auf grundsätzliche Fragestellungen.	 L/E T2 T
	Weitere Themen: Andere Pflegetheorien, z. B. Orem, F. Nightingale, F. Abdellah, J. King, I. J. Orlando, C. Roy. Verschiedene weitere ethische Dilemmata. Somatische Verfahren in der Psychiatrie, z. B. Elektrokrampftherapie. Psychiatrie/Sozialpsychiatrie/Soziale Psychiatrie. Medikamentenbehandlung. Beruflicher Werdegang/Karriere im Pflegeberuf. Hilfe als Missbrauch. Helfersyndrom. Burn out. Tötungsdelikte von Pflegenden. Aggressionen pflegender Angehöriger. Forschung in der psychiatrischen Pflege. Kinästhetik. Geschichte der psychiatrischen Pflege.	
	PA/pÜ: Podiumsdiskussion pro und contra bezüglich eines Pflegemodells/einer -theorie. Überprüfung der Praxis, inwieweit Leitlinien der Einrichtung nach Theorien und Modellen ausgerichtet sind bzw. wie letztere in der täglichen Praxis umgesetzt werden (z. B. in der Pflegeplanung und bei der Arbeit). Pflegesituationen bei der täglichen Arbeit auf ethische Gesichtspunkte hinterfragen und unter den drei verschiedenen ethischen Ansätzen erklären und begründen. In der Praxis Frage untersuchen: Gibt es ethische Dilemmata bei der täglichen Arbeit?	

A Pflegemodell Roper/Logan/Tierney – Kurzinformation

Es handelt sich um ein Bedürfnismodell. Es ist keine Pflegetheorie in strengem Sinne, weil es aufgrund seiner Vielzahl von Variablen schwer überprüfbar ist und deshalb den Anforderungen an eine wissenschaftliche Theorie nicht standhält. Es ist aus der praktischen Arbeit heraus entstanden und wohl das in Deutschland am meisten verbreitete Modell. Es hat fünf Parameter:

1. Die zwölf Aktivitäten des täglichen Lebens (ATLs): Für eine sichere Umgebung sorgen, kommunizieren, atmen, essen und trinken, ausscheiden, sich sauber halten und kleiden, die Körpertemperatur regeln, sich bewegen, arbeiten und spielen, sich als Mann oder Frau fühlen und verhalten, schlafen, sterben.
2. Die Lebensspanne: Die ATLs betreffen das ganze Leben und sind deshalb vom Alter des Menschen abhängig.
3. Das Abhängigkeits-/Unabhängigkeitskontinuum: Bei jedem Menschen ist die Fähigkeit, eine ATL ohne Hilfe anderer auszuführen, unterschiedlich ausgeprägt. Das hängt z. B. vom Alter, von der Erziehung und vom Grad der Gesundheit ab. Diese Tatsache trifft auf jede ATL zu.

Ein Beispiel:

ATL **Für eine sichere Umgebung sorgen**	**Abhängigkeits-/Unabhängigkeitskontinuum** (= Unselbstständigkeit/Selbstständigkeit) ◄──────────► völlige Abhängigkeit ... völlige Unabhängigkeit

4. Beeinflussende Faktoren: Es gibt fünf Hauptfaktoren, die die unterschiedliche Ausführung der ATLs beim Menschen bedingen (hier an Beispielen für Essen und Trinken verdeutlicht):
   a) Körperliche Faktoren, z. B. Körperliche Einschränkungen und Behinderungen (kann den Löffel nicht zum Mund führen)
   b) Psychologische Faktoren, z. B. Intelligenz (ein Baby zu füttern bedarf ein gewisses Maß an Intelligenz) oder Emotionalität (Verbindung mit seelischen Zuständen = Essen als Vergnügen mit Freunden oder als notwendiges Übel bei Lebensunlust bis hin zur Ablehnung)
   c) Soziokulturelle Faktoren, z. B. religiöse Regeln der Enthaltsamkeit oder der Nahrungszusammensetzung (kein Schweinefleisch, koschere Nahrung u. a. m.)
   d) umgebungsabhängige Faktoren, z. B. Bodenfruchtbarkeit und Niederschläge, Möglichkeiten der Konservierung von Lebensmitteln
   e) Politisch-ökonomische Faktoren, z. B. Verantwortung der Regierung für (gesunde) Ernährung der Bevölkerung. Die Aufgaben sind unterschiedlich in Entwicklungs- und Wohlstandsländern.
5. Die Individualität des Menschen. Wie jemand eine ATL ausführt, geschieht auf der Grundlage der Einflüsse der anderen Faktoren. Trotzdem gibt es Unterschiede von Mensch zu Mensch, z. B. wie, wie oft, wann, wo, warum und was jeder einzelne isst.

Roper im Überblick:

Empfängnis **Geburt**	**1. Zwölf Aktivitäten des täglichen Lebens** **2. Lebensspanne**	**Tod**
	3. Abhängigkeits-/Unabhängigkeitskontinuum (= Unselbstständigkeit/Selbstständigkeit) ◄──────────►	
	4. Beeinflussende Faktoren	
	5. Die Individualität des Menschen	

B Vor- und Nachteile des Pflegemodells von Roper

Positiv:	Negativ:
• Vernächlässigt die Erkrankung aus medizinischer Sicht • Alltägliche Probleme der Klienten im Mittelpunkt • Berücksichtigt Fähigkeiten und Probleme • Ist klar gegliedert	• Vernachlässigt die Erkrankung aus medizinischer Sicht • Viele Variablen • An der Somatik orientiert • Beziehungsaspekte sind nicht ausdrücklich integriert

C Modell der Alltagsfähigkeiten (ATLs) für die psychiatrische Pflege[1]

- Sich orientieren und sicher fühlen
- Kontakte und Beziehungen gestalten
- Sich ernähren
- Sich ausruhen und schlafen
- Sich pflegen und kleiden
- Vitale Funktionen des Lebens aufrechterhalten
- Sich bewegen
- Sich als Mann oder Frau fühlen und verhalten
- Das eigene Umfeld gestalten
- Sich beschäftigen und arbeiten
- Die eigenen Rechte und Pflichten wahrnehmen
- Das eigene Leben bewältigen

D „Heinz-Dilemma" (Lawrence Kohlberg, 1927–87)[2]

Eine Frau, die an einer besonderen Krebsart erkrankt war, lag im Sterben. Es gab eine Medizin, von der die Ärzte glaubten, sie könne die Frau retten. Es handelte sich um eine besondere Form von Radium, die ein Apotheker in der gleichen Stadt erst kürzlich entdeckt hatte. Die Herstellung war teuer, doch der Apotheker verlangte zehnmal mehr dafür, als ihn die Produktion gekostet hatte. Er hatte 2 000 Dollar für das Radium bezahlt und verlangte 20 000 Dollar für eine kleine Dosis des Medikaments.
Heinz, der Ehemann der kranken Frau, suchte alle seine Bekannten auf, um sich das Geld auszuleihen, und er bemühte sich auch um eine Unterstützung durch die Behörden. Doch er bekam nur 10 000 Dollar zusammen, also die Hälfte des verlangten Preises. Er erzählte dem Apotheker, dass seine Frau im Sterben lag, und bat, ihm die Medizin billiger zu verkaufen bzw. ihn den Rest später bezahlen zu lassen. Doch der Apotheker sagte: ‚Nein, ich habe das Mittel entdeckt, und ich will damit viel Geld verdienen.'
Heinz hat nun alle legalen Möglichkeiten erschöpft; er ist ganz verzweifelt und überlegt, ob er in die Apotheke einbrechen und das Medikament für seine Frau stehlen soll.
Sollte Heinz das Medikament stehlen oder nicht?

1 modifiziert nach: Arbeitsgruppe Edeltraud Lutz, Elke Felgner, Lutz Felgner, Essen 1994, unveröffentlicht
2 vgl. Kohlberg, L.: Die Psychologie der Moralentwicklung. Frankfurt/M.: Suhrkamp 1995, S. 65

E Ethische Dilemmata in der Pflege

Beispiel 1[1*]: „Eine Frau sitzt im Gemeinschaftsraum einer Wohngruppe für Demente. Sie fühlt sich plötzlich heimisch, als sie realisiert, dass sie ja in der Schule ist: Sie ist die Lehrerin und die anderen Patienten sind ihre Schüler. Die Frau erzählte dem Team davon."

Bitte bearbeiten Sie folgende Fragen zu Beispiel 1:
- Worin besteht das Dilemma?
- Wie würden die Reaktionen der Pflegenden auf der Grundlage der drei unterschiedlichen ethischen Ansätze ausfallen?
  (Zur Erinnerung:
  1. Die deontologische Ethik (= Pflichtenethik): Ihre Entscheidungsgrundlage ist das Befolgen von Gesetzen und das Gehorchen von Geboten.
  2. Die teleologische Ethik (ziel- und zweckbestimmte Ethik): Das Ziel bestimmt die Mittel.
  3. Die utilitaristische Ethik (Nützlichkeitsethik): Alle Handlungen sind nach ihrem Nutzen für die Allgemeinheit zu bewerten.)
- Wie hätten Sie sich verhalten?

Beispiel 2: „Eine demente Frau suchte ihren Ehemann, weinte, als sie ihn nicht finden konnte. Als eine Schwester sie daran erinnerte, dass sie ihren Ehemann nicht finden kann, weil er tot sei, wurde die Patientin wütend und sagte: «Natürlich weiß ich, dass er tot ist, aber ich weiß auch, dass er lebt!»"

Beispiel 3: „Ein dementer Mann konnte nicht einschlafen, weil er sich sorgte, ob es seinem Pferd auch gut gehe. Er befürchtete, das Pferd habe Hunger. Eine Pflegende erinnerte ihn daran, dass er in einem Pflegeheim sei, und dass es kein Pferd gäbe. Der Patient wurde wütend, unglücklich und begann zu schreien – er müsse doch sein Pferd versorgen! An einem der nächsten Abende versprach eine andere Pflegeperson dem Patienten, nach dem Pferd zu sehen. Der Patient war sehr dankbar und schlief sofort ein."

Bitte bearbeiten Sie folgende Fragen zu Beispiel 2 und 3:
- Welche der beiden Pflegepersonen hat richtig gehandelt?
- Wie würden Sie reagieren?

---

1 Beispiele entnommen aus: Nordberg, A.: Entscheidung für Ethik – aber für welche? In: Krankenpflege/Soins Infirmiers, Heft 5, 1994, S. 15–16

Zeit	**2.2 Beziehungsgestaltung zum Klienten**	
10 h	**2.2.1 Grundlagen der Beziehungsgestaltung**	
90	**Erwartungen an die Pflegenden**	
	Einleitung (5')	
	In dieser Unterrichtseinheit geht es um die berufliche, also die professionelle Rolle der Gesundheits- und Krankenpflegerin/des -pflegers in der Psychiatrie. Dazu gehören die Erwartungen der Personen, die sich behandeln lassen, und die Frage, wie die Pflegenden mit diesen Erwartungen umgehen.	L
	Aufgabe: (10')	
	Welche Personen haben **Erwartungen an die Gesundheits- und (Kinder-) Krankenpflegerin/den -pfleger**? L. stellt die Übersicht A vor.	A
	Durchführung: (30')	
	L. bildet vier Gruppen. Jede Gruppe sucht sich einen Personenkreis von der Übersicht aus und soll überlegen, welche Erwartungen an die Pflegeperson gestellt werden.	G4
	Auswertung: (45')	
	T. stellen die Ergebnisse vor, die diskutiert werden.[1]	P
45	**Wo fängt psychiatrische Pflege an?**	
	L. verteilt das Beispiel B (5'). T. sollen es sich durchlesen und die anschließenden Fragen mit dem Nachbarn besprechen (20'). → 2.1.1.2 Definition psychiatrische Pflege[2]	L/B T2
	L. bespricht mit T. die Fragen auf dem Arbeitsblatt (20').	T
65	**Die Pflegeperson und ihre Persönlichkeit**	
	Einleitung (5')	
	Wie ich pflege, hängt von verschiedenen Faktoren ab, z. B. meinem Alter, meinem Geschlecht, meiner Erziehung, meiner Ausbildung, meiner Stimmung, meinen Launen, meiner Sprache und vielem anderen mehr. Das ist hier das Thema. Es geht um die **Persönlichkeit der in der Pflege Tätigen.** Es soll mit zwei kleinen Übungen begonnen werden.	L
	Übungen	
	Erste Übung: (20') Stuhlkreis ohne Tische.	pÜ
	Zwei T. stellen sich mit dem Rücken gegeneinander und sollen den Partner jeweils beschreiben. T. können sich einen Partner aussuchen. Das erste Paar beginnt. Nacheinander machen das mehrere Paare.	P

1 Es kann eine weitere Gruppenarbeit mit denselben Gruppen angeschlossen werden unter der Frage: Wie können Sie die Erwartungen erfüllen?

2 L. kann natürlich auch verschiedene Definitionen für Pflege aus der Psychiatrie und der Somatik vorlegen und diese mit den T. vergleichen. Das kann auch als Gruppenarbeit von T. gemacht werden. Jede Gruppe erhält dann einen Fragenkomplex zu den Definitionen.

	Auswertung: Erst sagen die Partner etwas zu der **Beobachtung**, z. B. was fiel leicht zu beschreiben, was war schwer? Anschließend nehmen die übrigen T. jeweils zu der Beobachtung Stellung.[1]	L
	Zweite Übung (10') T. setzen sich so, wie sie üblicherweise sitzen, und suchen sich einen Partner gegenüber aus. Es muss eindeutig klar sein, wer wen beobachtet. T. sollen **5 Minuten** lang versuchen, die Stimmung ihres Gegenübers zu erfassen. Es ist auch erlaubt, in dieser Zeit die Stimmung bewusst zu ändern. Während dieser Zeit schreiben die T. ihre Beobachtungen auf. Es darf nicht miteinander gesprochen werden.	pÜ T2
	Auswertung: (10') Die Partner setzen sich zusammen und überprüfen, ob die **Beobachtung** richtig ist.	T2
	Weitere Auswertung: (20') Diejenigen, bei denen die Beobachtung richtig war, setzen sich zusammen und ebenso die, die sich weniger verstanden haben. Zuerst berichten die mit der wenigsten Übereinstimmung, was sie geschrieben haben und was der Partner beanstandet hat, dann die mit Übereinstimmung.	G
	L. führt abschließend ein Gespräch, warum es schwierig ist, eine Stimmung zu beschreiben, und inwieweit auch Vorurteile eine Rolle spielen. → 4.2.1.2 Persönliche Signale	L
60	**Berufswahl**	
	Einleitung (10') Bei Gesprächen über die Berufswahl macht sich bei Freunden und Bekannten oft (uneingestandene) Ratlosigkeit breit, wenn man erzählt, dass man in der Psychiatrie arbeitet. Es stellt sich einem unwillkürlich die Frage: Darf man das überhaupt sagen? Wäre es nicht einfacher zu sagen, ich bin bei der Polizei, ich arbeite im Rotlichtmilieu oder als Gefängniswärter? Haben Sie schon einmal versucht zu sagen, dass das in der Psychiatrie eine schwere und mitunter belastende Arbeit ist? Das wird natürlich von vielen auch so gesehen, manchmal hört man auch: „Nun ja, Sie haben es sich ja selbst ausgesucht." L. gibt T. eine Aufgabe zum Thema (evtl. als Kopie verteilen, vielleicht auch mit Briefpapier): **Aufgabe:** (25') Ein guter Freund/eine gute Freundin sagt zu Ihnen: **„Warum arbeitest Du auch ausgerechnet in der Psychiatrie, konntest Du Dir nicht etwas Leichteres aussuchen?**	L

1 Anm. für L.: Ungefähres Ergebnis der Übung: Die Paare, die sich weniger kennen, beschreiben nur Äußerlichkeiten, die anderen auch Eigenschaften. Wichtig ist auch die Erkenntnis, dass wohl hauptsächlich Positives berichtet wird. L. soll auch darauf eingehen, wie sich Partner bei der Beobachtung helfen.

	Wie willst Du das denn durchhalten, da musst Du aber sehr gesund sein. Tschüß und halt die Ohren steif!“ Das waren seine/ihre letzten Worte auf dem Flughafen, bevor er/sie in das Flugzeug nach Indien stieg. Sie hat das ziemlich gewurmt, so kurz vor dem Abschied so eine hingeknallte Aussage. Sie möchten trotz hoher Portokosten ihr/ihm eine ausführliche Antwort schreiben. Sie haben **20 Minuten** Zeit, diesen Brief vorzubereiten.	T1
	Auswertung: (25') **L. bittet einige T., ihre Briefe vorzulesen**, aus denen sich dann eine Diskussion entwickeln kann.[1]	P
	Zusätzliche Aufgabe beim Schreiben des Briefs: *T: sollen Kernaussagen ihres Briefs auf die ausgeteilten Kärtchen schreiben, aber auf jeden Zettel nur ein Stichwort (10').* *Auswertung der Briefe (10'):*	
	L. bittet einige T., ihre Briefe vorzulesen, aus denen sich dann eine Diskussion entwickeln kann.	L P
	L. bittet die T. (erst jetzt!), die Kärtchen an die Pinnwand zu heften. Er sortiert sie nach der Methode der Kartenmoderation themenbezogen und bespricht (hinterfragt) die einzelnen Punkte, z. B.: Warum ist das für Sie wichtig? Es sind so viele edle Motive, wie kommt das? Warum hat keiner geschrieben, dass er dort einen sicheren Arbeitsplatz hat? Hat jemand einen anderen Beruf ausüben wollen und ist dort nicht untergekommen? Ist das ehrenrührig?	
25	**Das Johari-Fenster**	
	L. erläutert das theoretische Grundmodell C 1 des Johari-Fensters (5'). Die Bereiche I und III sind die Bereiche, die dem Menschen bekannt sind. Die Bereiche II und IV sind dem Menschen unbekannt bzw. werden ihm nicht bewusst. Praktisches Modell C 2: Bei unreflektiertem Verhalten ist der Bereich I und III relativ klein. Das bedeutet, dass Entscheidungen und Aktivitäten auf einer eher schmalen Basis von Verhaltensalternativen erfolgen und manchen Situationen eher aus dem Weg gegangen wird. Die Bereiche II und IV sind relativ groß.	L/C
	Frage(n): (10') Was bedeutet das für den Alltag dieses Menschen? Haben Sie Beispiele, die Sie bei Ihren Mitmenschen beobachtet haben?	T
	Frage(n): (10') Können Sie das Modell C 3.2 erläutern? Was verändert sich? Wie wirkt sich das aus? (L. zeigt nur das Schema C 3.2, und nachdem er die Fragen gestellt hat, zeigt er die Erläuterungen C 3.1)	T

1 Je nach Stand der Gruppe kann L. auf persönliche Aussagen eingehen.

55	**Kontakte und Verhalten bei Krankheit** **Aufgabe:** (5') Welche Kontakte sind für mich wichtig, und **wie verhalte ich mich bei Krankheit?** Die Ergebnisse müssen nur soweit ins Plenum gebracht werden, wie T. bereit sind, sie preiszugeben. L. verteilt Arbeitsblatt D **Durchführung:** (30') T. suchen sich einen Partner und bearbeiten die Aufgabe. **Auswertung:** (20') L. führt ein Unterrichtsgespräch anhand der Fragen auf dem Arbeitsblatt.	L D T2 T
25	**Persönliche und soziale Zone** Jeder Mensch hat eine persönliche Zone, d. h. einen bestimmten körperlichen Abstand, den er vom anderen einnimmt. Ein Überschreiten dieser Zone (zuviel Nähe) wird als unangenehm empfunden und macht evtl. aggressiv. Es gibt auch eine soziale Zone, das ist der Abstand, den man z. B. zu Vorgesetzten einnimmt. Sie wird häufig durch einen großen Schreibtisch und die Aufstellung der Sitzgelegenheiten vorgegeben. In diesem Fall ist die soziale Zone größer als die persönliche. (5') **Eine Übung** (10') T. sollen die für sie **richtige private Zone einmal ausprobieren.** Sie stellen die Tische beiseite und versuchen, sich im Raum zu begegnen. Sie sollen dabei die Entfernung zu den Umhergehenden ausprobieren. Welche Entfernung ist ihnen angenehm, wo fängt es an, unangenehm zu werden? **Auswertung:** (10') **Frage(n):** Wie war das Gefühl, wenn Sie jemandem zu nahe getreten sind? War das für Sie als Grenzüberschreiter angenehm? Was empfanden Sie dabei? Hatten Sie ein Gefühl der Freude, das tun zu können, oder war es Ihnen peinlich? Wie war das Gefühl, wenn jemand Ihre private Zone überschritten hat? Haben Sie sich zur Wehr gesetzt? Wenn ja, in welcher Form war das? Sind Sie schon Menschen begegnet, die Ihnen im wahrsten Sinne des Wortes zu nahe gekommen sind? Wann und wo war das?	L pÜ T L
60	**Der Beginn einer Beziehung** **Einleitung** (10') Ein Beispiel: Es ist ein **Herr Meier als neue Aufnahme** angekündigt. Auf die Station kommen drei Personen. Sie geben nach kurzer Beobachtung einer Person die Hand und sagen „Guten Tag Herr Meier". Sie erhalten als Antwort: **„Ich bin nicht Herr Meier,** sondern ich begleite Herrn Meier nur zur Aufnahme." **Oh wie peinlich!** **Frage(n):** Können Sie sich vorstellen, dass so etwas passiert? Wie kommt es dazu, dass man evtl. die falsche Person für den aufzunehmenden Klienten hält? **Aufgabe:** (5') T. sollen reflektieren, worauf sie persönlich bei der Aufnahme eines neuen Klienten achten.	L T L

	Durchführung: (20') T. bearbeiten **zu zweit** die Fragen: Was beobachten Sie, wenn Sie einen Klienten und dessen Angehörigen begrüßen? Überlegen Sie bitte, welche drei Dinge Sie jeweils bei Klienten, bei den Angehörigen/Begleitpersonen und situations-/gruppenbezogen zuerst beobachten (Priorität). **Auswertung:** (15') **Frage(n):** (10') Was sagen Sie zu der Aussage **„der erste Eindruck ist immer der Beste?"** Was beobachten Sie zuerst? Bei Klienten ..., bei Angehörigen ..., im Miteinander? Wovon ist es abhängig, was der Einzelne zuerst im Blick hat?[1]	T2 T
25	**Bericht einer Betroffenen über Zwangseinweisung** L verteilt den Bericht E. T. sollen ihn durchlesen und für sich die Fragen beantworten. (10') **Auswertung:** (15') **Fragen:** Was sagen Sie zu dem Bericht? Wie haben Sie die Fragen beantwortet? → 2.2.6 Aufnahme	 L/E T1 T
	PA/pÜ: Beobachtung einer Aufnahme und Beschreibung der Situation, bzw. wie hat sich der Klient gefühlt und wie die Pflegende. Befragung von Klienten, wie sie die Aufnahme erlebt haben. Richtige private Zone (auch Augenkontakt, Tonfall, Lautstärke, Körperhaltung etc.) bei gesellschaftlichen und privaten Anlässen „live" beobachten/ausprobieren.	

1 Anm. für L.: Es hängt u. a. ab von der Erfahrung, der Erziehung, den eigenen Vorzügen, z. B. eigene Vorlieben für Kleidung oder Mode und Schmuck, von Vorurteilen. Für Pflegende spielen auch die daraus resultierenden späteren Pflegetätigkeiten eine Rolle, z. B. ist der Aufzunehmende sauber und gepflegt, ist er unruhig usw.

A Erwartungen an die Pflegeperson in der Psychiatrie

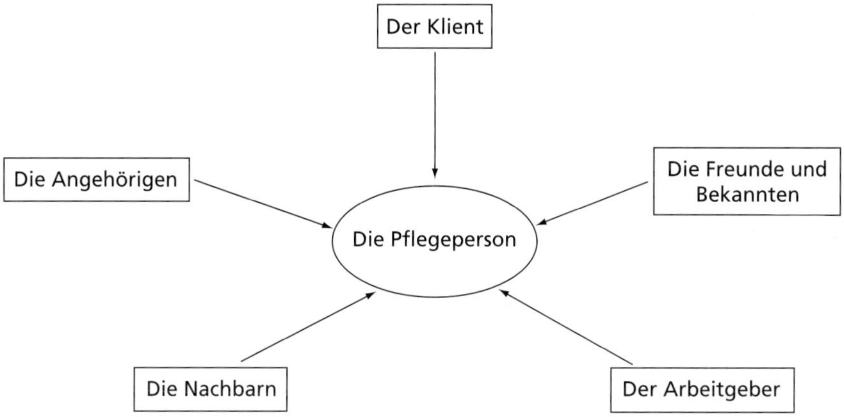

B Arbeitsblatt[1]: Psychiatrische Pflege – ein Beispiel

„Ein Schüler sagt nach 120 Stunden Unterricht in Krankheitslehre: ‚Ich habe nichts gelernt.‘ Die erstaunte Unterrichtsschwester hört folgende Erklärung von ihm: ‚Ich weiß nicht, was ich mit Jimmy machen soll. Er droht jeden Tag einmal, den Aschenbecher aus dem Fenster zu werfen, er hat die und die Krankheit, er zeigt bestimmte Symptome und ein bestimmtes Verhalten. Ich kenne seine ganzen diagnostischen Untersuchungen, nur – ich weiß nicht, was ich mit ihm mache!

Soll ich alle Aschenbecher einschließen?
Soll ich ihm Medikamente geben?
Soll ich ihn werfen lassen, oder soll ich gar das Fenster öffnen?‘
(Anm. des Verfassers: Aus einer Heidelberger Fortbildungstagung)

Die Fragen zu Jimmy beleuchten die Probleme der psychiatrischen Pflege. Woher bekommen wir Informationen über Jimmy? Jede Berufsgruppe hat ihre Sichtweise. Jimmy ist uns den ganzen Tag anvertraut, wissen wir alles über seinen Tagesablauf? Wissen wir, wie er seinen Tag zu Hause gestaltet? Wann er aufstand? Wissen wir, wie er sich gewöhnlich wäscht, was er gerne frühstückt, ob seine Eltern viel rauchen? Hat er ein eigenes Zimmer? Welche Hobbies hat er? Hat er Freunde? Was hat er gerne, womit können wir ihm eine Freude machen? Haben wir Kontakt zu seiner Familie?

Im Umgang mit Jimmy üben wir einen großen Einfluss aus: Unser Blick ist auf den Alltag von Jimmy gerichtet, wie er ihn gestaltet, welche Fähigkeiten und Interessen und welche Probleme er hat. Auf der Station, auf der wir viele Stunden des Tages mit Jimmy zusammen sind, bestimmen wir das Milieu. Unsere Stimmung wirkt sich auch auf ihn aus.“

Frage(n):
- Was erinnert Sie von diesem Beispiel an Ihre eigene Arbeit?
- Welche Möglichkeiten hat die psychiatrische Pflege, auf Klienten einzuwirken?
- Was schlagen Sie für die Beziehungsgestaltung mit Klienten vor?
- Was ist psychiatrische Pflege?

1 Felgner, L.: Schwerpunkte der psychiatrischen Fachpflege. In: Krankenpflege Mai 1991, S. 264

C Das JOHARI-Fenster[1]

C 1 Das Grundmodell

	Der Person selbst bekannt	Der Person nicht bekannt
Anderen bekannt	I Bereich der freien Aktivität und Entscheidung	II Bereich des blinden Flecks
Anderen nicht bekannt	III Bereich des Vermeidens und Verbergens	IV Bereich der unbekannten Aktivität und Entscheidungsgrundlage

C 2 Wahrnehmung ohne Reflexion

I	II
III	IV

C 3 Veränderte Wahrnehmungsgrenzen durch Reflexion und Rückmeldung

C 3.1

- I Die Möglichkeiten der äußeren Verhaltensweisen vergrößern sich
- II Ungewollte Verhaltensweisen werden in gewollte modifiziert (Der blinde Fleck wird kleiner)
- III Verdeckte Verhaltensweisen reduzieren sich
- IV Unbewusste Verhaltensweisen bleiben relativ konstant

C 3.2

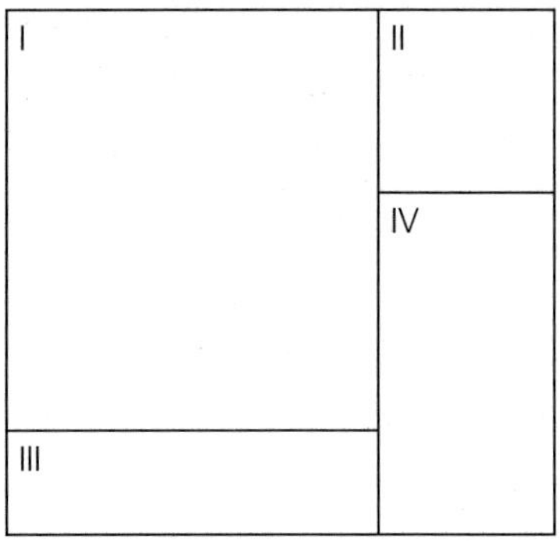

1 nach Fritz, J.: Methoden des sozialen Lernens. München: Juventa, 2. Aufl. 1981, S. 126–127

D Arbeitsblatt: Kontakte und Verhalten bei Krankheit

- Welche **privaten** Kontakte sind Ihnen wichtig?
- Welchen Nutzen/Schaden haben Sie jeweils bei diesen Kontakten bzw. welche Rolle nehmen Sie ein? Freude und Entspannung, Ärger, Gesprächspartner, Berater, Rat Suchender

- Welche **beruflichen** Kontakte sind Ihnen wichtig? Während der Dienstzeit, in den Pausen, privat in der Freizeit

- Welchen Nutzen/Schaden haben Sie jeweils bei diesen Kontakten bzw. welche Rolle nehmen Sie ein? Freude und Entspannung, Ärger, Gesprächspartner, Berater, Rat Suchender

- Wie verhalten Sie sich, wenn Sie krank sind? Ich gehe zum Arzt. Ich versuche, mich erst selbst zu heilen. Ich melde mich sofort krank. Ich gehe auf alle Fälle noch zur Arbeit. Ich habe es gerne, wenn sich jemand um mich kümmert. Ich suche Kontakt zu Freunden. Ich ziehe mich zurück, mir sind die anderen ziemlich egal. Ich möchte am liebsten ganz allein sein.

E „Fast unbekleidet wurde ich mitgenommen ..."[1]

Bericht einer Betroffenen über Zwangseinweisungen in NRW

„... Eines Tages, es war der 9. Mai 1990, war ich gerade – barfuß, nur mit einem Morgenrock bekleidet – dabei, eine Pfütze vor meinem Spülbecken in der Küche aufzuwischen, die durch den lecken Syphon entstanden war, als ich vor meinem Küchenfenster ahnungslos einen Krankenwagen stehen sah. So wie ich war, fast unbekleidet, nur mit einer Handtasche, die zum Glück Ausweispapiere und Geld enthielt, wurde ich mitgenommen. Meine Katze, die mir auch noch an dem Tag weggelaufen war, konnte nicht wieder ins Haus rein und bekam kein Fressen. Meine Blumen gingen ein, weil ich nicht die Zeit hatte, sie in die Badewanne zu stellen.
Im Krankenhaus angekommen, ließ man mich, ohne ein Wort mit mir zu reden – die anwesende Schwester war gerade mit Verwaltung beschäftigt – im Schwesternzimmer stehen. Man bot mir noch nicht mal einen Stuhl an. Um ihr unmögliches Verhalten zu demonstrieren, begann ich im Gang zu tanzen. Schließlich kam eine sehr liebe Schwester, um die Kleiderliste zu erstellen. Nach geraumer Zeit kam eine zweite Schwester und setzte mir eine Spritze. Noch immer hatte bis auf die Schwester, die die Kleiderliste erstellte, niemand mit mir gesprochen, geschweige denn ein Arzt oder eine Ärztin ...."

Bitte überlegen Sie Antworten auf folgende Fragen:
- Ist das ein Fall von Entführung?
- Kann die Einweisung einer Klientin unter solch dramatischen Umständen stattfinden?
- Kennen Sie Beispiele dazu?
- Ist hier etwas schief gelaufen?
- Welche Informationen haben Sie bei einer „Neuaufnahme"?
- Was ist bei Ihnen in Ihrem Arbeitsbereich für den Erstkontakt und die Beziehungsaufnahme wichtig?
- Was ist verbesserungsbedürftig?

1 Fast unbekleidet wurde ich mitgenommen ... In: Psychosoziale Umschau, Ausgabe 4, 1991, S. 11, o. A.

6 h	**2.2.2 Professionelle pflegerische Beziehung**	
35	**Grundlagen der Beziehung**	
	Ballspiel mit Fragen (10')	
	Es wird ein Stuhlkreis ohne Tische gebildet. T. sitzen im Kreis. L. sitzt mit im Kreis. Er hat einen Ball (z. B. Tennisball). Der Ball wird einer Person zugeworfen. Der Werfer stellt eine Frage an die Person, die ihn an ihr interessiert. Die Person fängt den Ball und beantwortet die Frage. Anschließend wirft sie den Ball weiter und stellt ihrerseits eine Frage usw.	L T
	Pflege als Beziehungsarbeit (15')	
	Der Begriff „professionelle Beziehung" mag vielleicht für die pflegerische Beziehung etwas nüchtern klingen. Er spiegelt aber das Verhältnis der Pflegeperson zum Klienten objektiv wider. Aufgabe der Pflegeperson ist es, im Rahmen ihres beruflichen Auftrags eine Beziehung zum Klienten aufzubauen. Der Klient hat die Erwartung, dass ihm geholfen wird. Diese Erwartung kann nur erfüllt werden, wenn ein vertrauensvolles Verhältnis zwischen ihm und der Pflegeperson entsteht. Die Besonderheit der Beziehung der Pflegeperson zum Klienten ist u. a., dass sie von vornherein eine zeitlich begrenzte Arbeitsbeziehung ist. **Die Pflegenden sind die Berufsgruppe, die dem Klienten die meiste Zeit zur Verfügung stehen.** Aus diesem Grund hat die pflegerische Arbeit immer etwas mit Beziehungsarbeit zu tun. Die Beziehung zum Klienten kann unterschiedlich gestaltet werden. Sie kann distanziert sein: Pflegende halten sich überwiegend auf dem Dienstzimmer auf, oder sie kann nah sein: Pflegende suchen den Kontakt zum Klienten und stehen ihm bereitwillig zur Verfügung. Begreifen wir die **Station als Alltagsschule,** dann ist zu überprüfen, ob die pflegerischen Beziehungen für den Klienten förderlich sind, Ressourcen wecken, emotionale und physische Defizite mildern und Kontakt fördern, oder ob sie destruktiv und abhängigmachend sind. Pflegerische Beziehungen können den desolaten Beziehungen im Alltag des Klienten entsprechen, Defizite vielleicht sogar verstärken (Hospitalismus) oder sie können förderlich und konstruktiv sein. **Das richtige Maß von Nähe bzw. Distanz, Intimität und physischer Präsenz kennzeichnet eine gute Pflege.**	L
	Brain Storming zu der Frage: (10') Was meinen Sie, wie erreicht man eine gute Beziehung zum Klienten?[1]	T
60	**Die Beziehung als Mittel zum Zweck?**	
	Wir haben vorher gesagt, dass die Pflegeperson eine gute Beziehung zum Klienten aufbauen muss, damit ein Erfolg der Pflege möglich ist.	L
	Frage(n): (20')	
	Ist das nicht hinterhältig? Die Beziehung als Mittel zum Zweck, als Teil einer Strategie? Was berechtigt uns überhaupt in der Psychiatrie, in den Alltag des Menschen und sein Verhalten einzugreifen?	T

1 Hier kann anschließend eine Übung über verschiedene Frageformen und ihre Wirkung auf ein Gespräch durchgeführt werden (z. B. offene Fragen, geschlossene Fragen, Suggestivfragen).

	L: Nach Frau Prof. Ruth Schroeck[1] beruht die Rechtfertigung zur psychiatrischen Intervention auf verschiedenen Annahmen:	L
	1. Das normenverletzende Verhalten des psychisch kranken Menschen ist für ihn selbst destruktiv und für andere untragbar.	
	Frage(n): (10')	
	Was ist damit gemeint? Was ist z. B. normenverletzend? Wer bestimmt die Normen? Was ist destruktiv?	T
	2. Es gibt legitime Mittel und Wege, dem psychisch kranken Menschen zu einem normengerechten Verhalten zu verhelfen.	L
	Frage(n): (10')	
	Was sind legitime Mittel? Was ist illegitim?	T
	3. Eine spezifische Umgebung (z. B. das Krankenhaus) kann neben einer Reihe von therapeutischen Maßnahmen für den Prozess der „Normalisierung" hilfreich sein.	L
	Frage(n): (10')	
	Was gehört zur Umgebung der Pflege und Behandlung? Wie sollte die Umgebung gestaltet sein?	T
	4. Zu dem in diesem „therapeutischen Milieu" praktizierten Alltag gehören *bewusste* Beziehungen zwischen Arzt/Therapeut/Krankenschwester/-pfleger und Patient, die einem spezifischen, zielorientierten Zweck dienen sollten.	L
	Frage(n): (10')	
	Wie können die bewusst gestalteten Beziehungen aussehen? Welches Ziel und welchen Zweck sollen sie haben?	T
80	**Normalität in der professionellen Beziehung**	
	Aufgabe: (5')	
	Ein klassischer Text zum Thema ist der von Annie Altschul. T. sollen ihn unter der Frage lesen: Was macht nach Annie Altschul eine professionelle Beziehung aus?	L
	Durchführung: (20')	
	L. verteilt den Textauszug A. T. bearbeiten ihn unter der Frage: Wie entwickelt sich nach Meinung von Annie Altschul die Beziehung Schwester/Patient? Wie sollte sich die Krankenschwester verhalten?	A T1
	Auswertung: (15')	
	Anhand der Fragen. Weitere Fragen: Wie ist Ihre Meinung dazu? Tue ich Gutes, wenn ich dem Klienten alle Wünsche erfülle?	P

1 vgl. Schroeck, R.: Das Beginnen und Beenden einer Beziehung. In: Deutsche Krankenpflegezeitschrift. Heft 10,1992 S. 699–700

	Biographische Informationen Ein Fachkrankenpfleger verweist in seiner Examensarbeit darauf, dass Verhaltensweisen, die nicht zur Situation passen, schnell als „krank" bezeichnet werden. „Motorische Unruhe, aggressiv, gereizt, ängstlich" sind Schlagworte, die sich in der Pflegedokumentation wieder finden. Er stellt die Frage: Nehmen wir uns auch die Zeit, nach dem „Warum" zu fragen? An einem Beispiel verdeutlicht er, wie wichtig, die Klärung dieser Frage ist. **Aufgabe:** (20') L. verteilt das Arbeitsblatt B. T. lesen es unter den **Fragen**: Welche Probleme hat Frau Gerlach bei der Aufnahme? Welches Ziel ist mit der Aufnahme von Frau Gerlach verbunden? Wie verhält sich die Tochter in den nächsten Tagen? Welche Fähigkeiten hat Frau Gerlach, und was verbesserte die Beziehung zu ihr? **Auswertung:** (10') L. bespricht das Beispiel unter obiger Fragestellung. **Weitere Fragen:** (10') Kennen Sie ähnliche Beispiele? Was bedeuten die Erfahrungen für die psychiatrische Pflege?	L B T1 T
25	**Distanz** **Einleitung** (10') **Zu große Distanz ist für eine optimale Beziehung nicht förderlich.** Aber was ist die richtige Distanz, und wie erreiche ich sie? Wenn in diesem Lehrgang ein Soziogramm gemacht würde, z. B. unter der Frage: „Mit wem möchten Sie heute Abend ins Kino gehen?", dann könnte man feststellen, dass das Bedürfnis nach Nähe untereinander durchaus unterschiedlich ist. Einige möchten häufiger zusammen sein, andere vielleicht eher seltener. In der pflegerischen Beziehung muss die Pflegeperson mit allen Klienten Kontakt aufnehmen. Die nötige Nähe und Distanz kann aus professioneller Sicht dabei sehr unterschiedlich sein. → 4.2.1.2 Persönliche Signale/Der richtige Abstand **Die Pflegeperson hat ihre Vorlieben und Abneigungen gegen bestimmte Menschen.** Das zu erkennen ist wichtig, denn die berufliche Beziehung verlangt, dass Pflegepersonen in der Lage sind, zu jedem Klienten eine für ihn förderliche Beziehung aufzubauen. Das drückt sich natürlich nicht immer auf verbaler, sondern auch auf nonverbaler Ebene aus. Hier soll eher die verbale Ebene hinterfragt werden. **Übung** (10') **Ich möchte etwas haben, was Du hast.** T. tun sich zu zweit zusammen. Einer stellt sich vor, was er von dem anderen haben möchte und bittet ihn darum, ohne den Gegenstand zu benennen. Der andere hat die Aufgabe, das Ansinnen abzulehnen. Anschließend wechseln die Partner die Rollen. **Auswertung:** (5') **Frage(n):** Ist es Ihnen schwer gefallen, etwas zu fordern? Wie war es zu wissen, jemand möchte etwas von Ihnen haben? Ist Ihnen die Ablehnung schwer gefallen?	 L L T2 T

70	**Nähe**	
	Große Nähe zu einer Person kann in der pflegerischen Beziehung **manchmal nötig sein, sie kann aber auch eher Unselbstständigkeit verstärken und Grenzen überschreiten.**	L
	Übung einiger Pflegesituationen	
	Aufgabe: (5')	
	L. vergibt je eine Pflegesituation C an die Arbeitsgruppen. T. sollen adäquate Lösungen für die Situationen vorstellen. Die zusätzlichen Beispiele können danach auch im Plenum gespielt werden.	L/C
	Durchführung: T. bereiten die pÜ vor (20').	pÜ
	Auswertung: (45')	G4
	T. stellen ihre Lösungen vor. Diskussion; evtl. Alternativen spielen.	PL
	Weitere Themen: Beziehungslosigkeit in der Pflege. Distanzlosigkeit. Duzen. Auswirkungen von nicht Loslassen-Können in der Pflege. Humor in der Pflege. Einsatz von Computern und Auswirkung auf die Pflege. Die Rolle der Fachschwester im Pflegeteam. Zusammenarbeit im Pflegeteam. Pflegebesprechungen. Zusammenarbeit mit anderen Berufsgruppen. Organisatorische Themen: Pflegekonzepte, Pflegesysteme, Stellenbeschreibung.	
	PA/pÜ: Schriftliche Reflexion der Beziehung zu einem Klienten unter dem Aspekt der Nähe bzw. Distanz (evtl. mit Kriterien der Pflegetheorie von Peplau).	

A Die Beziehungsaufnahme der Schwester[1]

„Das Kennenlernen ist ein wechselseitiger Prozess. Während die Schwester so viel wie möglich über den Patienten herauszufinden sucht, um ihm helfen zu können, will der Patient möglichst viel über die Schwestern erfahren, damit er feststellen kann, welchen er vertrauen kann. Manche Patienten stellen persönliche Fragen, z. B. über die Familie der Schwester, ihren Umgang, ihre Ansichten und Interessen ...

Die Schwester lernt den Patienten durch Gespräche und bei ihren gemeinsamen Tätigkeiten kennen, manchen Schwestern wird bei der Ausführung regelmäßiger täglicher Pflichten ... die Kontaktaufnahme erleichtert. Die persönliche Zuwendung, die der Patient dabei durch die Schwester erfährt, erleichtert es ihm sich mitzuteilen. Oft bringt er der Schwester, die bei seiner Aufnahme anwesend war, die für seine Sachen verantwortlich ist, ihm die Station gezeigt und am ersten Tag mit seinen Angehörigen gesprochen hat, das größte Vertrauen entgegen. Sie ist vielleicht auch die geeignete Person, um ihn bei der Körperpflege oder beim Waschen und Bügeln seiner Kleidung zu unterstützen.
Bei allem, was die Patienten auf der Station tun, sollten die Schwestern vollen Anteil haben. Alles hat die Schwester zu interessieren: die Mitarbeit des Patienten in der Beschäftigungstherapie, seine Teilnahme am Unterhaltungsprogramm, die Gestaltung seiner Freizeit auf der Station, nicht nur solange sie dabei ist und mitmacht, sondern auch hinterher im Gespräch; sie wird auch um so leichter gemeinsame Gesprächsthemen finden können, je mehr sie mit ihm zusammen unternommen hat. Die Tatsache, dass sich die Schwester für seinen Alltag interessiert, ermuntert ihn zu der Annahme, dass sie sich wirklich Gedanken um ihn macht.
Nur selten führen die ersten Unterhaltungen zur Erörterung persönlicher Probleme. Die Schwester sollte dabei keine direkten Fragen stellen oder den Anschein erwecken, auf der Lauer zu liegen. Es ist nicht die Absicht der Gespräche mit dem Patienten, etwas über seine Erkrankung herauszufinden, sondern ihn als Persönlichkeit kennenzulernen. Alles, was den Patienten interessiert, ist ein guter Ansatzpunkt – Kleidung, Sport, sein Beruf, das Radio- oder Fernsehprogramm oder Zeitungsberichte. Allmählich kann man sich ein Bild davon machen, wie das Leben des Patienten vor seiner Krankenhausaufnahme verlaufen ist, und wie er es nach seiner Entlassung weiterführen will. Nur danach kann ein vernünftiges Rehabilitationsprogramm ausgerichtet werden.
Erlaubt es ihre Krankheit, sind die meisten Patienten durchaus dazu bereit, von ihrem Haus oder von ihrer Wohnung zu erzählen und über die Vor- und Nachteile ihres Wohnviertels, die Einkaufsmöglichkeiten, die Nachbarn und die anderen Haushaltsmitglieder zu sprechen. Solche Gespräche können völlig neutral bleiben, und doch der Schwester die Gelegenheit geben, sich über den sozialen Status des Patienten klarzuwerden und über seine Haltung Nachbarn unterschiedlicher sozialer Stellung gegenüber; sie merkt ob Eckkneipen, Kinos und Vereine in der Nachbarschaft für ihn Bedeutung haben, wie er über Schulen und das Benehmen der Kinder denkt. Der Patient ist sofort dabei, seine politischen Ansichten preiszugeben, wenn er über die Schwächen seiner Kommunalverwaltung spricht, beispielsweise über die Probleme bei der Wohnraumbeschaffung oder des Umweltschutzes.
Ohne auch nur eine einzige persönliche Frage kann eine Unterhaltung über das Zuhause des Patienten seine grundsätzliche Einstellung zu einem weiten Fragen- und Erfahrungskomplex verdeutlichen. Das Fernsehprogramm kann zu einem Gespräch anregen, das erkennen lässt, wie umfassend und tiefgehend die Bildung des Patienten und seine Interessen an Kunst, Musik, Literatur und Theater sind. Werden Zeitungen besprochen, so hält das den Patienten nicht nur auf dem laufenden und informiert ihn, sondern er wird sich dabei auch zu manchem äußern.
Politik, Weltanschauung oder Religion sind Themen, denen eigentlich nicht aus dem Weg gegangen werden kann, obwohl es viele Schwestern versuchen. Denn diese Themenkreise spielen im Leben der meisten Menschen eine so wichtige Rolle, dass jedes Gespräch, bei dem versucht wird sie auszuklammern verkrampft wirkt. Es schadet nicht, die Ansichten der Patienten kennenzulernen oder weitere Gedankengänge anzuregen. Es wird nur dann schwierig, wenn die Meinungen der Schwester so dogmatisch sind oder sie sich so sehr persönlich angesprochen fühlt, dass sie nicht in Ruhe zuhören kann. Der Patient muss sich frei von jedem Druck fühlen und darf nicht das Gefühl haben, dass seine Behandlung dadurch,

1 Altschul, A.: Krankenpflege in der Psychiatrie. München, Wien, Baltimore: Urban und Schwarzenberg 1977, S. 264–268

dass seine politischen oder religiösen Ansichten von denen eines bestimmten Mitarbeiters abweichen, beeinträchtigt werden könnte.

Wie neutral die Gespräche auch scheinen mögen, meistens kommt es doch dazu, dass sich manche der besonderen Schwierigkeiten des Patienten abzeichnen. Obwohl die Schwester vielleicht gar keine Frage gestellt hat, kann sie feststellen, dass die politischen Ansichten des Patienten wahnhaft sind, oder dass die Ehepartner zum Thema ‚Erziehung' unterschiedliche Standpunkte einnehmen, oder dass die Mutter des Patienten ihn nie besucht, obwohl sie gleich nebenan wohnt. Es ist sicher besser, wenn man, statt den Patienten mit Fragen nach Einzelheiten zu quälen, die Informationen allmählich mosaikartig zusammensetzt.

Lernt die Schwester den Patienten kennen, findet der Patient gleichzeitig viel über die Schwester heraus. Jede Gelegenheit, bei der Patienten und Schwester zusammen sind, bietet dazu dem Patienten ebenso die Möglichkeit wie der Schwester. Ihr Taktgefühl und die Echtheit ihres Interesses sind einige der Persönlichkeitszüge, die der Patient wahrnimmt. Gesten, Mimik und Tonfall verraten manchmal viel mehr als das tatsächlich Gesprochene. Ein Patient kann gewöhnlich unterscheiden, ob ihm die Schwester gern Gesellschaft leistet, oder ob sie nur ihre Pflicht tut, und jedes Zeichen von Ungeduld, jeder Blick auf die Uhr wird ohne weiteres wahrgenommen. Die Patienten merken sich oft viel leichter als die Schwester, worüber das letzte Mal gesprochen worden ist, und Vergeßlichkeit der Schwester wird als deutliches Anzeichen für ihr mangelndes Interesse gewertet, was für den Patienten enttäuschend oder geradezu beleidigend sein kann. Bezieht sie sich dagegen auf etwas, das der Patient beim letzten Zusammensein erwähnt hat, oder fragt sie ihn, was, er an ihrem freien Tag gemacht habe, dann zeigt sie damit ihr Interesse …

Nicht alle Interaktionen zwischen Schwestern und Patienten brauchen eine rein therapeutische Absicht zu verfolgen (Anm. des Autors: d. h. zielgerichtet zu sein), sondern sie können auch nur dazu dienen, dass der Aufenthalt für den Patienten anregender verläuft, Langeweile vermieden wird oder um ihn spüren zu lassen, dass man sich um ihn kümmert und an sein Wohlbefinden denkt. Manchmal führen diese Kontakte jedoch bedeutende Wendungen in der Behandlung des Patienten herbei. Sie kommen dadurch zustande, dass die Schwester während ihres zufälligen Zusammenseins mit dem Patienten instinktiv erfasst, wie er gestimmt ist und womit er sich gedanklich beschäftigt. Nur durch häufigere Interaktionen ergibt sich die Möglichkeit zu einem solchen intensiveren Kontakt".

B Die Anwendung biografischer Daten am praktischen Beispiel[1]

Frau Gerlach, 68 Jahre alt, verwitwet, wird zur Aufnahme auf die Station gebracht. Sie ist in Begleitung ihrer Tochter und ihres Schwiegersohns. Im Aufnahmegespräch sagt sie kaum etwas, wirkt jedoch sehr unruhig und ängstlich. Das meiste erfährt das Pflegepersonal von der Tochter. Sie erzählt, dass ihre Mutter im Laufe des letzten Jahres zunehmend vergesslicher geworden ist und über innere Unruhe klagt, unter der sie sehr leide. Am letzten Wochenende wollte sie sich am Abend noch Pellkartoffeln kochen. Nachdem sie die Kartoffeln aufgesetzt hatte, setzte sie sich noch eine Weile vor den Fernseher, legte sich dann ins Bett und schlief. Sie hatte die Kartoffeln völlig vergessen. Die Tochter kam am späten Abend noch mal vorbei, um nach ihr zu sehen. Die Wohnung roch nach etwas Angebranntem. Das Wasser in dem Topf war verkocht, die Kartoffeln darin waren völlig verbrannt und sahen aus wie Holzkohle. Die Herdplatte war am Glühen. Während die Tochter erzählte, saß Frau Gerlach da und weinte. Es war ihr offensichtlich unangenehm und peinlich. Die Tochter macht sich nun große Sorgen, dass ihrer Mutter aufgrund ihrer Vergesslichkeit etwas zustößt, zumal sie alleine in ihrer Wohnung lebt. Ein weiteres Problem ist, dass sich ihre Mutter nicht helfen lassen will. Sie will keinem zur Last fallen. Außerdem möchte sie nicht, dass jemand merkt, wie vergesslich sie ist und Schwierigkeiten bei ganz alltäglichen Dingen hat. Nach dem

---

1 Mendelin, R.: Die Anwendung biografischer Daten im Pflegealltag bei alten Menschen mit Gedächtnisstörungen. Examensarbeit der Fachweiterbildung für psychiatrische Pflege, 2003–2005 am IFW Marl-Sinsen, S. 5–7

stationären Aufenthalt ist geplant, Frau Gerlach in die Wohnung der Tochter und des Schwiegersohns zu holen. Zuvor sollte sie hier noch aufgrund ihrer Unruhezustände medikamentös eingestellt werden.

In den ersten Tagen gestaltet sich der Umgang mit Frau Gerlach auf der Station recht schwierig. Sie ist sehr verschlossen und misstrauisch gegenüber dem Pflegepersonal. Zeitweise wirkt sie sehr unruhig, läuft den Stationsflur auf und ab. Die Medikamenteneinnahme lehnt sie strikt ab. Nach den Mahlzeiten räumt sie ohne Aufforderung wortlos die Tische ab. Im Tagesraum rückt sie die Tischdecken gerade. Manchmal, wenn die Wäsche geliefert wird, hilft sie mit, die Wäsche zu falten. Wenn sich das Pflegepersonal für ihre Hilfsbereitschaft bedankt, lächelt sie und wirkt lockerer.

Von der Tochter, die fast täglich ihre Mutter besucht, erhält das Pflegepersonal weitere Informationen: Frau Gerlach hatte früher immer viel zu tun. Sie musste sich um die Kinder und den Haushalt kümmern. Sie war den ganzen Tag auf den Beinen, viel Zeit für Hobbies blieb ihr da nicht. Doch abends, wenn endlich Ruhe eingekehrt war, setzte sie sich vor den Fernseher und strickte dabei. Socken für den Mann, für jedes Kind einen Schal, einen modischen Winterpullover für sich selbst. Auch heute noch sitzt sie jeden Tag vorm Fernseher und strickt.
Diese Informationen über Frau Gerlach werden im weiteren Verlauf ihres stationären Aufenthaltes vom Pflegepersonal genutzt. Die Tochter brachte am nächsten Tag das Strickzeug ihrer Mutter mit zur Station, worüber sie sich sehr freute.

Nun saß Frau Gerlach oft im Tagesraum und strickte. Die Bezugsschwester setzte sich zeitweise dazu und ließ sich von ihr verschiedene Strickmuster zeigen. Außerdem konnte sie täglich bei verschiedenen hauswirtschaftlichen Tätigkeiten auf der Station helfen: Tische decken, abtrocknen, Wäsche falten und Blumen gießen. Alle Aufgaben versuchte sie ordentlich und gewissenhaft zu machen, was das Pflegepersonal ihr gegenüber auch zum Ausdruck brachte. Man konnte spüren, wie Frau Gerlach diese Anerkennung genoss.

Die Unruhezustände haben deutlich abgenommen. Beruhigende Medikamente bekommt sie nur bei Bedarf, was sie auch mittlerweile akzeptiert.

Welchen Nutzen hat die biografische Orientierung in der psychiatrischen Pflege?
Pflegeproblem:
Frau Gerlach leidet unter Gedächtnisstörungen. Sie ist sich ihrer Defizite bewusst, weshalb sie unsicher und zeitweise auch unruhig ist. Die fremde Umgebung auf der Station ist nun eine zusätzliche Belastung für sie, weil hier viele Menschen sind, die ihre Defizite bemerken könnten. Um sich zu schützen, ist sie deshalb zunächst verschlossen und misstrauisch.
Individuelle Merkmale aus den biografischen Daten:
Von der Tochter und durch Beobachtung erfährt das Pflegepersonal wichtige Informationen:

- **Ressource:**
  Eine besondere Fähigkeit von Frau Gerlach ist das Stricken. Außerdem sind ihre hauswirtschaftlichen Fähigkeiten noch vorhanden.
- **Bedürfnis:**
  Frau Gerlach fängt von selber an, sich mit hauswirtschaftlichen Tätigkeiten auf der Station zu beschäftigen. Über Lob und Dankbarkeit freut sie sich offensichtlich. Der Schwester erklärt sie bei jeder Gelegenheit verschiedene Strickmuster. Hier wird das Bedürfnis nach Anerkennung deutlich.
- **Gewohnheit:**
  Frau Gerlach ist es gewohnt, immer beschäftigt zu sein. Sie hatte immer viel zu tun, Langeweile kannte sie nicht.

Pflegerisches Handeln:
Aufgrund dieser Informationen werden die Ressourcen und Gewohnheiten von Frau Gerlach gezielt in den Pflegealltag mit einbezogen und gefördert. Das heißt, sie wird nicht auf ihre Defizite und Einschränkungen hingewiesen, sondern sie wird damit konfrontiert, was sie noch kann. Damit wird auch ihr Bedürfnis nach Anerkennung berücksichtigt. Ihr Selbstwertgefühl bleibt erhalten.

C Übung von Pflegesituationen[1]

1. Pflegesituation
Sie sind Bezugsperson für Frau Spenger. Sie zieht sich oft zurück. Heute sitzt sie auch wieder alleine auf einem Sofa abseits im Aufenthaltsraum. Sie möchten mit ihr Kontakt aufnehmen, um zu zeigen, dass Sie für sie da sind.

2. Pflegesituation
Herr Meiershagen ist ärgerlich auf Sie und geht Ihnen in der letzten Zeit häufig aus dem Weg. Sie möchten ihn darauf ansprechen.

3. Pflegesituation
Sie sind Bezugsperson von Frau Derenhoff. In einem Pflegegespräch über ihre Essgewohnheiten möchte sie von Ihnen erfahren, wie Sie sich ernähren.

4. Pflegesituation
Sie sind Bezugsperson von Herrn Niemöller. Er hat Schlafstörungen. In einem Pflegegespräch über seine Schlafgewohnheiten möchte er wissen, welche Schlafgewohnheiten Sie haben.

5. Pflegesituation
Sie sind Bezugsperson von Herrn Segeroth. Eines Tages nimmt er sie zur Seite und sagt: „Ich muss Ihnen dringend etwas erzählen. Sie müssen mir aber versprechen, dass Sie es keinem weitererzählen".

6. Pflegesituation
Frau Meier sagt zu Ihnen: „Heute Abend habe ich Ausgang. Sie haben ja frei und, wie Sie mir sagten, heute nichts vor. Ich möchte Sie gerne ins Kino einladen."

1 Auswertungshilfen für L.:
Ad 1: Hier gilt evtl.: Reden ist Silber, schweigen ist Gold.
Ad 2: Etwa so: „Herr Meier, mir ist aufgefallen, dass Sie mir in der letzten Zeit aus dem Weg gehen, wie kommt das?"
Ad 3: Je nach Situation kann man natürlich etwas über die eigenen Gewohnheiten sagen, wenn es den Gesprächspartner nicht von den eigenen Problemen ablenkt.
Ad 4: Hier gilt ähnliches wie in Beispiel 1. Es berührt allerdings u. U. einen recht intimen Bereich, und nicht die Pflegeperson, sondern der Klient ist in Behandlung. Also Vorsicht! Evtl. hilft es zu sagen: "Ich würde gerne schauen, ob Sie evtl. Schlafschwierigkeiten haben, die wir evtl. mit in die Pflegeplanung aufnehmen sollten, deshalb möchte ich zu mir persönlich nichts sagen."
Ad 5: Prinzipiell muss die Pflegeperson dem Klienten klarmachen, dass sie zwar unter Schweigepflicht steht, im Team aber die ihn betreffenden Dinge ansprechen muss.
Ad 6: Bei der Übung geht es darum, höflich „Nein" zu sagen, ohne den Antragsteller zu verletzen. Hier werden während der Behandlung Grenzen überschritten, die nicht einfach eingerissen werden sollten. Die Grenze beruflicher und privater Beziehung wird deutlich.
Einige Gründe, warum eine Ablehnung sinnvoll ist: Es besteht die Gefahr der völligen Vereinnahmung. Hilfe leisten zu können setzt eine gewisse Distanz voraus, die Pflegeperson muss sich um alle Klienten gleichermaßen kümmern, die berufliche Beziehung ist eine Beziehung auf Zeit, es gibt Grenzen der Informationsweitergabe an den Klienten (wo liegen diese, das kann hier auch gefragt werden), die Pflegeperson hat ein Recht auf ein eigenes Privatleben.

7h	**2.2.3 Die Bezugsperson und die Bezugspflege**	
40	**Einleitung**	
	Übung: (10') Was weiß ich über eine Person?	
	T. bleiben auf ihren Plätzen und gucken sich einen **Partner** aus. Sie sollen in Stichworten beschreiben, was sie über diese Person wissen. Es muss klar abgesprochen sein, wer über wen schreibt.	L T2
	Auswertung paarweise (15')	
	Paare setzen sich zusammen und überprüfen die Informationen: Sind die Informationen richtig, welche Bereiche berühren sie, und wo sind auffällig Lücken? (Anm.: L. kann diese Fragen nach der Schreibphase an die Tafel schreiben).	T2
	Auswertung Plenum	
	Frage(n): (15')	
	Wovon ist es abhängig, welche Informationen ich über eine Person habe? Wovon ist es abhängig, wie viele Informationen ich habe? Wovon ist es abhängig, ob die Informationen stimmen? Warum kann eine Beobachtung nie ganz objektiv sein?	T
60	**Die Bezugsperson in der psychiatrischen Pflege**	
	Frage(n): (10') Was verstehen Sie unter einer Bezugsperson in der psychiatrischen Pflege?	T
	Übung: (30') Führer/Geführter	pÜ
	T. sollen sich einen **Partner** aussuchen. Einer ist der Geführte, der andere der Führer. Der Geführte schließt die Augen (oder verbindet sie sich z. B. mit einem Schal). Es sollen ihm Berührungskontakte ermöglicht werden. Beide gehen aus dem Raum und durch die Umgebung. Anschließend werden die Rollen getauscht.	T2
	Auswertung mit Fragen: (10')	
	• an den Geführten: Wie fühlten Sie sich in der Situation des Abhängigen (Gefühle ansprechen!)? Wann fühlten Sie sich sicher? Wann fühlten Sie sich unsicher? • an den Führer: Wie fühlten Sie sich als Führer? Wie konnten Sie als Führer Ihr Verhalten modifizieren, dass der Geführte das Gefühl hatte „Ich fühle mich sicher“?	L
	Weitere Frage(n): (10')	
	Kann man die richtige Beziehung zum psychisch Kranken lernen? Womit muss man sich dabei befassen?	T
85	**Die Beziehung und ihre Dynamik**	
	Die pflegerische Beziehung ist von der Aufnahme des Klienten bis zur Entlassung von einem dynamischen Verlauf gekennzeichnet. Hildegard Peplau hat diesen Verlauf in ihrer Pflegetheorie auf der Grundlage psychotherapeutischer Erkenntnisse beschrieben. Sie spricht von Phasen der Beziehung und Rollenerwartungen des Patienten.[1] (10')	L

1 Hier evtl. Wiederholung der Phasen der Beziehung nach Hildegard Peplau. Rollenerwartungen → 2.2.6 Aufnahme → 2.2.7 Entlassung

	Aufgabe: (5') **Zwölf Handwerksregeln für eine konstruktive Beziehung** zum psychisch Kranken hat Dörner aufgestellt: „1. Ich muss die Begegnung wollen. 2. Ich muss auf die Einzigartigkeit dieses Menschen neugierig sein. 3. Ich muss in dem allerelendsten, verzweifelsten, kränksten, behindertsten oder bösesten Menschen den Menschen schlechthin sehen. 4. Ich muss das von dir Gesagte respektieren. 5. Ich muss die Wahrnehmungen anderer über dich und mich respektieren. 6. Ich muss dich als Teil deiner materiellen und sozialen Welt sehen. 7. Ich muss meine Ersatzfunktion erkennen. 8. Ich muss akzeptieren, dass du etwas anderes willst als ich, und darf nicht der Faszination der Symptome erliegen. 9. Ich sage nicht, ich verstehe dich. 10. Ich will dich nicht ändern. 11. Ich will nicht über deine Krankheit, sondern mit dir sprechen. 12. Ich will (darf) dich nicht nackt ausfragen.“[1] **T. sollen erläutern, was mit der jeweiligen Regel gemeint ist, und was sie praktisch für die Beziehung zum Klienten bedeutet.** Jede Gruppe erhält drei der Handwerksregeln zur Bearbeitung. **Durchführung:** (30') **Auswertung:** (40') T. stellen die Ergebnisse vor und diskutieren sie mit dem Plenum.	G4 P
25	**Reflexion der Beziehung** **Einstiegsübung:** (15') T. tun sich **paarweise** zusammen. Sie führen ein Gespräch, Einer der beiden darf weder „Ja“ noch „Nein“ sagen. Tut er dies, wechseln die Rollen. Es wird abgeklärt, wer zuerst welche Rolle übernimmt. **Auswertung:** War es schwierig, „Ja“ oder „Nein“ im Gespräch zu vermeiden? Warum? Wie hat der an der Nase herumgeführte reagiert? Was bedeutet es für eine Beziehung, wenn man nicht offen sein kann? Gibt es das in der Realität, dass ohne eine Entscheidung zu treffen „um eine Sache herumgeredet wird“? Was kann der Gegenüber damit bezwecken? Kann „Nein“ sagen wichtig sein? **Grundlagen:** (10') **Jede Beziehung vollzieht sich in einer Wechselwirkung.** Die Pflegeperson muss deshalb in der Lage sein, das Verhalten des Klienten zu verstehen. Sie muss erkennen können: • Was in ihr vorgeht, welche Wirkungen das Verhalten des Klienten hat und welche Reaktionen es bei ihr auslöst. • Ob der Klient frühere Verhaltensmuster in der Beziehung zu den Pflegepersonen fortsetzt (= Übertragung. Je nach Biographie des Klienten, z. B. die Schwester als versorgende Mutter, der Pfleger als alle Entscheidungen abnehmende Vater). • Dass es die Beziehung behindert, wenn sie das Verhalten des Klienten persönlich nimmt (= nötige professionelle Distanz).	L T2 T L

1 vgl. Dörner, K.: Psychiatrische Erstbegegnung in Würde. In: Borsi, G. M. (Hrsg.): Die Würde des Menschen im psychiatrischen Alltag. Verlag für Medizinische Psychologie im Verlag Vandenhoeck & Ruprecht, Göttingen 1989, S. 148–154. In: Schroeck, R.: Das Beginnen und Beenden einer Beziehung, Deutsche Krankenpflege-Zeitschrift, Heft 10, 1992, S. 702–703

	Ein Team mit einem guten Arbeitsklima ist dadurch gekennzeichnet, dass es diese Fähigkeiten fördert. Es muss aber auch möglich sein, dass die Pflegeperson ihren Ärger, ihre Enttäuschung und ihre Hilflosigkeit äußern kann mit dem Ziel, die Beziehung wieder konstruktiv gestalten zu können. Verschiedene Möglichkeiten der Bestandsaufnahme und der Weiterentwicklung der Beziehungsgestaltung haben sich bewährt, z. B. Pflegebesprechungen: Die Übergabe, das Pflege-/Stationsteam.	
20	**Die Organisation der Tätigkeiten im Rahmen der Bezugspflege** Die professionelle pflegerische Beziehung kann, wenn sie zielgerichtet und effektiv sein soll, nicht nur auf informelle und zufällige Kontakte beschränkt sein, sondern muss in die Organisation der Pflegetätigkeiten eingebunden sein. Als Organisationsform der Wahl dient das **Bezugspflegesystem.** In ihm werden die Verantwortung und Kompetenzen der pflegerischen Bezugsperson geregelt. Das Bezugspflegesystem kommt aus dem englischsprachigem Raum Die „Bezugsperson" heißt dort „Primary Nurse". Sie ist die Schlüsselfigur für die Pflege eines Klienten. Von ihr wird ein hohes Maß an Selbstständigkeit und Eigenverantwortung bei der Arbeit verlangt. Die „Primary Nurse" ist rund um die Uhr für die Pflege des Klienten verantwortlich. Sie bestimmt die Pflegetätigkeiten selbst. Jede Pflegeperson führt während einer Schicht alle Pflegehandlungen an „ihrem" Klienten durch. In England sind die Pflegepersonen für die Pflegetätigkeiten selbst voll verantwortlich, bei uns trägt im Prinzip die letzte Verantwortung der Arzt. Berichte über Primary Nursing haben zunächst somatische Stationen als Erfahrungshintergrund. In der Psychiatrie können Pflegepersonen bei uns oft unabhängiger von den Therapeuten arbeiten, deshalb ist das i. d. R. selbstständige Arbeiten nicht so neu. Welche Aufgaben die Bezugsperson übernimmt, kann natürlich unterschiedlich geregelt werden. Wichtig ist, dass es im Team klar abgesprochen ist und der Klient Bescheid weiß. Die Aufgaben, die eine Krankenschwester ausführen darf, sind zunächst an den in der Ausbildung vermittelten Inhalten orientiert. In Deutschland hat sich aufgrund der Ausbildungsinhalte der Krankenpflegeausbildung die im Schaubild vorgestellte Aufgabenverteilung bewährt. L. stellt das Schaubild A vor. Selbstverständlich muss eine Vertretung für die Bezugsperson organisiert sein, da sie ja nur zu den üblichen Dienstzeiten anwesend ist.	L A
10	**Vor- und Nachteile der Bezugspflege** L. macht ein **Brain Storming** zum Thema: Was verbinden Sie mit Bezugspflege?	L T

75	**Qualifikation der Bezugsperson**	
	Es soll geklärt werden, welche **Anforderungen an die Bezugsperson** gestellt werden.	L
	Aufgabe: (5')	
	T. sollen überlegen, welche Fähigkeiten eine pflegerische Bezugsperson benötigt gegenüber:	
	1. sich selbst, 2. dem Klienten, 3. den Mitarbeitern, 4. den Angehörigen.	
	Es werden dazu vier Gruppen gebildet. Jede Gruppe erhält einen Themenbereich.	G4
	Durchführung: (30')	
	Auswertung: (40')	P
	Weitere Themen: Sich vereinnahmen lassen. Die Pflegeperson als „Klagemauer". Was ist Trost? Körperliche Formen von Tröstung. Wahrheit sagen. Vertrauen. Grenzen von Vertraulichkeit. Beziehungsfeindliche Strukturen.	
	pA/pÜ: Beobachten Sie, welche Signale Klienten aussenden, um Kontakt zu bekommen bzw. sich zurückziehen zu können.	

A Aufgaben der Bezugsperson

Zuständigkeit für eine bestimmte Anzahl von Klienten

Aufnahme des Klienten (wenn zeitlich und organisatorisch möglich)

Pflegeanamnesegespräch
- mit Klienten und evtl. Angehörigen

Pflegeplanung
- Zuständigkeit für die Absprache der Pflegeziele und des Pflegeplans mit Klienten
- Berichterstattung und Absprachen im Team
- Die Zwischengespräche
- Änderung der Zielsetzung und des Pflegeplans
- Entlassungsgespräch

Dokumentation
- Verantwortung und teilweise Durchführung der Pflegedokumentation

Gezielte Gespräche
- Im Rahmen der Pflegeplanung s. o.
- Gespräche in besonderen Situationen mit bestimmter Zielsetzung
- Gespräche in Krisensituationen

Organisation
- Absprache und Koordination von Terminen während der Pflege und Behandlung

8 h	**2.2.4 Das Pflegegespräch**	
25	**Einleitung** (5') In dieser Unterrichtseinheit geht es nicht um einen Lehrgang über Gesprächsführung. Es sollen die **Grundzüge einer angemessenen Gesprächsführung** vorgestellt und teilweise geübt werden. Im Rahmen eines längerfristigen Lehrgangs empfiehlt es sich, einen mehrtägigen Unterricht in Gesprächsführung anzuschließen. **Einstiegsübung:** (20') **Stille Post 2** Eine Gruppe von 4–5 T. geht vor die Tür. Ein T. im Unterrichtsraum bekommt folgenden Text vom L. vorgelesen (die anderen T. im Raum sind nur Zuhörer!): In einem Hochhaus der Stadt D. brach im vierten Stock in der Wohnung des Herrn M. ein Feuer aus, als er im Bett lag. Der Nachbar Herr N. bemerkte den Qualm und alarmierte die Feuerwehr. Ursache des Brandes war eine zu heiß gewordene Herdplatte. Der Wohnungsinhaber kam mit Rauchvergiftungen ins Krankenhaus. T. Nr. 1 wird hereingebeten, der T. aus der Gruppe im Unterrichtsraum soll die Meldung **wörtlich wiedergeben**. T. Nr. 2 wird hereingebeten und T. Nr. 1 wiederholt wörtlich für T. Nr. 2 die Meldung, T. 3 wird hereingebeten und T. Nr. 2 wiederholt usw. **Auswertung:** Die Information kommt beim letzten T. i. d. R. ziemlich verändert an. L. bespricht die Bedeutung von direkter Kommunikation und den Wert einer verständlichen Pflegedokumentation. Der Zweck von Pflegebesprechungen ist, dass alle Beteiligten in direkter Kommunikation Informationen austauschen. Für Abwesende kann es sinnvoll sein, ein Protokoll zur Weitergabe der Informationen anzufertigen.	L T 4–5 P L
80	**Die Anatomie einer Nachricht**[1] In Anlehnung an Schulz von Thun soll eine Nachricht näher beleuchtet werden. L. erläutert Arbeitsblatt A und B (10'). **Übung zum Nachrichtenskelett:** (20') T. erhalten Arbeitsblatt C, suchen sich einen **Partner** und führen die Gesprächsübung durch. **Auswertung:** (10') **Frage(n):** L. bespricht Ergebnisse vom Arbeitsblatt C **Übung zum vierohrigen Empfänger:** (30') L. erläutert die Übung. T. erhalten Arbeitsblatt D, suchen sich einen **Partner** und führen die Gesprächsübung durch. **Auswertung:** (10')	L AB C pÜ T2 T L/D T2

1 vgl. Schulz von Thun, F.: Miteinander Reden. Band 1, Reinbek bei Hamburg 1981, S. 25–30

	Frage(n): Wie sind Sie mit der Übung zurechtgekommen? Was war leicht? Was war schwer?[1]	L
40	**Konfliktarme Kommunikation** **Ziel der alltäglichen Kommunikation sollte eine entspannte Atmosphäre sein** (10'). Dazu bedarf es bestimmter Elemente: • „Ich"-Botschaften. Nicht „man". (z. B. „Ich finde, Sie haben das gut gemacht". „Ich kann Sie gut verstehen." „Ich bin der Ansicht, Sie haben mir nicht die Wahrheit gesagt." „Ich bin der Meinung, dass Sie mich da bewusst betrogen haben.") • Situation beschreiben statt bewerten. Nicht: „Sie haben sich beim Gespräch mit mir damals wie ein Esel benommen." Sondern etwa so: „ Sie sind damals sehr laut geworden und haben meinen Vorschlag sofort abgelehnt. Danach sind Sie mir aus dem Weg gegangen, so dass ich gar nicht mit Ihnen reden konnte." **Aufgabe:** (20') T. sollen sich **zu zweit** zusammentun und sich eine persönliche Konfliktsituation überlegen. In einem Gespräch sollen sie Ich-Botschaften und nicht wertende Äußerungen verwenden. **Auswertung:** (10') Wie sind Sie mit der Übung zurechtgekommen? Was war schwer? Wie haben die Ich-Botschaften gewirkt? Kann man immer wertfreie Äußerungen machen? Wenn nein, warum nicht?	L T2 L
10	**Gesprächskiller** T. macht ein **Brain Storming zu der Frage: Welche Äußerungen würgen ein Gespräch ab?** Solche „Gesprächskiller" können z. B. sein: „Jetzt kommen Sie schon wieder damit", „Ich habe überhaupt keine Zeit" etc.	L T
100	**Gesprächsfördernde Atmosphäre** **Einleitung** Die Beziehung zum Klienten ist wesentlich durch die Kommunikation geprägt. Das Gespräch spielt dabei eine große Rolle. **Frage(n):** (10') Kennen Sie auch Stationen, wo es einem förmlich die Sprache verschlägt, wenn man sie betritt? Betten auf dem Flur und ein hoher Lärmpegel? Wo kann man hier in Ruhe ein Gespräch führen?	L T

1 Hier können sich noch verschiedene andere Gesprächsübungen anschließen.

	Frage: (5') Was macht ein gutes Gespräch aus?	T
	Gesprächsfördernde Faktoren (10')	
	L. erläutert die Faktoren, die ein Gespräch beeinflussen (hat evtl. eine Folie dazu angefertigt). Gesprächsfördernde Faktoren sind u. a. abhängig von der Art der Gesprächsführung; der Organisation des Gesprächs; dem Umfeld, in dem das Gespräch stattfindet; dem konkreten Ort des Gesprächs und der Befindlichkeit der Pflegeperson und des Klienten.	L
	Aufgabe: (5') Die Effektivität eines Gesprächs ist beeinflussbar. T. sollen sich in der Gruppe **Faktoren überlegen, die sich positiv auf ein Gespräch auswirken** 1. Was ist von der Art der Gesprächsführung her förderlich für ein Gespräch? 2. Was ist bezüglich Organisation und Absprachen gesprächsfördernd? 3. Was ist bezüglich Ort (z. B. Raum) und Umfeld (z. B. Station) förderlich für ein Gespräch? 4. Was ist bezüglich der beteiligten Pflegeperson und der Einbeziehung des Klienten gesprächsfördernd?	
	L. teilt vier Gruppen ein. Jede Gruppe erhält eine Frage.	G4
	Durchführung: (30') **Auswertung:** (40')	
	T. stellen die Ergebnisse vor und diskutieren sie mit dem Plenum.	P
65	**Das kurze Gespräch**	
	In der Pflege finden viele Kontakte mit den Klienten statt. Die längeren gezielten Gespräche werden an anderer Stelle behandelt, z. B. → 2.2.5 Beratung und Anleitung, → 4.2.2.2 Eigene Interessen vertreten und Kritik äußern. Anders als bei den übrigen Berufsgruppen finden aber **in der Pflege oft kurze Begegnungen mit Klienten** statt, z. B. auf dem Flur, im Zimmer bei einer pflegerischen Handreichung, im Aufenthaltsraum. Soll man den Menschen, den man trifft, ansprechen? Sind „small talk“ oder das „Zwischen-Tür-und-Angel-Gespräch“ für die Pflege wichtig? Was sagt man? Wirkt das nicht aufdringlich oder unangepasst? Diese Frage wird selten thematisiert. Herr Mendelin, Fachkrankenpfleger für psychiatrische Pflege, beschreibt in seiner Examensarbeit u. a. ein prägnantes Beispiel aus der Gerontopsychiatrie. L. liest das Beispiel E vor oder verteilt es als Kopie. (30')	L E
	Frage(n): (10')	
	Was meinen Sie, dieses Gespräch zwischen Tür und Angel von Seiten der Pflegenden, ist es wichtig? Welche Bedeutung hat es? Ist es nur etwas für das Gespräch mit alten Menschen? Wann finden Sie es sinnvoll? Wann würden Sie es unterlassen? Welche Möglichkeiten bietet es? Wo sind die Grenzen?	T
	Körpersprache (10')	
	Besonders beim kurzen Gespräch ist die Körpersprache wichtig, damit es nicht zu Missverständnissen bzw. Fehlinterpretationen kommt. Dazu noch ein Auszug aus obiger Examensarbeit. L. verteilt das Infoblatt F und bespricht es.	L F

	Übung: (10') Das kurze Gespräch	
	T. räumen Stühle und Tische an die Seite, damit sie Platz in der Mitte haben und frei durch den Raum laufen können. Sie sollen sich vorstellen, sie treffen unterschiedliche Menschen, mit denen sie ein kurzes Gespräch führen. T. sollen darauf achten, dass die Körpersprache bei dem Gespräch kongruent mit den Aussagen im Gespräch ist, und dass es wirklich ein kurzes Gespräch bleibt.	pÜ P
	Auswertung: (5')	
	Frage(n): Ist Ihnen die Übung leicht gefallen? Wie haben Sie das Gespräch nach der Begrüßung eröffnet? Worüber haben Sie gesprochen? Wie haben Sie das Gespräch beendet?	L
40	**Rückmeldung (Feedback) und Kritik**	
	Einleitung (10')	
	Menschen, die in Gesellschaft anderer Menschen sind, passen sich aneinander an, damit ihr Verhalten dem gewünschten Ziel entspricht. Wenn ich einen netten Abend verbringen möchte, werde ich nicht gerade etwas äußern, das den Gastgeber beleidigt. Es besteht natürlich für jeden Beteiligten auch die Möglichkeit, sich so zu verhalten, wie es nicht erwartet wird. **Um zu wissen, wie ich auf andere wirke, bin ich auf Rückmeldungen angewiesen.** Wenn sich in einer Gesellschaft alle von mir abwenden, wird das wahrscheinlich etwas mit mir zu tun haben. Oft ist man auf Beobachtungen angewiesen und zieht dann die Schlüsse daraus. Das kann natürlich zu Fehldeutungen und falschen Schlussfolgerungen führen. Kennen Sie die Nudelszene von Loriot? Er (Loriot) sitzt seiner neuen Flamme (Evelyn Hamann) im Lokal gegenüber. Ein kleines Stück der Nudeln, die er gerade auf dem Teller hat, ist beim Essen an seiner Nase kleben geblieben. Er fängt an, seiner Angebeteten ein Liebesgeständnis zu machen. Durch das Missgeschick beim Essen erhält die ganze Szene ihre Komik. Das Problem ist, er kann die Nudel nicht sehen und seine Freundin macht ihn nicht darauf aufmerksam. Wer kennt das nicht: Wie sage ich Frau Meier, dass sie eine große Laufmasche in ihren Strümpfen hat? Wie sage ich meinem Chef, dass der Reißverschluss an seiner Hose offen ist usw.	L
	Frage(n): (10')	
	Kennen Sie solche Situationen? Wie haben Sie sich verhalten? Wenn ich mich richtig verhalten möchte, muss ich wissen, wie ich auf andere wirke. Richtige Rückmeldung kann man lernen. Rückmeldungen sind für die Einschätzungen des Verhaltens wichtig und tragen zur sozialen Weiterentwicklung des Menschen bei. Es sollten bestimmte Regeln eingehalten werden. (Anatomie einer Nachricht)	T
	Die wichtigsten Feedbackregeln[1]: (10')	
	Das Feedback soll	L
	• **Gefühle verbalisieren und keine Vermutungen beinhalten,** z. B. „Ich habe den Eindruck, das hat Dich interessiert"; „Darüber habe ich mich gefreut"; „Das hat mich ziemlich geärgert", „Ich habe den Eindruck, dass Dich das geärgert hat".	

1 vgl. Fritz, J.: Methoden des sozialen Lernens, 2. Aufl. München: Juventa 1981, S. 128–132

	• **kurz und konkret sein**, z. B. bezogen auf eine konkrete Handlung oder ein bestimmtes Verhalten • **unmittelbar sein**, d. h. möglichst direkt nach dem Ereignis oder der Situation, die angesprochen werden soll • **Positives und Negatives benennen:** Das Feedback ist keine Verurteilung! Eine umfassendere Rückmeldung sollte stets mit dem Positiven beginnen und dann erst das Negative beinhalten.	
	Die Rückmeldung in der Gruppe: Rückmeldungen in einer Gruppe können schriftlich oder mündlich erfolgen. Letztere haben das Ziel einer Momentaufnahme über die augenblickliche Befindlichkeit der Teilnehmer. Bei der Rückmeldung in der Gruppe sollte zunächst klar sein, worauf sie sich beziehen soll, damit sie kurz und konkret sein kann. Die Rückmeldung kann sich auf die persönliche Situation beziehen („Wie geht es Ihnen heute morgen?“), auf die Klärung der Situation in der sich Teilnehmer nach einer Unterrichtseinheit befinden („Wir haben das Thema ... nun abgeschlossen, wie geht es Ihnen bei dem Gedanken, wieder in die Praxis zurückzugehen?“). Es sollten bestimmte Regeln klar sein.	
	Regeln für Rückmeldung in der Gruppe: Es gelten obige Regel, zusätzlich gilt: Jeder soll seine eigene Stellungnahme formulieren (**Nicht** erlaubt ist z. B.: Mir geht es genauso wie meinem Vorredner).	
	Übung Rückmeldung und Kritik	pÜ
	Aufgabe: (10')	
	T. sollen im Plenum Rückmeldung geben zu der Frage: Wie fanden Sie den Unterricht heute? → 4.2.2.2 Eigene Interessen vertreten und Kritik äußern	P
3 h	**Validation**	
	Grundlagen	
	L. macht ein **Brain Storming zur Frage:** (10') Wie muss ich mich verhalten, um als verwirrt zu gelten?	L T
	Frage(n): (10)	
	Wie gehen Ihre Mitarbeiter mit verwirrten Klienten um?	T
	Was ist Validation?[1] (15')	
	Validation heißt wörtlich „Wertschätzen, Annehmen“. Eine klare Definition ist in der Literatur kaum zu finden. Versuch einer	L
	Definition: Validation ist eine Gesprächsmethode, die – ausgehend von der Gefühls- und Erlebniswelt des Klienten – auf dessen Vorstellungen eingeht und sich in seiner inneren Wirklichkeit bewegt.	
	Geschichte der Validation im Schnelldurchgang Die Ursprünge der Validation finden sich bei dem englischen Psychiater Laing. Die deutsch-amerikanische Sozialarbeiterin und Soziologin Naomi Feil hat sie in den 60er Jahren in den USA eingeführt. Naomi Feil hat ihre Ausbildung in der New Yorker Schule für Sozialforschung und an der Universität in Michigan genossen. Die Validationsmethode hat sie zwischen 1963 und 1980 entwickelt. Sie ist u. a. die Direktorin des Validation Training Institute in Cleveland. Neben Büchern sind auch Filme und Videos über ihre Arbeit veröffentlicht worden.	

	Naomi Feil sieht einen Zusammenhang zwischen früheren ungelösten Konflikten und einer Demenzerkrankung. Sie hat u. a. den Anspruch, zur Bewältigung von in früheren Lebensphasen nicht gelösten Problemen der alten Menschen beizutragen bzw. versäumte Schritte nachzuholen. Dieser Anspruch wird als Überforderung des alten Menschen besonders von Nicole Richard kritisiert (Diagnoseblindheit). Nicole Richard geht es in erster Linie um die Orientierung am aktuell gezeigten Gefühl des alten Menschen. Sie ist der Auffassung, dass wir unsere Wahrnehmung des dementen Menschen verändern können, dass es aber ein hoffnungs-, sinn- und würdeloses Unterfangen ist, diesen Menschen zu verändern. Wenn aber die Gefühle des Menschen benannt und bestätigt werden, besteht die Möglichkeit, die damit verbundenen belastenden Gefühle zu lösen. Beiden Einstellungen liegt **prinzipiell die Auffassung** von Naomi Feil zugrunde: • Gefühle, die ignoriert werden, gewinnen an Intensität und können giftig werden. • Gefühle verlieren ihre Intensität, wenn sie validiert werden. **Geeignet ist die Validation bei dementen Menschen.** Sehr stark vereinfacht könnte man sagen: Was bei paranoid-halluzinatorischen Klienten fachlich kontraindiziert ist, wird hier zur Methode. Wichtig ist aber, dass bei einer differenzierteren Betrachtung der Validation die Realität im Gespräch ebenfalls eine Rolle spielt. Die Bedeutung der Realität tritt allerdings bei zunehmender Demenz des Klienten auch in der Validation immer stärker zurück. Wenn die Pflegende das nicht beachtet, kann sie zusätzlich Verwirrtheit erzeugen. In der genauen Abschätzung der Situation des Klienten liegt die Kunst der Validation. Das bedeutet, dass man sich mit der Biografie des betreffenden Menschen befassen muss und Kenntnisse über die Zeit zulegen sollte, in der die Person lebte. Außerdem sollte die Vorgehensweise mit dem Team abgesprochen werden und die entsprechende Zeit dafür eingeräumt werden.	
100	**Beispiel eines validierenden Gesprächs**	
	L. verteilt das Beispiel G. T. lesen es durch unter den Fragen: Was ist das Wesentliche an dem validierenden Gespräch? Welche Vorstellungen hat Frau A.? In welcher Welt lebt sie? Wie geht die Pflegende auf Frau A. ein? **(15')**	L/G T1
	Auswertung: (15')	
	Anhand der Fragen	T
	Aufgabe[1]**:** (5')	L
	T. sollen **Dreiergruppen** bilden und ein validierendes Gespräch üben. L. verteilt die Arbeitsblätter H und I.	pÜ **HI**
	Durchführung: (45')	T3
	T. üben ein validierendes Gespräch	

1 Hier können nur Prinzipien aufgezeigt werden. Je nach zu betreuender Klientel der T. ist ein vertiefender Unterricht durchzuführen.

	Auswertung: (10') Wie sind Sie mit der Übung zurechtgekommen? Was war leicht? Was war schwer? Woran müssen Sie noch arbeiten?[1] **Möglichkeiten und Grenzen der Validation** (10') Validation ist kein Allheilmittel. Der Erfolg eines validierenden Gespräches kann nur von kurzer Dauer sein. Bei sehr misstrauischen Klienten bringt Validation oft nicht den erhofften Erfolg. Bei Klienten, die in Gruppen auftreten, ist Validation nicht anwendbar. **Nicht geeignet** ist Validation bei Personen im hohen Alter, die gut orientiert sind, und bei Personen, die halluzinatorisch-wahnhafte Gedanken haben (verstärkt den Wahn). (Anm.: L. kann dieses Thema auch mit T. aufgrund ihrer Erfahrungen bearbeiten.)	L L
	Weitere Themen: Positive Seite und negative, unangenehme Seite von Schweigen. Gesprächsführung. Rhetorik für Vorträge. Vertiefung Validation. Film: Der Tag, an dem die Handtasche verschwand.	
	PA/pÜ: Gesprächssituationen. Aufzeichnung von Gesprächen in der Praxis und Reflexion. Gespräche mit Angehörigen.	

1 Es können weitere Übungen mit neuen Dreiergruppen durchgeführt werden. Es können sich Vorstellungen von Gesprächssituationen im Plenum anschließen.

A Anatomie einer Nachricht

Der Sachaspekt
„Es ist 11. 30 Uhr". Hier wird eine Nachricht transportiert. Die Nachricht ist die aktuelle Uhrzeit als sachliche Information.

Der Beziehungsaspekt
„Es ist 11.30 Uhr". Die Nachricht verdeutlicht die Art der Beziehung, die ich zu meinem Gegenüber habe. Schreie ich ihn damit an, dann demütige ihn möglicherweise oder wecke Schuldgefühle. Vielleicht ist er mir aber auch dankbar, weil er nicht an diese für ihn wichtige Uhrzeit gedacht hat.

Der Selbstoffenbarungsaspekt
„Es ist 11.30 Uhr". Die Äußerung gibt etwas von mir preis, wenn ich sie ausspreche. Sie ist quasi eine kleine Kostprobe meiner Persönlichkeit. Die erste Offenbarung ist, dass ich deutsch spreche und die Uhrzeit kenne. Weitere Offenbarungen können sein: Ich achte auf die Uhrzeit, ich bin korrekt, ich bin pingelig oder autoritär. Vielleicht bin ich aber auch fürsorglich und will, dass mein Gegenüber keine Unannehmlichkeiten bekommt.

Der Appellaspekt
„Es ist 11.30 Uhr". Ich will mit dieser Aussage etwas bewirken. Vielleicht will ich, dass mein Gegenüber geht, damit er den Zug nicht verpasst, oder dass er bestimmte andere Handlungen tun oder auch unterlassen soll.

B Das Nachrichtenskelett

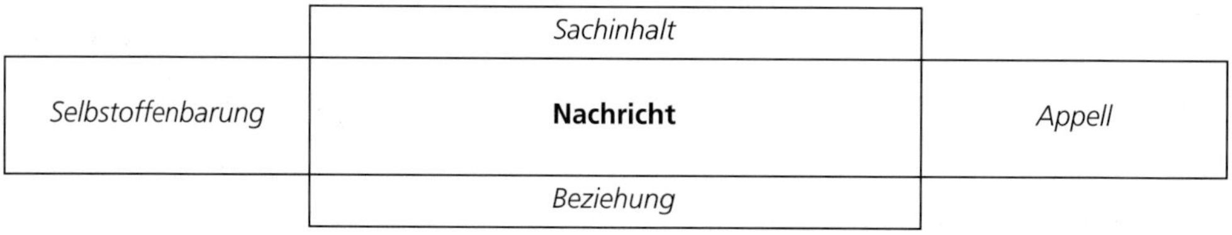

C Arbeitsblatt

Übungen verbaler und nonverbaler Anteile der Kommunikation

Bitte versuchen Sie, jede der anschließenden Aussagen auf jeweils 3 verschiedene Arten zu variieren (z. B. laut, leise, mit freundlicher oder trauriger Miene, Betonung auf bestimmte Worte o. Ä.).

Betrachten Sie alle vier Aspekte des Nachrichtenskeletts:
Sachinhalt, Beziehungsaspekt, Selbstoffenbarungsaspekt und Appell und
prüfen Sie bitte jede der vier folgenden Aussagen direkt unter der Frage:
Was wird dem Gesprächspartner hier bewusst oder unbewusst kommunikativ transportiert?

Vier Aussagen:
1. Die Schwester sagt zu Frau Meier: „Das Frühstück ist fertig."
2. Herr Michel sitzt mit traurigem Gesicht auf dem Sessel im Aufenthaltsraum. Als der Pfleger ihn anspricht, sagt er: „Es ist alles in Ordnung."
3. Die Stationsschwester ruft über den Flur nach einer Mitarbeiterin: „Frau Schieweck, kommen Sie bitte einmal her."
4. Der Pfleger sagt zu Frau Guske: „Wie geht es Ihnen denn heute?

D Der vierohrige Empfänger

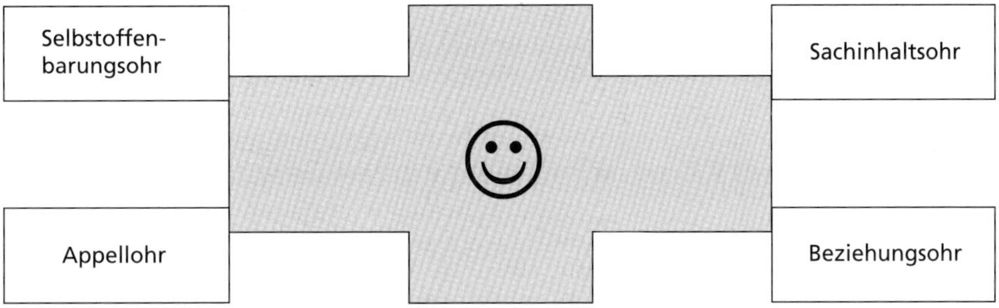

Beispiel: Die Schwester sagt zu Frau Niemöller: „Es ist 11.30 Uhr." Im Folgenden stehen mögliche Antworten von Frau Niemöller, die die Nachricht mit jeweils einem „anderen Ohr" empfängt.

Sachinhaltsohr: „Es ist aber erst 11.24 Uhr."
Beziehungsohr: „Warum machen Sie mich eigentlich immer auf die Uhrzeit aufmerksam?"
Selbstoffenbarungsohr: „Ich weiß, dass ich immer zu spät losgehe."
Appellohr: „Immer sagen Sie das nur mir."

Übung:
Bitte führen Sie mit Ihrem Partner ein Gespräch zu einem von Ihnen gewählten Thema. Der Partner soll immer nur „mit einem Ohr reagieren" und auf „den anderen drei Ohren taub sein".
Besprechen Sie bitte anschließend, auf „welchem Ohr" er gehört hat und wie Sie sich jeweils bei dem Gespräch gefühlt haben.
Danach tauschen Sie die Rollen. Bitte wählen Sie, solange die Zeit reicht, immer „andere Ohren".

E Der traurige Patient[1]

„Herr G. ist 80 Jahre alt und leidet an Morbus Alzheimer, Parkinsonsyndrom und kompensierter Herzinsuffizienz. Die Ehefrau des Patienten erläuterte ..., dass Herr G. nachts in der letzten Zeit erhebliche psychomotorische Unruhezustände aufweise, er werde schon mal laut, spreche im Schlaf, bewege sich hin und her, könne jedoch angesichts der mangelnden Mobilität nicht aus dem Bett aufstehen. Im Gegensatz zu den nächtlichen Unruhephasen sei der Ehemann tagsüber zumeist still und zurückgezogen, häufig mache er einen traurigen Eindruck, manchmal sei er auch phasenweise weinerlich. Dies zeigte sich auch während des stationären Aufenthaltes:
Ein paar mal bin ich ihm heute Morgen schon begegnet, auf dem Flur, im Speiseraum und im Tagesraum. Jedes Mal verrät sein Gesichtsausdruck eine gewisse Traurigkeit. Er schaut mit seinen großen braunen Augen ins Leere, scheint von der Hektik um ihn herum nichts mitzubekommen. Beim Getränke verteilen nutze ich die Gelegenheit und spreche Herrn G. an. Ich sage ihm, dass ich einen ‚Geheimtipp' von seiner Tochter bekommen hätte, nämlich dass er am liebsten Buttermilch trinkt. Deswegen hätte ich extra für ihn eine Tüte davon organisiert, gut gekühlt, versteht sich. Er zieht seine dunklen buschigen Augenbrauen weit nach oben und lächelt. Dann sage ich noch, dass ein richtiger Landwirt natürlich weiß, wie gesund ein Glas Buttermilch ist. Jetzt wird aus dem Lächeln ein breites Grinsen. Eine verbale Kommunikation

1 Mendelin, R.: Keine Zeit oder: Das kurze Gespräch zwischendurch mit alten Menschen auf einer gerontopsychiatrischen Station. Examensarbeit der Fachweiterbildung Psychiatrische Pflege am IFW Marl-Sinsen, 2002–2004, S. 15 (unveröffentlicht)

mit ihm ist kaum noch möglich, aber aufgrund seiner Mimik kann ich davon ausgehen, dass er mich verstanden hat. Selbst wenn er mich nicht verstanden hat, so hat er zumindest meine Zuwendung genossen. Wie auch immer, es scheint ihm jetzt besser zu gehen als noch vor etwa drei Minuten und genau das wollte ich erreichen.
An diesem Beispiel wird deutlich, dass es vorteilhaft ist, wenn man zumindest ein paar Informationen über den Patienten hat ... Hier hatte ich einerseits die Information der Tochter bezüglich der Buttermilch, anderseits wusste ich aus der sozialen Anamnese, dass Herr G. von Beruf Landwirt war."

F Die (ehrliche) Körpersprache im kurzen Gespräch[1]

„Die Körpersprache ist hervorragend dazu geeignet, ein kurzes Gespräch noch effektiver werden zu lassen. Wir können unser Mitgefühl ausdrücken, indem wir bei einem traurigen Patienten während des Gespräches seine Hand halten. Lob und Anerkennung können wir beispielsweise durch leichtes Schulterklopfen verstärken. Während des Gespräches sollten wir Blickkontakt zum Patienten halten. Wenn wir deutlich mit dem Kopf nicken, fühlt sich der Patient verstanden.
Bei meiner täglichen Arbeit mit alten Menschen erlebe ich immer wieder, dass viele von ihnen oftmals gar nicht so sehr darauf hören, was man sagt, sondern vielmehr darauf achten, wie man es sagt. Vielleicht liegt es daran, dass gerade die ‚ältere Generation' viel Wert auf Ehrlichkeit legt. Mit Worten lässt sich nämlich leicht lügen, mit dem Tonfall und der Körpersprache nicht. Auskünfte über die Ehrlichkeit des anderen erlangen wir nicht aus den Worten allein, sondern aus ihrem Vergleich mit seinem Körperausdruck und seinen Taten. Deshalb sollten wir es auch im kurzen Gespräch mit dem Patienten ehrlich meinen. Ansonsten könnte unsere Körpersprache verraten, dass wir es eben nicht ehrlich meinen. Denn dann würde aus dem sinnvollen, kurzen Gespräch als eine Form der Kommunikation, wirklich nur ‚leeres Gerede'. Genau wie wir als Pflegepersonal die Mimik und Gestik, die Körperhaltung und den Tonfall der Patienten beobachten, müssen auch wir davon ausgehen, dass die Patienten unsere Körpersprache wahrnehmen. Wenn wir das beachten, können wir die Körpersprache, nicht zuletzt auch in Form von Berührungen wie oben erwähnt, bewusst einsetzen. Wir sollten es sogar tun, denn die Körpersprache sagt oft mehr aus, als viele Worte."

1 Mendelin, R.: Keine Zeit oder: Das kurze Gespräch zwischendurch mit alten Menschen auf einer gerontopsychiatrischen Station. Examensarbeit der Fachweiterbildung Psychiatrische Pflege am IFW Marl-Sinsen, 2002–2004, S. 19 (unveröffentlicht)

G Beispiel eines validierenden Gesprächs[1]

Eine verwirrte alte Dame, Frau A., läuft auf der Pflegestation unruhig zu einer Altenpflegerin und zupft sie ständig am Arm: „Ich muss jetzt nach Hause. Bring mich schnell zu meiner Mama!" „Komm doch! Schnell, schnell, Mama wartet doch, bring mich nur bis zur Linde, dann weiß ich wieder Bescheid. Jetzt komm doch schon endlich."

Bisherige Reaktionen von Pflegenden waren z. B.
„Ihre Mutter ist einkaufen gegangen. Sie wird bestimmt gleich wiederkommen."

„Ihr Mann ist doch vor zwei Jahren gestorben, und Sie wollten doch nicht mehr alleine sein. Deshalb sind Sie jetzt hier bei uns zu Hause. Schauen Sie, das ist Ihr Zimmer." Dabei zeigen Pflegende meistens auf persönliche Dinge aus dem Zimmer bzw. auf Fotos, die herumstehen.

Ein „validierendes Gespräch" anhand des obigen Beispiels könnte folgendermaßen aussehen:

Pflegekraft: „ Sie sind sehr aufgeregt, Frau A.!"
Frau A.: „Ja, ich muss jetzt nach Hause."
Pflegekraft: „Sie müssen ganz schnell nach Hause." Die aufgeregte Stimmlage der älteren Dame wird übernommen, es wird nicht beschwichtigend auf sie eingeredet.
Frau A.: „Ja, die Mama wartet, die wartet doch auf mich."
Pflegekraft: „Sie fürchten, dass Sie zu spät nach Hause kommen, ja, und dann macht sich Ihre Mama Sorgen." Die Pflegende sollte jetzt mit Frau A. gehen und in deren Gehrhythmus einstimmen.
Frau A.: „Sie wartet immer, die Mama, bis ich daheim bin."
Pflegekraft: „Ihre Mama hat immer gut auf Sie aufgepasst. Es ist nicht gut, diese Mama warten zu lassen."
Frau A.: „Ja, nein. Ja, sie hat ja so viel Arbeit!" Pause. „Ach, ja!" Seufzer.
Pflegekraft: „Bei der großen Familie gab es viel Arbeit. Bei all den Jungen musste immer was auf dem Tisch stehen. Da haben Sie der Mama immer viel geholfen. Sie waren die Stütze der Mama. Da waren Sie sicher stolz, dass Sie der Mama haben helfen können."
Frau A.: „Ja, die viele Arbeit." Pause. „Die Jungen hatten immer Bärenhunger!"
Pflegekraft: „Ja, Ihre Brüder waren sicher kräftige Burschen, die brauchten große Portionen auf dem Teller! An der frischen Luft wird man hungrig!" Pause.
Frau A. ist ruhiger geworden. Gemeinsames Hinsetzen, das Gespräch ruhig weiterführen. Pause. Frau A. schaut die Pflegerin an. „ Und jeden Tag, den Gott erschaffen hat, musste was auf den Tisch." Pause. „Sie sind doch auch eine gewiefte Köchin. Haben Sie gerne Suppe gekocht?"
Frau A.: „Ja, Suppe kann ich gut, kann doch jeder!" Schaut erstaunt die Pflegerin an.
Pflegekraft: „Was kommt denn da alles rein?" Frau A. schaut sie erwartungsvoll an, antwortet nicht. „Ach, wahrscheinlich Kartoffeln und Zwiebel!"
Frau A.: „Ja, aber auch Möhren und ein Knochen, wenn Du einen hast."
Pflegekraft: „Was, ein Knochen?"
Frau A.: „Das weißt Du nicht? Ja, schmeiß einen Knochen rein. Es muss doch nach was schmecken!"
Pflegekraft: „Einen Knochen, den mache ich jetzt auch rein. Sie sind eine sehr erfahrene Köchin, jetzt habe ich noch was von Ihnen gelernt. Ich bedanke mich."
Frau A.: „Ach, keine Ursache!" Pause. „Am besten schmeckt die Suppe, wenn Du sie wieder aufwärmst, aber langsam, verstehst Du?"
Das Gespräch über Tricks und Kniffligkeiten der Suppenkocherei wurde noch eine Weile fortgesetzt. Frau A. war in ihrem Element.

---

1 vgl. Richard, N.: Mit Validation finden wir die Lichtungen im Nebel der Verwirrtheit. In: Pflegezeitschrift, Heft 47, 1994, S. 233–234

H Arbeitsblatt zur Gesprächsübung Validation

1. Bestimmen Sie, wer Klient, wer gesprächsführende Pflegeperson und wer Beobachter sein soll. Wählen Sie nun gemeinsam einen Klienten aus, möglichst einen, den Sie kennen, und besprechen Sie (kurz!) die notwendigen anamnestischen Daten. Klären Sie die Situation, in der sich Klient und Pflegeperson begegnen.
2. Spielen Sie die Situation durch. Denken Sie daran, dass sich die Pflegeperson zum Schluss nicht in Luft auflösen kann, sondern dass die Situation einen (vorläufigen) Abschluss finden muss (kein Ergebnis!)!
   Der Beobachter befindet sich während des Spiels abseits und beobachtet anhand des Beobachtungsbogens.
3. Führen Sie unter Leitung des Beobachters ein Nachgespräch anhand des Auswertungsbogens durch.
4. + 5. Tauschen Sie nun die Rollen, so dass jeder einmal die entsprechende Rolle eingenommen hat. Wählen Sie möglichst einen anderen Klienten, den Sie kennen.
6. Berichten Sie von Ihren Erfahrungen im Plenum.

I Beobachtungs- und Auswertungsbogen für die Validationsübung (für den Beobachter)

- Was beobachten Sie bei der **Kontaktaufnahme**?
- Welche Rolle nimmt die Pflegeperson ein?
- Erkennt die Pflegeperson die (Bedürfnis-)Lage des Klienten?
- Wird auf die Bedürfnisse des Klienten eingegangen?

- Was beobachten Sie beim **Ablauf** des Gespräches?
- Werden die Regeln der Validation und der Gesprächsführung angemessen berücksichtigt?
- Wird angemessen auf den Klienten eingegangen?
- Findet die Pflegeperson einen angemessenen Abschluss?

- Was beobachten Sie **beim Klienten**?
- Wird er ruhiger oder eher unruhiger?
- Wird er mit seiner Verwirrtheit ernst genommen?
- Erhält er die für ihn notwendigen Informationen?

Bitte fordern Sie direkt nach der Übung die beiden Protagonisten auf, aus der Rollenspielsituation herauszugehen und machen Sie sie darauf aufmerksam, dass sie sich wieder in der Realität befinden.

Fragen zur Auswertung der praktischen Übung: Bitte stellen Sie **zuerst** die untenstehenden Fragen für die Auswertung der praktischen Übung. **Danach** teilen sie Ihre Beobachtungen zu obigen Fragestellungen mit und besprechen die Ergebnisse.

- Wie fühlten Sie sich als **Klient**?
- Fühlten Sie sich ernst genommen?
- Was war an den Äußerungen der Pflegeperson gut?
- Was war am Verhalten der Pflegeperson gut?
- Was war weniger gut?
- Was könnte die Pflegeperson anders machen, oder was ist verbesserungsbedürftig?

- Wie fühlten Sie sich als **Pflegeperson**?
- Wie wirkte der Klient auf Sie?
- Was war leicht?
- Was war schwierig?
- Was würden Sie das nächste Mal anders machen?

7h	**2.2.5 Beratung und Anleitung**	
30	**Grundlagen der Beratung: Teil I**[1]	
	L. erläutert die Grundlagen der Beratung. **Die Beratungssituation ist mit einer Szene auf einer Bühne vergleichbar, auf die ein Punktscheinwerferlicht geworfen wird.** Bei der Beratung soll bewusst nur dieser Ausschnitt hervorgehoben werden, der trotzdem in ein Umfeld eingebettet ist, das evtl. nach und nach erhellt werden muss, um das Ganze zu verstehen. L. bespricht die Grundregeln 1–6 anhand der Fragen. **Für die Beratung gelten folgende Grundregeln:**	L
	1. Beratung ist Hilfe zur Selbsthilfe	L
	Frage(n): Was bedeutet das? Warum soll der Fachmann keinen Rat geben? Ist er dann nicht überflüssig? Welche Rolle nimmt er ein? Was ist das Ziel der Beratung?	T
	2. Es gibt keine objektive Wahrnehmung. Man kann sich dieser nur annähern.	L
	Frage(n): Wieso ist jede Wahrnehmung subjektiv vom Betrachter gefärbt? Was beeinflusst die Beobachtung? Wie kann man sich der Objektivität nähern?	T
	3. Die beratende Person und der Klient gehen mit ihrer „Brille" in die Beratungssituation.	L
	Frage(n): Was ist mit „Brille“ gemeint? Welche „Brille“ hat die Pflegeperson? Welche „Brille“ hat der Klient?	T
	4. Die Beratung erfordert eine gewisse Distanz vom Berater (zu enge Bekanntschaft oder Freundschaft sind hinderlich).	L
	Frage(n): In der Pflege wird immer wieder von größerer Nähe gesprochen, ist das denn falsch? Wie ist das mit der Forderung nach Distanz gemeint? Warum ist Distanz für die Beratung notwendig?	T
	5. Keine Identifikation	L
	Frage(n): Was ist damit gemeint? Warum ist es für den Beratungsprozess eher hinderlich, wenn der Berater sich so mit Klienten identifiziert, dass er das Problem als sein eigenes sieht, oder wenn der Berater seine eigenen Probleme mit einbringt?	T
	6. Man darf emotional nicht so weit einsteigen, dass man an die eigene Situation denkt	L
	Frage(n): Wie kann man sich innerlich im Beratungsprozess von der eigenen Problematik distanzieren? Konkret, wie bekommt man den Kopf frei, um den Problemen der anderen zuhören zu können und sie ernst zu nehmen? (Anm. für L.: Man kann allerhöchstens sagen: „Mir ging es einmal so, haben Sie schon einmal versucht, ob …?“).	T

1 Zu viel Theorie wirkt eher abschreckend. Prinzipien der Gesprächsführung werden als bekannt vorausgesetzt, müssen aber evtl. hier noch aufgezeigt werden.

90	**Beratung von Klienten** **Übung im Plenum** **1. Übung** T. sollen eine **Beratungssituation üben. Drei T. sind die Protagonisten:** Ein Ratsuchender, ein Ratgeber und ein Beobachter. **Die übrigen T. sitzen im Kreis um die drei herum.** Der Ratsuchende wählt ein Problem (oder ein Problem wird vorgegeben). Danach beginnt das Beratungsgespräch (**ca. 10'**). Nach Beendigung der Beratung setzen sich **drei Personen aus dem Plenum in die Mitte** und tauschen ihre Beobachtungen aus. **Danach sucht sich nacheinander jeder der Protagonisten zwei Personen aus dem Plenum** und berichtet ihnen von seinem Eindruck der Beratung. **2. Übung** Weitere Beratungssituationen üben.	 L pÜ P pÜ
15	**Grundlagen der Beratung: Teil 2** **Beratung vergrößert für den Ratsuchenden die objektive Sicht**, d. h. sie vermindert das subjektive Gefühl, das von dem Problem ausgeht. **Dadurch wird die Basis für Reflexion erweitert, und Veränderungen werden möglich.** **Das Johari-Fenster** verdeutlicht dieses Phänomen → 2.2 Beziehungsgestaltung zum Klienten/Arbeitsblatt C Die Beratung ist demnach ein Wahrnehmungs- und Erweiterungsprozess. In Anlehnung an die kollegiale Beratung kann der **Fokus (Punktscheinwerfer) beim Ratsuchenden** gerichtet werden auf: • Das Handeln in der Situation (Aktionen – Reaktionen – Wirkungen) • Die Persönlichkeit in der Situation (Initiative – Flexibilität – Verhärtungen) • Die Kontakte zu Beteiligten (Partner, Angehörige, Arbeitgeber usw.) • Die Beziehung im Pflege- und Therapieprozess (Ablehnung, Akzeptanz) • Die Rolle des Ratsuchenden in der Institution (Empfänger von Anweisungen, mitbestimmend im Pflegeprozess) • Die Erfahrung mit der Erkrankung (Kenntnis über seine Fähigkeiten und Probleme) • Den Erfolg oder Misserfolg von bisherigen Lösungen (Zuversicht oder Frustration) **Eine Möglichkeit ist, alle Aspekte zu berücksichtigen und den Fokus im Gespräch vom Ratsuchenden bestimmen zu lassen.** Das kommt i. d. R. am ehesten beim erstmaligen Erstellen der Pflegeplanung in Frage. **Eine andere Möglichkeit ist, den Fokus enger zu fassen oder sogar vorzugeben.** Im Verlauf der Pflegeplanung wird das der Fall sein und ist auch beabsichtigt. Wenn Pflegeziele und -plan feststehen, wird der Fokus enger oder auch von vornherein klar sein. Das bedeutet nicht, dass je nach Gesprächsgegenstand bzw. -Problem der Fokus und die Bestimmung des Fokus variieren können. Die Pflegeperson sollte dieses Mittel aber bewusst einsetzen, damit sich die Gespräche „nicht verzetteln“.	 L

45	**Übung zur Fokussierung bei der Beratung**	
	1. Übung (20') Es bilden sich **Dreiergruppen**, die die Beratung üben. Als Protagonisten fungieren: Ein Ratsuchender, ein Berater und ein Beobachter. Der Berater soll alle Aspekte des Fokus ausleuchten, soweit der Ratsuchende darauf eingeht.	pÜ T3
	Der Beobachter beobachtet gemäß Beobachtungsbogen A und hört auch darauf, ob alle Aspekte angesprochen wurden. **2. Übung** (20') wie oben, der Fokus soll aber nur einen Aspekt beleuchten. **Auswertung:** (5')	A
	Frage(n): Was fiel leicht, was war schwer?	L
135	**Anleitung von Klienten**	
	Grundlagen (5')	
	Ziel der psychiatrischen Pflege ist die größtmögliche Unabhängigkeit des Klienten in den Alltagsfähigkeiten. Oft geht es um ganz praktische Fähigkeiten im hauswirtschaftlichen Bereich, wie das Waschen der Wäsche oder um Mobilität, z. B. das Fahren mit öffentlichen Verkehrsmitteln. Die Unfähigkeit kann ganz verschiedene Ursachen haben: Verlust eines helfenden Menschen, Ängste (z. B. vor der Fahrt mit öffentlichen Verkehrsmitteln) oder einfach die bisherige fehlende Notwendigkeit, etwas können zu müssen.	L
	Brain Storming zur Frage: (15') **Welche Anleitungssituationen ergeben sich in der psychiatrischen Pflege gegenüber dem Klienten?** Eine gute fachliche Beratung, Information und Anleitung ist eingebettet in das gesamte Umfeld des Klienten. Was heißt das? **Üben einer Anleitungssituation** **Vorbereitung** (10')	T
	T. sollen eine Pflegesituation üben. Bei den anleitenden Tätigkeiten im Rahmen der Pflegeplanung kann der Kontakt zu einem einzelnen Klienten im Vordergrund stehen (Einzelanleitung) oder der Kontakt in Gruppen stattfinden (z. B. Kochgruppe). Jede pflegerische Anleitungssituation kann als Lernsituation wahrgenommen werden. Qualifiziertes Anleiten soll gezielt und reflektiert vor sich gehen, deshalb muss es auch entsprechend vor- und nachbereitet werden. L. hat gemäß den Möglichkeiten im Unterricht drei Tätigkeiten ausgewählt. T. sollen beim Üben das Prinzip der Anleitung von Klienten kennen lernen, z. B. Kaffee kochen mit Kaffeemaschine erklären, Hemden bügeln, Knopf annähen, Erläuterung des Tarifsystems der öffentlichen Verkehrsmittel oder der Fahrt zu einem bestimmten Ziel mit öffentlichen Verkehrsmitteln o. Ä. Das Erstellen der Handlungskette ist so gemeint, dass T. schriftlich minutiös die einzelnen Schritte aufschreiben, die z. B. zum frisch Beziehen eines Betts gehören. L. bespricht z. B. das Beziehen eines Betts (Bettwäsche bereit legen, schmutzige Bettwäsche abziehen [nicht auf den Boden werfen] wohin?) etc. Anschließend sollen T. die Anleitung in der Form durchführen, dass sie beim Bett beziehen die Arbeitsschritte erläutern und mit einem Klienten durchführen, der das noch nie gemacht hat. Der Klient soll durchschnittlich kooperativ sein.	L pÜ

	L. lässt drei Gruppen bilden mit je einer anderen Anleitungssituation. Für die Erarbeitung der Anleitung hat sich ein liniertes Blatt bewährt. **Durchführung:** (45') T. erstellen die Handlungsketten und bereiten die praktische Anleitung vor. Jede Gruppe soll anschließend die Anleitung im Plenum vorstellen.[1] **Auswertung:** (60') T. stellen die drei Anleitungen vor. Auswertung nach Regeln der pÜ mit Frage(n): Was lief gut, was weniger gut, was ist verbesserungsbedürftig?[2]	G3 P/L
	Weitere Themen: Unterschied Rat und Beratung mit Übungen.	
	PA/pÜ: Teilnahme an einem Beratungsgespräch. Selbst Beratungsgespräch in Anwesenheit eines Kollegen mit anschließender Reflexion durchführen, z. B. Besprechung der Pflegeziele, des -plans o. Ä. Anleitende pflegerische Tätigkeit unter Begleitung eines Kollegen mit anschließender Reflexion.	

1 Die aufgeführten Übungen machen erfahrungsgemäß Spaß und sind nicht so einfach, wie es zunächst anmutet. Sie können natürlich je nach den Möglichkeiten der Unterrichtsstätte auch andere Übungen wählen. Auf alle Fälle muss L. dafür sorgen, dass die benötigten Gegenstände vorhanden sind. Vielleicht haben Sie ja eine etwas ungewöhnliche Kaffeemaschine. Ansonsten benötigen Sie Kaffee, Kaffeefilter, ein Bügeleisen und ein (altes) Hemd bzw. eine Bluse o. Ä., ein Stück Stoff, einen Knopf und Nähzeug. T. können vorher beauftragt werden, die Sachen mitzubringen.

2 Als Erweiterung können schwierigere Situationen mit weniger kooperativen Klienten geübt werden.

A Beobachtungsbogen für Beratungsgespräch

Anweisungen für den Beobachter
Der Beobachter darf nicht mitagieren. Er beobachtet das Gespräch unter folgenden Fragestellungen (evtl. ergänzen):

- Welche Motive hat der Rat suchende Klient für das Gespräch?
- Will er überhaupt einen Rat?
- Was ist er bereit, ausführlich zu berichten, was eher nicht?
- Sind Abwehrhaltungen des Rat Suchenden zu beobachten?
- Geht die Rat gebende Pflegeperson auf die Bedürfnislage des Klienten ein?
- Ist die Pflegeperson freundlich-zugewandt?
- Wird der Klient angemessen behandelt, oder wird er überfordert?
- Lässt die Pflegeperson den Klienten ausreden?
- Fragt die Pflegeperson nach?
- Bietet die Pflegeperson Hilfen so an, dass der Rat Suchende sein Problem erkennt?
- Wie sind Mimik und Gestik?
- Gibt es eine Dynamik im Ablauf des Gesprächs?
- Werden Patentrezepte angeboten?
- Ist die Sitzordnung dem Gespräch angemessen?

Tauschen Sie sich bitte nach dem Gespräch über die Erfahrungen aus:

Ratgeber (Pflegeperson):
- Wie fühlten Sie sich als Schwester/Pfleger?
- Welche Reaktionen haben Sie beim Patienten beobachtet?
- Konnten Sie die wichtigen Aspekte des Fokus ansprechen?
- Wie empfanden Sie die Sitzordnung?
- Was war gut, was störte?

Ratsuchende Person (Klient):
- Wie fühlten Sie sich als Rat Suchender?
- Fühlten Sie sich ernst genommen?
- Wurde auf Ihre Bedürfnisse eingegangen?
- Welche Informationen konnten Sie leicht geben?
- Welche Informationen empfanden Sie als „persönlich", welche Fragen als zu weitgehend?
- Fühlten Sie sich ausgefragt?
- Wie empfanden Sie die Sitzordnung?
- Was war gut, was störte?

Der Beobachter berichtet von seinen Beobachtungen.
Tauschen Sie bitte jetzt die Rollen, vielleicht wollen Sie die Sitzordnung ändern?
Machen Sie nach 20 Minuten wieder eine Auswertung des Gesprächs.

7 h	**2.2.6 Aufnahmesituation**	
20	**Einstimmung auf das Thema (10')**	
	Befindlichkeit der T.	L
	Frage: Wie geht es Ihnen?	
	Selbstreflexion (10')	T
	Frage(n):	
	Mit welchen Erwartungen sind Sie am 1. Unterrichtstag hierher gekommen? Welche Hoffnungen und Befürchtungen haben Sie? Was haben Sie vorher von unserer Einrichtung gehört? Waren die Informationen für Sie in Ordnung, die Sie von uns erhalten haben? Was hätten Sie sich noch gewünscht?	T
20	**Die Aufnahme in eine Klinik als einschneidendes Erlebnis**	
	Sie ist eine Veränderung der Lebenssituation, bei der vorher nicht einzuschätzen ist, wie sie ausgeht.	L
	Frage(n):	
	Was sagt man in Ihrer Umgebung über Ihre Klinik? Haben Sie Informationen darüber? Hat sich da im Laufe der Zeit etwas verändert? → 2.2.1 Grundlagen der Beziehungsgestaltung/Bericht einer Betroffenen über Zwangseinweisung	T
20	**Reflexion einer Aufnahme**	
	Teilnehmer sitzen im Kreis auf Stühlen (**10'**). L. gibt folgende Anweisung:	L
	„Jeder setzt sich bitte mit geschlossenen Augen bequem in seinen Stuhl. Er stellt sich vor, wie es ist, seine Klinik zu betreten. Wer merkt, dass er das Schließen der Augen nicht die ganze Zeit während der Übung für sich zulassen kann, darf sie dann auch öffnen." Weiter wie Arbeitsblatt A.	P A
	Auswertung: (**10'**) Allgemeiner Austausch über die gestellten Fragen (Inhalt der Gedanken nicht abfragen!) Kennenlernen und Erwartungen → 1.3.1 und → 1.3.2 (Diese Übungen können auch hier durchgeführt werden)	T
10	**Situation der Aufnahme für Betroffene**	
	Frage(n):	
	Mit welchen Erwartungen kommt ein Mensch zur Aufnahme auf die Station? Welche Hoffnungen hat er? Mit welchen Unsicherheiten kommt ein Mensch zur Aufnahme auf die Station? Welche Ängsten und Befürchtungen hat er? Mit welchen Erwartungen kommen Familienmitglieder oder Bekannte?	T
15	**Übung: Verschiedene Arten zu begrüßen (10')**	
	T. räumen Stühle und Tische an die Seite, damit sie Platz in der Mitte haben. Sie sollen frei durch den Raum laufen können, um verschiedene Arten der Begrüßung üben zu können.	L P
	L. gibt Anweisung für die verschiedenen Übungen: 1. Sie freuen sich, jemanden zu sehen. 2. Sie haben jemanden lange nicht gesehen.	

3. Sie haben die Person vermisst. 4. Sie mögen die Person nicht. 5. Sie würden der Person gern aus dem Weg gehen. 6. Sie sind verlegen. 7. Sie haben sich das letzte Mal schlecht benommen.

Auswertung: (5')

Frage(n): Welche Art der Begrüßung ist Ihnen am bekanntesten gewesen? Welche Übungen sind Ihnen leicht gefallen? Welche sind Ihnen weniger bekannt? Welche ist Ihnen schwer gefallen? T

225 Aufnahme eines Klienten

Ein praktisches Beispiel

L. verteilt das Beispiel B. T. lesen es. (10') L/B

Frage(n): (15')

Woran denken Sie, wenn Sie sich an eine „Neuaufnahme" erinnern sollen? Wie würden Sie gerne begrüßt werden? Was ist Ihnen bei der Begrüßung unangenehm? Was möchten Sie in einer neuen Umgebung kennen lernen? T

Aufgabe: (5')

Es werden **vier Gruppen** gebildet. Jede Gruppe soll sich eine ganz durchschnittliche übliche **Aufnahmesituation** (d. h. mit nicht zu auffälligen oder herausfordernden Verhaltensweisen) überlegen und pÜ G4

1. In der Kleingruppe üben

2. Im Plenum vorstellen

Bei den ersten beiden Gruppen kommt der Klient alleine evtl. mit der Polizei (G 1 Akutstation G 2 Geronto). Bei den nächsten beiden Gruppen kommt der Klient mit Angehörigen (G 3 Akutstation, G 4 Geronto).

Wer nicht mitspielt, ist Beobachter. Er hat die Aufgabe, sich in die Situation des Klienten zu versetzen (z. B.: Fühlt der Klient sich angemessen begrüßt? Wird er ernst genommen? Wird auf seine Bedürfnisse eingegangen? Wird er überfordert? Wie reagiert die Pflegeperson?).

Durchführung: (20')

T. bereiten eine Aufnahmesituation vor. Sie üben sie in der Kleingruppe und besprechen und modifizieren sie für die Vorstellung im Plenum. P

Auswertung: (45')

Jede Gruppe stellt ihre pÜ vor. Das Plenum beobachtet die Situation.

L. kann dem Plenum Beobachtungsaufgaben geben: L

- Ein Teil beobachtet den Klienten i. S. der Beobachterrolle s. oben,
- Ein Teil beobachtet das Verhalten der Pflegeperson(en), z. B.: Wie verläuft die Begrüßung? Wie verhält sich die Pflegeperson? Geht sie auf die Bedürfnislage des Klienten ein? Wird der Klient angemessen behandelt oder wird er überfordert? Wie verhält sich die Pflegeperson gegenüber den Begleitpersonen?
- Ein Teil beobachtet die Begleitpersonen, z. B.: Wie wird mit den Begleitpersonen umgegangen? Werden sie ernst genommen? Werden sie mit einbezogen? Welchen Eindruck erhalten die Begleitpersonen von der Psychiatrie?

(Anm. für L.: Bei miteinander vertrauten Gruppen empfiehlt es sich, Verhaltensalternativen bei dieser Übung zu spielen. Konfrontative Diskussionen mit pro und contra meiden!)

	Was ist für Klienten beim Erstkontakt wichtig? (10') Eine Befragung von Klienten[1] hat Folgendes ergeben: **Für Klienten ist ein netter, freundlicher, herzlicher liebevoller Empfang wichtig. Sie möchten zur Orientierung folgende Informationen: Wo ist mein Bett, mein Zimmer? Wo kann ich meine Sachen unterbringen? Wann und wo kann ich essen? An wen kann ich mich wenden? Wo kann ich rauchen? Wo sind die Toiletten? Wie kann ich hier telefonieren?** Nicht so wichtig sind: Informationen zur Pflege und Therapie. Sofortige therapeutische oder pflegerische Anwendungen. Ausführliche Gespräche.	L
	Beeinflussung des eigenen Verhaltens bei der Aufnahme **Frage(n): (20')** • Wie gehen Sie mit Angst vor der Neuaufnahme um, wenn der Klient als aggressiv angekündigt wird? • Wie gehen Sie mit Vorbehalten gegenüber der Erkrankung um? • Wie gehen Sie mit Abneigung gegen das Äußere des Klienten um? • Wie gehen Sie mit Wut um?	T
	Aufnahme bei wenig Kooperation von Seiten des Klienten L. sammelt mit T. **schwierige Aufnahmesituation.** (20') Es wird eine Rangfolge bestimmt von der leichtesten bis zur schwersten Situation → 4 Die Praktische Übung, 4.3 Hierarchie der praktischen Übungen	L pÜ
	Es werden vier Gruppen gebildet, die je eine Situation vorbereiten (20') und vorstellen (60'). Vorgehensweise wie oben.	G4
	L. lässt bei fortgeschrittenen Gruppen die Situationen direkt im Plenum spielen und auswerten.	L

1 Projektgruppe am IFW Marl-Sinsen Weiterbildung 2002–2005 Teilnehmer/innen: Kurth, A./Mendelin, R./Schmidt, P./Steinhoff, W./Thüer, A./Zech, A./Ltg. Felgner, L., unveröffentlicht

A Arbeitsblatt

Meditationsübung Anweisungen durch den Lehrer

Lehrer spricht im Sinne einer Meditation langsam und deutlich:
Was verbinden Sie mit der Aufnahme bei Ihnen? Was fällt Ihnen auf, wenn ein neuer Klient kommt? Ist er in Begleitung? Sind Sie angespannt? Wie verhalten Sie sich? Was beobachten Sie? Was tun Sie? Wie verhalten Sie sich den Begleitpersonen gegenüber? Worauf achten Sie? Wie wirken die Menschen, denen Sie begegnen, auf Sie? Sind sie laut oder leise? Machen sie eher einen lebendigen oder einen unlebendigen Eindruck? Was ist Ihr Ziel in dieser Situation? Was kommt nach der Begrüßung? Mit welchen Empfindungen stehen Sie jetzt den neuen Menschen gegenüber? Wie lösen Sie die Situation auf?
Bitte räkeln Sie sich jetzt etwas auf Ihrem Sitz ... öffnen Sie langsam die Augen ... Schauen Sie sich um ... Sie sind jetzt wieder in der Realität zurück und befinden sich im Unterrichtsraum.

B Frau M., die im Antrieb gesteigert ist[1]

„Frau M. ist 36 Jahre alt, ledig, hat eine Wohnung im Haus ihrer Eltern. Sie ist Ärztin, arbeitet seit 3 Jahren nicht mehr in ihrem Beruf. Frau M. ist seit 4 Jahren in unserer psychiatrischen Abteilung bekannt. Der Vater bringt Frau M. nach telefonischer Vorankündigung auf die Station.
Im Gespräch mit dem Arzt berichtet der Vater, seine Tochter habe in letzter Zeit viel Alkohol getrunken, nehme die verordneten Medikamente nicht mehr ein. Außerdem beherberge sie Obdachlose in ihrer Wohnung und habe sich erneut verschuldet. Frau M. unterbricht ihren Vater immer wieder und beschuldigt ihn, ihr sorgfältig aufgebautes Konzept zu zerstören. Sie müsse sich jetzt um bedürftige Menschen kümmern.
Auf der Station fordert Frau M. energisch, man solle ihr jetzt endlich ein Faxgerät und einen Computer zur Verfügung stellen, außerdem besteht sie darauf, den Fernsehraum für sich allein zu beanspruchen. Sie fordert Mitpatienten auf, das Stationstelefon nicht zu benutzen, da sie sich sonst in ihrer Arbeit gestört fühle und Konsequenzen ziehen müsse.
Das Aufzeigen von Grenzen ist hier bei Frau M. unbedingt notwendig. Die Grenzen müssen für Frau M. deutlich erkennbar sein, und alle Mitarbeiter haben sich an die getroffenen Absprachen zu halten. Auch bei wiederholtem Versuch, die Grenzen zu überschreiten, müssen diese von allen Mitgliedern im multiprofessionellen Team aufrechterhalten werden. So kann es gelingen, dass Frau M. ihre eigenen Grenzen wieder erlangt."

1 Klein, A.: Aggressionen am ersten Tag der Aufnahme auf einer Akutstation. Examensarbeit der Weiterbildung Krankenpflege für Psychiatrie am Bildungszentrum Essen 1995–97, S. 3

6 h	**2.2.7 Entlassungssituation**	
10	**Einleitung** (10') Was sagen Sie zu der Behauptung: **„Die Entlassung beginnt mit der Aufnahme“**?	L T
40	**Die Entlassung** Die Dauer einer stationären Behandlung in der Psychiatrie ist abhängig von: 1. Der Schwere der Erkrankung 2. Der sozialen Situation des Klienten (wer kümmert sich um ihn nach der Entlassung?) 3. Den Nachsorgeangeboten im Wohnumfeld des Klienten (Tagesklinik, ambulante Pflege, betreutes Wohnen) (5') → 9. Zusammenarbeit in der Gemeinde **Die Entlassung am praktischen Beispiel** L verteilt das Infoblatt A. T. bearbeiten es **(20')** unter den **Fragen**: Welche Fähigkeiten und Probleme hat Frau H.? Welche Ziele werden für die Pflege und Behandlung abgesprochen? Wie wird die Entlassung vorbereitet? Was wird für die Zeit zu Hause abgesprochen? Welche Rolle hat die pflegerische Bezugsperson? **Auswertung:** (15') Gemäß den Fragen	L A T1 T
80	**Möglichkeiten und Grenzen der Entlassungsvorbereitung** **Aufgabe:** (5') T. sollen sich damit auseinandersetzen, wie bei ihnen die Klienten auf die Entlassung vorbereitet werden: Welche Möglichkeiten haben Sie für die Vorbereitung, welche Grenzen gibt es? **T. bilden vier Gruppen.** Zwei Gruppen befassen sich mit den Möglichkeiten, zwei Gruppen mit den Grenzen **Durchführung:** (30'). **Auswertung:** (45')	 L G4 P
55	**Entlassungsgespräch** **Übung** Je drei **T. sollen** als Kleingruppe (45') **ein Entlassungsgespräch mit einem Klienten führen.** Ein T. ist Klient, der andere die Pflegeperson, ein Dritter der Beobachter. Anschließend wechseln T. die Rollen und machen dieselbe Übung nochmals. Der Klient soll durchschnittlich kooperativ sein. Das Beratungsgespräch soll folgende Punkte berühren: • Persönlicher Tagesplan (besonders für die Wochenenden und Feiertage) • Persönlicher Wochenplan • Frühwarnsymptome (Symptommanagement) • Rückfallprophylaxe • Notfallplan für Zuhause • Ambulante Therapiemöglichkeiten • Nachstationäre Behandlungs- und Anbindungsmöglichkeiten • Wiedereingliederungsmaßnahmen	 L T3

	• Informationen zu Selbsthilfegruppen • Informationen zum sozialpsychiatrischen Dienst • Adressen- und Telefonliste von ambulanten Therapeuten, von Selbsthilfegruppen, vom sozialpsychiatrischen Dienst[1] **Auswertung:** (10') **Frage(n):** Wie sind Sie mit der Übung zurechtgekommen? Wie war für Sie die Klientenrolle? Wie war für Sie die Rolle als Pflegeperson? Was war leicht? Was ist Ihnen schwer gefallen? Was haben Sie nach dem ersten Durchgang verändert? Wie war die Sitzordnung? Welche Sitzordnung fanden Sie angenehm als Pflegeperson? Welche fanden Sie als Klient angenehm? Welche Informationen waren lückenhaft vorhanden?	L
30	**Die Entlassung mit ungünstiger Perspektive am praktischen Beispiel** Dass die Entlassung nicht immer unter guten Vorzeichen verläuft, schildert die Fachkrankenschwester Frau Ertem in einem zweiten Beispiel. L verteilt das Infoblatt B. T. bearbeiten es (20') unter den **Fragen:** • Welche Fähigkeiten und Probleme hat Frau K.? • Welche Ziele werden für die Pflege und Behandlung abgesprochen? • Wie wird die Entlassung von Frau K. vorbereitet? • Wie bereitet sich Frau K. auf ihre Entlassung vor? • Was wird für die Zeit zu Hause abgesprochen? • Wie sieht Frau K. die Zeit auf der Station? • Welche Rolle hat die pflegerische Bezugsperson? **Auswertung:** (10') Gemäß den Fragen	L B T1 T
25	**Die kurzfristige oder ungeplante Entlassung** **Unzufriedenheit des Klienten** (5') Die Behandlung in der Psychiatrie ist freiwillig (ausgenommen ist die Einweisung durch einen richterlichen Unterbringungsbeschluss). Es kann natürlich auch sein, dass der Klient und dessen Angehörige mit dem stationären Angebot unzufrieden sind und die Entlassung einfordern. Das Entlassungsgespräch wird sich in diesem Fall um die Beweggründe des Klienten und die enttäuschten Erwartungen des Klienten drehen. Die abschließende Beratung wird zum Ziel haben, dem Klienten und dessen Angehörigen Informationen über andere Möglichkeiten zu geben, die ihren Vorstellungen entsprechen. **Für das Team ist die Verweigerung des Klienten eine Chance zu überprüfen, ob das Konzept der Station den Bedürfnissen der Klienten noch entspricht.** **Frage(n):** (20') Gibt es solche Entlassungen der Klienten auf eigenen Wunsch bei Ihnen? Aus welchen Gründen gehen Klienten vorzeitig? Wie verhält sich das Team?	L T

1 vgl. Ertem, S.: Die „Brücke" zwischen stationärer Behandlung und zu Hause – „Die pflegerische Entlassungsvorbereitungsgruppe". Examensarbeit der Weiterbildung für psychiatrische Pflege am IFW Marl-Sinsen 2003–2005, S. 17–20 (unveröffentlicht)

10	**Fehlende Aussicht auf Pflege- und Behandlungserfolg**	
	Sollte das Stationsteam zu der Überzeugung kommen, dass ein Pflege- und Behandlungserfolg beim Klienten nicht gewährleistet ist, kann es entscheiden, dass der Klient entlassen wird (ausgenommen der Klient mit richterlichem Unterbringungsbeschluss). Die Gründe können unterschiedlich sein: Langandauernde fehlende Kooperation des Klienten, fehlendes Vertrauensverhältnis, Verweigerung der angebotenen Pflege und Therapie und ständiges Verstoßen gegen Absprachen. Das Entlassungsgespräch wird sich noch einmal um die Gründe für die Teamentscheidung drehen und dem Klienten und dessen Angehörigen Informationen über andere Behandlungsmöglichkeiten geben.	L
	Frage(n): Wie wird bei Ihnen in solchen Fällen vorgegangen?	T
20	**Überbelegung**	
	Die Pflichtversorgung der Krankenhäuser hat das Ziel, dass Klienten nicht völlig aus ihrem gewohnten Umfeld herausgerissen werden. Psychiatrische Abteilungen an Allgemeinkrankenhäusern oder kleine Fachkrankenhäuser bieten dafür die besten Voraussetzungen. Nicht selten kommt es aber zu Engpässen und Überbelegungen auf den Stationen. Das hat zur Folge, dass Klienten entlassen werden müssen, bei denen das eine oder andere Pflege- und Behandlungsziel noch nicht vollständig erreicht ist. Diese nicht persönlich, sondern **strukturell bedingte Entlassung ist die für alle Beteiligten unangenehmste Form der Entlassung.** L. kann die folgenden Punkte vortragen oder mit T. erarbeiten.	L
	Im Entlassungsgespräch muss besprochen werden: Warum ist die Entlassung zu verantworten? Hat sich die Krankheit gebessert? Ist die Medikamenteneinnahme gewährleistet? Wie ist die Wohnsituation des Klienten? Welche Bezugspersonen (z. B. Angehörige, Bekannte, Freunde) gibt es? Welcher Therapeut ist draußen Ansprechpartner, und welche Nachsorgemöglichkeiten sind vorhanden? Außerdem muss der Klient darauf aufmerksam gemacht werden, dass er, wenn er nicht klarkommt, wieder aufgenommen werden kann. (5') **Frage(n): (15')** Kommt das bei Ihnen vor? Wie gehen Sie damit um?	L T
	Weitere Themen: Welche (schriftlichen) Informationen gibt es über die psychiatrische Einrichtung für Klienten/Angehörige/Besucher. Vergleich, Überprüfen, Erarbeitung der Informationen nach Kriterien. Isolierzimmer. Weiches Zimmer. Offene Akutstation. Soteria. Lesenswerter Fachartikel mit Beispielen aus der Gerontopsychiatrie: Häckel, S.: Die Entlassungsvorbereitungen beginnen bei der Aufnahme. In: Pflegezeitschrift, Ausgabe 5, 2002, S. 353–357	
	PA/pÜ Schauen Sie sich Ihre Station oder die Ihres Einsatzes unter den Fragestellungen der Meditationsübung (oder als Reporter) an. Aufnahme am besten in Anwesenheit eines Kollegen durchführen und reflektieren unter den Fragestellungen der pÜ siehe oben. Reflexion der Situation der Aufnahme im Arbeitsbereich unter obigen Fragestellungen.	

A Beispiel 1: Frau H.[1]

Auszug aus Pflegeanamnese:
„Fr. H. ist 43 Jahre alt und in Castrop-Rauxel geboren worden. Die Eltern leben beide noch, der Vater ist Rentner ... Fr. H. hat mit 20 J. geheiratet, um von zu Hause wegzukommen, die Ehe hielt 7 Jahre. Nach der Scheidung lebte sie in Essen alleine, arbeitete dort in ihrem Beruf als Kosmetikerin. Fr. H. lernte hier nach 2 Jahren ihren jetzigen Mann kennen. Er war zu diesem Zeitpunkt ihrer Beziehung noch verheiratet, ließ sich nach 12 Jahren Beziehung zu Fr. H. von seiner Frau scheiden und heiratete Fr. H. Ihr Mann arbeitet als Finanzberater und ist geschäftlich sehr viel unterwegs. Hr. H. bekam das Angebot, ...[in einer norddeutschen Großstadt] eine leitende Position zu übernehmen, woraufhin das Paar sich in ... ein Haus kaufte. Der Ehemann war nach wie vor sehr viel geschäftlich unterwegs. Fr. H. war alleine zu Hause, hatte zu niemandem in ihrem neuen Umfeld Kontakt. Fr. H. erkrankte hier zum ersten Mal an der Depression, wurde 7 Wochen stationär in ... behandelt. Fr. H. dekompensierte 6 Monate später wieder und muss wieder stationär behandelt werden. Ihr Mann ist zu der Zeit geschäftlich mehr im Ruhrgebiet tätig, so dass Fr. H. zu uns zur stationären Behandlung kommt. Fr. H. beschreibt starke Schlafstörungen, wobei sie seit Monaten nur mit Schlaftabletten schlafen könnte. Weiterhin beschreibt sie Ängste und Panikattacken, hielt Menschenmengen nicht aus, konnte die letzte Zeit nicht einkaufen gehen, ließ zum Teil ihren Einkaufswagen samt Inhalt nach dem Bezahlen einfach stehen und ging raus. Sie beschreibt den Verlust an Lebensfreude und Suizidgedanken, ist hier absprachefähig, möchte leben, sich bei aufkommenden Suizidgedanken melden. Weiterhin beschreibt sie sich momentan als eine unsichere Persönlichkeit, habe Minderwertigkeitsgefühle, Ängste, dass ihr Mann sich eine gesunde attraktive Frau suchen könnte.

Verlauf des stationären Aufenthaltes:
Mit Fr. H. wurde eine Behandlungsvereinbarung getroffen, wobei sie dies selbst schriftlich formulieren musste. Sie sollte darauf aufführen, welche Beschwerden sie hat, welche im Vordergrund stehen, welche Unterstützung sie von uns wünscht und wie diese aussehen sollte und was sie selbst dabei tun könnte. Fr. H. wollte wieder ohne Schlaftabletten schlafen können; wieder einkaufen gehen können, ohne Ängste oder Panikattacken dabei zu haben; selbstbewusster sein; aktiver sein und wieder in NRW leben, zu ihrer Familie und zu ihren Freunden wieder den Kontakt aufbauen. Sie wollte aus ihrer Sicht, die von uns für sie in Frage kommenden Unterstützungsangebote wahrnehmen. Fr. H. machte ein Angstbewältigungstraining, nahm an der Soziotherapie teil, weiterhin wurde sie bei der Kontaktaufnahme und Kontaktgestaltung zu ihrer Familie begleitet und unterstützt, der Ehemann wurde in den Therapieprozess stark mit einbezogen. Die Schlafmedikation wurde schrittweise reduziert und dann ganz aus der Medikation rausgenommen. Fr. H. stabilisierte sich ganz gut während der Behandlung, sie und ihr Mann hatten in Castrop-Rauxel ein Apartment als Übergangslösung bis zum Verkauf des Hauses in ... und dem Kauf einer Eigentumswohnung in Essen angemietet.

Entlassungsvorbereitung:
Fr. H. kam 3 Wochen vor ihrer Entlassung, in die Entlassungsvorbereitungsgruppe. Sie äußerte starke Ängste davor, wieder einen Rückfall zu erleiden. Mit ihr wurden die Frühwarnsymptome und deren Bewältigung besprochen, außerdem wurde mit ihr ein Notfallplan für Zuhause ausgearbeitet. Fr. H. empfand die Ausarbeitung und Besprechung von Frühwarnsymptomen und deren Bewältigung für zu Hause als sehr entlastend. Sie empfand den Austausch unter den Mitpatienten als sehr hilfreich, es wurde ihr nahe gelegt, eine Selbsthilfegruppe zu besuchen, sie wurde über die Funktion der Selbsthilfegruppe aufgeklärt. Fr. H. bekam hierfür eine Liste mit Selbsthilfegruppen aus Castrop-Rauxel und Umgebung, sie knüpfte hier selbst Kontakte, sie wurde darin von ihrem Mann unterstützt. Da Fr. H. keine ambulante Anbindung hatte, wurden zunächst mit ihr gemeinsam aus der Liste 3 Therapeuten ihrer Wahl ausgewählt, Termine zum Vorgespräch vereinbarte Fr. H. selbst. Sie hatte erst in 2 Monaten den ersten ambulanten Termin bei ihrer neuen Therapeutin. Fr. H. bekam das Angebot, bis dahin hier die ambulanten Termine wahrzunehmen, damit es nahtlos in die ambulante Therapie geht. Sie war sichtlich erleichtert

1 Ertem, S.: Die „Brücke“ zwischen stationärer Behandlung und zu Hause – „Die pflegerische Entlassungsvorbereitungsgruppe“. Examensarbeit der Weiterbildung für psychiatrische Pflege am IFW Marl-Sinsen 2003–2005, S. 9–11, unveröffentlicht.

darüber, da sie doch die Befürchtung hatte, Zuhause wieder zu dekompensieren. Mit Fr. H. wurde ein Wochenplan bis zu ihrem ambulanten Termin bei uns erstellt. Weiterhin wurde mit ihr ihr individueller Notfallplan für zu Hause erarbeitet, wo ihr Mann und ihre Schwester mit eingebunden wurden. Fr. H. wurde wieder zunehmend sicherer, was ihre Entlassung angeht. Sie gab die Rückmeldung, sich auf ihr neues Zuhause zu freuen, sei wieder voller Lebensfreude, fühle sich deutlich entlastet dadurch, dass sie hier noch ambulant weiter betreut wird, und dass alles so gut in die Wege geleitet wurde und sie jetzt wüsste, wo sie sich weitere Unterstützung holen könnte.
Fr. H. gab bei ihrem letzten ambulanten Termin die Rückmeldung, dass es ihr sehr gut gehen würde, dass sie schon ganz gute Kontakte in der Selbsthilfegruppe hatte und sich da sehr unterstützt fühlen würde. Fr. H. möchte sich nach dem gemeinsamen Urlaub mit ihrem Mann als Kosmetikerin selbstständig machen und halbtags arbeiten, freut sich darauf, wieder für sich selbst etwas zu haben, was ihr Spaß macht.

Auswertung:
Im Falle von Fr. H. wurde die Pflegekraft in der pflegerischen Entlassungsvorbereitungsgruppe (Ablösungsphase) zur wichtigen Beraterin. Fr. H. fühlte sich in ihren Wünschen und Bedürfnissen ernst genommen. Sie arbeitete sehr aktiv in der pflegerischen Entlassungsvorbereitungsgruppe mit und forderte auch immer bei aufkommender Unsicherheit ein Beratungsgespräch ein. Sie konnte hier genau einschätzen, was sie alleine schaffen konnte und wann sie Unterstützung brauchte. Sie nutzte die pflegerische Entlassungvorbereitungsgruppe, um ihren Wünschen und Bedürfnissen nach Selbstbestimmung und Selbstbewusstsein gerecht zu werden. Sie nutzte ihre neu hinzugekommenen Ressourcen, um für sich zu sorgen, organisierte selbst die ambulante Therapie und die Anbindung in eine Selbsthilfegruppe."

B Beispiel 2: Frau K.[1]

„Auszug aus Pflegeanamnese:
Fr. K. ist 23 J., ist in ... geboren, hat eine ... ältere Schwester, die aufgrund körperlicher und geistiger Behinderung pflegebedürftig ist. Fr. K. ist 1993 mit ihrer Familie nach Deutschland gekommen. Der Vater arbeitet in einer Drahtseilerei, die Mutter ist Hausfrau. Fr. K. äußert während der Therapie den Wunsch, selbstständiger und unabhängiger von ihrer Familie zu sein, fühle sich von diesen eingeengt, unverstanden. Die Kommunikation zu Hause gestalte sich sehr schwierig. Die Eltern verstehen laut ihrer Angaben kaum deutsch, sie selbst kaum jugoslawisch. Fr. K. ist seit ihrer Kindheit an Myasthenia gravis erkrankt und seit 1 Jahr an Depression. Sie hat ein Philosophiestudium angefangen, aber aufgrund ihrer Erkrankung abgebrochen, überlegt sie nun eine Ausbildung zu machen, wobei sie noch nicht genau weiß, in welchem Beruf.

Verlauf des stationären Aufenthaltes:
Bei einem Familiengespräch wird deutlich, dass Fr. K. ihre Bedürfnisse und Wünsche nicht klar äußert. Sie zeigt sich hilflos, traurig und niedergeschlagen, woraufhin die Eltern besorgt reagieren und versuchen, mit ihr noch behutsamer und fürsorglicher umzugehen. Fr. K. fühlt sich dadurch eingeengt, genervt und reagiert ablehnend. Fr. K. stabilisierte sich im Verlauf der Therapie, war aber im Kontakt weder in der Bezugspflege noch in der Einzelpsychotherapie erreichbar. Sie zeigte sich bei Anforderungen an ihre Person hilflos, hielt sich nicht an Absprachen, konnte keine Entscheidungen treffen, wo ihre Selbstständigkeit gefragt war. Sie nutzte auch Unterstützungsangebote, ihre Selbstständigkeit zu trainieren, nicht.

Entlassungsvorbereitung:
Fr. K. wurde 3 Wochen vor der Entlassung ein Entlasstermin genannt, und sie sollte in die Entlassungsvorbereitungsgruppe. Sie fühlte sich mit der anstehenden Entlassung überfordert, überrumpelt und aus der Station rausgeworfen. Sie reagierte sehr gekränkt, zog sich vermehrt in ihr Zimmer zurück, verwei-

1 Ertem, S.: Die „Brücke" zwischen stationärer Behandlung und zu Hause – „Die pflegerische Entlassungsvorbereitungsgruppe". Examensarbeit der Weiterbildung für psychiatrische Pflege am IFW Marl-Sinsen 2003–2005, S. 12–13, unveröffentlicht

gerte die Therapien. In mehreren Krisengesprächen schaffte sie es, sich wieder zu stabilisieren. Fr. K. wurde in der Entlassungsvorbereitungsgruppe über den Sozialdienst, die Selbsthilfegruppe, über Frühwarnsymptome und den Notfallplan für zu Hause und die nachstationären Behandlungsmöglichkeiten aufgeklärt. Fr. K. hatte keinen ambulanten Therapeuten, sie bekam eine Liste mit den ambulanten Therapeuten aus ihrer Gegend und Umgebung und sollte sich 3–4 Therapeuten aus der Liste aussuchen, sich einen Termin geben lassen. Sie bekam von mir das Angebot, mit ihr gemeinsam bei den Therapeuten anzurufen, wenn sie es nicht alleine schaffen sollte. Weiterhin bekam sie eine Liste mit Selbsthilfegruppen in ihrer Nähe sowohl für depressiv als auch für Myasthenia gravis erkrankte Menschen. Hier wurde mit ihr zusammen der erste Kontakt hergestellt, aus den Selbsthilfegruppen kamen die Leiter der Gruppe auf die Station und klärten sie näher über diese auf und luden sie zu den Gruppen ein. Mit ihr wurde des Weiteren ein Notfallplan für zu Hause erstellt, wobei sie wenig Selbstbeteiligung zeigte und der Plan mehr oder weniger von mir erstellt wurde. Fr. K. wollte keinen Wochenplan für die Zeit nach der Entlassung erstellen, sie meinte ihren Alltag auch ohne einen Plan strukturieren zu können, ließ sich auch nicht davon überzeugen, dass ein Plan als Leitfaden dienen sollte. Fr. K. hat 3 Mal an der Entlassungsvorbereitungsgruppe teilgenommen, sie war die meiste Zeit passiv, konnte zu Eigeninitiative nicht motiviert werden. Fr. K. hatte nach wie vor keinen ambulanten Therapeuten, nahm auch die Hilfsangebote, mit ihr gemeinsam da anzurufen und einen Termin zu vereinbaren, nicht wahr. In Absprache mit ihr, ihrem Bezugspfleger und dem Bezugstherapeuten wurde der Sozialarbeiter eingeschaltet. Dieser setzte sich mit dem zuständigen sozialpsychiatrischen Dienst in Verbindung, vereinbarte für Fr. K. einen Hausbesuch und weitere Vorgehensweisen. Fr. K. sollte aufgrund ihrer Erkrankungen einen Schwerbehindertenausweis haben, dieser sollte auch dann durch den sozialpsychiatrischen Dienst mit ihr zusammen beantragt werden. Fr. K. war insgesamt 15 Wochen bei uns in Behandlung gewesen. Sie gab bei der Entlassung an, kaum von der Therapie und auch der Entlassungsvorbereitungsgruppe profitiert zu haben, man hätte immer von ihr ‚etwas verlangt', aber ihr ‚kaum etwas gegeben'.

Auswertung:
Im Falle von Fr. K ... verlief alles anders, obwohl sie die gleichen Angebote wie Fr. H. bekam, im Verlauf der Gruppe sich die Unterstützungsangebote sogar steigerten, dass man ihr in einigen Entscheidungspunkten die Verantwortung abnahm. Fr. K. war in der Gruppe überwiegend passiv beteiligt, konnte auch durch positive Zuwendung nicht zur Mitarbeit und Eigeninitiative angeregt werden. Die Angebote und Lösungsvorschläge, die man ihr machte, nahm sie nicht an, konnte auch nicht davon überzeugt werden, dass diese für sie eine große Unterstützung und Entlastung bieten würden. Sie konnte ihre selbst formulierten Ziele nach Unabhängigkeit und Selbstständigkeit nicht erreichen."

7h 2.2.8 Die Angehörigen

105 Einleitung

L. hat T. rechtzeitig vorher informiert: L!
T. haben Bilder aus ihrer Kindheit und Jugendzeit mitgebracht und sollen eine Ausstellung damit vorbereiten.

Aufgabe 1: (30')
Die Bilder werden als Fotosammlung (Vorsichtig am besten mit Fotostrips) auf große Bögen geklebt und in Form einer Ausstellung im Raum angebracht. T1

Aufgabe 2: (30')
T. setzen sich **zu dritt** zusammen und erläutern sich die Bilder. T3
Frage(n): Was ist zu sehen? Aus welchem Anlass wurden die Bilder gemacht? Welche Personen sind darauf zu sehen?
Jeder T. soll dem Trio (**30'**) zu folgenden Fragen etwas berichten:
Wie war damals mein Verhältnis zu Vater und Mutter? Wie verstanden sich Vater und Mutter gegenseitig? Wer hat mich erzogen und geprägt? Wie war das Verhältnis zu den Großeltern? Welche schönen Erinnerungen habe ich an diese Zeit? Gibt es lustige Ereignisse, an die ich gerne denke? Woran denke ich ungern? Gab es unangenehme Ereignisse und Erfahrungen? Wie verhielten sich meine Eltern, wenn ich krank war? Wie habe ich mich verhalten, wenn sie krank waren? Wie war das Verhältnis zu meinen Geschwistern?

Bedeutung von Angehörigen
Frage(n): (**15'**)
Wie wichtig sind für Sie Ihre Angehörigen heute? Welche Bedeutung haben sie für Sie? T

75 Die Angehörigen der Klienten

„Wenn ein Familienmitglied krank wird, bedeutet das ein Familienproblem." L
Frage(n): (**10'**) Was sagen Sie zu der Aussage? Haben Sie Beispiele aus Ihrer praktischen Arbeit dafür? T

Der Mythos von der glücklichen Familie L
Ewige Liebe und Treue, lachende gesunde Kinder und trautes Glück daheim.
Frage(n): (**10'**)
Die Familie als Hort des Friedens und der Freude? Ist das realistisch? T
In Familientherapien erhält man – wenn vielleicht auch etwas überspitzt – oft eher ein Bild der Realität. Prof. Dr. Wolfgang Hantel-Quitmann, seit 1982 Professor für Klinische Psychologie, seit 1992 für Familienpsychologie an der Fachhochschule Hamburg und Leiter des Studienschwerpunktes Familienberatung und der Weiterbildung in Familientherapie, beschreibt dazu interessante Zusammenhänge. L. verteilt das Arbeitsblatt A oder trägt es vor. (**10'**) **A**

	Frage(n): (10') Welche Konsequenzen hat die Situation der Familie für die Psychiatrie und die psychiatrische Pflege?[1]	T
	Belastungen der Familie durch psychisch kranke Mitglieder (10') Eine Untersuchung des Bundesverbandes der Angehörigen psychisch Kranker e. V. von 1994 hat zu Ergebnis, dass sich die Krankheit eines Familienmitgliedes negativ auf die zwischenmenschlichen Beziehungen auswirkte. Ein knappes Drittel der Angehörigen fühlte sich stark, ein gutes weiteres Drittel mäßig belastet. Neben gesundheitlichen Einschränkungen im Privatleben und in der Freizeitgestaltung wurden als Probleme zusätzliche finanzielle Belastungen angegeben. Ein Drittel berichtete über Diskriminierungen in der Umwelt.[2] „… die psychiatrisch Tätigen [haben] die Angehörigen weitgehend allein gelassen, ihnen die psychisch Kranken zugemutet, ohne ihnen etwas dafür zu geben. Das hat zur Folge, dass sich die Angehörigenverbände in Italien mit hohem moralischem Gewicht für die Wiederherstellung der psychiatrischen Krankenhäuser einsetzen. Daraus können wir lernen: Je mehr wir die Angehörigen alleine lassen, desto mehr müssen sie auf ihren Schutz bedacht sein; je mehr wir den schweren Weg mit ihnen gemeinsam gehen, desto mutiger können sie sein. Anders ausgedrückt: Ohne oder gegen die Angehörigen können wir nur Rückschritte machen; nur mit ihnen können wir – wenn auch vielleicht langsamer – nach vorne gehen."[3]	L
	Bericht einer betroffenen Mutter **Aufgabe: (15')** L. verteilt das **Arbeitsblatt B**. T. suchen sich **Partner**. Sie sollen das Arbeitsblatt unter den Fragen durcharbeiten: Welche Auswirkungen hatte die Erkrankung der Kinder auf die betroffene Frau? Wie ging sie mit der Belastung um? Wie gestaltete sie später den Kontakt mir ihren Kindern?	L/B T2
	Auswertung: (10') Gemäß den Fragen (nicht einzeln abfragen!) → 4.9.2 Das Zuhause	T

1 Weitere lesenswerte Literatur: Dörner, K.: Freispruch der Familie. Das Thema kann auch vertiefend bearbeitet werden. Welche Hilfen kann die Therapie geben, welche Möglichkeiten hat die psychiatrische Pflege?

2 Vgl. Angemeyer, M. C./Matschinger, H./Holzinger, A.: Die Belastung der Angehörigen chronisch psychisch Kranker. In: Psychiatrische Praxis, Heft 24, 1997, S. 215

3 Dörner, K./Plog, U.: Irren ist menschlich, Rehburg-Loccum: Psychiatrie Verlag, 1. Aufl. der völlig neubearbeiteten Ausg. 1984, S. 456–457

75	**Zusammenarbeit mit den Angehörigen**	
	Aufgabe: (5') T. sollen Arbeitsblatt C durchlesen und anschließend in Gruppen folgende **Fragen** bearbeiten: In welcher Form werden die Angehörigen bei Ihnen mit in die Pflege und Behandlung einbezogen? Wie werden die Angehörigen mit in die Pflegeplanung eingebunden? Gibt es regelmäßige Pflegegespräche mit Angehörigen? Wer führt diese Gespräche? Gibt es Therapiegespräche (z. B. mit Arzt oder Psychologen)? Wie ist die Besuchsregelung? Welche Schwachstellen sehen Sie in der Einbeziehung der Angehörigen?	L/C
	T. bilden vier Gruppen (evtl. nach Arbeitsbereichen).	G4
	Durchführung: (30') **Auswertung:** (40') Gruppen stellen die Ergebnisse vor. Diskussion gemäß den Fragen.	P
60	**Die Angehörigengruppe – Ein Bericht**	
	Aufgabe: (30') T. suchen sich einen Partner. Sie sollen den Bericht (Arbeitsblatt D) durchlesen und anschließend mit dem **Partner** folgende **Fragen** bearbeiten: Wie ist der Ablauf der Angehörigengruppe? Welche Fragen werden von Angehörigen oft gestellt? Um welche Probleme geht es? Wie verhalten sich die Gruppenleiter? Was können die Gruppenleiter beantworten? Wo sind Antworten schwierig? Welche Entlastung kann die Angehörigengruppe bieten?	L/D T2
	Auswertung: (15') Anhand der Fragen erarbeitend (Kein Abfragen der einzelnen T.!)	T
	Erfahrungen mit Angehörigengruppen **Frage(n):** (15') In welchem Ihrer Arbeitsbereiche gibt es Angehörigengruppen? Gibt es Unterschiede zu den im Bericht dargestellten? Wenn ja, worin bestehen diese? Welche Aufgabe haben die Pflegenden?	T
	Weitere Themen: Systemische Arbeit. Elternarbeit. Probleme der Zusammenarbeit mit Angehörigen. Probleme der Einbeziehung der Familie bei großem Einzugsgebiet in ländlichen Gegenden oder speziellen Therapien weitab vom Wohnort.	
	PA/pÜ: Gespräch mit Angehörigen in der Praxis. Übung: Schreiben eines fiktiven Briefs an Angehörige, die noch nie zu Besuch waren.	

A Der Mythos der glücklichen Familie[1]

„**Die Mystifikation der Familie ist eine Erfindung der Moderne.**[2] Die feudale Familie war ein offenes Haus, eine arbeitsteilige Produktionsgemeinschaft, in der das Überleben aller Beteiligten im Mittelpunkt stand. Erst die Auflösung dieser Produktionsgemeinschaft im Zuge der Industrialisierung führte zu einer ‚Emotionalisierung' der Familie. Diese Emotionalisierung der Familie hin zur ‚glücklichen Familie' als heutigem Leitbild hat vier Erscheinungsformen:
(1) das Gefühl der Häuslichkeit;
(2) die romantische Liebe als Voraussetzung der Partnerwahl;
(3) die dauerhafte und leidenschaftliche Liebe als Grundlage der ehelichen Beziehung und
(4) die Liebe zu den Kindern als sinnstiftendem Grund für die Ehe …." (Hantel-Quitmann, S. 19)

„Die Forderung nach ‚romantischer Liebe' innerhalb der ‚glücklichen Familie' mit ‚geliebten Kindern' hat die Familie als Institution innerhalb einer erkalteten Gesellschaft unter einen nicht aushaltbaren Druck gesetzt: Die Abkühlung der emotionalen Familienbeziehungen scheint heute nur noch durch Trennungen und Scheidungen möglich." (Hantel-Quitmann, S. 20)

„**Familie als Realität ist heute – ganz im Gegensatz zum Mythos – nur noch im Angesicht der Scheidung lebbar.** Wer die Scheidung als reale Möglichkeit auch seiner eigenen Familie verdrängt, provoziert seine Familienkrisen und damit möglicherweise auch die Scheidung. Wer dagegen die Unmöglichkeit der ewigen Dauerhaftigkeit des familiären Glücks als Gedanken zulässt, wer seine Familie als Geschenk der Zeit ansieht, der bekommt eine Ahnung von den Möglichkeiten in Gegenwart und Zukunft. Die Freiheit ergibt sich nur aus dem Gedanken der Unfreiheit, das Leben in seinen Möglichkeiten nur aus der Tatsache seiner unausweichlichen Begrenztheit, das Leben nur aus dem Anerkennen des eigenen Todes. Die Möglichkeiten und Freiheiten sind eine Folge der Begrenztheit durch die Zeit.
Dies sind existenzphilosophische Gedanken. Sie sind nicht nur das Gegenteil moderner Mythen, sondern lassen zugleich einen nüchternen Blick auf die normale und alltägliche Familie zu, mit all ihren beschränkten, liebevollen, grausamen, schwermütigen oder versponnenen Seiten des Lebens. Vielleicht ist es so eine Familie, wie sie Maxim Gorki in seiner autobiographischen Romantrilogie (Gorki 1976)[3] beschrieben hat, wo Menschen zu liebenswerten ‚Hühnerbestien' werden und die Liebe in alltäglichen Verrichtungen ihren Platz hat – gänzlich ohne zusätzliche Romantik. Diese Alltäglichkeit in normalen Familien ist am besten gekennzeichnet durch den Begriff der Sorge ….

Mit dem **Begriff der Sorge** ist **im familiären Alltag** Folgendes gemeint: Verläßlichkeit in den Beziehungen, Förderung der Kompetenzen und der kindlichen Neugier, Fähigkeiten, die Welt mit den Augen des Kindes zu sehen und dessen Bedürfnisse zum Handlungsmaßstab machen zu können (Introspektion, Empathie), klare Strukturen und Regeln zu entwickeln, in denen Kinder Orientierung in ihrer Entwicklung finden, die partnerschaftlichen Themen und Probleme von den elterlichen trennen zu können. Es geht darum, innerhalb der familiären Beziehungen sowohl für sich als auch für den Partner und die Kinder sorgen zu können, die anderen in das eigene Denken und Handeln einzubeziehen, sie also sorgend darin einzuschließen." (Hantel-Quitmann, S. 21)

1 Hantel-Quitmann, W.: Beziehungsweise Familie. Arbeits- und Lesebuch. Familienpsychologie und Familientherapie. Bd. 3: Gesundheit und Krankheit. Freiburg im Breisgau: Lambertus 1997
2 Hervorhebungen durch den Verfasser
3 Gorki, M.: Meine Kindheit. Unter fremden Menschen. Meine Universitäten. Anmerkung durch den Verfasser

B Von der Hoffnungslosigkeit zur Angehörigengruppe[1]

„Die Grenze zum Unerträglichen war immer wieder hautnah. Dann war kein Gedanke möglich an erfreuliche Aktivitäten, kein Interesse, keine Phantasie. Immer neue Krankenhausaufenthalte folgten, und als auch der zweite Sohn erkrankte, war die Hoffnungslosigkeit bei uns ein häufiger Gast. In solchen Zeiten nützten mir meine Erkenntnisse noch nicht viel. Wenn Angehörige ihren Kranken in die Klinik begleitet haben und dort die Tür von außen zumachen, spüren sie kaum Erleichterung, denn die Erschöpfung ist unbeschreiblich und auch das Leid. Mir ist es oft so gegangen, darum fing ich an, auch für mich Nachsicht zu beanspruchen. Es war mir zu wenig, dann immer nur das zu erledigen, was in den vorangegangenen Wochen und Monaten liegengeblieben war. Ich wollte mehr für mich und hatte gemerkt, dass mein wiedergeweckter Egoismus auch den anderen nützt. Statt der lange üblichen Rezepte schrieb mein Hausarzt hin und wieder eine Krankmeldung für ein bis zwei Wochen, verlangte aber vorher konkrete Angaben, was ich mit dieser Zeit ohne Berufstätigkeit anfangen wollte. Mit diesem ungeschriebenen Vertrag fand ich wieder ein Stück weg von der gefürchteten Grenze.
Nach vielen Jahren traf ich mit anderen Angehörigen zusammen. Von da an hatte mein Problem einen Platz. Endlich reden können, klagen, wenn nichts anderes mehr ging. Fragen in den Raum stellen und ungeniert auch bewusst prahlen mit Erfolgen. Weinen ging meistens noch, Lachen wurde wieder gelernt, oder auch umgekehrt wie bei mir. Ich lernte Mütter kennen, die sich spontan und besser als ich abgrenzen konnten, die auch sicherer wussten, was Patienten zuzutrauen, aber auch zuzumuten ist. Abgrenzungen in unseren Familien zu betrachten und zu hinterfragen, ergibt sich im Kreis der Angehörigen fast von selbst.

Abgrenzung – ein schmerzhafter Prozess
Ich lernte langsam, den Anliegen meiner Söhne den für mich richtigen Stellenwert zu geben. Auch wenn von mir schnelles Reagieren erwartet wird, versuche ich, mir angemessene Zeit zu nehmen. Auch jetzt vergeht kaum eine Woche, wo das Gelernte nicht auf die Probe gestellt wird. Das kann z. B. so aussehen: Einer meiner Söhne hat viele tausend Mark Schulden gemacht. Nicht zuletzt deswegen besteht zwischen uns die Abmachung, dass er kein Geld von mir bekommt. Er wohnt weit weg in einer Wohngemeinschaft, wir hören wenig voneinander und sehen uns selten. Drei Wochen vor Weihnachten rief er mich an und sagte, dass er umgehend 700 DM brauche für die Gerichtskasse in X wegen einer alten Geschichte, als man ihn mit 1,9 Promille am Steuer erwischt hatte. Zahlt er nicht, muss er ins Gefängnis. Und dann sagt er noch: ‚Ich habe niemanden gefunden, der mir das Geld leihen würde. Ich rufe dich an, obwohl ich weiß, dass ich von dir nichts zu erwarten habe.' Das stimmt – nicht generell, aber eben bezogen auf Geld … Mein Lösungsvorschlag bestand darin, dass ich ihm 300 DM sozusagen als Weihnachtsgeschenk zusagte. Einen Teil sollte er – wie auch immer – selbst verdienen, was dem Sachbearbeiter der Behörde ermöglichen könnte, den Restbetrag doch zu stunden. Mein Sohn musste nicht ins Gefängnis."

C Mehrdimensionale Entlastung pflegender Angehöriger[2]

„**Emotionale Entlastung** Die emotionale Entlastung steht im Vordergrund. Gespräche bei Hausbesuchen und in Beratungsstellen entlasten. Gesprächsgruppen für pflegende Angehörige müssten in jeder Gemeinde von der Sozialstation aufgebaut werden.

- Gesprächsgruppen können beraten und informieren über Krankheit und Persönlichkeitsveränderungen und die bange Frage: ‚Kann sie/er nicht oder will sie/er nicht?' Welche Organisation könnte helfen, welches Heim kommt in Frage? Wie ist Entlastung möglich? Sie ermöglichen, sich auszusprechen, dass sich pflegende Angehörige unersetzlich fühlen, sich überfordern und einengen, dass sie Schuldgefühle über Machtumkehr, Angst und eigene Wut verdrängen, fürchten, versagt oder etwas versäumt zu haben. Sie helfen sich auszusprechen, dass sie selbst verletzlich und verzweifelt reagieren, Kinder und/oder Partner vernachlässigen und selbst Lob, Erholung und Anerkennung brauchen.

1 Deger-Erlenmaier; H. (Hrsg.): Wenn nichts mehr ist, wie es war … Bonn: Psychiatrie Verlag 1992, S. 23–24
2 Grond, E.: Pflegende Angehörige „Sinn suchen". Pflegen Ambulant, 5. Jahrg. Heft 1, 1994, S. 31

- Gesprächsgruppen ermutigen, die Selbstaufgabe in Rollen-Distanz zu korrigieren, die Beziehung zu klären und eine Identitäts-Balance zu finden. Sie ermutigen, eigene Scham zu verstehen, wenn der Kranke undankbar oder unkontrolliert reagiert. Gesprächsgruppen ermutigen zu filialer Reife, das heißt, sich emotional von den Eltern zu lösen, Verantwortung für den Kranken zu übernehmen und ihm ohne Schuldgefühle konsequent, aber liebevoll Grenzen zu setzen.
- Gesprächsgruppen ermutigen zu gelassener Distanz, auch Verwirrtheit zuzulassen, andere Verwandte herauszufordern, um auch für eigene Bedürfnisse und Entspannung sorgen zu können.
- Gesprächsgruppen sind Kraftquellen, um sich mit anderen Betroffenen zu solidarisieren, Kontakte aufzubauen, einen Sinn in der Pflege zu suchen und sich von Schuld freizusprechen. Die Logotherapie zeigt auf, wie ich Schuld am Kranken, an einem anderen oder durch innere Wandlung wieder gutmachen kann.

Fachliche Hilfen sind Beratung und Information über Heimunterbringung, Kurse in häuslicher Krankenpflege, Fortbildung und Supervision auch für pflegende Angehörige, Hilfen durch Sozialstationen oder private Pflegedienste, Training von Aktivitäten des täglichen Lebens, von Sprache, Gedächtnis und der Realitätsorientierung. Dazu gehören mobile Therapie, Gymnastik, Fuß-, Zahn- und Haarpflegedienste. Wichtig ist die Vorbereitung auf die Krankenhausentlassung. Kriseninterventionszentren sind für die im Alter gehäufte Suizidgefahr in jeder Stadt zu fordern.

Zeitliche Entlastung ist möglich durch Familienentlastungsringe, Urlaub von der Pflege, stundenweise durch Ehrenamtliche oder Freunde, Nachbarn und Pflegenotfalldienste. Heime könnten Tagesstätten, Tages- oder Kurzzeitpflege anbieten.

Körperliche Hilfen sind Haushaltshilfen, Mahlzeiten-, Reinigungs-, Wäsche-, Reparatur-, Einkaufs- und Behinderten-Fahrdienste durch Zivildienstleistende.

Technische Hilfen können besorgt werden: zum Beispiel Geh- und Hebehilfen, Rollstuhl, Krankenbett. Bad, WC und Zimmertüren können für Rollstühle umgebaut werden. Ein Hausnotrufsystem gibt dem Kranken und den Angehörigen mehr Sicherheit.

Soziale Hilfen sind nicht nur Gesprächs-, sondern Kontaktkreise, Telefonketten, Besuchsdienste, mobile soziale Hilfsdienste und Familien-, Beratungsstellen.

Rechtliche Fragen sind zu klären: Testier-, Geschäfts-, Schuldfähigkeit und Betreuung.

Finanzielle Hilfen sind bei den Krankenkassen und beim Sozialamt zu beantragen.

Öffentliche Hilfen bedeutet, die Pflege in Familie und Heim aufzuwerten, Vorbereitungskurse für das Altern anzubieten, Pflegevereine und Alternativprojekte wie Wohngemeinschaften zu fördern und ein stadtteilbezogenes Altenzentrum mit teilstationären und ambulanten Diensten zu vernetzen.

Hilfen in der Gemeinde können Ehrenamtliche übernehmen, die persönlich und sachlich helfen, Gespräche führen, Lotsendienste übernehmen und ambulante Dienste vermitteln und ergänzen. Organisierte Gemeindedienste können Verantwortung übernehmen und in Sozialstationen und Heimen mitarbeiten. Seelsorger sind berufen, Sinn aufzuzeigen, mit dem Kranken und den Angehörigen zu beten, Ehrenamtliche zu motivieren, Sterbende und Trauernde zu begleiten."

D Die Angehörigengruppe[1]

Im Spannungsfeld zwischen den Erwartungen der Angehörigen und den Zielen der Therapeuten

Frau Weber schreibt, dass die Angehörigengruppe von zwei Mitarbeitern unterschiedlichen Alters und verschiedener Profession betreut wird, weil jede Ausbildung verschiedene Schwerpunkte des Heilens, aber auch verschiedene Sichtweisen vom Patienten vermittelt. Weiter heißt es:
„Die Angehörigen werden sich auch mit Fragestellungen an die verschiedenen Betreuer wenden. So fragen sie die Psychologen oder den Arzt eher nach Prognose, Vererbung oder Ursachen, nach wissenschaftlichen Erklärungen von Erkrankungen oder Medikamenten und ähnlichen eher ‚intellektuellen' Dingen. An Pflegekräfte stellt man eher Fragen nach dem momentanen Befinden oder dem ‚häuslichen' Verhalten des Patienten, also mehr im Sinne eines Erfahrungsaustausches zum Vergleich, wie sie ihre Kranken jetzt oder auch zu Hause erleben.
Unsere Angehörigengruppe findet vierzehntägig statt und dauert dann jeweils eineinhalb Stunden. Vor Beginn der Gruppe setzen wir Therapeuten[2] uns 15 Minuten zusammen, holen uns die letzte Angehörigengruppe ins Gedächtnis zurück und überlegen, wer diesmal wohl kommen wird. Besonders wenn einer der Betreuer nur Vertretung macht und nicht regelmäßig dabei ist, ist diese Vorbesprechung als Einstimmung wichtig. Als Ort haben wir einen ruhig gelegenen Raum, abseits der Abteilung, gewählt, um mögliche Störungen von seiten der Patienten gering zu halten. Zu Beginn der Stunde stellen wir Therapeuten uns kurz vor, berichten, wie lange die Angehörigengruppe bereits existiert, und dass sie hauptsächlich zum Erfahrungsaustausch unter den Teilnehmern gedacht ist, weil diese sich gegenseitig oft mehr Verständnis und auch Hilfe geben könnten als Fachleute. Dann bitten wir die Anwesenden, sich kurz vorzustellen und zu sagen, welcher ihrer Angehörigen auf der Abteilung in Behandlung ist. Danach fragen wir, welches Thema sie anschneiden wollen, worauf ein Gespräch beginnt.
Es ist immer schwierig, die Runde zu beenden, häufig reden die Angehörigen noch im Flur angeregt weiter miteinander, während wir Betreuer im Raum bei geschlossener Tür eine Nachbesprechung halten …

Therapeutische Ziele
Da wir schon durch die Kontakte mit Angehörigen auf der Station immer wieder merken, unter welch enormem Leidensdruck diese stehen, und wie wenig Aussprachemöglichkeiten sie haben, steht dieser Aspekt in der Angehörigengruppe ganz oben an. Wenn wir danach fragen, welches Thema die Anwesenden ansprechen wollen, was am meisten unter den Nägeln brennt, fängt meist jemand der neuen an zu reden. Die erste halbe Stunde ist stets der Aussprache gewidmet. Da das Problem der psychischen Krankheiten in der Gesellschaft noch immer mit einem Tabu belegt ist und die Betroffenen – Kranke wie Angehörige – sich häufig schämen, öffentlich darüber zu reden, stehen sie unter erheblichem Druck. Die Angehörigengruppe hat u. a. ein Ventil dafür zu sein – und wird auch auf diese Weise ausgiebig genutzt. Ab und zu beginnt auch jemand zu weinen. Dies nehmen wir als positives Zeichen des Vertrauens und der „inneren Lösung" und bestärken den Weinenden darin, dass er/sie das Recht habe zu weinen. Schließlich habe er/sie sich lange genug zusammenreißen und das Leid allein tragen müssen. Die anderen Anwesenden zeigen dafür auch viel Verständnis, geben Trost und Rat.
Themen wie wiederholter und/oder nicht enden wollender Krankenhausaufenthalt; neuer Schizophrenieschub, evtl. durch Medikamentenverweigerung ausgelöst; Angst vor der Unruhe und anderen Belastungen, die so etwas mit sich bringt; Suizidalität der Kranken; Suchtproblematik; Verzweiflung und Wut auf den Kranken; Schuldgefühle über (vermeintliche) Erziehungsfehler; mangelnder Antrieb und die daraus entstehenden Mehrbelastungen für die anderen Familienmitglieder; Aggressivität mancher Patienten im akuten Schub; böse Bemerkungen seitens der Verwandten, Bekannten o. Ä. zeigen, unter welcher (akuten und chronischen) Not die Angehörigen von psychisch Kranken leiden.

---

1 Weber, E.: Die Angehörigengruppe. Von der Redaktion gekürzte Abschlussarbeit eines Stationsleitungslehrgangs am Bildungszentrum Essen, Krankenpflege, Ausgabe 10, 1991, S. 556 ff.
2 Anm. d. Verf.: gemeint ist „einschließlich der Pflegekräfte"

Erfahrungsaustausch

Meistens kommen die Angehörigen mit der Frage zu uns: „Wie mache ich es richtig?" Daraus spricht zunächst eine große Hilflosigkeit gegenüber dem unvorhersehbaren und schwer einfühlbaren Verhalten der Kranken. Dann verstehe ich dies auch als guten Willen, dem Kranken zu helfen, sich für ihn aufzuopfern. Nicht zuletzt aber ist dies nun ein Appell an uns Fachleute, in der Erwartung auf Patentrezepte. Nun können und wollen wir diese Erwartung nicht so ohne weiteres erfüllen und geben diese Frage deshalb an die Gruppe weiter. Daraus ergeben sich früher oder später ein Erfahrungsaustausch und gemeinsame Überlegungen, wie man die eine oder andere schwierige Situation meistern kann, die vielen bekannt ist. Auch wenn während der Aussprache eines Anwesenden andere zustimmend nicken, greifen wir dies auf und bitten diese, von ihren Erfahrungen zu berichten. Manchmal braucht der Gruppenprozess viel Unterstützung, meist läuft er aber nach einiger Zeit fast von allein, und wir sind eigentlich immer wieder fasziniert davon, wie „dicht“ die Atmosphäre wird, wieviel Vertrauen untereinander sichtbar wird. Themen wie Mitarbeit im Haushalt, mangelnde Körperpflege des Kranken, Eifersucht, Maß der Kontrolle bei der Tabletteneinnahme, Kindheit von Psychotikern, Sorgen um die Unterbringung der Kinder bei Erkrankung des Partners, ‚Was wird, wenn wir nicht mehr sind?‘ bei Eltern psychisch Kranker, Entlastung von dem Gefühl, der einzige zu sein, dem solches widerfährt, kommen immer wieder vor und führen zu intensiven Gesprächen.

Was können die Angehörigen für sich tun?

Es ist oft so, dass Angehörige, die in einem Haushalt mit einem psychisch Kranken leben, weitgehend in der Fürsorge für diesen aufgehen. Besonders Mütter und Ehefrauen, die in die Gruppe kommen, sind hart betroffen und wissen nicht, inwieweit sie auf die Bedürfnisse des Kranken eingehen müssen und wo sie auch einmal auf ihren eigenen Wünschen und Rechten bestehen dürfen. Hierin liegt eine sehr wichtige Aufgabe der Gruppe, die Angehörigen zu einem gesunden Maß an Egoismus zu ermutigen. Erst wenn diese eigene Wege gehen können und somit eine gewisse Distanz zu ‚ihrem‘ Kranken gewonnen haben, können sie wieder gelassen und angemessen mit dem Patienten umgehen. Dieser bemerkt ja auch die Aufopferungshaltung und bekommt dadurch entweder Schuldgefühle oder hält es für selbstverständlich und umklammert seine Bezugspersonen so stark, dass diesen für sich selbst kein Raum mehr bleibt. Manche psychisch Kranken sind in ihrer Erkrankung so egozentrisch und wenig einfühlsam, dass wir als Therapeuten um so mehr die Angehörigen zu ihrem Recht ermuntern müssen, je weniger es die Kranken tun. Zum Beispiel ist es so, dass manche Angehörigen seit Jahren nicht in Urlaub gefahren sind. Sie wagten es nicht, den Kranken allein zu Hause oder in der Klinik zu lassen und sind nun selbst dringend erholungsbedürftig. Wenn es uns gelingt, diese Angehörigen davon zu überzeugen, dass ein Urlaub ihnen zusteht und sie diesen auch antreten, so ist schon viel gewonnen. Dieselben Angehörigen können nachher, wenn sie die positive Wirkung einer solchen Erholung am eigenen Leibe erfahren haben, um so überzeugter und überzeugender auch andere ermutigen, etwas für sich zu tun. Auch ein Hobby auszubauen oder den eigenen Freundeskreis wieder mehr zu pflegen kann ein gutes Ziel sein, worauf wir bei den Familienmitgliedern der Kranken hinwirken. Da die Angehörigen mit dem ausgesprochenen Wunsch, ihren Kranken besser helfen zu wollen, zur Angehörigengruppe kommen, können sie erst langsam und behutsam auf die Spur geführt werden, dass sie auch selbst das Recht auf Hilfe und Entlastung haben. Häufig taucht in den Gesprächen mit Angehörigen, aber auch mit Patienten das Thema ‚Isolation‘ auf. Die wenigsten können mit ihrer Sippe, ihrer Nachbarschaft oder gar dem Arbeitgeber angstfrei über das Thema: ‚Psychisch krank sein‘ oder ‚Einen psychisch Kranken in der Familie haben‘ reden. Oft müssen sie zu Recht befürchten, beim Öffentlichwerden ihres Problems zumindest betuschelt, wenn nicht sogar nicht mehr ernstgenommen oder ganz allein gelassen zu werden. Da das Thema Isolation von psychisch Kranken also immer noch gesellschaftspolitisch aktuell ist, verweisen wir am Ende einer Angehörigengruppe jeweils auf den ‚Bundesverband der Angehörigen psychisch Kranker‘ mit der Einladung, sich diesem anzuschließen.

Fragen der Angehörigen

Es ist eine sehr menschliche Eigenschaft, gerade bei Erkrankungen und ähnlichen Schicksalsschlägen nach einem Sündenbock oder zumindest einer anderen, annehmbaren Ursache zu suchen. Deshalb beginnen die Angehörigen schon bei der Aussprache mit dem Anführen von Gründen oder gar Schuldigen für den Ausbruch der Krankheit. Oft jedoch kommen die Anwesenden nach vielem Überlegen im Erfahrungsaustausch zu dem Schluss, dass die Kranken immer schon sehr sensible Menschen waren und die Belastungs- oder Krisensituationen ihnen deshalb mehr anhaben konnten als ‚dickfelligen Menschen‘. Dies ist für die Anwesenden eine annehmbare Erkenntnis, und sie wenden sich anderen Themen zu.

Ähnlich ist es bei Prognosewünschen. Sicherlich hat jeder Mensch den Wunsch, in die Zukunft zu schauen, und das Recht auf die Hoffnung, dass es ihm einmal wieder besser geht. Leider können wir diese Erwartung, eine sichere Prognose abzugeben, nicht erfüllen. Auch die Frage der Vererbung wird hin und wieder gestellt. Natürlich möchten die Angehörigen auch Informationen über ihren eigenen Kranken einholen. Nun stehen wir aber unter Schweigepflicht und kennen auch nicht alle Patienten, können also diesen Wunsch nicht erfüllen. Darum bitten wir um Verständnis und verweisen an den jeweils behandelnden Therapeuten.

‚Kann oder will er/sie nicht?'

Sehr groß ist die Unsicherheit der Angehörigen im Bereich der Leistungsfähigkeit und des Antriebs der Kranken. Wenn z. B. ein Depressiver oder Schizophrener nur im Bett liegt, sich weder an der Hausarbeit beteiligt noch einer geregelten Arbeit nachgeht, so ist die Frage: ‚Kann er/sie nicht oder will er/sie nicht? ' verständlich. Auch wir stellen uns ja bei der Therapiemotivation manchmal die gleiche Frage, wenn die Patienten uns ‚passiven Widerstand entgegensetzen' bzw. sich sehr bitten lassen.
Wir können diese Frage nicht restlos befriedigend beantworten, da wir ja sowohl den Antriebsmangel bei manchen Erkrankungen als auch den ‚Sekundären Krankheitsgewinn' kennen, den sich manche Kranken gerne holen. Ähnlich ist es auch bei anderen, z. B. egozentrischen, rücksichtslosen Verhaltensweisen der Patienten. Die Angehörigen sind verunsichert und fragen sich und uns, inwiefern sie Rücksicht nehmen, Verständnis zeigen müssen und wo die Grenzen sind. Auch hierzu fragen wir immer wieder die Gruppe, lassen den Ausbruch von Gefühlen zu, weil wir wissen, dass das den Angehörigen gut tut und es den Blick für die Situation klärt, wenn der Zorn einmal ausgesprochen ist. Wir ermutigen auch die Angehörigen immer wieder, sich selbst nicht ganz zu vergessen und ihre eigenen Bedürfnisse zu äußern, wenn der Kranke aus der schlimmsten, akuten Phase heraus ist.
Häufig sind in der Bevölkerung noch sehr unklare, z. T. auch falsche Vorstellungen über psychische Erkrankungen vorhanden. Wenn Fragen in dieser Richtung kommen, bemühen wir uns, in allgemeinverständlicher Weise Auskunft zu geben, Angst zu nehmen und Hoffnung zu machen, wo es eben möglich ist. Bei den Fragen nach Medikamenten, die oft mit Vorwürfen an die Psychiatrie gekoppelt sind, versuchen wir so sachlich wie möglich zu antworten. Es ist schon vorgekommen, dass Angehörige mit dem Buch ‚Bittere Pillen' in der Hand in die Runde gekommen sind und dann anfingen, die von uns verwendeten Medikamente herauszusuchen und vernichtend zu kritisieren. Wenn die Sprache auf dieses Thema kommt, geben wir Informationen über die von uns gebrauchten Medikamente, erklären Wirkungen und Nebenwirkungen und weisen darauf hin, welche Medikamente süchtig machen können, welche nicht. Wir müssen natürlich zugeben, dass das ideale Medikament noch nicht gefunden ist. Wir zeigen aber auch auf, dass diese Arznei den Patienten oft ein halbwegs normales Leben ermöglichen kann, was vor der Zeit der Psychopharmaka nicht möglich war. Wenn gefragt wird, was wir den Patienten zu ihrer Heilung außerdem bieten können, erklären wir die Gesprächsgruppen, das lebenspraktische Training, den Sport, usw.

Möglichkeiten und Grenzen unserer Angehörigengruppe

Beide Parteien, Angehörige wie Betreuer, kommen sicher oft mit gemischten Gefühlen in diese Gruppe. Die Angehörigen wollen Hilfe – vor allem für ihre Kranken, haben manchmal auch Zorn auf die Psychiatrie, weil sie nicht in dem Maße Hilfe bietet, wie sie es erwarten. Sie erleben in der Gruppe die Betreuer als Menschen, die mit gutem Willen dabei sind, aber eben auch nicht allmächtige Heiler sind. Die Betreuer wollen Hilfe geben, haben aber den Angehörigen gegenüber auch Ressentiments, wenn sie meinen, dass diese mit ‚ihren' Patienten nicht richtig umgehen. Sie erleben die Angehörigen ebenfalls als mit viel gutem Willen ausgestattet, aber, durch die Gefühlsbeziehungen und den oft jahrelangen Leidensdruck bedingt, befangen und oft am Ende ihrer Kraft. Die Erwartungen der Angehörigen bezüglich sachlicher Informationen über Erkrankungen, Medikamente, Ursachen und Prognosen und vor allem ‚das Rezept' für richtigen Umgang mit den Kranken können nur zum Teil erfüllt werden. Unsere Ziele, dass die Angehörigen sich von ihren Kranken emanzipieren und sich organisieren in Selbsthilfegruppen und dem ‚Bundesverband für Angehörige psychisch Kranker', erreichen wir in dieser offenen Gruppe auch nur höchst unvollkommen. Aber: Es tröstet die Angehörigen, wenn sie erleben, dass sie nicht allein sind mit ihrer belastenden Situation. Die Aussprache, der Erfahrungsaustausch untereinander und die Ermutigung, auch immer einmal wieder an sich selbst zu denken, stärken die einzelnen.
In der Angehörigengruppe lernen wir, Möglichkeiten und Grenzen der Hilfe für psychisch Kranke zu erkennen. Dies führt uns dahin, das Schicksal auch ein Stück weit so anzunehmen, wie es ist, und auch den Patienten als Menschen so anzunehmen, wie er ist, was einen Trauerprozess für alle unumgänglich

macht. Ohne diesen Trauerprozess kann man – ob Angehöriger, Patient oder Therapeut – diesen Leidensdruck nicht ertragen. Die anderen Umgehensweisen sind zwar auch zeitweilig wichtig, doch bleibt einem die Trauer nicht erspart, wenn man auf Dauer standhalten will".

	3 Pflegeplanung[1]	
1 h	**3.1 Pflegeplanung und Qualität**	
35	**3.1.1 Einleitung** Vorstellung des Regelkreises der Pflegeplanung und der einzelnen Teile (Informationssammlung – Fähigkeiten/Probleme – Pflegeziele – Pflegeplan – Reflexion) Informationen über den Klienten sind die Voraussetzung, um die Pflegeplanung durchführen zu können. Aber welche Informationen sind wichtig? **Frage(n):** Liegt der Pflege in Ihrem Arbeitsbereich ein erkennbares Pflegemodell zugrunde? Welches ist das? Welche Konsequenzen hat das für die Pflege bei Ihnen? **Ein wichtiger Eckpfeiler zur Informationssammlung ist die Pflegeanamnese.** Die Pflegeanamnese ist das Gespräch der Pflegeperson mit dem Patienten über seine Biographie, den Krankheitsverlauf und seine aktuelle Situation. Aber was erfrage ich? Welche Ziele sind wichtig? Welche Pflege biete ich an? **Ohne konkrete Vorstellung, was für die pflegerische Arbeit wichtig ist, kann ich keine Pflegeplanung durchführen.** Insoweit führt die Pflegeplanung auch zu mehr Klarheit.	L T L
10	**3.1.2 Bewertung einer Pflegeplanung** L. stellt den Bewertungsbogen A für eine Pflegeplanung vor und bespricht ihn. (10')	L/A

1 Wir haben den allgemeinen Teil des Kapitels Pflegeplanung zugunsten psychiatriespezifischer Themen in den folgenden Kapiteln stark gekürzt. Je nach Kenntnisstand der Teilnehmer sind praktische Übungen und Themen, wie im Kapitel 3.4 vorgeschlagen, aber dringend zu empfehlen.

2 h	**3.2 Pflegeplanung an einem Musterbeispiel aus der Psychiatrie**[1]	
	Praktisches Beispiel einer Pflegeplanung aus der Psychiatrie	L!
	L. verteilt die Musterpflegeplanung B und das Bewertungsblatt A. Er erläutert Grundsätzliches zu den Eintragungen: Die Pflegeanamnese ist zusätzlich zur Information im Erstinformationsblatt am Beginn des Pflegeberichtes ergänzt. Aus Platzgründen fehlen einige Tage in der Dokumentation. Das ist jeweils kenntlich gemacht. Die Pflegeplanung enthält einen Zwischenbericht.	AB
	Aufgabe: (5')	
	T. sollen die Pflegeplanung durcharbeiten. Sie sollen anhand des Kriterienblatts A eine kritische Würdigung dieser Pflegeplanung erarbeiten, z. B. wie verständlich ist die Pflegeanamnese, wie gut sind Pflegeziele und -pläne u. s. w.	L A
	Durchführung: (60')	
	L. verteilt die Kopien der Pflegeplanung. **T. bearbeiten einzeln die Musterpflegeplanung.**[2]	T1
	Auswertung: (25')	
	Frage(n): Wie finden Sie die Pflegeplanung ...? Fragen anhand der Kriterien Arbeitsblatt A. Außerdem gibt es zur besseren Verständlichkeit einen Kommentar, der normalerweise nicht dokumentiert wird, da der Verlauf und die Gespräche der Pflegenden nicht bekannt sind.	T
	L. stellt den Kommentar C vor.	L/C

1 Das hier wiedergegebene Beispiel soll eher überwiegend positiv sein. Die Beurteilung von Teilnehmergruppen zeigt, dass es Kritik aus unterschiedlichen Gründen gibt. Man muss dabei bedenken, dass es unmöglich ist, einen Menschen nur über eine schriftliche Dokumentation kennen zu lernen. Von T. wird immer wieder angeführt, dass man zur Beurteilung noch dieses oder jenes wissen müsste. Das ist auch eine wichtige Lernerfahrung, weil natürlich der persönliche Kontakt in der Pflege eine große Rolle spielt. Hinzu kommt, dass die Pflege ein dynamischer Prozess ist, in dem die Informationssammlung nie abgeschlossen ist. T. wollen manchmal auch gerne beweisen, dass sie Kritikwürdiges herausfinden können
L. kann selbstverständlich eigene Beispiele einbringen. Wir sind uns aber ziemlich sicher, dass bei einem aufgeschlossenen Lehrgang die Diskussion ähnlich verlaufen wird. L. sollte nicht in den Fehler verfallen, in der Diskussionen zu beweisen versuchen, dass das verteilte Muster eine beispielhaft gute Pflegeplanung ist. Auch in der praktischen Arbeit gibt es Auseinandersetzungen über Ziele und den richtigen Weg. Wichtiger ist, mit dem Beispiel über Kriterien der Beurteilung sprechen zu können und damit ein formales Muster vorzugeben.

2 L. kann natürlich auch Partnerarbeit machen lassen.

4 h	**3.3 Kontrolle und Rückmeldung in der Praxis**	
15	**3.3.1 Anpassung der Pflegeplanung**	
	Der Pflegeplanung liegt ein dynamischer Verlauf zugrunde. Durch ständige Beobachtung und Rückmeldung wird geklärt, ob der Klient den Zielen näher gekommen ist bzw. sie erreicht hat, oder ob es Stillstand oder sogar Rückschritt gibt.	L
	Frage(n): Welche Gründe kann es geben, weshalb eine Pflegeplanung verändert werden muss? **Einige Beispiele:** **Pflegeanamnese:** Es gibt neue Informationen vom Klienten, die bisher nicht bekannt waren, es lagen falsche Informationen vor u. a. m. **Pflegeziele:** Die Ziele sind zu hoch und überfordern den Klienten, die Ziele sind zu niedrig u. a. m. **Pflegeplan:** Die Pflegemaßnahmen stoßen auf den Widerstand des Klienten, überfordern den Klienten u. a. m. Die Überprüfung der Pflegeplanung erfolgt durch Beobachtung (bessert sich der Zustand des Klienten?), die kontinuierliche Dokumentation und die regelmäßige Rückmeldung im Team. Vielleicht am wichtigsten ist aber das Gespräch mit dem Klienten über die Pflegeplanung. Wir nennen es das Zwischengespräch.	T
105	**3.3.2 Das Zwischengespräch**	
	Definition: Das Zwischengespräch ist ein Gespräch zwischen Klient und Pflegeperson zur Überprüfung der Fortschritte der geplanten Pflege im Rahmen des Regelkreises. Es soll standardmäßig ca. einmal pro Woche stattfinden. (5')	L
	Aufgabe in Partnerarbeit üben (5'): T. sollen das Zwischengespräch in Partnerarbeit üben. Sie erhalten das Arbeitsblatt D. Ein T. ist der Klient, der andere die Pflegeperson. Das Gespräch soll 15 Minuten nicht überschreiten. Anschließend reflektieren die Partner das Gespräch und tauschen die Rollen. **Durchführung:** (45')	T2 pÜ D
	Auswertung: (15') **Frage(n):**	L
	Wie sind Sie mit der Übung zurechtgekommen? Wie war für Sie die Rolle als Klient? Wie haben Sie sich als Pflegeperson gefühlt? **Weitere Frage(n):** (15') Welche Situationen bezüglich Rückmeldung gegenüber Klienten sind für Sie schwierig? Wie verhalten Sie sich dabei bzw. haben Sie sich verhalten?	T
	Aufgabe in Kleingruppen mit Beobachter üben (5'):	T3
	T. sollen schwierigere Zwischengespräche in Partnerarbeit mit einem Beobachter üben. (60') Die weitere Vorgehensweise ist entsprechend wie oben. (15')	L

3.4 Reflexion und Übung

3.4.1 Im Unterricht

Informationsblatt E: Es gibt verschiedene Möglichkeiten, die Qualität der Pflegeplanung zu überprüfen. E

Im Unterricht, wo man auch Fehler machen darf, können die verschiedensten Situationen geübt und reflektiert werden. **Im Unterricht ist die Grenze immer beim Umsetzen des Pflegeplans gesetzt.** Die Pflegepläne können nur in der Praxis durchgeführt werden.

T. können Praxisaufgaben erhalten, in denen gezielt bestimmte Qualitätsmerkmale umgesetzt werden sollen. Sie können z. B. den Auftrag erhalten, ein Pflegeanamnesegespräch, die Besprechung der Pflegeziele, ein Zwischengespräch o. Ä. nach den im Unterricht besprochenen Kriterien durchzuführen.

T. können des Weiteren Pflegeplanungen in der Praxis durchführen und mitbringen. Bei der Besprechung dieser Übungspflegeplanungen kann die Beziehung und die Entwicklung der Beziehungsgestaltung zum Klienten hinterfragt werden.

Frage(n):

Wie ist die Beziehung zum Klienten und seinen Angehörigen? Wie wurden Klient und Angehörige an der Pflegeplanung beteiligt? Inwieweit wurden die Wünsche des Klienten in der Pflegeplanung umgesetzt?

Grundlage: Es gilt hier immer, dass das, was der T. sagt, auch stimmt. Wenn L. grundsätzlich an den Aussagen der T. zweifelt, ist diese Methode ungeeignet.

Die formalen Kriterien der Pflegeplanung können mit dem Kriterienblatt A überprüft werden. Es ermöglicht, dass T. die Pflegeplanungen als Übung gegenseitig überprüfen. Wir haben damit gute Erfahrungen im Unterricht gemacht. A

Das aufwendigste Verfahren ist, wenn L. alle Pflegeplanungen einzeln nachschaut und mit jedem T. einzeln bespricht. Erfahrungsgemäß möchten T. natürlich mindestens einmal eine Rückmeldung von ihrem L. haben, zumal Pflegeplanungen häufig Prüfungsbestandteil sind. Das ist auch zur Kontrolle der Umsetzung des Gelernten für L. wichtig.

3.4.2 In der Praxis

Informationsblatt E: Die Reflexion in der praktischen Arbeitssituation ist die beste Methode. E

T. einer Weiterbildung haben i. d. R. schon selbst viele Pflegeanamnesegespräche durchgeführt. Die Aufgabe ist dann, die bisher übliche Praxis zu reflektieren. T. können anfangs bei einem Pflegeanamnesegespräch dabei sein. Später können sie es in Begleitung eines erfahrenen Mitarbeiters selbst durchführen.

Stehen Anleiter zur Verfügung, so können diese den T. begleiten und die Reflexionsgespräche führen. Das bezieht sich auf alle Phasen der Pflegeplanung. Das Reflexionsgespräch sollte zeitlich eng an die Übung gekoppelt sein.

	PA/pÜ: Besprechung mit Klienten, z. B. Erstellung der Pflegeanamnese, der Pflegeziele und des Pflegeplans. **Beobachtung im praktischen Einsatz** zu Fragen, wie: Liegt der Pflege ein erkennbares Modell oder eine Pflegetheorie zugrunde liegt? Findet das seinen Niederschlag in der Pflegeplanung? Was wird in die Pflegeanamnese eingetragen? Sind die wichtigen Infos für die Pflege, z. B. ATLs, berücksichtigt? Welche Informationen sind ausführlich? Gibt es Eintragungen zum Schlafverhalten und zu Schlafstörungen? Welche Eintragungen sind eher spärlich? **Untersuchung der Eintragungen in Pflegeplanungen** nach dem Dokumentationsblatt „Pflegeplanung Reflexion". Wo liegen inhaltliche Schwerpunkt der Eintragungen, z. B. ist etwas über Schlaf und Schlafstörungen eingetragen. Was wird eingetragen? Sind die Eintragungen konkret und verständlich? Haben sie Relevanz für die weitere Planung? Dokumentation in der Praxis reflektieren: Sind Fähigkeiten und Probleme eingetragen? Sind Pflegeziele eingetragen und gibt es dazu Pflegepläne? Sind Pflegeziele und -pläne konkret? Sind Pflegeziele erreicht und ist das dokumentiert? Gibt es dokumentierte Zwischengespräche? **Eine Pflegeplanung in der Praxis über einen bestimmten Zeitraum,** z. B. vierzehn Tage durchführen. Die Dokumentation in Unterricht mitbringen. Als Formulare können – falls geeignet – die des Arbeitsbereiches genommen werden, oder L. gibt die vom Unterricht mit. Die Auswertung kann von den T. später in Partnerarbeit mit dem Kriterienblatt vorgenommen werden. L. kann sie auch als Übung einsammeln (vorher bekannt geben!) und später mit Korrekturangaben zurückgeben. Er kann auch mit jedem T. ein Gespräch darüber führen. (Achtung! Das ist sehr zeitaufwendig!).	

A Kriterien für die Dokumentation der Pflegeplanung[1]

Pflegeanamnese
Die Informationssammlung enthält:
- Persönliche Daten: Name, Vorname, Geburtsdatum, Geburtsort, Familienstand, Krankenkasse
- Alltagsfähigkeiten des Lebens (ATLs): Fähigkeiten und Probleme
- Soziale Daten (soweit nicht in ATLs)
  - persönliche Situation einschl. Einstellung/Verhalten zu Krankheit
  - berufliche/finanzielle Situation
  - Freizeitsituation
  - Häusliche Situation
  - Kontakt (-personen)

Fähigkeiten/Probleme
- Ist zu jedem Problem eine Fähigkeit dokumentiert?
- Ist die Auswahl der Probleme und Fähigkeiten sinnvoll?
- Sind die Formulierungen kurz, knapp und verständlich?
- Ist die Auswahl der Probleme und Fähigkeiten sinnvoll?

Pflegeziele – Kongruenz von Fähigkeiten/Problemen und Pflegezielen
- Sind die Fähigkeiten und Probleme in den Pflegezielen berücksichtigt?
- Gehört zu jedem Pflegeproblem ein Pflegeziel?
- Wenn nein, warum ist das Pflegeproblem nicht berücksichtigt worden?

Realitätsbezug
- Ist das Pflegeziel vom Klienten her formuliert?
- Ist das Pflegeziel konkret formuliert?

Erreichbarkeit und Überprüfbarkeit
- Ist jedes Pflegeziel so knapp wie möglich formuliert?
- Ist jedes Pflegeziel in kleine Schritte unterteilt und überprüfbar?
- Enthält jedes Pflegeziel ein Zeitelement?
- Ist jedes Pflegeziel in überschaubaren Zeiträumen erreichbar (z. B. 1 Woche, 1 Monat)?
- Enthält jedes Pflegeziel einen qualitativen Hinweis?

In Bezug auf Klienten
- Ist der Pflegeplan auf die Zielsetzung bezogen?
- Ist der Pflegeplan realistisch?
- Ist der Pflegeplan überprüfbar?

In Bezug auf die Dokumentation
- Ist die Maßnahme konkret und eindeutig beschrieben?
- Ist der Plan übersichtlich dokumentiert?

Überprüfbarkeit
- Sind sichtbare Erfolgserlebnisse möglich?
- Ist der Erfolg überprüfbar?
- Ist der Erfolg überprüft?
- Gibt es Rückmeldungen über Erfolg (z. B. Pflegeziel modifiziert oder erreicht?)
- Können Pflegeziel und Pflegeplan in der vorgelegten Form weiter beibehalten werden?

Zwischenbericht/Zusammenfassung
- Enthält der Verlauf die wesentlichen Punkte der zurückliegenden Zeit?
- Ist der Verlauf kurz und knapp wiedergegeben?
- Ist eine Perspektive für das weitere Vorgehen enthalten?

1 Anm.: Zwischen den einzelnen Punkten sollte Platz zum Eintragen gelassen werden.

B 1/3 Pflegeplanung Musterbeispiel

Herr
Rolf D…
…str. …
… …

geb. 17.5.1973
ledig
ev.
deutsch

Persönliche Situation: (z. B. Einstellung/Verhalten zu Krankheit)
Ab 7. Lebensjahr in Ki-/Jgd.psychiatrie
Ab 9. Lebensjahr in Heim f. Sonderpädagogik wg. Verhaltenauffälligkeiten; seit 1992 in AWO-Heim.
In letzter Zeit Rückzug, gelegentlich Alkohol (auch Haschisch lt. eigener Aussage). Zerschlägt anschließend Mobiliar und Badeeinrichtung; depr. Verstimmung, stellt sich anschließend demonstrativ auf Fensterbrett.

Berufl./finanzielle Situation:
Keinen erlernten Beruf; Sonderschule; arbeitet als Schreiner in der Behindertenwerkstätte der AWO
Verdienst ca. 100,– € im Monat,
Taschengeld ca. 40,– € im Monat;
Konto bei Sparkasse, das er selbst verwaltet.

Freizeitsituation:
Kino, lesen, Fahrrad fahren, früher Joggen, ein wenig fernsehen, am Wochenende Besuch bei seiner Großmutter

Erstaufn. 0 Wiederaufn 0
Verlegung von:
Angeh./Bezugsp:
Name:
Straße:

Ort:
Tel.-Nr:

Häusliche Situation:
Einzelzimmer im AWO-Heim
Versorgt sein Zimmer selbst

Sonstiges:

Soziale Situation (z. B. Bezugsperson zu Hause, Ehepartner, Eltern):
Kontakt zu Pfleger im AWO-Heim;
Kontakt zu Großmutter;
Zwei Bekannte im AWO-Heim
Zuletzt zunehmend Rückzug

freiwillig 0 **PsychKG**
angeordnet:
aufgehoben:

Alltagsfähigkeiten
Sich ernähren:
Frühstück und Mittagessen werden im Heim zubereitet; Abendessen macht er selbst; in letzter Zeit Nahrungsverweigerung;

Sich ausruhen und schlafen:
Gut, regelmäßig, schläft durch

Sich pflegen und kleiden:
Regelmäßiger Wechsel der Kleidung

Vitale Funktionen des Lebens aufrechterhalten:
Ausscheidung kein Problem

Sich bewegen:
Straßenbahnfahren selbstständig
Einkäufe selbständig
(Kleidung etc.)
Fährt gern Fahrrad

Das eigene Umfeld gestalten:
Komplexe Aufgaben überfordern ihn, ermüdet schnell

Das eigene Leben bewältigen:
unsicher

B 2/3

D	Probleme (P)/ Fähigkeiten (F), Ressourcen	S[1]	D[2]	Pflegeziele	S	D	Pflegeplan	S
10. 8.	P: Herr D. hat Schwierigkeiten, Kontakt zu Mitmenschen aufzunehmen F: möchte wieder in AWO-Heim			Herr D. hat Kontakt zu Mitpatienten und seinem früheren Umfeld			Regelmäßige Teilnahme an Gruppenaktivitäten: • täglicher Gruppenspaziergang • Schwimmen mittwochs • Kaffeetrinken am Freitag • am Wochenende Besuch im AWO-Heim oder bei der Großmutter nach Absprache	
10. 8.	F: Kann Körperpflege selbstständig durchführen, versorgt seine Kleidung und hält Zimmer in Ordnung			Herr D. behält Fähigkeit der Selbstpflege			Ein zeitlich festgelegtes Gespräch am 12.8. und 16.8. mit Bezugsperson über Tagesstrukturierung, Körperpflege und Zimmer; danach jeden Montag; hilft mittags im Speiseraum beim Tische decken und abräumen, bedient jeden Mittag den Geschirrspüler	
10. 8.	P: Konzentrationsstörungen, ermüdet schnell F: Hat sich lesen selbst beigebracht			Herr D. liest Zeitungsartikel und kann darüber berichten			Dienstag- und Donnerstagnachmittag zu festgelegtem Zeitpunkt ca. 15 Minuten Leseübung mit Bezugsperson und Gespräch über Inhalt. Am Wochenende selbstständige Leseübung mit Bericht am Dienstag	
17. 8.	P: Deckt Tische unvollständig F: Macht regelmäßig Tischdienst			Herr D. macht Tischdienst selbstständig			Bekommt Anleitung zum Tischdecken durch Pflegeperson	

1 S = Signatur
2 D = Datum

B 3/3

D	Pflegebericht	S
10.8.	**Kommentar zur Aufnahme:s** Herr D. kommt in Begleitung eines Pflegers aus dem Heim. Er ist bei der Aufnahme unauffällig und antwortet bereitwillig auf die ihm gestellten Fragen. Er kommt freiwillig und möchte nach der Behandlung wieder in das Heim der AWO zurück. Er hatte sich in letzter Zeit zunehmend isoliert, verweigerte die Nahrung und vernachlässigte sich. Nach eigenen Aussagen konsumierte er gelegentlich Alkohol und Haschisch. Es kam im Heim mehrfach zu aggressiven Ausbrüchen, indem der Mobiliar und das Badezimmer demolierte. Zeitweise traten depressive Verstimmungszustände auf. Herr D. stieg mehrfach auf das Fensterbrett, wobei diese Handlungen nach seiner und des Pflegers Aussage appellativen Charakter hatten; suizidale Handlungen beging er nicht. Herr D. bekommt vom Arzt Neuroleptika verordnet und soll Montag- und Donnerstagnachmittag an der Ergotherapie teilnehmen.	
10.8.	Herr D. steht problemlos auf und hält sein Umfeld in Ordnung. Nimmt an Mahlzeiten im Speisesaal teil. Hat nachmittags nicht genug Konzentration zum Lesen. Augen tun weh.	
11.8.	Herr D. hat Grundpflege und Speiseraumdienst gut erledigt. Nimmt am Gruppenspaziergang teil. ↓ ↓	
17.8.	Herr D. hat zum Teil Konzentrationsprobleme beim Speiseraumdienst (vergisst Teile des Bestecks). Bekommt Unterstützung durch Pflegeperson und einen Mitpatienten. Hat beim Schwimmen aktiv mitgemacht. Brach die Leseübung nach 5 Minuten ab.	
18.8.	Herr D. fühlt sich schlecht und schwindelig, will sich hinlegen, kann Küchendienst nicht verrichten.	
19.8.	Morgens Körper- und Umfeldpflege geschafft. Hat beim Bettenmachen Konzentrationsprobleme (unterbricht die Arbeit und weiß nicht mehr weiter). Versorgt Speiseraum gut. Mittags verlangsamt, fühlt sich nicht wohl. Nimmt nachmittags am Kaffeetrinken teil.	
20.8.	Herr D. versorgt sich selbst gründlich. Er hilft den ganzen Tag in der Küche und im Speiseraum. Sucht auch den Kontakt zu Mitpatienten.	
21.8.	Herr D. wird vom Betreuer zum Besuch in das AWO-Heim abgeholt	
	Zwischenbericht Herr D. benötigt Hilfe beim Küchendienst. Die Konzentration hat sich diese Woche verschlechtert. Seine eigene Pflege schafft er aber ohne fremde Hilfe. Er nimmt an den besprochenen Aktivitäten teil und hat dabei auch Kontakt zu Mitpatienten.	
22.8.	Herr D. berichtet, er habe sich gestern viel hingelegt und ausgeruht, ansonsten sei es ein schöner Tag gewesen. Hilft heute den ganzen Tag im Speiseraum.	
23.8.	Herr D. sagt im Gespräch, dass es ihm nach der Medikamentenreduktion nicht gut gehe. Er fühle sich jetzt wieder wie bei seiner Aufnahme. Er klagt über starke Ängste, deswegen könne er nicht mit zum Spaziergang. Er muss sich auf dem Flur am Geländer festhalten und legt sich anschießend hin.	
24.8.	Herr D. sagt, es ginge ihm langsam besser. Er habe nicht mehr soviel Angst, wolle ab morgen wieder im Speiseraum mitarbeiten	
25.8.	Herr D. ist morgens wieder aktiv, versorgt sich selbst, hilft unter Anleitung im Speiseraum. Nimmt am Schwimmen und den Gruppenaktivitäten teil. ↓ ↓	

C Kommentar zum Pflegeverlauf und zur Pflegeplanung

Ein Fachpfleger setzt sich am 10.8. mit Herrn D. zusammen, sagt ihm, dass er sich verstärkt um ihn kümmern möchte und er ab jetzt seine Bezugsperson sei.
Wichtigstes Motiv für Herrn D. ist der Wunsch, wieder in das Heim der AWO zurückzukehren.
Im Gespräch stellen sich drei wesentliche Fähigkeiten und Probleme heraus:

- seine Fähigkeit, sich zu pflegen,
- sein zunehmender Rückzug von seinen Mitmenschen,
- seine Konzentrationsstörungen.

Besonderer Wert soll auf die Erhaltung der Selbstpflegefähigkeit gelegt werden, weil das ein wichtiges Kriterium für den Heimaufenthalt ist.
Herr D. macht mit der Bezugsperson einen Plan zur Tages- und Wochenstrukturierung und willigt ein, mit der Bezugsperson oder deren Vertretung zu vereinbarten Terminen darüber zu sprechen.
Herr D. kommt mit seiner Grundpflege gut zurecht. Die Bezugsperson achtete darauf, dass sie lobend die Fähigkeiten hervorhob. Im Speiseraumdienst wird Herr D. angeleitet und begreift die notwendigen Arbeiten recht schnell.
Die 1. Leseübung muss ausfallen, da Herr D. klagt, dass seine Augen brennen und er sich nicht konzentrieren könne. Bei den nächsten Terminen kann er 10 Minuten über einen gelesenen Text berichten.
In der zweiten Woche kann Herr D. zeitweise den Küchendienst nur fehlerhaft oder gar nicht mehr erledigen. Er vergisst z. B. das Besteck zu decken. Herr D. arbeitet an manchen Tagen schnell und an anderen Tagen sehr langsam.

Auch einen Monat nach Beginn der Pflegeplanung äußert Herr D. noch ‚Konzentrationsstörungen'. Es ist unklar: Ist es manchmal fehlender Wille, bestimmte Tätigkeiten auszuführen? Ist es eine Schutzbehauptung, weil Herr D. überfordert ist? Sind es Nebenwirkungen der Neuroleptika?
Ansonsten nimmt Herr D. an allen Aktivitäten in der Folgezeit teil. Seine Körperpflege, seine Kleidung und sein Zimmer versorgt er immer gut. Nach Medikamentenreduktion äußert er, dass es ihm so schlecht gehe wie bei der Aufnahme. In den nächsten Tagen machen sich bei ihm Angst und Unsicherheit bemerkbar, die sich aber wieder legen. Nach einem Besuch im AWO-Heim achtet Herr D. noch mehr auf sein Äußeres, hat gehobene Stimmung und ist sehr aktiv.

Zusammenfassung
Mit Beginn der Pflegeplanung wurden kontinuierliche Gespräche mit Herrn D. auf der Station möglich. Hier konnte auch Herrn D.'s Ziel der Rückkehr in das Heim konkret für ihn als Grundlage der Pflege einbezogen werden. Dadurch wurde bei ihm Interesse für sich und sein Umfeld geweckt.
Vielleicht waren seine Konzentrationsstörungen zeitweise eine Reaktion auf die ihn recht fordernden Kontaktangebote (Einzelgespräche mit Bezugsperson, Gruppenspaziergang, schwimmen etc.). Er selbst gab das nie als Grund an. Das gilt es in Zukunft noch genauer abzuklären.

Die Beschränkung auf nur drei Ziele erwies sich als richtig und durchführbar. In einem Übersichtsplan wurde die Teilnahme von Herrn D. an Gruppen und allen abgesprochenen Aktivitäten täglich festgehalten. Aus Gründen der Übersichtlichkeit verzichten wir in der Dokumentation auf eine Wiedergabe der Listen.
Für einen späteren Zeitpunkt ist es sinnvoll, Herrn D. darauf anzusprechen, inwieweit ein Zusammenhang seiner Aggressivität und einer Suchtproblematik besteht. In dem hier dargestellten Berichtszeitraum wurde pflegerisch bewusst darauf verzichtet, da es im Augenblick kein aktuelles Problem ist und um Herrn D. nicht zu überfordern.

D Praktische Übung: Zwischengespräch

Führen Sie bitte ein Zwischengespräch mit einem Klienten.
Es soll sich um einen Klienten handeln, der sich kooperativ verhält.

Sie können als Pflegeperson das Gespräch eröffnen, indem Sie zum Klienten sagen:
„Wir haben neulich eine Pflegeplanung gemacht. Ich möchte jetzt mit Ihnen besprechen, wie die Woche war."
Das Gespräch soll nicht länger als 15 Minuten dauern.
Besprechen Sie mit dem Patienten bitte auch, ob die Ziele und der Pflegeplan aufrechterhalten bleiben soll oder ob Änderungen sinnvoll sind.
Klären Sie jetzt bitte Ihre Rollen und die Sitzordnung und beginnen Sie.

Auswertung:
Falls Sie das Gespräch ohne Beobachter führen, besprechen Sie anschließend folgende Fragen:
- Wie ging es dem Klienten, wie der Pflegeperson bei dem Gespräch?
- Was war gut?
- Was war weniger gut?
- Was ist verbesserungsbedürftig?
- Welche alternativen Verhaltensmöglichkeiten gibt es?

Falls Sie das Gespräch mit Beobachter durchführen, erstellen Sie vorher ein Blatt, was der Beobachter alles beobachten soll.

E Übersicht: Übungen der Pflegeplanung in Unterricht und Praxis

Es gibt verschiedene Möglichkeiten, die Pflegeplanung zu üben und anschließend zu reflektieren.

1. Im Unterricht

- Pro-und-contra-Diskussion der T. über die Frage, ob Pflegeplanung sinnvoll ist oder nicht, in Form einer Podiumsdiskussion.
- Befragung bzw. Umfrage bei Mitarbeitern im Arbeitsbereich über den Wert der Pflegeplanung für die Pflege. Vorstellung des Regelkreises der Pflegeplanung. Bedeutung von Einbeziehung der Fähigkeiten. Was sind Probleme? Fragen und Frageformen (z. B. offene Frage, geschlossene Frage, Suggestivfrage).
- Praktische Übungen mit einem Partner oder in Kleingruppen mit wechselnden Rollen und Beobachten und Besprechen des Beziehungsaspekts (z. B. Durchführung eines Pflegeanamnesegepräch s, klientenzentrierte Pflegezielabsprache, klientenzentrierte Besprechung des Pflegeplans)
- T. erhalten den Auftrag, eine Pflegeplanung durchzuführen und bringen die Dokumentation in den Unterricht mit.

Wichtig dabei ist, dass die Dokumentationsbögen aus der Praxis es erlauben, die Pflegeplanung nach den im Unterricht erlernten Kriterien einzutragen, ansonsten sollten T. Bögen von der Schule erhalten, die sie (evtl. zusätzlich) in der Praxis ausfüllen.
Neben den formalen Anforderungen an die Pflegeplanung sollen **im Unterricht auch Beziehungsaspekte** reflektiert werden.
Bei der Auswertung gibt es zwei Möglichkeiten: Partner aus der Klasse beurteilen die Ausführungen, oder der Lehrer beurteilt die Pflegeplanung und gibt anschließend Rückmeldung.
Schwierigere Themen:

- Bezugspflegeperson kommt im Zwischengespräch mit Klienten zu anderen Maßnahmen als das Team wünscht: Teamgespräch mit diesem Problem. Team hat andere Meinung als der Arzt u. ä.
- Zwischengespräch in einer Gruppe von Klienten.
- Zwischengespräch mit schwierigen, wenig kooperationsbereiten Klienten. Situationen sammeln und üben.
- Zwischengespräch in einer Gruppe von Klienten.
- Zwischengespräch mit schwierigen Klienten.

Situationen sammeln und üben.

2. In der Praxis

- Teilnehmer führen Pflegeplanungsgespräche mit Klienten im Beisein von Kollegen oder einem Anleiter durch. Der Vorteil liegt darin, dass der Umgang der Pflegekraft mit dem Klienten und Beziehungsaspekte in der Realsituation beobachtet und anschließend reflektiert werden können.
- T. führen Pflegeplanungsgespräche ohne „Beobachter" durch und reflektieren das Gespräch anschließend mit Kollegen oder Anleiter. Das ist dann z. B. ein Pflegeanamnesegespräch, wie es im Arbeitsbereich üblich ist, z. B. mit einer Kollegin, die nicht die Aufgaben der Anleitung hat. Die Reflexion findet später mit Kollegen oder Anleiter zu einem vereinbarten Termin statt.
- Zwischengespräch in der Praxis mit Beobachtern und Nachbesprechung. Falls das nicht möglich ist, Selbstreflexion anhand der Fragestellung aus der pÜ.

4 Die Alltagsfähigkeiten des Lebens

4.1 Sich orientieren und sicher fühlen

5 h 4.1.1 Sich orientieren

20 4.1.1.1 Einleitung

T. sollen reflektieren, was ihnen jeden Morgen Sicherheit verleiht und wie sie sich orientieren. L T

Frage(n): Wie sind Sie heute hierher gekommen? Woran haben Sie sich orientiert (z. B. Zeit zum Aufstehen? Fahrpläne? Hinweisschilder?) Welche Konsequenzen hat zu spät kommen, für Sie, für die Gruppe, für den Dozenten? Was ist Ihr unangenehmstes Erlebnis bezüglich Verspätung? Sind Sie schon einmal bewusst zu spät gekommen? Warum? Wenn ein Fremder hierher käme, wo hätte er Schwierigkeiten mit der Orientierung? Gibt es genügend Hinweisschilder, sind sie aktuell? Sind die Zeiten klar, in denen wichtige Personen erreichbar sind? Ist transparent, wie Zeiten mit wichtigen Personen abgesprochen werden können (hier und am Arbeitsplatz)? Werden abgesprochene Zeiten eingehalten?

60 4.1.1.2 Sich örtlich und zeitlich orientieren

Einleitung (10')

Wir wissen, dass psychische Krankheiten mit Orientierungsverlust einhergehen können. Die Überprüfung der Fähigkeit zur zeitlichen und örtlichen Orientierung ist ein Hilfsmittel, um eine psychische Erkrankung zu diagnostizieren. Zum anderen kommen Angehörige, Besucher und Klienten oft das erste Mal in eine psychiatrische Klinik. **Nicht selten kann man feststellen, dass in Kliniken einfache Hinweisschilder fehlen oder dass die Schilder Hinweise enthalten, die nicht mehr aktuell sind.** Kommt man auf eine Station, ist es nicht immer leicht, das Stationszimmer, den Aufenthaltsraum oder die Toilette zu finden. Mitarbeitern und Klienten, die schon länger in Behandlung sind, fällt das möglicherweise nicht mehr auf, oder sie haben sich daran gewöhnt. Wochenpläne entsprechen oft nicht mehr dem aktuellen Angebot. Deutliche Hinweisschilder, Uhren, aktuelle Wochenpläne u. a. m. können Abhilfe schaffen und vermeiden zusätzliche Orientierungsstörung und Verwirrtheit. L

Reflexion der Orientierungsmöglichkeiten in der Praxis

T. sollen einen Gedankenspaziergang durch ihre Klinik und an ihren Arbeitsplatz machen (20'). Sie sollen sich in die Lage eines Fremden versetzen und herausfinden: Wie kann ich als Fremder meine Station/meinen Arbeitsbereich finden? Welche Orientierungshilfen sind in meinem Arbeitsbereich vorhanden? Welche zusätzlichen Hilfen sind für verwirrte Klienten vorhanden oder sollten geschaffen werden? Die Übung kann einzeln, in Partnerarbeit, in Dreiergruppen bzw. mit T. aus derselben Einrichtung gemacht werden.[1] L T1/ T2/ T3

1 Befindet sich der Unterrichtsraum vor Ort, kann auch ein realer Spaziergang durchgeführt werden. Wird eine Station besucht, muss das vorher abgesprochen werden.

Auswertung: (30')
Die T. bzw. Gruppen stellen die Ergebnisse gemäß den Fragen vor. P

115 **4.1.1.3 Sich orientieren im Tagesablauf**

Die Einbindung in eine Struktur und einen verlässlichen Tagesablauf gewährleistet Sicherheit im Leben und macht eine Lebensplanung möglich (5'). In Krisensituationen und bei psychischen Erkrankungen gerät diese Kontinuität ins Wanken oder wird völlig aufgehoben. Ziel der psychiatrischen Pflege ist es, dem Klienten wieder ein selbstbestimmtes Leben mit der für ihn wichtigen Verlässlichkeit und Kontinuität zu ermöglichen. Die Einbindung in eine verlässliche Tagesstruktur während der Pflege und Behandlung ist deshalb der erste Weg aus dem Chaos der Krankheit. L
Zwei Beispiele, die ein Fachkrankenpfleger für psychiatrische Pflege von seiner täglichen Arbeit beschreibt, sollen das verdeutlichen. L. verteilt das Informationsblatt A. A
T. lesen die beiden Beispiele unter den **Fragen** (20'): Welche Störungen im Tagesablauf werden beschrieben? Was bewirkte die Störungen im Tagesablauf? Wie wurde pflegerisch damit umgegangen? T1
Auswertung: (15') Gemäß den Fragen T
Zeiteinteilung im Krankenhaus
Aufgabe: (5')
T. sollen am Beispiel ihrer Station einen durchschnittlichen Tages- und Wochenablauf überlegen: L
1. Welche Aktivitäten haben die Klienten zu den jeweiligen Zeiten?
2. Welche Möglichkeiten halten Sie für notwendig oder sollten geschaffen werden?

Sie sollen dabei auch bedenken: Räumliche Gegebenheiten, personelle Voraussetzungen, strukturelle Gegebenheiten. Es können auch verschiedene Themen verteilt werden. Es bilden sich 4 Gruppen. G4
Durchführung: (30')
Auswertung (40'):
Jede Gruppe stellt ihren Tages- und Wochenablauf vor. L. kann die Schwachstellen hinterfragen und Lösungen diskutieren. P

30 **4.1.1.4 Pünktlichkeit**

Beispiel: (15')
L. macht eine Pause und erklärt, dass T. **in genau 10 Minuten wieder da** sein sollen. L T
L. kommt nach 15 Minuten Pause **bewusst 5 Minuten zu spät.** Er setzt sich hin und beginnt kurz den Unterricht. Er unterbricht dann und sagt, dass er sich gewundert hat, dass niemand seine fünfminütige Verspätung reklamiert hat (hat es doch jemand getan, kann er die Frage der Pünktlichkeit natürlich direkt besprechen).

	In der täglichen Praxis erlebt man, dass von Klienten zwar Pünktlichkeit verlangt wird, die Fachleute aber diese Regel nicht immer befolgen. Natürlich sind auch Klienten nicht immer pünktlich. Manchmal werden aber die Anfangszeiten kurzfristig geändert, ganze Gruppentermine fallen aus, oder die Sitzungen werden plötzlich in andere Räume verlegt, ohne dass alle Beteiligten informiert werden. Oft wird dieses Verhalten als eine Art persönlicher Freiheit empfunden oder ausgelebt. Es kann Gruppenzusammenkünfte geben, deren Anfang und Ende offen ist, dann muss das aber für alle Beteiligten gelten. In Pflege- bzw. Therapiegruppen werden solche Gruppen aber eher selten oder nie durchgeführt. **Frage(n): (15')** **Was ist natürliche Pünktlichkeit, und wann wird sie zum Zwang?** Welche Bedeutung hat Pünktlichkeit in der Pflege? Welche Auswirkung hat Unpünktlichkeit auf bestimmte Gruppen (z. B. Stationsversammlung, Kochgruppe, Außenaktivität)?	T
	PA/pÜ: Im eigenen Arbeitsbereich mit den Augen eines Fremden vom Eingang bis zum Arbeitsplatz gehen und auf Beschilderung und Orientierungsmöglichkeiten achten. Tages- und Wochenpläne im Arbeitsbereich auf Übersichtlichkeit und Aktualität überprüfen.	

A Die Bedeutung der Tagesgestaltung an zwei Beispielen[1]

1. Die Bedeutung von Arbeit und Beschäftigung im Tagesablaufs für einen gesunden Nachtschlaf
„Ein 36-jähriger Patient kommt mit der Diagnose ‚Depression' zur stationären Aufnahme auf eine offene psychiatrische Station. Seit gut zwei Jahren wird er von einem niedergelassenen Psychiater und Psychotherapeuten ambulant behandelt. Stationäre Aufenthalte haben zuvor noch nicht stattgefunden. Aktuell sei die depressive Symptomatik durch ambulante Hilfe nicht mehr abzufangen. Schlafstörungen, Rückzugstendenzen stehen im Vordergrund. Anhand der Pflegeanamnese wird deutlich, dass der Betroffene trotz seiner krankheitsbedingten Einschränkungen seinem Beruf als Elektriker nachgehen konnte. Sein Tagesablauf war klar strukturiert und mit bestimmten Aktivitäten gefüllt. So ging er zum Beispiel zweimal in der Woche zur Volkshochschule. Hier frischte er seine Englischkenntnisse auf. Einmal in der Woche traf er sich mit einem Freund zum Badminton spielen und anschließendem Saunieren. All diese Tätigkeiten haben ihn, laut eigenen Angaben, stabilisiert und dazu beigetragen, seine Krankheit zu kontrollieren. Ursache für die plötzliche Verschlechterung sei seine Arbeitssituation. Sein Betrieb habe vor ca. sechs Wochen aufgrund schlechter Auftragslage Kurzarbeit angeordnet. Nun sei er maximal drei Stunden am Tag mit der Ausübung seines Berufes beschäftigt. Die ersten vier bis fünf Tage der Kurzarbeit habe er genossen, doch kam schnell das Gefühl auf, nicht ausgelastet zu sein. Gerade die Arbeit sei ihm immer sehr wichtig gewesen, da er hier körperliche und geistige Herausforderungen fand. Im Verlauf haben die Symptome nun zugenommen, und er habe immer mehr an Antrieb verloren. Die Nächte seien durch wiederkehrende Schlafunterbrechungen gestört. Er schläft erst um ca. 23:00 Uhr ein und ist spätestens um 4:00 Uhr hellwach. Das Grübeln würde gerade in der Nacht kein Ende nehmen. Anhand dieses Beispiels könnte man ‚ohne weiteres' die These anbringen, dass dem Betroffenen durch klare, auf ihn individuell zugeschnittene Strukturen im Tagesablauf Schlafqualität geboten werden kann und Krankheitssymptome in ihrem Ausmaß relativ stabil gehalten werden können.
Um an dem Beispiel fortzufahren, möchte ich den weiteren Verlauf nicht vorenthalten. Der Patient blieb drei Wochen auf der Station. Hier wurden ihm viele Möglichkeiten der Beschäftigung gegeben. Parallel zum Krankenhausaufenthalt und den co-therapeutischen Angeboten war mit dem Arbeitgeber abgesprochen worden, dass sein Mitarbeiter weiterhin täglich drei Stunden Arbeiten kommt. Der Unternehmer schätzte seine Mitarbeit und unterstützte diesen Ansatz der Hilfestellung. Von pflegerischer Seite wurden ihm Alternativen aufgezeigt, seinen momentanen Tagesablauf neu zu sortieren. Durch Einbindung in ein Praktikum innerhalb der Klinik verbesserte sich der Antrieb, und die Schlafqualität nahm zu."

2. Der „zu voll gepackte" Tag
„Eine 43-jährige Patientin kommt mit einer akuten Belastungssituation zur stationären Aufnahme. Im Vordergrund des Behandlungsauftrages steht die Krisenintervention.
Verlauf: Frau Müller ist seit einem halben Jahr wieder berufstätig. Zuvor hat sie 7 Jahre ihre zwei Kinder versorgt und den Haushalt geführt. In diesen 9 Jahren sei ihr Leben völlig in Ordnung gewesen. Hin und wieder habe sie sich intellektuell unterfordert gefühlt. Die Arbeit mit den Kindern habe ihr jedoch keine Freiräume für Hobbies oder berufliche Herausforderung gegeben. Seitdem die Kinder beide in die Schule gehen, habe sie sich dann um einen Arbeitsplatz gekümmert. Seit nun knapp einem Jahr ist sie mit einer dreiviertel Stelle bei einer Versicherung als Kauffrau tätig. Der Job füllt sie voll aus. Durch die Tätigkeit habe sie neue Freundinnen kennengelernt, mit denen sie in ihrer Freizeit regelmäßig etwas unternimmt. Die Umstellung von der ‚Hausfrau' zur ‚berufstätigen Hausfrau' habe ihr anfangs sehr gut gefallen. Im Verlauf sei die Belastung jedoch immer mehr geworden. Wenn sie am Abend nach Hause kommt, warten der Haushalt und die Kinder auf sie. Vor 22:00 Uhr sei nicht an Feierabend zu denken. Da ihr die neu gewonnenen Freundschaften sehr wichtig sind, fällt es ihr schwer, Termine abzusagen, um etwas mehr Zeit für sich zu haben. Der Ehemann sei selber den ganzen Tag beruflich eingebunden und könne ihr in den Tätigkeiten zu Hause nicht behilflich sein. Diese Tatsache sei in der letzten Zeit häufig der Grund für eine Auseinandersetzung unter den beiden gewesen. Außerdem würden die Kinder immer häufiger die Mutter einfordern, was ja auch ihr gutes Recht sei. Momentan wisse sie nicht mehr ein noch aus.

1 Eggers, M.: Wie sollte der Tagesablauf der Patienten im Hinblick auf einen gesunden Nachtschlaf gestaltet sein? Eine Fragestellung an Patienten auf einer offenen psychiatrischen Station. Examensarbeit der Fachweiterbildung für psychiatrische Pflege 2001–2003 am IFW Marl-Sinsen, S. 5–7, unveröffentlicht.

Aktuell würde sie regelmäßig überreagieren, wenn die Kinder sie um etwas bitten. Sie habe das Gefühl, ungerecht zu sein. Sie selbst sei momentan nicht in der Lage, an dem ‚Problem' etwas zu tun. Schlafstörungen haben sich in den letzten 7 Wochen vermehrt bemerkbar gemacht, und sie habe in den vergangenen Wochen regelmäßig Alkohol getrunken, um zur Ruhe zu kommen.
Sicherlich ist diese Problematik sehr komplex und nicht kurzfristig zu lösen. Eines möchte ich in diesem Zusammenhang jedoch erwähnen. Frau Müller war kurz nach Aufnahme auf der Station deutlich entlastet. Sie kam schnell zur Ruhe und hatte Zeit für sich. Nur so war es möglich, Problemlösungsstrategien zu entwickeln, um ihr Leben neu zu strukturieren. Es sei noch erwähnt, dass die Patientin eine Menge Schlaf nachgeholt hat und abends ohne Alkohol einschlafen konnte. An diesem Beispiel soll deutlich werden, dass ein ‚zu voll gepackter' Tag auch negative Folgen auf die Lebens- und Schlafqualität haben kann.

11 h	**4.1.2 Sich sicher fühlen**	
100	**4.1.2.1 Einleitung**	
	Frage(n): (15') **Welche Regeln im Zusammenleben mussten Sie heute Morgen beachten?** T. tauschen sich in **Partnerarbeit** darüber aus. L. führt anschließend ein Unterrichtsgespräch darüber (alternativ direkt Unterrichtsgespräch zur Frage).	L T2 T
	Regeln des Zusammenlebens **Aufgabe:** (5')	
	T. sollen sich in **Gruppenarbeit** darüber auseinandersetzen, welche Regeln im Zusammenleben gelten: In der Familie, am Arbeitsplatz, im öffentlichen Leben, bezüglich des Lebensrhythmus. Jede Gruppe kann einen Bereich als Aufgabe erhalten.	L G4
	Durchführung: (20') **Auswertung:** (40')	
	T. stellen die Ergebnisse vor. Welche Bedeutung haben diese Regeln, sind sie notwendig und warum?	P
	Persönliche Regeln (20')	
	Frage(n): Welche Regeln gelten davon für mich? Jeder T. soll die für ihn geltenden Regeln reflektieren. T. tauschen sich in **Partnerarbeit** darüber aus (auch als Einzelarbeit möglich).	L T2
	Auswertung: anhand von Beispielen der T.	T
30	**4.1.2.2 Beeinflussung durch Regeln**	
	Aufgabe: (5')	
	T. sollen in **Partnerarbeit** (10') folgende Fragen bearbeiten: Welche Regeln in der Gemeinschaft haben mich geprägt? Hindern die Regeln mich an der persönlichen Entfaltung? Möchte ich diese Regeln weitergeben?	L T2
	Auswertung: (15')	
	Gemäß der Aufgabenstellung, soweit T. darüber sprechen möchten, evtl. auch angemessen nachfragen nach Kindheit, Erziehung, Elternhaus, Schule, Ausbildung u. ä.	T
40	**4.1.2.3 Kontrolle als Fürsorge**	
	Aufgabe: (5')	
	L. verteilt das Arbeitsblatt A. T. sollen in **Partnerarbeit** (15') folgende Fragen bearbeiten: War das Verhalten des Pflegers Schröder richtig? Wie hätten Sie sich verhalten?	L/A T2
	Auswertung: (20')	
	Fragen wie oben und: Gibt es ein solches Verhalten heute noch? Haben Sie Beispiele? Wie gehen heute die Mitarbeiter mit solchen Situationen um? Haben Sie Beispiele dafür?	T

60	**4.1.2.4 Die geschlossene Station** **Aufgabe:** (5') T. sollen in **Gruppenarbeit** (20') folgende **Fragen** bearbeiten: Welche Bedeutung hat die geschlossene Tür in der Psychiatrie? 1. Gruppe: Für die Klienten 2. Gruppe: Für die Angehörigen 3. Gruppe: Für die Mitarbeiter 4. Gruppe: Welche Regeln gibt es in Bezug auf die geschlossene Tür in Ihrem Arbeitsbereich (z. B. in Bezug auf das Öffnen der Tür, Neuaufnahme, Ausgang o. Ä.)? Was ergibt sich daraus für das Pflegepersonal? **Auswertung:** (35') T. stellen die Arbeitsergebnisse vor, die diskutiert werden.	L G4 P
75	**4.1.2.5 Erläuterung von Regeln** **Aufgabe:** (5') T. sollen einem neu aufgenommenen Klienten auf einer geschlossenen Station eine Regel erläutern (z. B. die Ausgangsregelung oder das Durchsuchen des mitgebrachten Gepäcks o. Ä.).[1] L. gibt vier der von T. vorher erarbeiteten Regeln vor (oder erarbeitet sie jetzt mit den T. Das erfordert zusätzliche Unterrichtszeit!) T. bilden vier **Gruppen** und bereiten eine Situation zur Vorstellung im Plenum vor. **Durchführung:** (20') **Auswertung:** (50') Im Sinne des Rollenspiels mit Alternativen	L pÜ G4 P
20	**4.1.2.6 Struktur und Stationsregeln** L. verteilt das Arbeitsblatt **B**. T. lesen es durch. Von Pflegepersonal wird gefordert, die Struktur der Station aufrechtzuerhalten, im günstigsten Fall zusammen mit den Klienten festzulegen und zu gestalten. Die **Fragen** sind z. B.: Welche Regeln sollten auf einer Station gelten? Sind die Regeln verbindlich? Hält sich jeder daran? Muss sich jeder daran halten? Welche Sanktionen gibt es bei Nichteinhalten der Regeln?	L/B T1 T

1 Diese Übung ist im Unterricht entstanden, wo deutlich wurde, dass sich die klientenzentrierte Aufklärung über bestehende Regeln in einer Grauzone bewegt, die wenig hinterfragt wird.

75

4.1.2.7 Regeln und der Umgang damit

Aufgabe: (5')

T. sollen sich in **Gruppenarbeit** mit folgenden Fragen auseinandersetzen: L

- Welche Regeln bestehen auf meiner Station und welchen Sinn haben diese Regeln? T. sollen die Regeln aufschreiben. G4
- Wer stellt diese Regeln auf?
- Sind die Regeln öffentlich bekannt gemacht?

T. sollen sich zwei Regeln auswählen und ausführlich begründen:

- Wann und warum wurde diese Regel aufgestellt?
- Gibt es Ausnahmen im Ermessensspielraum des Pflegepersonals von dieser Regel und wann?
- Welche Sanktionen gibt es bei Nichteinhaltung der Regel?

Durchführung: (30')

Auswertung: (40')

T. stellen die Ergebnisse vor und diskutieren sie. P

95

4.1.2.8 Regelübertretung und Auswirkungen von zu strengen Regeln

Die richtige Balance von Regeln und Freizügigkeit ist ein elementares Pflegeproblem. L!

T. erhalten Arbeitsblatt **C** und lesen es durch. **Aufgabe:** Vergleichen Sie bitte die Situationen mit der Praxis bei Ihnen (**10'**). C T1

Auswertung:

Frage(n): (15')

Wie sind bei Ihnen die Fernsehzeiten geregelt? Haben Sie generell Regeln in der Psychiatrie kennen gelernt, von denen Sie sagen würden, dass sie zu streng sind? T

Missachtung von Stationsregeln

Aufgabe: (5')

T. sollen sich in **Gruppenarbeit** zwei Situationen überlegen, in der ein Klient eine der Stationsregeln missachtet. Eine Situation davon sollen sie mit Lösung im Plenum vorstellen. L G4

Durchführung: (20')

Auswertung: (45')

Die Gruppen stellen die Ergebnisse vor. Die vorgestellte Situation wird auf zweierlei Art und Weise ausgewertet: P

1. Im Sinne eines Rollenspiels. Es werden evtl. Alternativen geübt.
2. Es werden sachlich Sinn und Zweck der jeweiligen Regel hinterfragt.

Die zweite Situation der Gruppe wird diskutiert.

Weitere Themen: Diskussion von Thesen, z. B. „Regeln statten Personen mit Macht aus". „Regeln fördern die Hierarchie".

PA/pÜ: Am Arbeitsplatz bestimmte Regeln und deren Historie hinterfragen (z. B. falls es nur Plastikflaschen, abgeschlossene Besteckschubladen, keine Blumentöpfe, keine Glasvasen, Kaffeezuteilung, eingezogene Feuerzeuge o. Ä. gibt: fragen, seit wann und warum).

A Kontrolle als Fürsorge[1]

„Wir haben beschrieben, dass das Pflegepersonal eine Reihe von Praktiken entwickelt hat, die helfen sollen, ‚Unruhe' auf der Station zu vermeiden. Wenn beispielsweise einem hilflosen Patienten ständig die Zigaretten weggenommen werden und es dadurch zu Streit und Aufregungen kommt, dann löst das Pflegepersonal das Problem, indem es die Zigaretten dieses Patienten selbst verwaltet. Ärger zu vermeiden und dafür zu sorgen, dass die Lage auf der Station ruhig bleibt, ist allerdings nicht die einzige Begründung für solche Kontrollpraktiken.
Der Patient F. überlässt seinem Mitpatienten Herrn L. seine Weintrauben. Herr L. bedient sich. In diesem Moment kommt der Oberpfleger der Station, Herr Schröder, hinzu:
Pfleger Schröder: ‚Was soll denn das?' Er nimmt Herrn L. die Weintrauben weg.
Herr L. protestiert: ‚Ich darf doch.'
Pfleger Schröder: ‚Aber doch nicht alle, nicht wahr, Herr F?'
Herr F.: ‚Ja.'
Der Pfleger gibt Herrn L. eine kleine Traube. Herr L. verlässt den Raum. Herr Schröder, der Oberpfleger, gibt der Beobachterin zu verstehen, dass Herr L. ein ausgemachter Schnorrer sei.
Beobachterin: ‚Aber Herr F. hat ihm vorhin gesagt, er kann die Trauben haben.'
Pfleger Schröder: ‚Ja, aber das ist nur, weil er krank ist. Deshalb ist er so freigiebig. Wir müssen darauf aufpassen, dass die Patienten nicht aus ihrer Krankheit heraus solche Sachen machen. Wir müssen für die Patienten denken. Wenn ein Patient 20.– DM hat, und wir machen einen Ausflug, dann holt er sich vielleicht eine Tafel Schokolade, legt 20.– DM hin und geht, ohne sich was rausgeben zu lassen. Die Ärzte sagen: ‚Soll er doch, er wird es schon lernen'. Aber der ist doch krank. Der kann das nicht. Das müssen wir für ihn tun.'
Was auch immer ‚Geisteskrankheit' sonst noch bedeuten mag, aus der Sicht des Pflegepersonals geht die Krankheit eines Teils seiner Patienten einher mit einer Inkompetenz in lebenspraktischen Angelegenheiten. Für Pfleger Schröder in unserer Notiz ist unbestritten, dass manche seiner Patienten keinen richtigen Gebrauch von ihrem Geld machen können; auch besitzen sie nicht die Fähigkeit, ihre eigenen Interessen zur Geltung zu bringen und werden deshalb leicht Opfer von Ausbeutung und Übertölpelung. Wenn beispielsweise das Pflegepersonal von Geschäften der Patienten untereinander hört, und diese Geschäfte sind nach üblichen Kriterien unfair (eine Packung Zigaretten gegen eine Armbanduhr), so wird der Tausch in der Regel sofort rückgängig gemacht, gleichgültig wie die betroffenen Patienten dazu stehen. Das Pflegepersonal sieht seine Patienten also nicht als kompetente, freie Vertragspartner, die mit ihrem Besitz schalten und walten können, wie ihnen der Sinn danach steht. Für diese Sichtweise ist es unerheblich, ob eine amtsrichterliche Bestätigung dieses Sachverhalts erfolgt ist oder nicht, ob der Patient also de jure entmündigt ist oder ob eine Pflegschaft besteht. Das Pflegepersonal definiert es als einen ganz spezifischen Teil seiner Fürsorgepflicht, die Patienten, die sich nicht selbst schützen können, vor ungerechter Behandlung, Übervorteilung und Ausbeutung von dritter Seite zu bewahren. Für Patienten, die ‚es brauchen können', übt das Pflegepersonal also eine de-facto-Vormundschaft aus."

B Struktur und Freiheit

Struktur und Freiheit sind zwei Antipoden, die scheinbar unvereinbar sind. In der Malerei, in der Musik und in der Literatur findet diese Auseinandersetzung immer wieder statt. Ein Ausbrechen aus vorgegebenen Strukturen kann ein Akt der Befreiung sein, es werden sich dabei neue Regeln bilden, die irgendwann möglicherweise wieder eingerissen werden. Dieses Wechselspiel zwischen Struktur und Veränderung der Struktur kennzeichnet auch die Entwicklung der menschlichen Gesellschaft. Absolute Freiheit mag ein Traum sein, jeder Mensch braucht aber eine Orientierung. Ohne Regeln und Gesetzmäßigkeiten versinkt der Mensch im Chaos.
Der einzelne Mensch ist eingebettet in die Struktur der Gesellschaft, in der er lebt. Im persönlichen Bereich befindet er sich in einer Struktur, in die er hineingewachsen ist bzw. die er sich geschaffen hat.

---

1 Fengler, Ch. und Th.: Alltag in der Anstalt. Rehburg-Loccum: Psychiatrie-Verlag, 1980 S. 39–40

Wie wichtig eine Struktur ist, haben wir vorher an Beispielen gesehen → 4.1 Sich orientieren und sicher fühlen. Es gibt im Leben ganz natürliche Phasen des Umbruchs (z. B. Schulzeit, Pubertät, Beginn des Arbeitslebens, Ehe/Partnerschaft, Ende des Arbeitslebens) oder Lebenskrisen (z. B. Krankheit, Arbeitslosigkeit, Trennung), in denen sich diese Struktur verändert. Unser Thema ist überwiegend die Krankheit. Wir können beobachten, dass psychische Erkrankung i. d. R. mit Veränderungen der gewohnten Struktur einhergeht. Das kann zu einer krisenhaften Zuspitzung führen, die eine fachliche Beratung und Betreuung notwendig macht. Die Psychiatrie hat unterschiedliche Antworten auf das Problem versucht. Die Modelle gehen vom Ausleben des Chaos (Psychiater R. D. Laing) bis hin zum Zwang der Verwahrpsychiatrie in einer Struktur von Pünktlichkeit, Ordnung und Sauberkeit.
Das richtige Maß von Struktur und Regeln zu finden, ist eine (hoffentlich) ständige Auseinandersetzung in der Psychiatrie. Viele Klienten müssen eine neue Tages- und Lebensstruktur im Rahmen ihrer Fähigkeiten und Einschränkungen finden. Die Station ist gleichsam der Schonraum für diejenigen, bei denen die Lebensstruktur zusammengebrochen ist. Wenn wir die Station als Alltagsschule betrachten, bietet sich dort die Möglichkeit, unter fachlicher Anleitung sein Leben neu zu ordnen.
Die Grenzen der Station bestehen darin, dass vieles nicht der Lebenswirklichkeit entspricht. Kaum jemand lebt z. B. mit 10 oder 20 Personen auf einem so eng begrenzten Raum zusammen. Deshalb sollte diese Phase der stationären Behandlung – wenn sie nicht vermieden werden kann – so kurz wie möglich gehalten werden und möglichst schnell wieder eine Einbindung des Klienten in die normale Umgebung erfolgen.

C Auswirkungen von strengen Stationsregeln

Was sind strenge Regeln und welche Auswirkungen haben sie?
„Bei genauerer Betrachtungsweise fordert das Wort streng geradezu dazu auf, es persönlich zu interpretieren. Diese Interpretation beruht im Wesentlichen auf erlernten Werten und Normen des Einzelnen. Da unser Gegenüber in der Regel aber oft über andere Werte und Normen verfügt, diese zum Teil durch seine Krankheit dann noch verändert sind, z. B. besitzen Grenzen bei Manikern eine andere Gültigkeit, sind Konflikte bei zu strenger Auslegung von Regeln vorprogrammiert. Das heißt, grundsätzlich hat jeder Mensch seine eigenen Vorstellungen von Regeln und das, was er als streng empfindet. Als Grundlage für die Definition des Wortes Regeln kann folgende Ausführung verwendet werden: ‚Aus bestimmten Gesetzmäßigkeiten abgeleitete, aus Erfahrungen und Erkenntnissen gewonnene, in Übereinkunft festgelegte, für den jeweiligen Bereich als verbindlich geltende Richtschnur'. (Duden, Wörterbuch der Deutschen Sprache, Mannheim, Wien, Zürich 1980, S. 2121).

In Bezug auf die speziellen Anforderungen in der psychiatrischen Pflege fand ich Folgendes:
Regeln dienen einerseits dazu, dem Orientierungslosen die Orientierung zu erleichtern, dem Grenzenlosen Grenzen erfahrbar zu machen und dem Ängstlichen Sicherheit zu bieten. Auf der anderen Seite müssen Ausnahmen denkbar sein, wenn sie begründet werden können (Hilde Schädle-Deininger, Ulrike Villinger: Praktische psychiatrische Pflege, Bonn 1996, S. 40).
Legt man nun diese Definitionen zu Grunde, dürfte es eigentlich zu keinen Problemen kommen. Daraus folgt, dass oft nicht die Regeln Probleme auf der Station machen, sondern deren Interpretation, was allgemein als ‚zu streng' betitelt wird. Die Bedeutung des Wortes streng und das, was es im Empfinden von einzelnen Personen auslösen kann, ergibt sich, wenn man sich die Definition ansieht, wobei ich noch anmerken möchte, dass sich diese trotz aller gesellschaftlicher Entwicklung in den letzten 100 Jahren nicht wesentlich verändert hat: ‚Fest und zusammenhaltend, scharf durchgreifend' (Moritz Heine: Deutsches Wörterbuch, Leipzig 1895, S. 870).
‚Ohne Mitleid und Rücksicht, schonungslos und unnachgiebig sein' (Günther Wahrig: Der kleine Wahrig, München 1997, S. 891).
Zusammenfassend kann daher gesagt werden, dass strenge Stationsregeln durch eine besonders rücksichtslose, unnachgiebige Anwendung (z. B. Hausordnung) gekennzeichnet sind."[1]

1 Examensarbeit der Weiterbildung für psychiatrische Pflege 1999–2001 am IFW Marl-Sinsen, S. 1–2, unveröffentlicht, Name und Anschrift des Autors sowie Titel der Arbeit bekannt.

Beispiel Fernsehzeiten

„Auf der Station 5 C gibt es betreffend der abendlichen Fernsehzeiten die Regelung, dass Patienten bis 23.00 Uhr fernsehen können. Herr M., der sich seit 3 Tagen wegen einer Persönlichkeitsstörung mit aggressiven Durchbrüchen in stationärer Behandlung befindet, sitzt seit 21.45 Uhr im Raucherraum und sieht sich gespannt einen Krimi an. Um 23.05 Uhr kommt Schwester A. ins Zimmer und reagiert überrascht und verärgert, dass Herr M. den Fernseher noch nicht ausgemacht hat. Die Stationsregeln seien ihm bekannt, er wäre hier nicht Zuhause und hätte sich anzupassen. Die Bitte des Patienten, noch die letzten 10 Minuten schauen zu können, ignoriert die Schwester, stattdessen nimmt sie die Fernbedienung und schaltet ab. Darauf wird der Patient sehr laut und beschimpft die Schwester. Dabei kann er sich kaum noch steuern. Nur durch einen dazu kommenden Pfleger gelingt es, Herrn M. zu beruhigen und dazu zu bewegen, ins Bett zu gehen."

Im weiteren Verlauf der Arbeit schreibt der Autor: „... rigoroses, konsequent orientiertes Handeln (kann) beim Patienten Verhaltensweisen nach sich ziehen (...), welche völlig von dem eigentlichen Ziel abweichen. Die Art ihres (der Schwester) Vorgehens hat den Patienten aggressiv gemacht, was seitens des Pflegepersonals zu Zwangsmaßnahmen, wie z. B. Fixierung hätte führen können. Damit wäre das eigentliche Ziel der Nachtruhe verfehlt gewesen. Daraus ergibt sich, dass in der psychiatrischen Arbeit eine hohe Fähigkeit vorhanden sein muss, in schwierigen Situationen angemessen zu reagieren.[1]"

1 ebd. S. 3

Zeit

4.2 Kontakte und Beziehungen gestalten

4 h

4.2.1 Grundlagen

10

4.2.1.1 Wie wirke ich auf andere?

Kennenlernen

L. geht herum, gibt jedem T. die Hand zur Begrüßung und stellt an einzelne T. die Frage(n): „Wie geht es Ihnen? Sind Sie heute gut hierher gekommen? Hatten Sie einen schönen Abend etc." (Anm.: T. werden bei diesem ungewöhnlichen Einstieg lachen. L. ignoriert das.) L

Frage(n):

Warum habe ich diesen Einstieg gewählt? Welchen Eindruck hat das auf Sie gemacht? T

L bespricht mit T.:

1. dass die Begrüßung per Handschlag ein persönlicher Kontakt ist. Er diskutiert die Frage, warum ein persönlicher Kontakt gerade in der psychiatrischen Pflege wichtig ist.
2. wovon die eigene Befindlichkeit abhängig ist (z. B. wie ich geschlafen habe, ob ich mich über andere geärgert habe, ob die Anfahrt hierhin gut geklappt hat u. a. m.).

20

Das Äußere

Spiel: Das Päckchen[1] (10')

L. hat ein Päckchen vorbereitet (Inhalt: Süßigkeiten oder ein kleines Geschenk). L

Er lässt das Päckchen herumgehen und liest dabei Text A. A

Frage(n): (10')

Welche Bedeutung haben Äußerlichkeiten für Sie? Schöne Kleidung? Ein schöner Körper? Worauf schauen Sie zuerst? Worauf schauen Sie als Frau? Worauf schauen Sie als Mann? P

Der erste Eindruck

→ 2.2 Beziehungsgestaltung zum Klienten/Der Beginn einer Beziehung/Fragen (Der erste Eindruck). Dieser Teil kann hier entsprechend verwendet werden.

130

4.2.1.2 Persönliche Signale[2]

Aufgabe:

Beschreibung von Wahrnehmungen: Körperhaltung, Mimik, Gestik L!

Vorbereitung:

L. hat T. vor diesem Unterricht aufgefordert, **Personenfotos aus dem Urlaub, aus dem Familienalbum o. Ä.** mitzubringen (L. kann natürlich auch selbst Bilder mitbringen. Es können auch Bilder aus Illustrierten oder Werbefotos sein).

---

1 Das Spiel kann man auch mit Geschenken auf privaten Feten machen.

2 vgl. Birkenbiehl, V. F.: Signale des Körpers. 2. Aufl. Landsberg am Lech: Moderne Verlagsgesellschaft 1986, S. 43–50

Durchführung: (20')
T. sollen sich **paarweise** zusammentun und herausfinden: L
Welche **Körperhaltung** haben die Personen? Wie stehen oder sitzen die Personen? T2
Welche **Haltung** haben die Personen? Welche **Mimik** ist festzustellen? Wie fühlt sich die jeweilige Person? Ist sie fröhlich, ausgeglichen, traurig eher einsam? Welche **Gestik** ist zu erkennen?
(Fragen an die Tafel schreiben oder als Aufgabe verteilen!)

Auswertung: (10')
Frage(n): Wie sind Sie mit der Übung zurechtgekommen? Was war leicht? Was T
war schwierig? Sind die Ergebnisse objektiv? Inwieweit kann man diese Übung in der psychiatrischen Pflege als Übung für Klienten durchführen?

Übung „live" (30')
T. sollen **vorherige Übung jetzt „live" durchführen, indem sie andere Personen** T2
draußen beobachten. (Anm.: Das geht nur, wenn das Unterrichtsgebäude eine pÜ
entsprechende Lage hat.)

Auswertung: (10')
Fragen wie vorher T

Der richtige Abstand
→ 2.2.1 Grundlagen der Beziehungsgestaltung/persönliche und soziale Zone

Tonfall (10')
L. macht ein **Brain Storming** zu der Frage: Welchen Ton und Tonfall kann man L
bei Menschen wahrnehmen, und was bedeutet er jeweils möglicherweise? T
L. erarbeitet eine Aufstellung etwa folgendermaßen:

Ton:	**Bedeutung:**
laut	Ärger, Wut usw.
nuschelnd usw.	Unsicherheit usw.

Augenkontakt

Übung (15')
T. sollen sich **paarweise** zusammentun und erhalten folgende Aufgabe: pÜ
Sie sollen miteinander sprechen in der Form, dass es klar einen Sprecher und T2
einen Zuhörer gibt (Gesprächssituationen können T. selbst wählen. Sie können z. B. ihr Hobby oder ihre Lieblingsbeschäftigung erklären oder warum sie gern in ein bestimmtes Lokal gehen o. Ä.).
T. sollen **verschiedene Formen des Augenkontakts ausprobieren,** z. B.

- der Sprecher schaut ständig weg, der Zuhörer schaut ständig weg,
- beide schauen ständig weg,
- der Sprecher schaut ab und zu weg, der Zuhörer schaut ab und zu weg,
- der Sprecher schaut den Zuhörer ab und zu an, der Zuhörer schaut den Sprecher ständig an (diese Situation entspricht am ehesten dem Üblichen).

Danach tauschen Sprecher und Zuhörer die Rollen. Anschließend reflektieren sie ihre Erfahrungen: Welcher Augenkontakt war unangenehm, welcher angenehm, welcher ist eher natürlich und üblich?
L. schreibt die unterschiedlichen Übungen wegen deren Vielfalt am besten an die L!
Tafel.

	Auswertung: (10') Anhand der Fragen der Partnerarbeit	L
	Handlungen (5') Bei Staatsbesuchen kann man im Fernsehen anhand der Bilder, aber noch eher anhand der Kommentare etwas über **die momentane Beziehung** der Länder erfahren. Sie **drückt sich oft in Handlungen aus.** Wenn ein Staatsmann den Besucher eines anderen Landes in seinem Privathaus empfängt, ist das beispielsweise ein Zeichen für ein gutes Verhältnis.[1] Handlungen können auch im privaten Bereich Signalwirkung haben. So kann auch die Tatsache, ob einem jemand die Hand zur Begrüßung gibt oder nicht, etwas über das momentane Verhältnis aussagen. Wenn der Gastgeber auf die Uhr schaut, kann das bedeuten, dass er sich langweilt oder dass es schon spät ist und man gehen solle.	L!
	Frage(n): (10') Haben Sie dafür Beispiele, die Sie bei Mitarbeitern oder Klienten beobachtet haben, wie sich in einer Handlung die Befindlichkeit der Person oder deren Beziehung zu Ihnen ausdrückte? (z. B. wenn Mitarbeiter häufig krank sind, kann das ein Zeichen von Überbelastung sein).	T
20	**4.2.1.3 Das Ich[2]**	
	Einfühlungsvermögen	
	These: (5') **Nur wenn ich mir meiner eigenen Körpersignale bewusst bin, kann ich die anderer richtig verstehen.**	L
	Frage(n): Was sagen Sie zu der These?	T
	Übung (10') T. gehen in der Umgebung herum und sagen – wie ein Reporter – laut jedes Körpermerkmal, das Sie an sich beobachten. „Ich hebe jetzt den rechten Fuß, dabei spannt sich mein linker Wadenmuskel und ich spüre das linke Bein ...“ usw.	P
	Auswertung: (5') Unterrichtsgespräch über das Erlebte → 2.2.2 Professionelle pflegerische Beziehung	T
9h	**4.2.2 Der Alltagskontakt**	
95	**4.2.2.1 Beziehungen eingehen**	
	Der informelle Kontakt (5')	
	Ein vielleicht bekannter Witz: Winfried ist enttäuscht, dass er bisher keinen Kontakt zu Frauen gefunden hat. Er lebt allein und hat wenige Freunde. Er würde auch gerne tanzen gehen, doch ohne Partnerin traut er sich nicht. So sitzt er eines Abends wieder in seinem Stammlokal und trinkt eine Limonade. Da kommt eine junge Frau herein, die ihm auf Anhieb sympathisch ist. Sie ist allein, setzt sich an einen freien Tisch,	L

1 Hier kann L. einen Tagesschauausschnitt o. Ä. zeigen.
2 vgl. Birkenbihl ebd., S. 51–52

schaut sich im Raum um und ihre Augen bleiben länger als üblich an Winfried haften. Zum Glück hat er heute ein frisches Hemd angezogen und überhaupt sieht er nicht übel aus, das weiß er. Er schaut zurück und ihre Blicke treffen sich. Soll er oder soll er nicht?
Da ist sie wieder die alte Schüchternheit. Es vergehen 10 Minuten, während Winfried und die Neue häufiger Blicke wechseln. „So", sagt sich Winfried „jetzt wag ich's". In dem Moment steht die junge Frau auf und verschwindet in der Damentoilette. Nach einiger Zeit kommt sie zurück und setzt sich wieder an den Tisch. „So", denkt Winfried „jetzt nehme ich meinen ganzen Mut zusammen". Er steht auf, geht an den Tisch der jungen Dame und sagt: "Wars'te kacken?" Die Dame holt aus und gibt Winfried eine schallende Ohrfeige.

Praktische Übung

Wie spreche ich jemanden an, wie komme ich mit ihm ins Gespräch? (15') L

Brain Storming: Welche informellen Alltagssituationen ergeben sich, bei denen man mit Menschen ins Gespräch kommen kann? (z. B. im Lokal, im Supermarkt etc.) Die Situationen werden nach Schwierigkeitsgrad geordnet. T. kreuzen auf der Skala an oder entscheiden per Handzeichen. pÜ
Es wird mit der einfachsten Situation begonnen.
L. kann auch Situationen vorgeben, dann sind T. allerdings in der Regel nur sekundär motiviert.
Gut eignen sich Situationen an der Theke einer Kneipe.

Vorbereitung: (5')
Die Szene wird vorbereitet: Es werden bestimmte Rollen verteilt (ein Barkeeper, zwei fremde Gäste, die das Gespräch suchen sollen und 3 Stammgäste. Der Rest sind die Beobachter, die um die Szene herum sitzen. G3

Durchführung: (5')
Kneipenszene

Auswertung: (20') PL
Entsprechend der Rollenspielregeln. Evtl. werden Alternativen ausprobiert.

Weitere Übungen (30') pÜ
Es werden nun die schwierigeren Situationen aus dem Brain Storming geübt. GX

Kontakt halten

Wie kann ich den Kontakt zu Bekannten und Freunden aufrechterhalten? (10') L
L. macht ein **Brain Storming** (z. B. Leute anrufen etc.) T

Frage(n): (5')
Wie merke ich, dass jemand den Kontakt ebenfalls wünscht? Wie merke ich, dass jemand den Kontakt mit mir nicht möchte oder dass ich ihm lästig bin? (Hier kann auch der Anruf bei einem Bekannten, den ich lange nicht gesehen habe, geübt werden.)

70 **Kontakt im Krankenhaus**

Brain Storming: (5') Welche Kontakte im Krankenhaus ergeben sich, bei denen man mit anderen Menschen oder Personal ins Gespräch kommen kann? L T

Vorbereitung von praktischen Übungen: (5')
Die Situationen werden nach Schwierigkeitsgrad geordnet. T. kreuzen auf der Skala an oder entscheiden per Handzeichen.

	Es wird wie vorher mit der einfachsten Situation begonnen.	
	Gut geeignet sind Situationen, wie z. B. das gemeinsame Fernsehprogramm im Aufenthaltsraum; der Zimmernachbar stört durch laute Musik; man möchte Kontakt zu anderen Menschen auf der Station; Klient möchte etwas über die Wirkung seiner Medikamente erfahren etc.	
	Vorbereitung und Übung der Szene: (10')	
	T. sind jetzt die Gruppe der Klienten auf der Station, und es gibt einige Pflegende.	pÜ
	Beispielsituation: Eine Gruppe von Klienten sitzt vor dem Fernseher im Gemeinschaftsraum im Beisein von 1–2 Pflegenden. Plötzlich steht Person A auf und stellt einen anderen Sender ein. Person B stört das und sie spricht das sofort an. Es werden die Rollen verteilt, besonders Person A und B. Es werden einige Beobachter für den Außenkreis bestimmt. Die Gruppe setzt sich vor den Fernseher (Anm.: Man benötigt natürlich keinen richtigen Fernseher), und die Übung beginnt.	P
	Auswertung: (20')	
	Entsprechend der Rollenspielregeln. Evtl. werden Alternativen ausprobiert. Wenn alle Übungsmöglichkeiten durchgespielt sind, kann L. evtl. zur abschließenden Zusammenfassung die Frage stellen: Wie kann das Problem mit dem Fernsehprogramm denn nun am besten auf der Station menschlich und organisatorisch gelöst werden?	L
	Weitere Übungen (30')	
	Es werden nun die schwierigeren Situationen aus dem Brain Storming geübt, evtl. mit Beteiligung von Pflegepersonal.	pÜ PL
95	**Der geplante Kontakt**	
	Ich bekomme das erste Mal Besuch	
	Frage(n): (10')	
	Sie sind allein stehend und haben eine neue Wohnung. Ihre beste Freundin/Ihr bester Freund kommt das erste Mal zu Besuch. Was bereiten Sie vor? Wie gestalten Sie den Besuch?	T
	Verschiedene Situationen (40')	
	Vorgehensweise wie vorher: Brain Storming, mit leichtester Übung beginnen (z. B. Verabredung mit einem Bekannten/einer Bekannten, Arztbesuch, Gespräch beim Sozialamt, erster Kursbesuch in der Volkshochschule, Vorstellung auf eine Bewerbung um einen Arbeitsplatz etc.)	pÜ
	Vorbereitung mit Arbeitsblatt B	B
	Der unerwünschte Kontakt (5')	
	Es gibt Kontakte, auf die man nicht eingehen möchte oder auch Verbindungen, in denen man sich ausgenutzt fühlt. Häufig besteht eine Scheu, seine Meinung deutlich zum Ausdruck zu bringen, weil man befürchtet, den anderen zu kränken oder zu verletzen. Wie kann man jemanden abweisen, ohne beleidigend zu werden?	T
	Praktische Übung (10')	
	Eine einfache Übungssituation ist **ein Anruf zu Hause**, bei dem jemand ein Los verkaufen möchte. Wie weise ich die Person höflich, aber bestimmt ab?	pÜ T2
	T. tun sich **zu zweit** zusammen. Eine Person ist der Anrufer, der andere nimmt das Gespräch entgegen.	L

	Verschiedene Situationen (30') Die Situationen können wie oben im Brain Storming gesammelt werden, oder L. nimmt die Beispiele aus den obigen Übungen mit dem Unterschied, dass es darum geht, jemanden, der Kontakt aufnehmen möchte, abzuweisen. Der Kontaktsuchende darf sich angemessen, aber auch ruhig einmal etwas übertrieben dreist darstellen, das passiert in der Realität ebenfalls manchmal und macht für die Übung mehr Spaß.	pÜ T2 L
40	**Übung mit Kontaktbaum** T. sollen sich in **Dreiergruppen** (30') zusammentun und erhalten eine Kopie des Kontaktbaumes C. Sie sollen **besprechen, welche Fähigkeiten sie haben, Kontakte und Beziehungen aufzunehmen und was noch ausgebaut werden kann.** **Auswertung** (10') Was haben Sie festgestellt, was können Sie gut, was ist ausbaufähig, was meinen Sie, nie zu können? (Achtung! Nicht einzeln abfragen!).	L T3 C L
105	**4.2.2.2 Eigene Interessen vertreten und Kritik äußern** → 2.2.1 Grundlagen der Beziehungsgestaltung/Arbeitsblatt C Das Johari-Fenster → 2.2.4 Das Pflegegespräch/Rückmeldung (Feedback) und Kritik **Wirkungen von Kritik** L. macht ein Brain Storming (10') **Wie gehe ich mit Kritik um?** (10') T. setzen sich **zu zweit** zusammen und besprechen folgende Fragen: • Welche Reaktion kann ich bei mir beobachten, wenn ich kritisiert wurde? • Was macht es mir schwer, Kritik zu erfahren? • Was macht es mir schwer, Kritik zu äußern? • Wie verhalte ich mich, wenn ich Kritik äußern möchte? **Auswertung** (10') Anhand obiger Fragen (Achtung! Nicht einzeln abfragen!). **Kritikgespräch mit Klient** **Aufgabe:** (5') Es werden **vier Gruppen** gebildet. Jede Gruppe erhält eine der vier **Äußerungen eines Klienten,** die der Anlass für ein Gespräch mit ihm sein sollen. 1. Ein Klient sagt: „Sie waren anfangs kalt und haben mir nicht das gegeben, was ich brauchte." 2. Ein Klient sagt: „Nie hat hier jemand Zeit, wenn's einem richtig schlecht geht." 3. Ein Klient sagt: "Sie machen das ja nur, weil das Ihr Job ist. Richtig verstehen kann das nur jemand, der in der gleichen Situation ist." 4. Ein Klient sagt: „Andere dürfen machen, was sie wollen, und ich werde für jede Kleinigkeit zurechtgewiesen." T. sollen in Form eines Rollenspiels das Gespräch mit dem Klienten vorbereiten. Der Klient ist durchschnittlich kooperativ. **Durchführung:** (30') **Auswertung:** (40') T. stellen die Situationen vor und diskutieren bzw. üben evtl. Alternativen.	 L T2 L L G4 PL

	Weitere Themen: Diskussion von Thesen, z. B. „Man kann einen Menschen zutreffend beurteilen, wenn man ihn kennt". „Ein guter Beurteiler ist in seinem Urteil unsicherer als ein schlechter". „Je unsicherer ein Beurteiler ist, desto richtiger ist das Urteil" (entspricht der vorigen These).	
	PA/pÜ: Beobachtungsübungen wie oben, aber live, z. B. Abstand von Menschen zueinander und evtl. ausprobieren, Tonfall und Lautstärke von Menschen, Augenkontakt ausprobieren, eigene Körperhaltung in verschiedenen Situationen. Kritik, die man jemandem äußern will, nach obigen Regeln durchführen.	

A Spiel: Das Päckchen

Draußen habe ich ein Päckchen gefunden,
von wem es ist, konnte ich nicht erkunden,
bevor einer es wird bekommen,
hat es einige Runden genommen.
Ich gebe es nun einem von Ihnen,
dann können sich auch die anderen bedienen.

Geben Sie es nun weiter einer Nachbarin,
die ist schon voll Neugier, was ist wohl drin?

Nun hast Du es, liebe Nachbarin, in Deinen Händen,
und Du darfst es noch einmal wenden.
Doch gehört das Päckchen auch nicht Dir,
gib es dem Herrn, der am weitesten sitzt von hier.

Du sitzt nun da am anderen Ende,
jetzt hast Du es in Deinen Händen.
Sieh Dich einmal um und zeige Schneid,
bring es der Dame mit dem schönsten Kleid.

Dein Kleid ist wirklich hübsch und fein,
doch auch Dir gehört dies Päckchen nicht allein.
Jetzt sei bitte nicht verklemmt,
gib es dem Mann mit dem schönsten Hemd.

Das Hemd ist wirklich schön,
doch das Päckchen muss weitergehn – eigentlich schade,
bring es der Dame mit der schönsten Wade.

Deine Waden sind wirklich rund und trotzdem gerade
Mut hast Du bestimmt auch,
gib das Päckchen dem Mann mit dem dicksten Bauch.

Das Bäuchlein hat einiges gekostet,
doch sonst bist Du nicht eingerostet.

Auf, auf, das Päckchen lässt keine Ruh,
bring es der Dame mit dem schönsten Schuh.

Um Deine Schuh bist Du wirklich zu beneiden,
aber sonst bist Du immer sehr bescheiden.
Das Päckchen ist hier nicht am Platze,
bring es dem Herren mit der größten Glatze.

Deine Glatze ist ja eine große Ehr,
das kommt vom viel'n Studier'n her.
Doch das Päckchen muss noch wandern,
gib es der Dame, die die größte ist von allen andern.

Bist Du die Größte oder die Längste?
Das wäre noch ein Fall von „Denkste".
Wir sind nun in der letzten Phase.

Bring das Päckchen dem Mann mit der größten Nase.

Die größte Nase hast Du vermutlich nie besessen,
die Überbringerin hat nicht einmal nachgemessen.
Nimm das Leben ruhig verschmitzt
und bring das Päckchen der Dame, die die schönsten Augen besitzt.

Schöne Augen sind immer ein Genuss ,
zum Dank gibst Du dem Herrn mit der großen Nase einen Kuss.

Doch jetzt wird's nun zu viel,
wir beenden jetzt das Spiel.
Die Dame darf es nun allein verwalten,
und den Inhalt für sich behalten.
(Anm: Gibt ihr das Päckchen)
Pack es aus, was wird's wohl sein?
Der Inhalt gehört in Zukunft Dir allein.

B Fragen zur Vorbereitung eines Behördengangs o. Ä.

- Wo ist das?
- Wie komme ich dahin?
- Muss ich mich vorher anmelden?
- Wie lautet mein Anliegen?
- Welche Unterlagen brauche ich?
- Welche Fragen habe ich?
- Was ist für mich wichtig zu beachten (z. B. laut sprechen, Blickkontakt, nicht abwimmeln lassen)?
- Wer könnte mich gegebenenfalls unterstützen?

C Der Kontaktbaum

Kontakte mit anderen Menschen aufnehmen und Beziehungen gestalten

Was fest verwurzelt ist

Meine „Tricks", um Kontakte zu knüpfen

Möglichkeiten zur Kontaktaufnahme in mir, die ich variabel je nach Situation einsetze

Gut entwickelte Fähigkeiten in mir, die ich nutzen kann oder die brachliegen, um Beziehungen aufzunehmen

Was noch wachsen kann

„Tricks", die ich nicht draufhabe, die aber hilfreich sein könnten, um Kontakte zu knüpfen

Wenig entwickelte Möglichkeiten

Fähigkeiten, die ich wenig nutze, die ich noch ausbauen kann

Mein Fundament:

Stärken, die mir Halt geben, auf die ich immer zurückgreifen kann, wenn ich Beziehungen mit anderen Menschen gestalten möchte

2 h	**4.2.3 Freundschaft und Partnerschaft, Nachbarn und Familie**	
15	**4.2.3.1 Einleitung** L. hat ein dickes Wollknäuel mitgebracht. **Wollknäuelspiel** T. sitzen im Kreis. Ein T. bekommt ein dickes Wollknäuel, behält den Fadenanfang in der Hand, wirft das Knäuel einem anderen T. zu und stellt ihm dabei eine Frage zu seiner Person. T. beantwortet die Frage, behält den Wollfaden in der Hand, wirft einem anderen T. das Knäuel zu und stellt ihm eine Frage usw., bis alle T. miteinander verbunden sind. ***Variante 1 Auflösung*** Anschließend wirft der letzte T. das Knäuel an den vorletzten und stellt eine Frage usw., bis das Knäuel wieder aufgewickelt ist. ***Variante 2 Auflösung*** Das Netz wird an der Wand befestigt. **Mögliche Auswertung:** **Frage(n):** Wonach haben Sie entschieden, wem Sie das Knäuel zuwerfen? Hatten Sie Angst, übergangen zu werden? Hätten Sie manche Fragen lieber nicht beantwortet? Hatten Sie bestimmte Fragen im Kopf, die Sie sich nicht getraut haben zu stellen?	L! T L
	Nähe → 2.2.2 Professionelle pflegerische Beziehung/Nähe	
30	**4.2.3.2 Freundschaft und Partnerschaft** **Einleitung (10')** Wir wollen die Frage von Freundschaft und Partnerschaft exemplarisch an den Problemen der (gegen)geschlechtlichen Partnerschaft besprechen. Es ist auf alle Formen von Freundschaft übertragbar. **Viele Menschen leiden darunter, dass sie aus unterschiedlichen Gründen keine (gegen)geschlechtlichten Kontakte aufbauen oder aufbauen können.** Wenn man einmal in die Tageszeitung schaut, wird das recht schnell deutlich: • Attraktive Löwin, 173/57, unabhängig, sucht ihn, um die schönen Momente des Lebens zu teilen; • Hallo, ich, 58, 162 Gr., suche Frau 50–60 J, für gute Beziehung/neuen Anfang. Bitte melden. • Suchst du (m.) etwas d. w. Samt d. Seele hüllt, attr. Lady möchte guts. Ihn gel. verzaubern und das Feuer auflodern lassen. Über Anzeigen, das Internet und über Hotlines kann man heute gegen Gebühr versuchen, (gegen)geschlechtliche Kontakte zu erhalten. Neben seriösen Anzeigen, deren Erfolg sicher unterschiedlich ist, sind viele Angebote so gestaltet, dass der Anbieter Geld damit verdient. Gehen wir einmal davon aus, dass diejenigen, die Kontaktanzeigen aufgeben, der aktivere Teil derjenigen sind, die sich einen Partner wünschen, so gibt es einen großen Teil einsamer Menschen, die aus unterschiedlichen Gründen nicht zueinander finden.	 L

	Frage(n): (10') Wie würden Sie versuchen, einen Partner zu finden, oder wie haben Sie es gemacht? Welche Erfahrung haben Sie damit? Hat jemand von Ihnen schon einmal eine Kontaktanzeige aufgegeben oder kennt jemand eine Person, die das gemacht hat? Was war das Ergebnis? Würden Sie sich trauen, jemanden im Supermarkt „anzumachen" oder in der Diskothek? Wie gehen Sie vor? Was sagen Sie? Wo ist Ihrer Meinung nach der richtige Ort?	T
	Möglichkeiten und Beispiele (10') Kurse wie „Flirten mit Selbstbewusstsein" sind heutzutage häufig Bestandteil des Programms von Volkshochschulen. Ein kurzer Auszug aus einem Programm: „Ein paar coole Anmachsprüche und ein sexy Outfit machen noch längst keinen guten Flirt! Flirten ist eine Spielart von Kontaktfähigkeit und wie diese erlernbar. Voraussetzung für Gelassenheit und Sicherheit beim Flirten ist das Wissen um seine eigenen Qualitäten ..."[1] Eine Fernsehsendung zeigte, wie ein junger Mann, der bei Mädchen immer abblitzte, in einem Einkaufszentrum Kontakte aufnehmen kann. Eine Kursleiterin für Flirtkurse hatte ständig Blickkontakt zu ihm und gab ihm über Ohrhörer Anweisungen. Das Ergebnis war zusammengefasst etwa folgendermaßen: Keine coolen Sprüche, sondern über ganz alltägliche Gespräche gelingen Kontakte am besten. Erfolgreich ist, die Person, mit der man Kontakt haben möchte, in ein alltägliches Gespräch zu verwickeln, z. B. „Entschuldigung, wissen Sie vielleicht, wo man hier preiswert und gut essen kann?" oder „Gibt es hier ein Kino?" o. Ä., und dann versucht, z. B. die Handynummer der angesprochenen Person zu erhalten. In den mit heimlicher Kamera aufgenommen Szenen hat das oft funktioniert. Es gibt kein Patentrezept, wie man jemanden am besten kennen lernt, aber man kann das genauso lernen wie Auto fahren und Fahrrad fahren. → 4.12 Das eigene Leben bewältigen/Soziale Kompetenz/Übung zu sozial kompetentem Verhalten.	
	Frage(n): Was würden Sie empfehlen, wie man jemanden kennen lernt?	L/A
	L. stellt Übersicht A vor (Es kann sich eine praktische Übung im Unterrichtsraum mit verschiedenen Situationen anschließen).	T
15	**4.2.3.3 Partnerschaft bei Klienten in der Psychiatrie**	
	Wir stellen immer wieder fest, dass Klienten in der Psychiatrie ein zurückgezogenes Leben geführt haben. So lange der Grund darin liegt, Ruhe von Stress oder Reizüberflutung zu finden, ist das ein eher erwünschtes Verhalten. Wenn Rückzug aber zu Vereinsamung und Isolation führt, bedingt das zunehmende Abhängigkeit i. S. von Roper und kann Probleme mit sich bringen → 4.7 Sich bewegen/Bewegung zwischen Rückzug und Antrieb.	L

1 Volkshochschule Essen, Semesterprogramm Herbst 2005, S. 29

Viele der Alleinstehenden, die in psychiatrische Behandlung kommen, wünschen sich einen Partner, wissen aber nicht, wie sie jemanden kennen lernen können. Umso erstaunlicher ist es, dass dieses Problem in der psychiatrischen Behandlung wenig praktisch bearbeitet wird. Vielleicht wird von den Pflegenden eher registriert, dass es bei **der** Person, bei **dem** Aussehen und **dem** Verhalten kein Wunder ist, dass sie niemanden kennen lernt.

Die Älteren unter uns haben noch Erfahrungen mit den Sommerfesten in der Psychiatrie. Sie wurden mit großer Energie und mit viel Aufwand teilweise außerhalb der Dienstzeit von den Mitarbeitern und Klienten organisiert. Sie waren **das** Ereignis der Klinik und dienten oft der Öffentlichkeitsarbeit. Hier konnte und musste man lustig sein. Diese Feste hatten viel Surreales, aber wenig Reales. Dass sie die Fähigkeit förderten, persönliche Probleme mit der Partnersuche „draußen" zu beheben, darf angezweifelt werden und war auch nicht die Zielsetzung.

Frage(n): Kennt jemand noch solche Feste?

Wie finde ich einen Partner?

Natürlich können sich Freundschaften in der Psychiatrie unter den Klienten entwickeln. In erster Linie geht es dabei darum, sich mit Gleichgesinnten oder Menschen mit ähnlichen Erfahrungen auszutauschen oder auch die freie Zeit zu gestalten. Die Anbindung an eine Selbsthilfegruppe draußen ist die Verlängerung dieser Hilfs- und Entlastungsmöglichkeit.

Die Station bietet im täglichen Zusammenleben die Möglichkeit, Fähigkeiten der Kontaktaufnahme und der Kommunikation zu fördern und Defizite zu erkennen. Dieses Lernpotential der Station wird in Gruppen (z. B. der Stationsversammlung) oder in Einzelgesprächen einbezogen und i. d. R. zielgerichtet genutzt.

30

4.2.3.4 Verwandte, Freunde, Nachbarn, Familie

Frage(n): (5')

Welche Bedeutung haben für Sie Verwandte, Freunde und Nachbarn? T

Vor- und Nachteile von Kontakten zu Nachbarn. (5')

L. macht ein Brain Storming zu der Frage: Welche Vor- und Nachteile haben Kontakte zu Freunden, welche zu Nachbarn? → 4.9.2 Das Zuhause L

Anschließend kann L. die Unterschiede von Nachbarschaft in der Stadt und auf dem Land besprechen. (10')

Familie

Die Bearbeitung der Beziehungen innerhalb der Familie ist nicht explizit pflegerische Aufgabe, sondern sollte von speziell ausgebildeten Therapeuten durchgeführt werden. **In eine gute Pflegeplanung fließen** selbstverständlich **die Beziehungen zu den Angehörigen im Rahmen des Problemlösungsprozesses mit ein.** L

Frage(n): (10')

Welche Konsequenzen hat die Situation der Familie für die psychiatrische Pflege? T
Welche Aufgaben leiten sich daraus für die psychiatrische Pflege ab? → 9.6 Der Hausbesuch

PA/pÜ: Übungen Kontaktaufnahme. Pflegeplanung überprüfen: Gibt es Eintragungen über Angehörige/externe Bezugspersonen von Klienten?

A Training zur Kontaktaufnahme am praktischen Beispiel: Ansprechen eines (gegen)geschlechtlichen Partners

1. Schritt
Frage: Wo trifft man Menschen, mit denen man Kontakt aufnehmen kann?
Brain Storming

2. Schritt
Auswahl: Welche Situation ist am einfachsten?

3. Schritt
Üben der Situation: Hier als Beispiel eine offene Situation (im Unterschied zu geschlossenen Situationen, z. B. Feiern oder Kursen der Erwachsenenbildung), die nicht unbedingt einfach und eher für junge Menschen geeignet ist.

Beispiel: Situation im Einkaufszentrum.
Ansprechen eines/r (anders)geschlechtlichen Partners/Person. Hier: Mann spricht Frau an.
Ziel: Handynummer eines fremden Menschen zu erhalten. Mit der Handynummer diskret umgehen und keinen Menschen mit aufgezwungenen Kontakten bedrängen.

a) Voraussetzungen
Ich muss mir klar machen, dass ich nicht den Partner für mein Leben suche, sondern eher spielerisch mit der Situation umgehe. Der Kontakt muss aber ernsthaft gewollt sein.

b) Ablauf
1. Anfangsphase
   - Herstellung von Augenkontakt
   - laut genug sprechen, um gehört zu werden
   - Begrüßung der anderen Person
   - über die vorher vorbereitete Frage sprechen. (z. B. „Entschuldigung, wissen Sie, wo hier …")
   - beurteilen können, ob die andere Person wirklich zuhört und die Unterhaltung fortsetzen will
2. Durchführungsphase
   - Wenn ja, Inhalte zur Themenfrage etwas ausweiten (Vorsicht! Nicht zu lang.)
   - Wenn nein, nicht aufdringlich werden. Das Gespräch mit dem Dank für die Information beenden und sich verabschieden
3. Zielphase
   - Gemeinsames Interesse herstellen: „Ich würde gern …hätten Sie daran auch einmal Interesse, dann geben Sie mir doch einfach Ihre Handynummer. Ich schreibe Ihnen 'mal eine SMS, (evtl. vielleicht haben Sie ja mal Zeit)." (Wenn die Antwort „ ja") „Sie können auch gerne meine Handynummer haben, ist das o. k.?"

Zeit	**4.3 Sich ernähren**	
1 h	**4.3.1 Grundlagen**	
10	**Einleitung** **Essen und trinken gehört zu den Grundbedürfnissen.** Maslow hat in Untersuchungen festgestellt, dass der Nahrungsaufnahme höchste Priorität eingeräumt wird. Im Krankenhaus gehört das Essen neben dem Bett zur so genannten Hotelleistung. Nach Erfahrungen in der Praxis beschweren sich Klienten im Zusammenhang mit der persönlichen Situation oft über das Essen. In der Umgangssprache gibt es viele Sprichwörter und Sprüche, die mit dem Essen zu tun haben. **Frage(n):** Welche fallen Ihnen ein? L. macht ein **Brain Storming.**	L T
25	**Essensgewohnheiten** L. verteilt einen Fragebogen für eine **Partnerarbeit** mit folgenden **Fragen (15'):** Wie viel Mahlzeiten nehmen Sie am Tag ein? Essen Sie gerne? Essen Sie täglich warm? Sind Sie der Ansicht, dass Sie sich gesund ernähren? Schlagen Sie essensmäßig manchmal über die Stränge? Versorgen Sie sich selbst? Wenn nein, wer versorgt Sie? Essen Sie gerne in Gesellschaft mit anderen? Kochen und backen Sie selbst? Gehen Sie (manchmal) essen? Gibt es bei Ihnen Einkaufsmöglichkeiten in der Nähe? Nutzen Sie diese? Haben Sie ein Lieblingsgericht? Mögen Sie etwas gar nicht? Haben sich Ihre Essengewohnheiten in der letzten Zeit verändert? Haben Sie eine Diät? Was und wie viel trinken Sie täglich? Trinken Sie Alkohol? Wenn ja, wie viel am Tag/in der Woche? u. Ä. T. sollen sich jeweils gegenseitig 5 Minuten befragen. **Auswertung: (10')** **Frage(n):** Inwieweit haben Sie solche differenzierten Angaben von den Klienten? (Anm.: Nicht einzeln abfragen!)	L T2 T
10	**Essen heute** **Die Essensgewohnheiten der Menschen sind von Kultur zu Kultur unterschiedlich**, aber auch der Veränderung individuell und in der Gesellschaft unterworfen. **Frage(n):** Wissen Sie noch, wie Ihre Großeltern gegessen haben? Gibt es da Unterschiede zu heute?	L T
3 h	**4.3.2 Persönliche Probleme beim „Sich Ernähren"**	
15	**Einleitung** Probleme der Ernährung in der Psychiatrie: Das Essen im Krankenhaus bedeutet für viele Klienten eine Unterbrechung des vielleicht als eintönig empfundenen Tagesablaufs. Das Besondere am Essen im psychiatrischen Krankenhaus ist, dass überwiegend in einem großen Speisesaal alle Klienten gleichzeitig das Essen einnehmen. Da nun hier Menschen mit unterschiedlichsten Störungen zusammenkommen, ist es möglich, die unterschiedlichsten Beobachtungen zu machen. Das kann man in	L

	einem Lokal übrigens auch. Die Art und Weise, wie man isst, hat viel mit Erziehung, Gewohnheit, den Möglichkeiten, an Nahrungsmittel zu kommen und mit der persönlichen Situation zu tun. **Viele Klienten haben sich in der letzten Zeit zu Hause nicht mehr richtig ernährt.** **Frage(n):** Was würden Sie sagen, was haben Sie so beim Essen im Speisesaal beobachtet? Manchmal beginnt es ja schon mit der Platzwahl oder mit dem Austeilen des Essens. L. bespricht mit T. die Beobachtungen beim Essen.	T
50	**Nahrung darreichen** **Eine Übung: (20')** **Es geht um einen Klienten, der nicht selbstständig essen kann.** T. bilden **Partner.** L hat jedem Paar zwei Löffel und etwas zu essen mitgebracht (evtl. auch etwas zu trinken). Der Partner bzw. die Partnerin kann die Hände nicht zum Essen benutzen. Partner reichen sich gegenseitig die Nahrung. **Auswertung: (15')** **Fragen: (15')** Wie war das für Sie als Pflegeperson? Haben Sie an Situationen gedacht, die Sie erlebt haben? Wie war es für die Klienten? (L. spricht evtl. einzelne Protagonisten selbst an.) Was war angenehm? Was war eher unangenehm? Sollte die Pflegeperson auf etwas besonders achten? Gibt es bei Ihnen Klienten, die nicht selbstständig essen können? Welche Hilfe brauchen diese Klienten? Wie ist es in der Gerontopsychiatrie? Wie sieht es mit der Zeit aus, die Sie für hilfebedürftige Klienten beim Essen haben. Trinken die Klienten genug? Wie kontrollieren Sie das?	L! pÜ T2 L
70	**Individuelle Essensgewohnheiten in der Psychiatrie** **Aufgabe: (5')** **Gruppenarbeit (15') anhand von vier Beispielen.** **Gruppe 1:** Herr Sagelmann, gerade neu auf der Station aufgenommen, geht zum gemeinsamen Mittagessen in den Speisesaal. Er setzt sich an den für ihn vorgesehenen Platz zu den anderen Klienten an den Tisch. Sie stellen nach dem Essen fest, dass er nichts gegessen hat. **Aufgabe:** Sie als Pflegeperson haben das beobachtet. Was tun Sie? Stellen Sie bitte ein Gespräch mit Herrn Sagelmann über sein Verhalten beim Mittagessen im Plenum vor. **Gruppe 2:** Frau Korsch wiegt 85 kg bei einer Größe von 1,70 m. Sie möchte abnehmen. Sie sagt, dass sie durch die Medikamente zugenommen hat. Sie sehen, dass Sie beim Essen immer reichliche Portionen nimmt und auch zwischendurch Schokolade und Bonbons isst. **Aufgabe:** Sie sollen mit Frau Korsch ein Gespräch über ihr Gewicht führen. **Gruppe 3:** Frau Niekes traut sich nicht, in Gesellschaft im Speisesaal zu essen. Sie äußert, sie möchte nicht angesprochen werden, und sagt, dass sie ohnehin keinen Appetit hat. **Aufgabe:** Sie erhalten von der Stationsleitung den Auftrag, mit Frau Niekes ein Gespräch zu führen.	L pÜ G4

	Gruppe 4: Herr Niemeier isst regelmäßig im Speisesaal an einem Tisch mit vier Personen. Das Mittagessen wird in Schüsseln vom Personal serviert. Es fällt auf, dass Herr Niemeier immer zuerst nach den Schüsseln greift und sich so viel auf den Teller nimmt, dass für die anderen relativ kleine Portionen übrig bleiben. Keiner der Tischnachbarn sagt etwas, obwohl sie sichtlich unzufrieden sind mit der Situation. **Aufgabe:** Im Team wurde besprochen, Herrn Niemeier auf sein Verhalten anzusprechen. Sie wurden mit der Aufgabe betraut. **Auswertung:** (50') Vorstellen und Diskussion der Ergebnisse, evtl. spielen von Alternativen.	PL
	Weitere Themen: Gesunde Ernährung (?) im Krankenhaus. Quantität und Art der Nahrung in Abhängigkeit vom Lebensalter. Einkaufen von Nahrung in Abhängigkeit vom Einkommen. Nahrung als kommunikatives Angebot. Veränderung der Ess- und Trinkgewohnheiten bei Einnahme von Medikamenten. Essensverweigerung. Übermäßiges essen. Erbrechen nach den Mahlzeiten. Infobroschüre von Krankenkassen, z. B. Kaufmännische Krankenkasse (KKH), Gesund ernähren. Ihr Leitfaden zur Ernährung. Hannover 2004. Lesenswert und zu beziehen bei der KKH-Geschäftsstelle.	
	PA/pÜ: Beobachtung: Bekommen Klienten genügend Flüssigkeit zu trinken bzw. wie ist die Versorgung mit Getränken? Wie ist die Getränkeausgabe geregelt? Gibt es Zwischenmahlzeiten? Dürfen Klienten Essen mitbringen?	

1 h	**4.3.3 Organisation des Essens und gemeinsame Mahlzeiten der Klienten**	
20	**Einleitung**	
	Frage: Wie ist das Essen in Ihren Arbeitsbereichen organisiert? (5')	L
	L. sammelt mittels Brain Storming die Antworten am Beispiel des Mittagessens auf einer strukturierten Folie für den Tageslichtprojektor: 1. Bestellung 2. Servieren 3. Einnahme der Mahlzeit.	T
	Auswertung: (15') L. bespricht die Vor- und Nachteile des jeweiligen Beköstigungssystems für die Klienten und die Mitarbeiter.	T
25	**Essen: Ein praktisches Beispiel**	
	Das folgende Beispiel soll zeigen: **Es ist wichtig, die Essensgewohnheiten und Einschränkungen der Klienten zu kennen und darauf einzugehen.**	L
	L. verteilt Arbeitsblatt A. T. sollen es unter den Aspekten lesen (10'): Welche Gewohnheiten hat Herr K., was sind Ziele der psychiatrischen Pflege und was wird pflegerisch getan? Wie beurteilen Sie die pflegerischen Maßnahmen?	A T1
	Auswertung: (15') L. bespricht das Beispiel unter obigen Aspekten.	T
4 h	**4.3.4 Koch- und Backgruppe**[1]	L!
10	**Zwei Beispiele aus der Praxis** → 5.1 Klientenorientierte pflegerische Gruppenarbeit/Arbeitsblatt A das 2. Beispiel, auf Arbeitsblatt C das 3. Beispiel	L T
10	**Bedeutung der Koch- und Backgruppe**	
	L. erarbeitet mit T. Frage(n): (10') Welche Bedeutung hat die Koch- und Backgruppe Ihrer Meinung nach für die Klienten in der Psychiatrie? Und für die Mitarbeiter?	T
	L. trägt vor: (10') Essen ist ein Grundbedürfnis. Es hat Realitätsnähe. Gesunde Anteile werden angesprochen. Selbstvertrauen wird gestärkt. Verdeckte Fähigkeiten werden geweckt. Abhängigkeit wird reduziert. Kontakte untereinander werden gefördert. Hilfspotentiale werden geweckt. Unerwünschte Verhaltensweisen werden aufgedeckt und korrigiert. Das Ergebnis kann gemeinsam verzehrt werden.	L

1 Voraussetzung für den praktischen Teil ist eine Kochgelegenheit und Geschirr. L. hat vorher geklärt, was gekocht werden soll und die Zutaten von T. besorgen lassen.

10	**Ziele der Koch- und Backgruppe**	
	L. erarbeitet mit T. Frage(n): (10') Welche Ziele sollen mit der Koch- und Backgruppe erreicht werden?	T
	L. trägt die Ziele vor: (10') **Ziele der Koch- und Backgruppe (Auswahl):** a) Planung einer Mahlzeit gemeinsam mit anderen. Förderung von hauswirtschaftlichen Fähigkeiten. Kochen und Backen lernen. b) Ein geeignetes Kochrezept mit anderen auswählen können. Günstige Einkaufsmöglichkeiten kennen lernen. Preise für Lebensmittel vergleichen und ein günstiges Angebot auswählen können. c) Vorgaben einer Kochanleitung einhalten. In der Küche nach hygienischen Gesichtspunkten arbeiten können. Nahrungsmittel zubereiten können. Küchengeräte kennen und anwenden können. Nahrungsmittel und Zutaten wiegen und messen können. Kochen bzw. braten oder backen mit der richtigen Temperatur nach vorgegebenen Zeiten. Einen schön gedeckten Tisch vorbereiten können. d) Für andere Menschen etwas Schönes tun und dafür Anerkennung bekommen. Wünsche und Anregungen anderer ernst nehmen. Sich mit anderen auseinandersetzen bzw. auf sie eingehen können. Gemeinsam mit anderen eine selbst bereitete Mahlzeit einnehmen u. a. m.	L
15	**Planung einer Koch- und Backgruppe**	
	Gemeinsame Besprechung, was eine **gute Planung einer Koch- und Backgruppe** ausmacht.	L
	Frage(n): Wie sollte der Standard für eine Koch- und Backgruppe bei guter Pflege sein? • Persönlich (z. B. wer nimmt daran teil?) • Zeitlich (z. B. wann findet die Gruppe statt?) • Räumlich (z. B. wo wird die Gruppe durchgeführt?) • Organisatorisch (z. B. wie werden die Aufgaben verteilt?)	T
15	L. bespricht die Vorgehensweise anhand der vorgegebenen Punkte, schreibt die Ergebnisse auf und kopiert sie den T.	L
	Praktischer Teil: L. kann jetzt eine Koch- und Backgruppe, die er mit T. durchführen möchte, planen.[1] Muss eine Leitung der Gruppe bestimmt werden?	pÜ

1 Die Durchführung kann natürlich auch weggelassen werden, falls das Umfeld diese Möglichkeit nicht bietet. Vielleicht ist es aber möglich, diese Aktivität zu Hause bei jemandem zu einem späteren Zeitpunkt durchzuführen. Für die Gruppe wäre das auf alle Fälle eine wichtige Erfahrung mit Modellcharakter und ein angenehmes gemeinschaftliches Erlebnis.

120	**Durchführung einer Koch- bzw. Backgruppe** **s. vorher** **Durchführung der Koch- bzw. Backgruppe:** **Nachbesprechung:** **Fragen:** Wie war der Ablauf? Waren alle beteiligt? Was lief gut? Was ist verbesserungsbedürftig? Wer erhält Geld für das Einkaufen der Zutaten?	L pÜ T L
	Weitere Themen: Gesunde Ernährung, Teilnahme von Pflegenden am Essen. Verbote und Einschränkungen bei essen und trinken aus Sicht der Ethik und der Pädagogik. Beeinflussen Pflegende den Kaffeekonsum und andere Genüsse? Wenn ja, wie und warum? (s. Projektgruppe der Weiterbildung für Psychiatrische Pflege WB VIII/2001 in Marl-Sinsen: Trinken Patienten zu viel Kaffee? In: Pflege aktuell, 1/2001, S. 30–32	
	PA/pÜ: Essensituation für Klienten und für Mitarbeiter in der Praxis reflektieren. Gespräch mit einem Klienten, der übermäßig Kaffee konsumiert (und es ändern soll). Beteiligung bzw. Durchführung einer Koch- und Backgruppe. Konzeptüberprüfung von Pflegegruppen (Ziele, Inhalte, Durchführung; Kontrolle). Welche Möglichkeiten des Rauchens gibt es? Zustand des Raucherraums. Rücksichtnahme auf Nichtraucher.	

A Beispiel sich ernähren[1]

Herr M. isst alleine

„Herr M. kommt zur ersten stationären Entgiftung auf eine geschlossene Aufnahmestation. Sein Gesicht ist recht schweißig und seine Hände sind zittrig. Im Aufnahmegespräch werden einige persönliche Bereiche befragt, und der Patient erhält gleichzeitig Informationen über den Ablauf auf der Abteilung, ihm wird einiges verständlich, und ein Teil seiner Ängste kann genommen werden, weil er aus dem Gespräch erfährt, dass er nicht nur als Kranker gesehen wird und wir bemüht sind, ihm unter seiner Mithilfe zu helfen.

Herr M. hat große Angst vor Anfällen und einem Delirium. Er lebt seit vielen Jahren alleine und versorgt sich selbst, lebt von der Sozialhilfe und ist in einem reduzierten Allgemeinzustand, untergewichtig. Herr M. ist zahnlos und nach einer Hüftoperation gehbehindert.

Der Patient teilt der betreuenden Schwester seine derzeitigen Sorgen mit. Er hat Angst vor seinen Mitpatienten, weil er zur Zeit nicht in der Lage ist, sich auf Gespräche zu konzentrieren, und, dass ein Teil seines persönlichen Eigentums wegkommen könnte. Herr M. brachte bei der Aufnahme nur wenig Kleidung mit, die noch obendrein verschmutzt ist.

Dem Patienten wird die Möglichkeit gegeben, während der ersten Tage im Zimmer zu essen und sich dort etwas zu erholen. Es wird ihm ermöglicht, seine Sachen auf der Abteilung durchzuwaschen und zu trocknen. Er wird befragt, was er essen kann ohne Gebiß, und braucht anfangs nicht an den gemeinsamen Essenszeiten teilzunehmen. Herr M. aß in den ersten Tagen nur Milchsuppen und Zwiebäcke und trank dazu Tee in großen Mengen je nach Wunsch. Der Patient war durch seinen Tremor anfangs nicht selbst in der Lage, seine Tasse zum Mund zu führen, er schämte sich vor seinen Mitpatienten, weil er so kleckerte und unselbstständig wirkte. Wir als Pflegepersonal waren darauf bedacht, ihn nicht in solche Situationen zu bringen, in welchen er von Mitpatienten belacht oder verletzt werden konnte, und gleichzeitig mussten wir darauf achten, dass wir dem Patienten nicht zuviel abnahmen und ihn noch mehr in die leidende Rolle zwängten.

In weiteren Gesprächen mit dem Patienten erfuhren wir etwas über seine eigentlichen Essgewohnheiten und Wünsche, die nur in geringem Rahmen erfüllt werden konnten.

Zum Beispiel aß Herr M. zu Hause morgens nicht, trank nur Kaffee und rauchte eine Zigarette dabei. Um ca. 11 Uhr aß er dann das Erste und gegen 16 Uhr bereitete er sich seine warme Mahlzeit zu, aus Kostengründen meistens ein Fertiggericht, welches recht preiswert war."

1 Borborowski-Korber, E. von: Das Zubereiten der Nahrung als Pflegeproblem. Examensarbeit Weiterbildung Krankenpflege für Psychiatrie 1989–1991 am Bildungszentrum Essen, S. 11–12, unveröffentlicht

Zeit	4.4 Sich ausruhen und schlafen	
6 h	**4.4.1 Sich ausruhen**	
45	**4.4.1.1 Einleitung**	
	T. machen einen **Spaziergang** (30') und erhalten je nach Umgebung und Jahreszeit einen Beobachtungsauftrag (z. B. Welche Geräusche nehmen Sie wahr? Welche Farbe haben die Blätter der Bäume? Wie riecht der Wald? Was tun Autofahrer vor einer roten Ampel? Wie riecht die Straße? Was nehme ich wahr, wenn ich die Augen schließe? u. a. m.)	L T1
	Auswertung des Beobachtungsauftrages und Frage(n): (15') Welche Wirkung hat der Spaziergang für Sie gehabt? Gehen Sie spazieren? Wie ruhen Sie sich aus? War das nun Unterricht oder Freizeit?	T
55	**4.4.1.2 Zeiteinteilung persönlich**	
	L. erläutert die Zusammensetzung des täglichen Zeitbudgets (10'): **Produktive Zeit** ist die Zeit, in welcher der Arbeitnehmer seiner Arbeit nachkommt einschließlich dem Weg zu und von der Arbeit und den beruflichen Verpflichtungen. **Reproduktive Zeit** ist die Zeit zur persönlichen Regeneration und Versorgung und die Zeit, die mit Schlafen, Ernährung und Hygiene ausgefüllt ist. Die Arbeitspausen gehören auch dazu. **Verhaltensbeliebige Zeit** ist die Zeit, die frei disponierbar ist. Sie kann durch ausruhen, arbeiten oder Hobbies ausgefüllt werden. Ihr Merkmal ist, dass sie dem eigenen Entschluss unterworfen ist.	L
	Aufgabe: (30') T. sollen jeder für einen beliebigen Arbeitstag einen Plan zum Tagesrhythmus erstellen und was sie jeweils tun. Sie sollen dabei deutlich die produktive, reproduktive und verhaltensbeliebige Zeit kennzeichnen und die Art der Tätigkeit eintragen. (L. erstellt dafür am besten ein Arbeitsblatt mit waagerechten Linien, die eine Standardeinteilung haben. Senkrecht teilt er das Blatt in drei Rubriken für die produktive, reproduktive und verhaltensbeliebige Zeit ein).	T1 L
	Auswertung: (15') Einzelne T., die dazu bereit sind, stellen ihren Tagesablauf vor. **Frage(n):** Welchen Umfang hat die produktive, reproduktive und welche die verhaltensbeliebige Zeit bei Ihnen?	T
30	**4.4.1.3 Organisation der Zeit für Klienten im psychiatrischen Krankenhaus**	
	Frage(n): (15') Soll es Muße und Ruhe für Klienten während der Behandlung im Krankenhaus geben? Warum?	T

	Zeiteinteilung im Krankenhaus (15')[1]	
	L. erläutert die Zusammensetzung des täglichen Zeitbudgets im Krankenhaus anhand der Übersicht A.	L/A
15	**4.4.1.4 Schnelligkeit versus Langsamkeit**	
	L stellt folgende These auf:	
	In der psychiatrischen Pflege gilt: Die langsame Arbeit ist die wichtigere. Alle normalen, schnellen Entscheidungen trifft die Leitung.[2]	L
	Frage(n): Was sagen Sie zu dieser These?	T
	(Achtung! L. gibt keine Erläuterungen dazu. Ziel der Diskussion ist, dass T. erkennen, dass eine effektive Behandlung psychischer Erkrankungen nicht mit Hektik einhergehen kann, sondern Zeit braucht. Bei Veränderungen von Lebenseinstellungen haben Ruhe und Muße auch eine wichtige Bedeutung).	
125	**4.4.1.5 Ruhe und Muße**	
	Vorteile und Nachteile (10')	
	L. macht ein **Brain Storming** und sammelt Vorteile von Ruhe und Nachteile.	L
	L. trägt die Vorteile und Nachteile von Ruhe und Muße vor.	
	Vorteile: Abstand gewinnen. Geräusch- und Reizarmut. Entspannung. Nachdenken. Körperliche Entlastung. Herstellung des inneren Gleichgewichts. Intimität. Emotionelle Stabilisierung u. a.	
	Die negative (destruktive) Seite von Ruhe und Muße: Langeweile. Einsamkeit. Aufdrängen von belastenden Gedanken. Beziehungslosigkeit. Ruhig gestellt werden. Isolierung. Fixierung. Auszeit nehmen müssen. In Ruhe gelassen werden (schwarzes Schaf). Ständige Reizarmut (Deprivationsforschung). Hospitalismus u. a.	
	Die Unfähigkeit zu Ruhe und Muße (15')	
	L. verteilt das Beispiel B. T. sollen es unter der Frage lesen: Warum ist Herr B.	L/B
	zu Ruhe und Muße unfähig?	T1
	L. bespricht es anschließend unter dieser Frage mit T.	T
	Was ist Muße? (15')	
	L. verteilt das Arbeitsblatt C und bespricht es (10').	L/C
	Aufgabe: (5')	
	Rückzug und Ruhe im Krankenhaus	
	T. bilden vier **Gruppen.** Sie sollen am Beispiel einer Station für einen durchschnittlichen Tag überlegen:	G4
	1. Welche Möglichkeiten für Ruhe und Muße haben die Klienten zu den jeweiligen Zeiten?	
	2. Welche Möglichkeiten halten Sie für notwendig oder sollten geschaffen werden?	

1 Hier kann der Unterschied verhaltensbeliebiger Zeit zu Hause und im Krankenhaus besprochen werden. Welche Möglichkeiten und Grenzen von Freizeit gibt es im Krankenhaus?

2 Empfehlenswerte Literatur dazu: Nadolny, S.: Die Entdeckung der Langsamkeit. 25. Aufl. München/Zürich: Piper 1991

	Sie sollen dabei auch bedenken: • Räumliche Gegebenheiten (z. B. Rückzugsmöglichkeiten, Möglichkeiten für ungestörte Gespräche) • Personelle Voraussetzungen (z. B. Klima für Beziehungen, Verständnis für Muße und Ruhe) • Strukturelle Gegebenheiten (z. B. Tages- und Wochenstruktur, Klima der Mitbestimmung) (Jede Gruppe kann auch einen Punkt zur Bearbeitung bekommen). **Durchführung:** (30') **Auswertung:** (40') Jede Gruppe stellt ihren Tagesablauf vor. L. kann die Schwachstellen hinterfragen, z. B. wenn keine geeigneten Räumlichkeiten vorhanden sind, und er kann Lösungen diskutieren.	P/L
	PA/pÜ: Pro und Contra Diskussion im Lehrgang veranstalten. Die Hälfte der Lehrgangsgruppe vertritt die Meinung, dass man zur Pflege und Behandlung von psychisch Kranken Zeit braucht, die andere Hälfte vertritt die Meinung, dass das nicht sinnvoll und außerdem unökonomisch ist. Man kann noch Rollen verteilen, z. B. Vertreter der Pflege, der Ärzte, Psychiatrieerfahrene, Verwaltungsleiter, Krankenkassenvertreter o. Ä. Beide Arbeitsgruppen bereiten eine Podiumsdiskussion vor und entsenden drei Personen auf das Podium. Der Rest der T. sind die Besucher dieser Veranstaltung. Als Zeit sind insgesamt ca. 2–3 Std. zu veranschlagen. Lärmpegel auf der Station (kann auch gemessen werden).	

A Zeiteinteilung im psychiatrischen Krankenhaus[1]

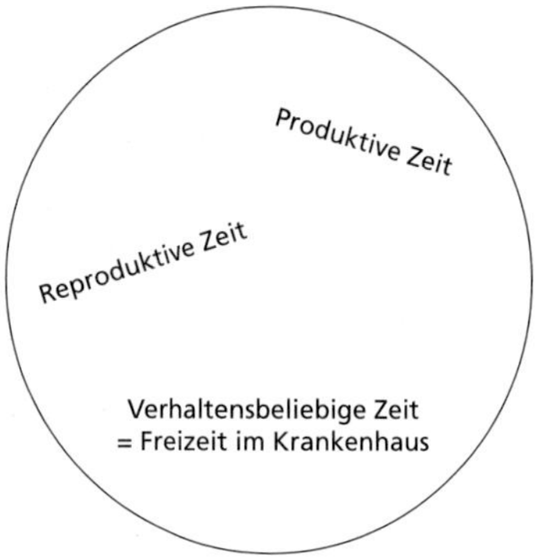

Produktive Zeit ist die Zeit für pflegerische und therapeutische Behandlung, wie z. B. verschiedene pflegerische Gruppen (Stationsversammlung, Koch- und Backgruppe, Ergo-, Bewegungs- Gesprächstherapie u. a. m.)

Reproduktive Zeit entspricht den Tätigkeiten im Privatbereich (Körperpflege, Mittags- und Nachtruhe, Nahrungsaufnahme, Pausen zwischen den Gruppen u. a. m.)

Verhaltensbeliebige Zeit im Krankenhaus ist die pflege- und therapiefreie Zeit, die Freizeit der Klienten.

B Das entgleiste Leben des Herrn D.

„Herr D. ist Verwaltungsangestellter in einer Kleinstadt und lebt mit seiner Frau und zwei Kindern in einer Wohnsiedlung am Stadtrand. Sein Tag ist strukturiert durch Arbeitszeit und Freizeit (in der er sich meistens darauf beschränkt, vor dem Fernsehgerät zu sitzen oder am Wochenende Verwandtenbesuche und kleine Ausflüge in der Umgebung zu unternehmen.) Er hat nicht gelernt, Ruhe als Quelle neuer Kraft und Muße als schöpferische Pause zu nutzen, bis auf eine Ausnahme – sein geliebtes Hobby, der Modellschiffsbau. Eines Tages merkt Herr D., dass ihm seine Arbeit über den Kopf wächst – er wird nervös und gereizt und reagiert mit großer Angst auf die Anforderungen seines Vorgesetzten, die ihm ehemals leicht von der Hand gingen. Selbst im Schlaf findet er keine Ruhe – er fühlt sich verfolgt und gejagt, er hat das Gefühl, dass seine Umgebung ihn ständig bedroht und erdrückt. Auch die Beruhigungstabletten, die ihm sein Arzt verschreibt, verfehlen ihre Wirkung – es kommt zu einem Zusammenbruch – er traut sich nicht mehr aus dem Haus und wird für längere Zeit krankgeschrieben. Freizeit und Ruhe – das, wonach er sich ein Leben lang gesehnt hat, hat er nun im Überfluss – doch er weiß nicht, was er damit anfangen soll. Modellschiffsbau gelingt ihm nicht mehr. Er wird nervös und fahrig und traut sich letzten Endes nichts mehr zu. Seine berufliche Belastung ist nun weg – doch es entsteht ein neuer Druck in ihm, da er plötzlich, in Ruhe gelassen, auf sich selbst zurückgeworfen wird, ohne Aufgabe, ohne Ziel dahinlebt und die meiste Zeit damit verbringt, zu grübeln und angstvoll dem nächsten Tag (ohne Plan, ohne Ziel) entgegenzufiebern, ohne den ersehnten Schlaf zu finden. Er fühlt sich von der Gemeinschaft seiner Mitmenschen, die eine Aufgabe haben und etwas leisten, ausgegrenzt – er fühlt sich wertlos und Freizeit ist das Wort, das er am meisten hassen lernt. Auch die verwandtschaftlichen Besuche, die ihm ehemals Abwechslung und heitere Geselligkeit – eine Form von Mußestunden – bescherten, fallen weg.
Seine Familie ist verunsichert im Umgang mit ihm – es heißt, er ist krank, psychisch krank, was schon an sich mit dem Stigma des Unheimlichen belastet ist – er muss geschont werden und soll ruhen; auch familiäre Angelegenheiten, die er in der Vergangenheit als Familienoberhaupt geklärt hat, werden von ihm ferngehalten. Selbst seine eigenen Kinder, mit denen es ihm manchmal gelungen ist, sich im gemeinsamen Spiel zu ‚verlieren', gehen auf Distanz. Ruhezeiten und Mußestunden sind das, ‚was er am wenigsten braucht' und im Zusammenhang mit seinem Leiden total negativ besetzt – ihn in Ruhe zu lassen, wird zur häufigsten Ausrede, um den Kontakt mit ihm zu vermeiden. Da er zu Mußestunden nicht fähig ist, lässt sich wieder einmal feststellen, dass er ein Versager ist – ein Versager auf der ganzen Linie'."[2]

---

1 Vgl. Kayser, D.: Pädagogische Aspekte der Krankenpflege, Melsungen: Bibliomed, Medizinische Verl.-Ges. 1980, S. 105–107

2 Tollmann, Ch.: Die Bedeutung von Muße und Ruhe. Examensarbeit der Weiterbildung Krankenpflege für Psychiatrie 1989–1991 am Bildungszentrum Essen, S. 20–21, unveröffentlicht

C Muße als Garant für menschliche Zufriedenheit[1]

„Muße, das heißt die Kraft und die Zeit, sich zurückzulehnen, auszusteigen aus dem Alltag, zu träumen, zu spüren, von welchen inneren Bedürfnissen man sich in Aktivitäten oder in Gedanken lustvoll versenken kann, ohne den Anspruch, etwas Alltäglich-Zweckmäßiges zu tun. Muße, das heißt zum Beispiel nach einem Arbeitstag ein Buch zu nehmen und zu verreisen in eine andere Welt, indem man eintaucht und gleichzeitig aussteigt aus dem funktionalisierten Dasein, aus dem zielgerichteten Tun (ich tue dies, um zu versorgen, verplanen, Geld zu verdienen etc.) – etwas völlig Zweckfreies tut. Muße heißt aber auch, sich in eine Aktivität zu versenken, die als subjektiv besonders lustvoll erfahren wird. An dieser Stelle möchte ich die Frage aufwerfen, wie sich der Zustand eines Menschen, der sich in solch einem Handlungsprozess befindet, näher beschreiben lässt und welche Konsequenzen für den Gesamtzustand des Organismus dadurch entstehen. Hierzu gibt uns der Forscher und Psychologe M. Csikszentmihalyi[2], gestützt auf langjährige Reihenuntersuchungen solcher Aktivitäten und einem daraus resultierenden Gefühl, welches er als ‚Flow-Erleben' bezeichnet, eine Antwort.
Wenn ein Mensch in einer solch lustbetonten Aktivität verweilt und versinkt, ist nach M.C. sein Körper überall wach, die Energie fließt sehr leicht, der Mensch fühlt sich sehr entspannt, angenehm und energiegeladen – er ist zufrieden und glücklich mit sich selbst. Die Gedanken wandern nicht umher, der Mensch denkt an nichts anderes, ist von seinem Tun absorbiert und daraus resultiert ein gutes Gefühl, ein kraftvolles Erleben der eigenen Existenz – ein Erleben von innerer Zufriedenheit.

Es stellt sich nunmehr die Frage, wie ein Mensch in einen solchen Zustand gelangt – gibt es spezifische Bedingungen, die diese lustbetonte Aktivität, als Voraussetzung zur Erlangung des beschriebenen Zustands näher definieren? M. Csikszentmihalyi erarbeitete folgende Voraussetzungen und Merkmale für eine lustvolle, durch Muße getragene Aktivität:
a) Vermögen und Bereitschaft, sich voll auf eine bestimmte Aktivität zu konzentrieren
b) Wahl des idealen Schwierigkeitsgrades für die betreffende Aktivität
c) keine Bewertung bezüglich des eigenen Handelns während der Ausführung vorzunehmen."

1 Tollmann, Ch.: Die Bedeutung von Muße und Ruhe. Examensarbeit der Weiterbildung Krankenpflege für Psychiatrie 1989–1991am Bildungszentrum Essen, S. 6–7, unveröffentlicht
2 vgl. Csikszentmihalyi, M.: Der Langweile entkommen. In: Psychologie Heute, Mai 1990, S. 27–29

8h	**4.4.2 Schlafen**	
10	**4.4.2.1 Einleitung** L.: In der Umgangssprache gibt es viele Sprichwörter und Sprüche, die mit dem Schlaf zusammenhängen. Welche kennen Sie? (z. B. wie man sich bettet, so liegt man). L. macht ein Brain Storming.	L T
55	**4.4.2.2 Schlafgewohnheiten persönlich** **Aufgabe:** (5') T. sollen einen Fragebogen über ihre Schlafgewohnheiten ausfüllen und anschließend die Ergebnisse gegenseitig vergleichen. L. verteilt den Fragebogen A. **Durchführung:** (30') T. füllen den Fragebogen aus und vergleichen die Ergebnisse anschließend mit ihrem **Partner**. **Auswertung:** (20') **Frage(n):** Was brauchen Sie, um gut schlafen zu können? Welche wichtigen Ergebnisse haben Sie bei sich oder Ihrem Partner festgestellt? Inwieweit haben Sie solche differenzierten Angaben von den Klienten?	L! A T2 T
10	**4.4.2.3 Bedeutung von Schlaf** Der nächtliche Schlaf besteht aus: a) Einer Wachphase (Einschlaflatenz) b) REM-Phasen (**R**apid **E**ye **M**ovements = es können mehr oder weniger rasche Bewegungen der Augen festgestellt werden) c) Non-REM-Schlafepisoden b) und c) zusammengenommen werden als Schlafphase bezeichnet. Die erste REM-Phase dauert wenige Minuten, die folgenden Phasen werden länger. Die letzte REM-Phase dauert meistens 30 Minuten, manchmal 60 Minuten. Gelegentlich kommt es zu Aufwachen. Der gesunde Schläfer schläft jedoch meistens sofort wieder ein. Bei älteren Menschen sinkt die Schlafeffizienz, das ist der prozentuale Anteil der Schlafzeit bezogen auf die Zeit, die im Bett verbracht wird, und der Schlaf wird flacher. Die spontane Schlafdauer der meisten Menschen liegt zwischen sieben und neun Stunden. Es gibt aber auch Kurzschläfer, die nicht mehr als 4 Stunden Schlaf benötigen, ohne dass ihre Leistungsfähigkeit eingeschränkt ist. Untersuchungen haben ergeben, dass bei diesem relativ kleinen Personenkreis bestimmte REM-Schlaf und -Stadien „eingespart" werden. Langschläfer benötigen zehn oder elf Stunden Schlaf. Diese Merkmale bilden sich im Kindes- und Jugendalter heraus. Sie sind wohl meist genetisch vorgegeben und kaum beeinflussbar. Die Schlafdauer verändert sich im Lauf des Lebensalters. Das Neugeborene hat einen Schlafbedarf von ca. 16 Stunden, bis beim jungen Erwachsenen die individuelle Schlafdauer erreicht ist.	L

10	**4.4.2.4 Schlafstörungen** Am besten versteht man den Schlaf, wenn man ihn als Trieb wie essen und trinken definiert. Etwa ein Drittel unseres Lebens verbringen wir mit Schlaf. Das bedeutet, wir müssen nicht gerade schlafen, wenn wir müde sind, sondern können das Bedürfnis unterdrücken und bis zu einem gewissen Grad aufschieben. Bis zu einem gewissen Grad können wir schlafen demnach genauso lernen wie Wachsein. Die Einnahme von Schlafmedikamenten kann zu dem Trugschluss verleiten, dass das Schlafvermögen wieder vorhanden ist. Dass der Schlaf immer gleich und problemlos funktioniert, ist ein Trugschluss. Tiere können sich einen so tiefen Schlaf wie die Menschen nicht leisten, weil das aufgrund der vielen Gefahren mit zu vielen Risiken für ihr Leben verbunden ist. Mütter mit kleinen Kindern können von ähnlichen Erfahrungen berichten. Sie müssen richtigen Schlaf erst wieder lernen. **Beim Menschen kann sich schon ein Wechsel der Umgebung auf den Schlaf auswirken.** Innere Anspannung, Streit, Stress, ungelöste Probleme, körperliche Beschwerden, Hunger oder ein üppiges Mahl können sich auf den Schlaf auswirken. Die schnelle Forderung nach einem Schlafmedikament ist nur eine kurzfristige Lösung, langfristig kann sie zu vermehrten Schlafstörungen und Abhängigkeit führen.	L
90	**4.4.2.5 Aufgaben der Pflegenden** **Einleitung (15')** **Psychische Erkrankungen kündigen sich oft durch Schlafstörungen an.** Man kann davon ausgehen, dass ca. drei Viertel der Klienten, die in der Psychiatrie aufgenommen werden, Schlafstörungen haben. Nächtliches Wachwerden mit quälenden Gedanken, Alpträume, Vorstellungen von Verfolgung und Angegriffenwerden kennzeichnen das nächtliche Wachwerden. Aufwachen am tiefsten Punkt der Stimmung, die sich erst im Lauf des Morgens wieder aufhellt, führen zu der Angst vor der nächsten Nacht und dem nächsten Morgen. All dies können, wenn sie über einen gewissen Zeitraum auftreten, Warnzeichen für eine Erkrankung sein. **Psychiatrieerfahrene, die ihren Schlaf und die Schlafstörungen kennen, können daraus eine Veränderung im Gleichgewicht ihrer Gesundheit erkennen.** **Im Krankenhaus** können Schlafstörungen durch Gespräche mit Klienten über die vergangene Nacht und durch Beobachtungen der Nachtwache festgestellt werden. **Aufgabe: (5')** T. sollen sich mit der Frage beschäftigen: Welche Schlafstörungen beobachte ich bei Klienten in meinem Arbeitsbereich? Es werden **vier Gruppen** gebildet. (z. B. Akutstation, Gerontopsychiatrie usw. oder bezogen auf die jeweilige Erkrankung: der depressiv Erkrankte, der schizophren Erkrankte, der psychisch kranke alte Mensch usw.) **Durchführung: (30')**	L G4

	Auswertung: (40') T. tragen die Ergebnisse vor und vergleichen die Schlafstörungen der einzelnen Psychiatriebereiche bzw. der Erkrankungen. **Psychiatrische Erkrankungen und ihre Auswirkungen auf Schlafstörungen** (15') L. stellt als Ergänzung zur Gruppenarbeit die Übersicht B vor oder/und verteilt sie an T. Es gibt Untersuchungen, nach denen über 70% akut psychisch Kranker an Schlafstörungen leiden. Menschen, die das einmal erfahren haben, können daran auch ihr Befinden abschätzen und evtl. einer Neuerkrankung vorbeugen. Wenn die Schlafstörungen auch sehr individuell sind, können gewissermaßen als Standard bestimmte Abweichungen vom normalen Schlafrhythmus bestimmten Erkrankungen zugeordnet werden. **Fazit: Die Nachtruhezeiten auf einer Station entsprechen selten dem individuellen Schlafrhythmus.**	P L/B
95	**Pflegerische Maßnahmen zur Schlafförderung** **Aufgabe:** (5') T. sollen erarbeiten, wie der Schlaf der Klienten pflegerisch gefördert werden kann. 1. Individuelle Möglichkeiten für den Klienten 2. Gestaltung der Tagesstruktur der Station 3. Möglichkeiten der Gestaltung des Umfelds (Station, Bett, Zimmer, Station) 4. Aufgaben der Nachtwache Es werden **vier Gruppen** gebildet. Jede Gruppe erhält einen Punkt zur Bearbeitung. **Durchführung:** (30') **Auswertung:** (60') T. stellen die Ergebnisse vor, die diskutiert werden. **Frage(n)** (falls nicht in der Gruppenarbeit bereits diskutiert): • Wie steht es mit Beschäftigungsmöglichkeiten für Schlaflose? • Inwieweit können Klienten, die nicht schlafen können, elektronische Medien verwenden (z. B. Fernsehen, Musik hören, Gespräche mit anderen „Schlaflosen“ führen)? • Inwieweit können „Schlaflose“ mit anderen in derselben Situation oder mit dem Pflegepersonal Gespräche führen?	L G4 P L
75	**Das Pflegegespräch mit dem Klienten, der Schlafstörungen hat** **Aufgabe:** (5') T. sollen ein Gespräch mit einem Klienten führen, der Schlafstörungen hat. Es werden vier **Gruppen** gebildet. • Zwei Gruppen führen ein Beratungsgespräch mit dem Ziel, dem Klienten alternative (Ein-)Schlafmöglichkeiten anzubieten. • Zwei Gruppen führen ein Gespräch als Nachtwache mit einem Klienten, der nachts nicht schlafen kann.	L G4

	Durchführung: (20') Jede Gruppe bereitet eine Szene bezüglich der Thematik vor, die sie im Plenum vorstellt. **Auswertung:** (40') Die Gruppen stellen ihre Szenen vor, die diskutiert werden. Evtl. werden alternative Verhaltensweisen der Pflegeperson ausprobiert. **Aufklärung und Beratung von Klienten** (10') L. bespricht abschließend Übersicht C	 P/L L/C
	Weitere Themen: Auswirkungen von Schlafmedikamenten. Alternative schlaffördernde Mittel. Infobroschüren von Krankenkassen, z. B. Kaufmännische Krankenkasse (KKH): Entspannung statt Stress. Hannover o. J. Lesenswert und zu beziehen bei jeder KKH-Geschäftsstelle.	
	PA/pÜ: Gespräch mit Klienten, die Schlafstörungen haben. Man kann auch real unter T. in Partnerarbeit über Schlafgewohnheiten sprechen lassen, aber Achtung! Ist Intimsphäre, setzt Vertrauen voraus.	

A Fragebogen zu Schlafgewohnheiten[1]

Allgemeine Informationen (bitte ankreuzen bzw. ergänzen)

1. Wie haben Sie in der letzten Zeit zu Hause geschlafen? Gut ☐ weniger gut ☐ schlecht ☐
2. Hatten Sie Schwierigkeiten beim Einschlafen? Ja ☐ Nein ☐
3. Haben Sie durchgeschlafen? Ja ☐ Nein ☐
4. Wie oft sind Sie wach geworden? ________ mal
5. Haben Sie viel geträumt? Ja ☐ Nein ☐
6. Hatten Sie Alpträume? Ja ☐ Nein ☐
7. Nehmen Sie regelmäßig Medikamente zum Schlafen? Ja ☐ Nein ☐
   Wenn ja, welche? ________________________________
8. Wie beurteilt der Partner/Familienangehörige Ihren Schlaf? ________________
9. Wie viele Stunden schlafen Sie durchschnittlich in der Nacht? ____________ Std.

Was brauchen Sie normalerweise, um gut schlafen zu können?

- **Umgebung** (Zutreffendes bitte unterstreichen bzw. ergänzen)

10. Halbdunklen oder dunklen Raum? Offenes Fenster?
11. Nachtlampe?
12. Kopfkissen flach oder doppelt?
13. Bestimmtes Bettzeug wg. Allergie?________________________
14. Luft- und Raumtemperatur besondere Wünsche?________________
15. Menschen in der Nähe? ________________________________
16. Geräuschkulisse? ________________________________

- **Ess- und Trinkgewohnheiten**

17. Wann wird die letzte Mahlzeit eingenommen?________________________
18. Wie ist die Mahlzeit zusammengestellt? ________________________
19. Halten Sie eine bestimmte Diät ein? Ja ☐ Nein ☐
20. Nehmen Sie ein Getränk vor dem Schlafengehen? Ja ☐ Nein ☐
21. Trinken Sie nachts etwas? Ja ☐ Nein ☐

- **Bewegung**

22. Sind Sie einen abendlichen Spaziergang gewohnt? Ja ☐ Nein ☐
23. Betreiben Sie sportliche oder sonstige Aktivitäten? Ja ☐ Nein ☐

- **Stimmung**

24. Wie gehen Sie mit Sorgen und Ängsten um? ________________________
25. Brauchen Sie Musik oder Fernsehen zum Abschalten vom Alltag? Ja ☐ Nein ☐
26. Brauchen Sie die Unterhaltung mit Partner/Partnerin bzw. anderen Personen, um zur Ruhe zu kommen? Ja ☐ Nein ☐

- **Wach-/Schlafrhythmus**

27. Wie haben Sie normalerweise Ihren Tag strukturiert? ________________________
    ____
    ____
28. Wann stehen Sie auf? ________________________________
29. Wann gehen Sie zu Bett? ________________________________
30. Arbeiten Sie im Schicht-/Nachtdienst Ja ☐ Nein ☐

- **Gewohnheiten/Schlafrituale**

31. Duschen oder baden Sie vor dem Zubettgehen? Ja ☐ Nein ☐

---

1 modifiziert nach: Timpe-Coumans, M.: Ruhen und Schlafen. In: Deutsche Krankenpflegezeitung, März 1990, S. 184

32. Waschen Sie sich am Waschbecken? Ja ☐ Nein ☐
33. Rauchen Sie eine Zigarette oder Pfeife? Ja ☐ Nein ☐
34. Haben Sie sonstige Betthupferl? Ja ☐ Nein ☐
    Wenn ja, welche?____________________
35. Welche Nachtkleidung bevorzugen Sie? ____________________
36. Welche Einschlafhaltung bevorzugen Sie? ____________________
37. Lesen Sie ein Buch? Ja ☐ Nein ☐
38. Schreiben Sie ein Tagebuch? Ja ☐ Nein ☐
39. Benutzen Sie einen Wecker? Ja ☐ Nein ☐

Welche Vorstellung haben Sie von einem gesunden Schlaf? ____________________

____

B Psychische Krankheiten und ihre Auswirkungen auf Ein- und Durchschlafstörungen und das Schlafmuster

Alkoholismus
Ein- und Durchschlafstörung mit verminderter Totalschlafzeit, fragmentiertem und reduziertem REM-Schlaf bei chronischem Alkoholismus bzw. SWS-Verminderung und REM-Schlaf-rebound bei Alkoholentzug

Depression
Ein- und Durchschlafstörung. Früherwachen und verkürzte REM-Latenz bei unipolarer Depression bzw. übersteigertes Schlafbedürfnis mit verlängerter Totalschlafzeit und tagsüber anhaltendem Schlafbedürfnis bei bipolarer Depression

Drogenkonsum und Pharmakawirkung
Einschlafstörung als Folge stimulierender Drogen oder verschiedener Pharmaka, z. B. Thyreoideapräparate, adrenokortikotrope Hormone, orale Kontrazeptiva, Zytostatika u. a. Ein- und Durchschlafstörung im Entzug bei Drogen und Pharmaka, die Toleranz und Gewöhnung bewirken

Geriatrische Erkrankungen
Durchschlafstörung und Früherwachen, verminderte Totalschlafzeit, reduzierter SW- und REM-Schlaf

Manie
Einschlafstörung und verkürzter Schlaf

Psychogene Störungen und psychosomatische Erkrankungen
Ein- und Durchschlafstörung, verbunden mit gehäuft auftretenden Angstträumen, autonomen und motorischen Störungen

Schizophrenie
Ein- und Durchschlafstörung mit reduziertem SW- und REM-Schlaf

Schlafmittelmedikation
Hang-over beim Erwachen, Ein- und Durchschlafstörung mit fragmentiertem und reduziertem REM- und NREM-Schlaf, „rebound-insomnia" bei Ausbildung von Gewöhnung und Abhängigkeit, Reduktion bzw. Unterdrückung des REM-Schlafes vor allem durch Barbiturate

Enuresis noctuma
Bettnässen im Schlaf, vor allem auftretend im SW-Schlaf des ersten Nachtdrittels

Narkolepsie
In einer Störung der REM-Schlaf-Organisation (REM-Schlaf unmittelbar nach Einschlafen) begründete, anfallsweise auftretende syndromale Störung mit kurzdauernder zwingender Schlafsucht und evtl. plötzlichem Tonusverlust, oft ausgelöst durch starke Gemütsbewegung (sog. Kataplexie)

Pavor nocturnus
Mit Angstanfall und Schreien verbundenes Aufwachen aus dem SW-Schlaf des ersten Nachtdrittels

Somnambulismus
Im SW-Schlaf des ersten Nachtdrittels auftretendes Schlafwandeln bei reduziertem Bewusstsein und gestörter Erinnerungsfähigkeit[1]

C Aufklärung und Beratung von Klienten

Klienten sollen über grundlegende Sachverhalte der Schlafregulation informiert werden, z. B. dass: „gesunder Schlaf interindividuell und intraindividuell stark variiert und allgemeingültige Normen, z. B. die notwendige Schlafdauer, nicht existieren, gestörter Schlaf zwar erheblich das Wohlbefinden und die Leistungsfähigkeit des Menschen stören und zu dramatischen Unfällen führen kann, körperliche Krankheiten unmittelbar durch gestörten Schlaf jedoch höchst selten entstehen, der Ärger über schlechten Schlaf das Schlafvermögen noch weiter verschlechtert und der seelische Zustand des Menschen maßgeblich den Schlaf beeinflusst, auch wenn man es nicht wahrhaben will.“[2]

Maßnahmen der Schlafhygiene zielen auf die Veränderung von den Schlaf negativ beeinflussenden Verhaltensweisen.
„Schlafhygiene möchte Folgendes erreichen:
Mit Hilfe der Schlafhygiene wird versucht, dem Schlaf abträgliche Verhaltensweisen abzubauen und durch gesunde Lebensweise den Schlaf zu fördern, und Schlafhygiene leitet den Patienten dazu an, sich eine schlaffördernde Umgebung zu schaffen.

Schlafhygiene gibt dem Patienten Regeln für seinen Umgang mit dem Schlaf:
1. Nicht länger im Bett bleiben als unbedingt notwendig ist,
2. regelmäßige Zeiten für das Zubettgehen und das morgendliche Aufstehen einhalten,
3. Tagesschlafepisoden so kurz wie möglich halten,
4. eine so angenehme und schlaffördernde Gestaltung des Schlafzimmer wie möglich, sowie Entfernen von Dingen, die an Stressoren erinnern,
5. nur leichtverdauliche Abendessen zu sich nehmen, abendliche Alkohol- und Koffeinkarenz, den abendlichen Zigarettenkonsum minimieren und
6. die Abendstunden so entspannend wie möglich gestalten (z. B. nicht arbeiten)
7. Regelmäßig Sport am Nachmittag erleichtert das Einschlafen, nicht jedoch intensive, aber unregelmäßige körperliche Aktivitäten kurz vor dem Schlafengehen …

Die Basisverfahren Aufklärung, Beratung und Schlafhygiene reichen bei ausschließlicher Anwendung oftmals nicht für eine erfolgreiche Behandlung aus, da es häufig an der konkreten Umsetzung der vermittelten Regeln mangelt. Dennoch haben auch einmalige Beratungsgespräche einen längerfristigen positiven Effekt im Umgang mit der Schlafstörung …“[3]

---

1 Battegay, R. et al.: Handwörterbuch der Psychiatrie. Stuttgart: Ferdinand Enke 1984. In: Deutsche Krankenpflegezeitschrift, März 1990, S. 183
2 Göran, H.: Nichtmedikamentöse Therapie der Psychiatrie. In: Schlafmedizinisches Zentrum München, Basisinformation zum Thema Schlaf, S.18
3 ebd., S. 19, http://www.lrz-muenchen.de/~schlafzentrum/normschl.htm

Zeit	**4.5 Sich pflegen und kleiden**	
3 h	**4.5.1 Grundlagen**	
10	**Einleitung** Diese ATL ist eine sehr persönliche Angelegenheit. Sie wird i. d. R. allein oder nur in Gegenwart der nächsten Angehörigen ausgeführt.	L
	Frage(n): Was glauben Sie, nehmen die Klienten in Ihrem Arbeitsbereich an Ihnen wahr in Bezug auf Körperpflege und Kleidung?	T
40	**Beobachtung einer anderen Person**	
	Aufgabe: (30') Beobachtungsaufgabe: Jeder sucht sich einen **Partner**. Sie betrachten sich gegenseitig mit den Vorgaben des Beobachtungsblatts A und geben sich anschließend Rückmeldung darüber. L. verteilt das Beobachtungsblatt A und klärt, ob T. sich die Rückmeldung über die andere Person direkt nach der Beobachtungsphase oder anschießend im Plenum geben wollen (aus Zeitgründen nur bei Gruppen kleiner als 10 Personen im Plenum empfehlenswert).	L/A T2
	Abschlussgespräch der Übung, falls T. sich die Rückmeldung direkt gegeben haben. **Frage(n):** (10') Wie war die Übung für Sie? Haben Sie die Rückmeldung, die Ihr Partner Ihnen gab, erwartet? Gab es etwas, was Sie besonders erstaunt hat? Was hat Sie erfreut? Waren Sie über irgendetwas ärgerlich?	L
85	**Bedeutung**	
	Einleitung (10') **Frage(n):**	
	Was gehört zur ATL „Sich pflegen und kleiden"? **Sich pflegen** bezieht sich auf den Gebrauch aller Sinnesorgane, den Gebrauch des Körpers, den Umgang mit den Mitmenschen und dem Umfeld. „Sich pflegen" berührt deshalb alle ATLs. Wir beschränken uns hier auf den Umgang mit dem eigenen Körper. Andere Gesichtspunkte des pfleglichen Umgangs werden uns bei den anderen ATLs beschäftigen. Somit gehört dazu: Körper waschen baden bzw. duschen, Hände waschen, Intimtoilette, Haarpflege, Nagelpflege, Mund- und Zahnpflege, Kosmetik (pflegende und dekorative), eigene Regeln und Rituale haben. **Sich Kleiden:** Dazu zählt: Kleidung für jede Jahreszeit; Raum, diese unterzubringen; Entscheiden können, was angezogen wird; Kleidung farblich zusammenstellen können; Kleidung wechseln können (Schmutz, Geruch wahrnehmen können); Kleidung säubern und ausbessern; Auswirkungen erkennen, die die Art, sich zu kleiden, hat; eigene Regeln und Rituale haben.	L

	Aufgabe: (5') T. sollen die Frage besprechen: Welcher Wert wird in Ihrem Arbeitsbereich der ATL Sich pflegen und kleiden beigemessen? Es werden **vier Gruppen** gebildet. L. kann themengleiche Gruppenarbeit durchführen. Interessanter wird die Aufgabe, wenn die Gruppen nach ihren unterschiedlichen Arbeitsbereichen eingeteilt werden, z. B. Akutstation, langandauernde Behandlung, Tagesklinik, Betreutes Wohnen, ambulante Pflege o. Ä. T. sollen folgende Fragen besprechen und die Ergebnisse anschließend im Plenum vortragen: **Welche Bedeutung hat die ATL Sich pflegen und kleiden an Ihrem Arbeitsplatz,** für Sie als Mitarbeiter? Für die Klienten? • Was nehmen Sie wahr? • Worauf gehen Sie bei Klienten ein? • Wird etwas außer Acht gelassen? (z. B. Kosmetik) • Welche Möglichkeiten haben Sie, um auf Körperpflege und Kleidung beim Einzelnen einzugehen? • In welcher Form wird mit Klienten darüber gesprochen? • Wann ist das überhaupt nötig? • Was tun Sie bei Auffälligkeiten? • Wie wirken Sie auf Klienten bezüglich dieser ATL ein? • Welche Schwierigkeiten erleben Sie dabei? **Durchführung:** (30') **Auswertung:** (40') Die Gruppen tragen die Ergebnisse vor und diskutieren sie.	L G4 P
3 h 10	**4.5.2 Sich pflegen** **Einleitung** L. führt ein **Brain Storming** durch zur **Frage:** Was meinen Sie, gehört beim „Sich pflegen" zum körperlichen Wohlbefinden? (Anm. für L.: Der wohlriechende Badezusatz, angenehme Wassertemperatur, prickelndes Wasser, Zeit, persönlich angenehm empfundene Zahnpasta, Streicheln beim Eincremen, intime Atmosphäre, passende Beleuchtung, angenehmer Badeschwamm, weiches Handtuch, Körperlotion etc.).	L T
10	**Wahrnehmung durch verschiedene Sinnesorgane** Wenn wir uns alles ansehen, was das „Sich pflegen" ausmacht, dann stellen wir fest, dass alle Sinnesorgane daran beteiligt sind und alle Bereiche der Wahrnehmung berührt werden. L. erläutert die somatische, vestibuläre, vibratorische, orale, auditive, taktil-haptische, visuelle und sinngebende Wahrnehmung.	L

30	**Hautkontakt durch Einreibungen** **Aufgabe:** (5') **Partnerübung:** T. sollen sich zu zweit zusammentun und sich gegenseitig die Hände eincremen. (Bei miteinander vertrauteren Gruppen können das auch die Füße sein. Es empfiehlt sich aber, das in der vorherigen Stunde anzukündigen. L. hat entweder wohlriechende Cremes mitgebracht oder T. rechtzeitig gebeten, das selbst zu tun.) T. haben insgesamt 15 Minuten Zeit. **Durchführung:** (15') T. cremen sich ein. Sie sollen sich auch direkt nach dem Eincremen darüber austauschen, wie sie das empfunden haben. Was war angenehm, was eher nicht? Welche Bereiche der Wahrnehmung wurden angesprochen? **Auswertung:** (10') **Frage(n):** Wie war das Eincremen für Sie? War es ungewohnt, die Hand des anderen zu berühren? War es angenehm oder eher unangenehm? Sind Sie in einer bestimmten Reihenfolge vorgegangen? Haben Sie dabei gesprochen? Wie war es für denjenigen, der eingecremt wurde? War das angenehm oder eher unangenehm? Wie fanden Sie die Creme? Sollte etwas anders gemacht werden?	 L! pÜ T2 L T
10	**Informationen über sich pflegen** Wir brauchen auch bestimmte Informationen über die Gewohnheiten der sich uns anvertrauenden Menschen. Zu klärende Fragen zur ATL sich pflegen könnten u. a. folgende sein: Sind Sie bei der Körperpflege selbstständig? Brauchen Sie Hilfestellung? Fällt Ihnen die Körperpflege zur Zeit schwer? Duschen oder baden Sie lieber? Wie oft tun Sie das und wann? Haben Sie jemanden, der Ihnen frische Wäsche bringt, oder sorgen Sie selbst dafür? Haben Sie ausreichend Pflegeutensilien dabei? **Frage an T.:** Fallen Ihnen noch weitere Fragen ein?	 L T
10	**Ziele der Pflege** **Wenn der Klient gemäß seinen Bedürfnissen gepflegt werden soll und größere Unabhängigkeit erlangen soll, müssen die Pflegepersonen bestimmte Ziele verfolgen.** Ziele für die Pflegepersonen: • Informationen über die Fähigkeit und Abhängigkeit (i. S. von Roper) sammeln • den Klienten bezüglich der Körperpflege beobachten • den Klienten angemessen auf die Körperpflege ansprechen können • die Ursachen für Auffälligkeiten/Vernachlässigungen kennen • die persönliche Auffassung über Körperpflege im Gespräch mit dem Team und dem Klienten relativieren können • dem Klienten bewusst machen, welche Auswirkungen die Art und Weise seiner Körperpflege auf das Umfeld hat • den Klienten bei der Beschaffung von Körperpflegemitteln behilflich sein • unter Berücksichtigung von dessen Gewohnheiten den Klienten bei der Anpassung an die neue Umgebung unterstützen können.	 L

65	**Beispiele für Probleme bei der Körperpflege**	
	Aufgabe: (5') Vier Beispiele von Pflegeproblemen bezüglich Körperpflege. Jede **Gruppe** erhält ein Beispiel. Sie soll ihren Lösungsvorschlag erarbeiten und dann in einer szenischen Darstellung im Plenum vorstellen.	L pÜ G4
	Beispiel 1 Herr Ludwig wird morgens nie pünktlich zum Frühstück fertig. Er hat große Schwierigkeiten, sich zu entscheiden. So weiß er nicht, was er tun soll: sich am Waschbecken waschen – duschen – baden? Was soll er anziehen? **Aufgabe:** Sie versuchen, gemeinsam mit Herrn Ludwig eine Lösung zu finden. **Beispiel 2** Frau Ranke erscheint gepflegt. Sie trägt saubere Kleidung. Wenn man sich ihr nähert, nimmt man aber sofort einen strengen Körpergeruch wahr. Sie scheint ihre Körperpflege zu vernachlässigen. Sie haben auch beobachtet, dass ihr die Mitmenschen eher aus dem Weg gehen. **Aufgabe:** Sie sollen Frau Ranke darauf ansprechen. **Beispiel 3** Ein verwahrloster Patient wird auf der Station aufgenommen. Er wurde auf dem Bahnhofsvorplatz aufgegriffen, ist verschmutzt und hat einen unangenehmen Körpergeruch. Es ist nicht das erste Mal, dass die Aufgabe einem Auszubildenden übertragen wird, ihn zu baden. **Aufgaben:** Sie sind der Ansicht, dass die anderen sich vor der unangenehmen Aufgabe drücken wollen, und sprechen das im Team an. **Beispiel 4** Frau Fischer deckt vor dem Toilettengang die Toilettenbrille mit Papierhandtüchern ab. Wäscht sich die Hände. Benutzt die Toilette. Wäscht sich wieder die Hände. Kleidet sich wieder richtig an. Entfernt das Papier von der Toilettenbrille und wäscht sich erneut mehrfach die Hände **Aufgabe:** Sie sprechen Frau Fischer an, weil sie die Anzahl ihrer Waschungen gerne reduzieren möchte. **Durchführung:** (20') **Auswertung:** (40')	
	Vorstellen der Situationen im Plenum mit Lösungsvorschlag, Diskussion der Ergebnisse und evtl. Alternativen.	P L
3 h	**4.5.3 Sich kleiden**	
15	**Einleitung**	
	L. zeigt noch einmal die Aufzählung aus: 4.5.1 Grundlagen/Bedeutung: „Was gehört zur ATL …?“. Vernachlässigung beim Kleiden ist nicht nur bei psychisch Kranken zu beobachten.	L
	Frage(n):	
	Was bedeutet überhaupt Vernachlässigung beim Kleiden? Ist das nicht eine ganz persönliche Angelegenheit, um die sich die Pflegeperson gar nicht zu kümmern hat? Was meinen Sie dazu?	T

70	**Praktische Beispiele für Probleme beim sich Kleiden** **Aufgabe:** (5') Vier Beispiele, die T. in **Kleingruppen** bearbeiten sollen. Sie sollen ihre Lösungsvorschläge in Form einer szenischen Darstellung im Plenum vorstellen. **Beispiel 1** Eine Klientin, Frau Siebenkötter, 33 Jahre alt, seit vielen Jahren krank und oft in der Klinik, hat im Laufe der Jahre viel an Körpergewicht zugenommen. Sie trägt überwiegend alte Kleidungsstücke, hauptsächlich ausgeleierte Jogginghosen und alte, lockere T-Shirts. Häufig sind Flecken in den Sachen, die auch bei der Wäsche nicht herausgegangen sind. Sie hören, wie eine Mitpatientin sie auf die ungepflegte Kleidung anspricht. Die Patientin antwortet, dass sie sich erst neue Kleidung kaufen will, wenn sie weniger wiegt. Anschließend geht sie in die Küche, um sich ein Butterbrot zu machen. **Aufgabe:** Führen Sie ein Gespräch mit Frau Siebenkötter. **Beispiel 2** Auf der Station tragen die Klienten zum größten Teil Jogging- und Freizeitanzüge. Andere Kleidung tragen sie bei Außenaktivitäten und wenn sie in Wochenendurlaub gehen. Eine Pflegeperson findet das nicht so gut. Sie möchte das mit den Kollegen diskutieren. **Aufgabe:** Die Pflegeperson spricht das im nächsten Team an. **Beispiel 3** Frau Peters läuft plötzlich eines Tages mit einem aufreizend kurzen Rock auf der Station herum. Die Bluse ist tief ausgeschnitten. Sie wird von den anderen Frauen auf der Station belächelt. Die Männer stört das weniger. **Aufgabe:** Sie sprechen Frau Peters auf ihre plötzlich veränderten Kleidungsgewohnheiten an. **Beispiel 4** Herr Janoscha, 72 Jahre alt, verströmt einen auffälligen Uringeruch. Die Mitmenschen auf der Station gehen ihm aus dem Weg. Schüler Peter fällt auf, dass seine Hose zum wiederholten Male nass ist. Er erzählt das der Stationsleitung. **Aufgabe:** Die Stationsleitung spricht das im Pflegeteam an. **Durchführung:** (20') Die Gruppen diskutieren die Situationen und bereiten eine Vorstellung im Plenum vor. **Auswertung:** (45') Vorstellen der Situationen im Plenum mit Lösungsvorschlag, Diskussion der Ergebnisse und evtl. Alternativen.	 L pÜ G4 P L
20	**Wechselwirkung zwischen Kleidung und Erkrankung** Das folgende Beispiel B zeigt, man könnte sagen, einen Selbstheilungsversuch eines Klienten mittels Kleidung. L. verteilt das Beispiel. T. lesen es durch. **Frage(n):** Was sagen Sie dazu? Haben Sie ähnliche Beispiele erlebt, wie die Kleidung durch die Beschwerden oder Einschränkungen des Klienten beeinflusst wurde?	 L/B T1 T

30	**Dienstkleidung des Pflegepersonals**	
	Grundsätzliches (10')	
	Das Tragen von weißer Dienstkleidung in der psychiatrischen Pflege ist auch heute noch ein Thema, das kontrovers diskutiert wird. Nehmen wir einmal die Gerontopsychiatrie als Beispiel, weil das der Bereich ist, wo vielleicht noch am meisten die Meinung vorherrscht, dass weiße Dienstkleidung getragen werden muss. Zunächst müssen wir **unterscheiden zwischen Schutzkleidung und Dienstkleidung.** Schutzkleidung soll die Gefahr der Verschleppung von Keimen vermeiden helfen. Davon unterscheidet sich die Dienstkleidung. Sie ist grundsätzlich nicht mit Schutzkleidung gleichzusetzen. Die Berufsgenossenschaften und die Richtlinie der Berufsgenossenschaften für Gesundheit und Wohlfahrtspflege fordern zwar, dass das Personal in Kliniken Berufskleidung trägt, es wird aber keine wissenschaftliche Begründung angeführt. Daraus lässt sich ableiten, dass Dienstkleidung zunächst Arbeitskleidung ist und keine besondere Schutzfunktion hat. Natürlich gibt es Pflegesituationen, in denen die Gefahr der Kontamination mit Erregern durch Urin, Stuhl oder Blut besteht. In solchen Situationen ist das Tragen von Schürzen oder Schutzkitteln unerlässlich.[1]	L
	Beispiel aus der praktischen Arbeit (20')	
	Eine Fachpflegekraft beschreibt in ihrer Examensarbeit sehr anschaulich den Konflikt und macht auch Lösungsvorschläge. L. verteilt den Auszug C. T. lesen ihn unter der **Frage:** Wie ist Ihre eigene Erfahrung damit? **Auswertung mit Frage(n):** Was sagen Sie zu dem Referat? Wie wird es bei Ihnen gehandhabt?	L C T1 T
	Weitere Themen: Anleitung zur Körperpflege. Basale Stimulation.	
	PA/pÜ: Einkaufen von Kleidung. Kleiderpflege. Beraten bei finanziellen Unsicherheiten. Mangelndes Interesse an der eigenen Kleidung. Sich nicht entscheiden können. Körperliche Einschränkungen beim Ankleiden und Hilfsmittel. Häufiges Verschmutzen der Kleidung. Vorstellung, Sie kommen auf eine Station, wo sie eingeschränkt sind, z. B. im Zeitpunkt des Waschens, Zähneputzens, Badens.	

1 vgl. Peek, C.: Warum gibt es Dienstkleidung? In: Pflege aktuell des DBfK, Oktober 1995, S. 670 ff.

A Beobachtungsblatt: Äußeres Erscheinungsbild

Bitte suchen Sie sich einen Partner und beobachten Sie ihn 5 Minuten. Berücksichtigen Sie dabei u. a. folgende Gesichtpunkte:

- Wenn ich demjenigen begegnen würde, was wäre mein erster Eindruck?
- Was nehme ich wahr in Bezug auf pflegen und sich kleiden?
- Was sehe und rieche ich?
- Wie beschreibe ich ihn/sie oder seine/ihre Erscheinung?
- Worauf würde ich schließen?
- Hat er/sie viele Freunde?
- Gibt er/sie viel Geld für Kleidung aus?
- Gibt er/sie viel für Schmuck und Kosmetik aus?
- Will er/sie im Mittelpunkt stehen?
- Ist er/sie eher zurückhaltend und unauffällig?
- Dem/der ist egal, wie er/sie aussieht, hat keinen Geschmack, versteckt sich.

Geben Sie bitte anschließend Rückmeldung über Ihre Beobachtungen und tauschen Sie Ihre Erfahrungen mit der Übung aus.

B Die Aufgabe der Gesundheits- und Krankenpflegerin in der Psychiatrie bei der Pflege des äußeren Erscheinungsbildes

Wie eng psychische Erkrankung und Kleidung zusammenhängen können, beschreibt Fachkrankenschwester Frau Christiane Scharf an einem Beispiel:
„Herr N., ein Patient mit einer paranoid-halluzinatorischen Psychose, wurde vor zwei Tagen auf der Station aufgenommen. Herr N. ist 45 Jahre alt, verheiratet und sozial integriert.
Der Patient hinterlässt beim Betrachter einen gepflegten Eindruck, der dadurch beeinträchtigt wird, dass er immer zwei dicke Pullover übereinander trägt, was bei sommerlichen Temperaturen zu starker Geruchsbildung durch Schwitzen führt.
Der starke Körpergeruch führt zur Isolation des Patienten, da sich sowohl das Personal als auch die Mitpatienten ihm gegenüber distanziert verhalten. Herr N. verbringt die meiste Zeit auf seinem Zimmer; er liegt dort vollständig bekleidet im Bett.
Herr N. legt ansonsten viel Wert auf sein Äußeres, was auch seine Angehörigen bestätigen, die ihn regelmäßig mit frischer Wäsche versorgen. Er duscht und rasiert sich jeden Morgen und wechselt sowohl die Ober- als auch die Unterbekleidung. Angesprochen auf die starke Geruchsbildung, erklärt Herr N. gegenüber dem Pflegepersonal, dass die zwei Pullover für ihn psychische Schutzfunktion ausüben, ihm Sicherheit geben.
Die Geruchsbildung und die daraus resultierende Isolation werden von ihm selbst wahrgenommen, jedoch der Schutzfunktion untergeordnet. Hilfestellung in Bezug auf die Wiederherstellung des äußeren Erscheinungsbildes seitens des Pflegepersonals sollte nicht durch Anordnung, d. h. Ausziehen der Pullover, sondern durch Anbieten von Schutzfunktionen anderer Art, z. B. angstnehmende Gespräche gegeben werden.“[1]

1 Scharf, C.: Die Aufgabe der Krankenschwester in der Psychiatrie bei der Pflege des äußeren Erscheinungsbildes. Examensarbeit der Fachweiterbildung Psychiatrie 1995–1997 am Bildungszentrum Essen, S. 5–6, unveröffentlicht

C Ist das Tragen von weißer Dienstkleidung auf der gerontopsychiatrischen Station heute noch notwendig und sinnvoll?

Eine Fachkrankenschwester für psychiatrische Pflege beschreibt zwei unterschiedliche Stationen, die sie kennen gelernt hat:

Station 1: „Dort wird von allen Mitarbeitern des Pflegedienstes die von der Klinik gestellte weiße Dienstkleidung getragen. Außerdem trägt jede(r) Kollege(in) ein Namensschild mit vollem Namen und Berufsbezeichnung. Die Arbeit auf Station wird bis auf wenige Ausnahmen in Weiß verrichtet. An hohen Feiertagen verzichten einige Kollegen zumindest im Spätdienst auf die weiße Dienstkleidung – um dem Anlass Rechnung zu tragen und eine feierlichere, intimere Stimmung zu begünstigen. Außerdem wird bei Spaziergängen, Begleitungen zu Einkäufen, Besuchen von festlichen Veranstaltungen und Begleitungen zu konsiliarischen Arztbesuchen von der Dienstkleidung auf Zivilkleidung gewechselt.
Es wird also nicht alles in Dienstkleidung erledigt, weil man festgestellt hat, dass es den Patienten zum Teil peinlich ist von ‚einer Schwester in weiß' begleitet zu werden. Und auch bei festlichen Anlässen wird die Stimmung positiv beeinflusst, wenn man auf ‚das Weiß' verzichtet ..."[1]

Station 2: „Vor 3 Jahren etwa begannen einige Kollegen auf ... (der) Station die bisherige Meinung, dass in der Gerontopsychiatrie in Weiß gearbeitet werden müsse, in Frage zu stellen. Sie wollten ausprobieren, ob es nicht möglich ist, auch dort wie im restlichen Teil der Klinik in Zivil zu arbeiten. Ausschlaggebend war die Annahme, dass dies das Milieu auf der Station verändern und den ‚somatischen Touch' herausnehmen würde. So wurde zunächst im Spätdienst und dann komplett auf weiße Dienstkleidung verzichtet. In der Praxis wird es jetzt so gehandhabt, dass das Pflegepersonal prinzipiell in Zivil arbeitet. Jeder Mitarbeiter trägt ein Namensschild mit Nachnamen und Berufsbezeichnung.
Für die Grundpflege und andere Pflegeverrichtungen, bei denen mit Kontamination der Kleidung durch Stuhl, Urin o. Ä. zu rechnen ist, ziehen sich die Mitarbeiter einen Schutzkittel über. Seit ein paar Wochen benutzen sie dünne Einmalschürzen aus Plastik, die nach Gebrauch weggeworfen werden. Die von den Kollegen im Dienst getragene Zivilkleidung wird von ihnen zu Hause zusammen mit der ganz normalen Privatwäsche bei mind. 60 Grad gewaschen."
„Bei dem Gespräch mit den Kollegen stellte sich heraus, dass nicht der Hygieneaspekt ein Problem bei der Umstellung darstellt, sondern dass die Probleme eher im Pflegeverständnis und Rollenbild der einzelnen Kollegen zu suchen waren."[2]

Sicht von Angehörigen und Patienten
„Nicht nur die Art der Kleidung, auch speziell die Farbe Weiß hat eine Auswirkung auf die Patienten und Angehörigen ... Die ‚Schwester in weiß' ist ... für viele Menschen ein Symbol für eine der Normalität abgerückte Person. Althergebrachte Anforderungen und ein medizinisch geprägtes Bild werden auf diese ‚Schwester' übertragen. Das hat wenig mit dem Bild der heutigen psychiatrischen Pflege gemein wo man erkannt hat, dass psychisch Kranke viel mehr ein Bedürfnis nach Echtheit, menschlicher Nähe, Toleranz und Akzeptanz durch das Pflegepersonal haben. Die Kollegen (...) konnten berichten, dass sowohl Patienten als auch Angehörige sehr positiv auf das Pflegepersonal in Zivil reagiert haben. Es ist eine vertraulichere Ebene entstanden, und die Patienten haben persönlicheren Kontakt gesucht. Die Pflegekräfte wurden differenzierter wahrgenommen. Auch wurde berichtet, dass Angehörige respektvoller mit dem Pflegepersonal umgehen und sie nicht mehr so sehr wie das Hilfspersonal des Arztes behandelt. Es kehrte mehr ‚Normalität' zwischen Pflegepersonal und Patienten/Angehörigen ein dadurch, dass die Pflegekräfte nicht mehr ‚uniformiert' erschienen und der ‚Privatmensch' deutlicher zu Tage kam.
Eine Patientin sagte zu mir, sie fände es viel persönlicher, wenn die Schwestern in Zivil arbeiten, und sie empfinde nicht diese enorme Distanz wie zu den Kollegen in weiß.
Sehen Patienten einen weißen Kittel, assoziieren sie oft damit Schmerz, körperliche Beschwerden, somatische Erkrankungen und reagieren dementsprechend ..."[3]

---

1 Examensarbeit der Fachweiterbildung Psychiatrische Pflege 2002–2004 am IFW Marl-Sinsen, unveröffentlicht, S. 3, Name und Anschrift der Autorin sowie Titel der Arbeit der Redaktion bekannt.
2 ebd., S. 4
3 ebd., S. 5–7

4.6 Vitale Funktionen aufrecht erhalten

In dieser Unterrichtseinheit soll es überwiegend um körperliche Einschränkungen bzw. Krankheiten und körperliche Begleitsymptome der psychiatrischen Behandlung gehen.
Welchen Umfang der Unterricht haben soll, hängt von den Kenntnissen ab, die in der Ausbildung vermittelt wurden, von den Erfahrungen der Teilnehmer und welche Klienten sie zu pflegen haben. Wir möchten aus diesem Grund die Themen nur aufzeigen.
Körper und Psyche stehen in einer sinnvollen Wechselwirkung zueinander, die bei jeder Erkrankung gestört ist. Der Mensch wird als „biopsychosoziales" Wesen gesehen.
Aus diesem Grund ist ein klares Pflegeverständnis auf der Grundlage der ATLs in Zusammenhang mit einer professionellen Bezugspflege und der Pflegeplanung eine gute Möglichkeit, den Tätigkeitsrahmen der Pflege zu klären und die Verantwortung der Pflegenden sinnvoll zu begrenzen.
Viele somatische Aspekte spielen auch bei der Pflege psychisch Kranker eine Rolle:

1. Bettlägerige Klienten sind zu versorgen und vor Dekubitus, Thrombose, vor Sturz aus dem Bett, Austrocknung u. v. m. zu bewahren.
2. Es gibt somatisch eingeschränkte Klienten (z. B. mit Diabetes, Bluthochdruck, Inkontinenz u. v. m.), die wegen einer psychischen Störung in der Psychiatrie aufgenommen werden. Vitalzeichen, Puls und Blutdruck sind bei bestimmten Klienten auf ärztliche Anordnung regelmäßig zu kontrollieren.
3. Es gibt psychische Erkrankungen und Symptome, die mit einer unmittelbaren Gefahr für den Körper einhergehen (z. B. Suchterkrankungen, das Delir u. v. m.).
4. Es gibt unerwünschte Wirkungen von Medikamenten, auf die Menschen körperlich unterschiedlich reagieren (z. B. Allergien, Kreislaufstörungen u. v. m.).

In der Regel sind diese Beschwerden im Zusammenhang mit anderen Einschränkungen der ATLs und der Einschränkung durch die Umgebung zu sehen und finden sich auch in einzelnen Kapiteln dieses Buchs.
Ein Beispiel: Wenn ein alter Mensch inkontinent ist, kann diese Einschränkung verschiedene Ursachen haben, die sich gegenseitig beeinflussen:

1. Es handelt sich um eine somatisch bedingte Miktionsstörung.
2. Er spürt keinen Harndrang.
3. Er hat Scham, seine Einschränkung zu äußern, obwohl er beim Toilettengang Hilfe benötigt (z. B. durch Bewegungseinschränkung).
4. Durch die neue Umgebung des Krankenhauses findet er die Toilette nicht schnell genug.
5. Durch unzureichende Beschilderung (z. B. zu kleine Schrift) kann er sich nicht zurechtfinden.
6. Die Umstände des Toilettengangs lassen Aspekte der Wahrung der Intimsphäre vermissen (z. B. unten und evtl. auch oben offene Toilettenwände, Toilette oft verschmutzt).

Die Kenntnisse und Fähigkeiten, die ein Gesundheits- und Krankenpfleger haben muss, werden i. d. R. in der Ausbildung vermittelt. Die Situation in Fort- und Weiterbildungslehrgängen ist allerdings die, dass für manche Teilnehmer die Ausbildung länger zurückliegt, sie vielleicht mit der entsprechenden Klientel in der Zwischenzeit nichts zu tun hatten oder es mittlerweile neue Erkenntnisse in der Pflege gibt.

Inwieweit diese Inhalte in die Fort- und Weiterbildung einfließen müssen, ist von der Lehrgangsleitung in Absprache mit den Teilnehmern zu entscheiden. Oft geht es für ausgebildete Gesundheits- und Krankenpfleger weniger um die Theorie als um die Übung der Handhabung. In den praktischen Einsätzen besteht die Möglichkeit der Übung.

Hinzu kommt, dass manche Techniken, wie z. B. Mund zu Mund Beatmung oder Herzmassage, in regelmäßigen Abständen geübt werden müssen, damit die Fähigkeit nicht verloren geht.

Viele Maßnahmen sind ärztliche Aufgabe. Pflegende haben die Krankenbeobachtung gemäß dem ärztlichen Auftrag durchzuführen und bei Unregelmäßigkeiten den Arzt zu informieren.

Bei der Entscheidung, welche Themen im Unterricht zu behandeln sind, ist zu bedenken:

1. Was ist wirklich an Theorie nötig und was kann im Unterrichtsraum geübt werden?
2. Was kann besser in der Praxis geübt werden?
3. Welchen Stundenumfang darf der Unterricht haben, ohne dass zum Schluss des Lehrgangs wichtige psychiatrische Themen fehlen?

In einem Lehrgang zur Pflege von Klienten in der Gerontopsychiatrie wird natürlich näher auf altersbedingte Störungen und pflegerische Hilfen einzugehen sein. Wir beschränken uns aus Platzgründen auf eine Aufzählung der wesentlichen Themen, die in diese Unterrichtseinheiten gehören könnten, erheben aber keinen Anspruch auf Vollständigkeit (s. u.)

Themen für den Unterricht für Pflegende in der allgemeinen Psychiatrie:
Puls- und Blutdruck- und Temperaturmessung. Dekubitus- und Thromboseprophylaxe. Infusionen. Spritzen. Katheter. Gabe von Medikamenten auf ärztliche Anordnung. Krankenbeobachtung bei Psychopharmakagabe. Pflegemaßnahmen bei Übelkeit und Erbrechen. Maßnahmen bei Erstickungsgefahr (z. B. durch Speisen, die die Atemwege blockieren). Maßnahmen bei Verletzungen (z. B. Selbstverletzungen der Klienten). Verhalten bei Einlieferung intoxikierter und deliranter Klienten einschl. Krankenbeobachtung. Pflegerische Maßnahmen bei Krampfanfällen, Maßnahmen bei Herz- und Kreislaufstillstand. Magenspülung. Lebensrettende Sofortmaßnahmen nach Suizidversuch.

Themen für den Unterricht gerontopsychiatrische Pflege: wie oben, zusätzlich: Kontinenztraining einschl. Pflegehilfsmittel und angemessener Bekleidung. Sturzprophylaxe. Flüssigkeitszufuhr. Ausreichende Ernährung. Sondenernährung. Pflegehilfsmittel bei verschiedenen besonders körperlichen Einschränkungen. Alters-/behindertengerechte Wohnung, Sterbebegleitung.

Zeit	4.7 Sich bewegen	
5 h	**4.7.1 Grundlagen**	
40	**Einleitung** **1. Übung** (20') T. tun sich **zu zweit** zusammen. Einer von ihnen verbindet sich die Augen. Sie stellen einen Stuhl bereit. Der Partner führt die erste Person langsam zu dem Stuhl. Sie setzt sich auf den Stuhl. Nach kurzer Zeit wird sie vom Partner am Arm gezogen, zum Aufstehen bewegt und durch den Raum geführt. **Auswertung:** **Frage(n):** Hier ging Bewegung ja nur über Spüren. Wie war das Laufen mit verbundenen Augen für Sie? War es leicht, dem anderen zu vertrauen, dass er richtig führt? Wie war das Führen für den Partner? Wie war das Aufstehen? **2. Übung** (20') T. stellen sich im Kreis auf oder sitzen im Kreis auf Stühlen. In der Mitte wird eine Decke ausgebreitet. T. sollen einmal erleben, wie es ist, bewegt zu werden. Sie kennen das vielleicht von der Hängematte oder der Hollywoodschaukel. Ein Freiwilliger soll sich verbundenen Augen auf die Decke legen. Vier andere T. ziehen jetzt an den Zipfeln der Decke und bewegen den anderen sanft hin und her. Jetzt kann sich ein anderer T. auf die Decke legen usw. **Auswertung:** **Frage(n):** Wie war das, von anderen bewegt zu werden? War das angenehm? Haben Sie befürchtet, dass Sie fallen könnten?	 L pÜ T2 L pÜ P L
30	**Theoretische Grundlagen** *L. erarbeitet die Inhalte* L. verteilt den Text A. T. lesen ihn durch und besprechen ihn anschließend. *L. trägt die Inhalte A vor.*	 L/A T1
20	**Bewegung persönlich** **Frage(n) I:** (10') Was bedeutet Bewegung für Sie? Sie haben einen Beruf, bei dem Sie u. U. viel auf den Beinen sind. Brauchen Sie Bewegung? Wovon hängt bei Ihnen das Bedürfnis nach Bewegung ab? Wie verschaffen Sie sich Bewegung? Betreibt jemand von Ihnen moderne Sportarten oder testet die Belastbarkeit seines Körpers durch Extremsportarten? **Frage(n) II:** (10') Inwieweit sind Sie hier während der Weiterbildung in Ihrer Bewegung eingeschränkt gegenüber Ihrem Leben zu Hause? Gibt es evtl. auch zusätzliche Bewegung hier? Ist das positiv oder negativ?	 L T L T

105	**Bewegungseinschränkung im Krankenhaus**	
	Einleitung (15')	
	Das Krankenhaus hat einerseits einen beschützenden Rahmen, andererseits aber auch Einschränkungen durch räumliche Entfernung vom Wohnort, von der Wohnung und durch Vorschriften und Regeln. L. verteilt den Text B, den T. durchlesen. Fragen zum Text werden geklärt, anschließend wird über die Bewegungseinschränkungen im Krankenhaus gesprochen.	L/B T
	Kartenmoderation zum Thema (20')	
	Stichworte sammeln zu der Frage: Inwieweit vergrößert sich die Abhängigkeit i. S. von Roper der ATL „Sich bewegen“ durch den Krankenhausaufenthalt? T. schreiben dazu einzelne Stichworte auf Karten. Auf eine Karte soll jeweils nur ein Stichwort geschrieben werden.	L
	L. und T. heften die Zettel an die Pinnwand. L. sortiert in Absprache mit T. die Zettel nach Oberpunkten.	T
	Aufgabe: (5')	
	T. suchen sich 4 Oberpunkte aus und überlegen in der **Gruppe** , was sie pflegerisch tun können, um die Abhängigkeit zu reduzieren, oder anders ausgedrückt, wie sie Klienten dazu bringen können, sich verstärkt Bewegungsmöglichkeiten zu verschaffen.	
	L. bildet 4 Gruppen. T. nehmen einen Oberpunkt und die Stichwortzettel dazu mit in die Gruppenarbeit.	G4
	Durchführung: (25')	
	Auswertung: (40')	
	T. tragen die Ergebnisse vor und diskutieren sie.	P
30	**Spaziergang**	
	T. sollen **zu zweit** draußen einen Spaziergang machen. In 20 Minuten sollen sie wieder im Unterrichtsraum sein. Sie sollen jahreszeitlich typische Auffälligkeiten in der Umgebung beobachten. **Frage(n):** Was nehmen Sie aufgrund der jetzigen Jahreszeit draußen wahr, was man sonst weniger oder gar nicht sieht? Vielleicht können Sie dazu auch Beispiele wie Blätter o. Ä. mitbringen.	L T2
	Auswertung:	
	Frage(n):	
	Welchen Sinn hatte diese Übung? Was haben Sie beobachtet? Hatten Sie genügend Ruhe? Sind Ihnen besondere Dinge aufgefallen, auf die Sie sonst weniger achten?	L
7h	**4.7.2 Persönliche Gewohnheiten und Förderung der Bewegung**	
10	**Einstieg**	
	Persönliche Aspekte von Bewegung, sowohl negativ und krankhaft als auch positiv und fördernd. Beginn mit einem Bewegungsspiel.	L
	Spiel: „Der Obstkorb fällt um“.	T
	T. stellen die Stühle so im Kreis auf, dass ein Stuhl weniger vorhanden ist als	

	Mitspieler. Alle T. werden Obstsorten zugeordnet und zwar immer je zwei T. einer Obstsorte. Ein T. steht in der Mitte. Er ruft zwei Obstsorten auf. Dann tauschen die entsprechenden Personen ihre Plätze. Die Person in der Mitte muss versuchen, einen der Sitzplätze zu ergattern. Wer keinen Sitzplatz mehr hat, kommt in die Mitte. Wenn die Person in der Mitte ruft „Der Obstkorb fällt um!“, müssen alle ihre Plätze tauschen.	
55	**Bewegungseinschränkungen und Rückzug**	
	Bewegungseinschränkungen beim Menschen führen zu unterschiedlichen Formen von Unselbstständigkeit und sind oft die Flucht aus einer als Belastung empfundenen Situation.	L
	Zwei Beispiele	
	Aufgabe: (5')	
	T. erhalten die zwei folgenden Beispiele. Sie sollen in **Partnerarbeit** (20') folgende Fragen bearbeiten: Welche Gründe könnten für den Rückzug vorliegen? Wie kann sich das Verhalten in der Zukunft auswirken? Was schlagen Sie pflegerisch vor? Sie sollen dabei ruhig an Klienten denken, die sie kennen.	L T2
	Beispiel 1: Herr E., 35 Jahre, leidet darunter, dass die Beziehung zu seiner Freundin auseinander ging. Er kommt aus Süddeutschland und hat ohnehin schwer Anschluss in seiner neuen Umgebung in Niedersachsen gefunden. Früher ging er in Kneipen und Kinos. Jetzt isoliert er sich zunehmend in seiner Wohnung. Er beginnt die Wohnung auch tagsüber zu verdunkeln, weil er sich dann sicherer fühlt. In der letzten Zeit hat er Stimmen gehört, die ihn beschimpfen. Er liegt auch am Tag überwiegend im Bett.	
	Beispiel 2: Das folgende Beispiel von Frau M. ist kein fiktives, erdachtes Beispiel, sondern Realität. T. lesen das Beispiel und besprechen mit ihrem Tischnachbarn: Was meinen Sie, was dieses Verhalten der Eltern verursacht haben könnte und wie es sich für Frau M. auswirkt, wenn sie dieses Leben nicht verändert? Frau M., 25 Jahre, ist das Kind eines Lehrerehepaars. Sie lebte 10 Jahre im Dachgeschoss des Elternhauses, das sie während dieser ganzen Zeit nicht verlassen hat. Frau W. ging nicht zur Schule. Wenn sie krank war, kamen die Ärzte in das Haus. Sie hatte Angst, das Elternhaus zu verlassen, weil sie befürchtete, dass ihr etwas passieren könnte.	
	Auswertung: (30')	
	Anhand der Fragen	T
	(**Auswertungshilfe für L.**: Jeder dieser Menschen steht in einer Beziehung zur Umwelt und zu seinen Mitmenschen. In diesem Beziehungsgeflecht werden manchmal Lösungen für Konflikte oder Probleme gefunden, bei denen ein Einzelner über längere Zeit gesehen Schaden nehmen muss. **Beispiel 1**: Bei Herrn E. ist die selbst auferlegte Bewegungseinschränkung aus der Not einer als subjektiv ausweglos erscheinenden Situation heraus entstanden. Andere Menschen fühlen sich vielleicht von der Nachbarschaft bespitzelt oder von der Polizei oder geheimen Mächten verfolgt. Sie verbarrikadieren sich in der Wohnung, und jeder, der sich nähert, wird als Angreifer gesehen.	

	Beispiel 2: Bewegungseinschränkung als Rückzug aus der Umwelt entsteht aus einem Gefühl heraus, den Anforderungen, die der Alltag stellt, nicht mehr gerecht werden zu können. Diese Anforderungen können sich auf alle Situationen beziehen, in die sich der Mensch begeben muss. Da ist der Beruf mit seinen Anforderungen, die Familie und ihre Mitglieder oder die Freunde oder die Bekannten. Wenn Fehler als übermächtig erlebt werden, wenn sie zu Versagensvorstellungen führen und die Schwingung zwischen Erfolg und Misserfolg nicht mehr im Gleichklang ist, kann das zu einem zunehmenden Abkapseln von der Umwelt führen. Der Mensch ist voller Selbstvorwürfe und fühlt sich zu nichts mehr nütze. Er fühlt sich nun auch der kleinsten Anforderung nicht mehr gewachsen und gerät in einen bodenlosen Strudel von Versagensängsten u. U. bis hin zu der Vorstellung, dass es das Beste ist, seinem Leben ein Ende zu bereiten.)	
80	**Bewegung zwischen Rückzug und Antrieb**	
	Bei wahnhaften Menschen ist die Möglichkeit des Rückzugs eine wichtige Maßnahme, um Reizüberflutung zu vermeiden. Auf der anderen Seite führt Isolation zur Verstärkung von Wahninhalten. (5')	L
	Frage(n): (15') Wie gehen Sie pflegerisch damit um? Kennen Sie Beispiele aus der Praxis?	T
	Bei depressiv Erkrankten kommt leicht das Gefühl der Überforderung auf. Auf der anderen Seite führt auch hier der totale Rückzug zu einer Verstärkung der depressiven Symptomatik.	
	Frage(n) I: (15') Wie gehen Sie damit pflegerisch um. Haben Sie Klientenbeispiele in der Praxis erlebt?	T
	Frage(n) II: (15') Wie komme ich aus Traurigkeit heraus? L. macht ein Brain Storming.	T
	Zusammenfassung (15') L. verteilt das Informationsblatt C und D. T. lesen es und diskutieren anschließend noch offene Fragen.	C/D T1
	Überaktivität (15') L verteilt das Informationsblatt E zur diskutierten Problematik T. lesen es durch.	L/E
	Frage(n): Kennen Sie ähnliche Beispiele? Vielleicht können Sie einmal an einem Beispiel beschreiben, wie Sie mit diesen Menschen umgehen.	T
40	**Aufgabe (30')** T. sollen einen **Spaziergang mit einem „depressiven Menschen"** machen. Sie tun sich **zu zweit** zusammen, und einer von ihnen übernimmt diese Rolle. Die Aufgabe der pflegerischen Begleitperson ist es, die Aufmerksamkeit auf Dinge der Umwelt zu lenken. Der Depressive darf nicht gänzlich schweigen. Der Spaziergang kann abgebrochen werden, wenn jemand nicht mehr will.	L pÜ T2

	Auswertung: (10') **Frage(n):** Wie haben Sie sich während des Spaziergangs verhalten? Wie hat das Verhalten des Partners auf Sie gewirkt? Hat er sehr gedrängt? War er fordernd? Inwieweit hat er Sie akzeptiert? (Jeweils Frage an Klient und pflegerische Begleitperson)	L
25	**Fähigkeiten zur Bewegung fördern – eine Kunst?** **Ein Beispiel** soll verdeutlichen, wie leicht und doch so schwer es ist, jemanden in Bewegung zu bringen. Es setzt eine intensive Beziehung zum Klienten und eine genaue Kenntnis seiner Gewohnheiten voraus. L. verteilt das Informationsblatt F. T. lesen es. **Auswertung:** **Frage(n):** Haben Sie Fragen zu dem Beispiel? Haben Sie selbst schon einmal Klienten erlebt, bei denen Sie behutsam versuchen mussten, etwas gegen deren Rückzug zu tun? Was haben Sie gemacht? → 4.10.1.1 Beschäftigungsmöglichkeiten	L F T
80	**Pflegerische Probleme bei der ATL Sich bewegen** **Vermeidung von Aggressionen in der pflegerischen Beziehung** **Aufgabe:** (10') Alle T. kennen Probleme bei Klienten mit der Bewegung. Sie sind teils Gewohnheit, teils bedingt durch die Schwere der Erkrankung, oder sie sind vielleicht Selbstheilungsversuche. **Vier praktische Beispiele** sollen das verdeutlichen. T. sollen sich überlegen, wie sie in der jeweiligen Situation mit den Klienten umgehen würden. Bei den Klienten sollen sie an Personen denken, die sie kennen. Die Hintergründe sollen geklärt werden, soweit es nötig ist. T. sollen die Situation anschließend im Plenum vorstellen. Der Klient soll durchschnittlich kooperativ sein, d. h. sich nicht gänzlich verweigern. L. teilt vier Gruppen ein, jede Gruppe erhält ein Beispiel. **Bei der Lösung des Problems sind die folgenden Kampfstile unbedingt zu vermeiden:** Schwäbisch/Siems[1] unterscheiden in ihrem Buch zum sozialen Lernen für Paare, Gruppen und Erzieher sieben Kampfstile: 1. Den anderen „Verhungern" lassen: Nicht auf ihn reagieren, schweigen, weghören, ihn anlächeln usw.). 2. Dem anderen mein „Recht" zeigen (ihm klarmachen, dass ich eine „objektive" Berechtigung besitze, auf dem Stuhl zu sitzen.). 3. Den anderen ins Unrecht setzen (ihm klarmachen, dass er kein Recht hat, auf dem Stuhl zu sitzen). 4. Den anderen verletzen (Ironie, Bissigkeit, Beleidigung).	L pÜ G4

1 Schwäbisch, L./Siems, M.: anleitung zum sozialen lernen für paare, gruppen und erzieher [Anm. d. Verf.: Im Originaltitel sind alle Wörter klein geschrieben]. Hamburg: Rowohlt Taschenbuch 1979, S. 214

	5. Dem anderen drohen. 6. Sich über die „Form“ des anderen aufregen. (Dass Sie den Platz haben wollen, verstehe ich. Aber deswegen brauchen Sie doch nicht zu schreien!). 7. Die eigenen Gefühle zur Manipulation einsetzen (Weinen, betteln, verstimmt sein usw.). **Praktisches Beispiel 1:** „Ich kann mich nicht bewegen“ Herr Stirnagel möchte nicht aufstehen. Bitte überlegen Sie den pflegerischen Umgang, bei dem Sie für die professionelle Beziehung schädliche „Kampfstile“ (s. o.) vermeiden. **Praktisches Beispiel 2:** „Ich möchte mich mehr bewegen“ Frau Spengemann möchte ständig auf der Station herumlaufen und breitet überall ihre Sachen aus. Sie stört ihre Zimmernachbarin, indem sie nachts bei Licht liest. Sie möchte unbedingt telefonieren, weil sie zwei Seiten aus dem Quellekatalog bestellen möchte. Bitte überlegen Sie den pflegerischen Umgang, bei dem Sie für die professionelle Beziehung schädliche „Kampfstile“ (s. o.) vermeiden. **Praktisches Beispiel 3:** Ich möchte mich nicht bewegen“ Herr Schulze möchte nicht mit zur Außenaktivität. Bitte überlegen Sie den pflegerischen Umgang, bei dem Sie für die professionelle Beziehung schädliche „Kampfstile“ (s. o.) vermeiden. **Praktisches Beispiel 4:** „Ich möchte mich mehr bewegen“ Herr Oldesloh möchte Ausgang haben, darf aber nicht raus. Bitte überlegen Sie den pflegerischen Umgang, bei dem Sie für die professionelle Beziehung schädliche „Kampfstile“ (s. o.) vermeiden. **Durchführung:** (30') **Auswertung:** (40') T. stellen die Situationen vor. L. diskutiert sie mit T. und lässt evtl. Alternativen spielen.	PL
25	**Pflegerische Bewegungsangebote** L. verteilt das Informationsblatt G zur Frage der Stationsangebote. T. sollen beim Lesen die dort vorgeschlagenen Angebote mit denen vergleichen, die bei ihnen stattfinden. **Auswertung:** **Frage(n):** Welche Bewegungsmöglichkeiten haben Klienten bei Ihnen? Welche Angebote bekommen sie? Was bieten die Pflegenden an? Was wird regelmäßig durchgeführt?	L/G T1 T
	PA/pÜ: Übung des Spaziergangs als pÜ mit verschiedenen Klienten. Im Arbeitsbereich die Spaziergänge mit Klienten unter kommunikativen Gesichtspunkten reflektieren. Welche Funktion hat das Gespräch, muss man immer sprechen? Interaktionen im Arbeitsbereich auf ihren aggressiven Gehalt hinterfragen. Nonverbale Signale von Zuneigung und Abneigung beobachten. Gymnastikgruppe durchführen.	

A Informationsblatt Sich bewegen[1]

Bewegung ist ein Grundbedürfnis des gesunden Menschen. Jede Aktivität, sei sie geistiger oder körperlicher Natur, ist die Folge von Beweglichkeit. In dieser Unterrichtseinheit wollen wir uns besonders mit der Frage befassen, warum Bewegung Freude bereitet, wovon Bewegung abhängt und welchen Einschränkungen die Bewegung im Rahmen einer Krankenhausbehandlung unterliegt. Wir befassen uns dabei vorwiegend mit der körperlichen Beweglichkeit, wollen aber auch der Frage des Zusammenspiels von Körper und Psyche nachgehen.

Die Freude an der Bewegung

Die Bewegung ist gleichzusetzen mit Leben. Schon der Fötus bewegt sich im Mutterleib, bevor er das Licht der Welt erblickt, und durch einen Akt der Bewegung der Mutter erfolgt die Geburt des Menschen. Bei der Entwicklung vom Säugling zum Kleinkind gibt es genaue Anhaltspunkte darüber, welche Bewegungen der Mensch bei einer normalen Entwicklung beherrschen muss.

Sich bewegen bedeutet ein kompliziertes Zusammenspiel von Muskeln in Gang zu setzen, das teils unbewusst abläuft, teils bewusst in Gang gesetzt wird. Während das Kind Bewegungsabläufe lernen muss und sich die Umwelt dadurch erobert, hat der Erwachsene die für ihn nötigen Bewegungsabläufe verinnerlicht, sie laufen automatisch ab. Die Bewegungen brauchen dann nur noch den jeweiligen Bedingungen angepasst zu werden. So passt z. B. ein Tänzer die Schritte eines Tangos an die Bewegung seiner Partnerin, die Schnelligkeit des Rhythmus und dem auf der Tanzfläche vorhandenen Platz an.

Bewegung ist Voraussetzung des Menschen, sich in sein Umfeld und die Umwelt zu begeben. Damit kann er sich lustvolle Erlebnisse verschaffen, z. B. durch Sinneseindrücke wie eine schöne Landschaft, die das Auge erfreut, oder durch unterschiedliche Gerüche. Wer kennt nicht das angenehme Prickeln des Regens auf der Haut nach einem Gewitterguss? Bewegung ist aber auch notwendig, um sich die für das tägliche Leben notwendigen Lebensmittel und Gebrauchsgegenstände zu besorgen.

Die Bewegung hat auch einen ästhetischen Reiz an sich, wie es Ballett- und Tanzaufführungen beweisen. Bei sportlichen Wettbewerben spielt das Messen der Kräfte und das anschließende Gefühl, etwas geleistet zu haben, eine große Rolle.

Mancher Mensch findet auch Gefallen daran, die Belastbarkeit des Körpers durch extreme Dauerbelastung zu testen. So werden Expeditionen in einsame Gegenden durchgeführt oder hohe Berge bestiegen. Aber auch der Reiz des Augenblicks spielt eine Rolle, z. B. beim Bunjee-Springen, beim Drachenfluggleiten oder beim Fallschirmspringen.

Jedes Jahr in der Urlaubszeit beweisen tausende Menschen ihre Freude an der Bewegung, indem sie große Strecken zurücklegen, um ferne Länder kennenzulernen.

Bewegung in Abhängigkeit von individuellen und kollektiven Faktoren

Die individuelle Art, sich zu bewegen, ist vom Alter, von der Veranlagung, von der Erziehung und von der Umwelt geprägt.

Die Beweglichkeit und Flexibilität des Körpers ändert sich mit dem Alter. Kinder entdecken ihre Umwelt durch Bewegung und lernen das Koordinieren von Bewegungen. Viele Kinder sind heute am Toben und Spielen durch ein eingeengtes Umfeld gehindert. Wenig kindgerechte Spielplätze, belebte Straßen und enge Wohnungen haben dazu beigetragen, dass zwei von fünf Schulanfängern unter muskulärer Schwäche, schlechter Koordination der Bewegung und mangelnder Ausdauer leiden.

Wenn der jugendliche Körper durch Bewegung auch dauernd auf Entdeckungsreise geht, so ist er doch erst vom 13. bis 17. Lebensjahr an in der Lage, gezielte Anstrengung zu verarbeiten.

Nach der Ausbildung der vollen Bewegungskraft erfolgt in höherem Lebensalter eine Verlangsamung und eine Abnahme des Bedürfnisses nach Bewegung. Hinzu kommen Störungen, wie z. B. Arthrose, die durch lebenslange mechanische Fehlbeanspruchung oder Traumen u. a. m. entstehen kann (vgl. Falck 1984, S. 430 ff.).

Die Bewegung des Erwachsenen ist geprägt von seinem Beruf, ob es sich um eine mehr sitzende Tätigkeit handelt oder eine mit eher körperlicher Aktivität.

---

1 vgl. Falck, I.: Skelettsystem. In: Oswald, W. D./Hermann, W. M. u. a.(Hrsg.): Gerontologie. Stuttgart, Berlin, Köln, Mainz 1984

Ein Beispiel: Untersuchungen haben ergeben, dass ein Maurer als Tagesleistung 1 000 Kalksandsteine mit einem Gewicht bis zu 8 Kilo bewegen muss, wobei die Bewegungen immer dieselben sind: Stein anheben, absetzen, sich bücken, sich aufrichten. Beim Beginn einer Mauer muss sich der Arbeiter dabei besonders bücken und kann sich mit dem Hochziehen der Mauer immer weiter aufrichten. Bewegungsschulen für Bauarbeiter – wie in Schweden – und spezielle Arbeitsgeräte wie z. B. Einmannkräne könnten hier Abhilfe schaffen. Vor allem aber spielt der Akkord eine Rolle bei schnellem Verschleiß.[1]

Bei Büroangestellten ist es der Mangel an Bewegung und die einseitige Sitzhaltung, die zu Schäden führen. So gibt es Bestimmungen für die Konstruktion von Bürostühlen ebenso wie für die Gestaltung von Computerarbeitsplätzen.

Ein Teil der Bewegung des Erwachsenen dient der Beschaffung der für den Lebensunterhalt notwendigen Dinge, wie Lebensmittel und Gebrauchsgegenstände. Wie viel Bewegung sich der Mensch dabei verschafft, ist von seiner persönlichen Bereitschaft, aber auch von den notwendigen Entfernungen abhängig. Wohngebiete sind so angelegt, dass die Bewohner sich mit den für den täglichen Bedarf erforderlichen Gütern möglichst schnell versorgen können, wobei auf dem Land i. d. R. größere Wege zurückzulegen sind als in der Stadt. Der Vermeidung körperlicher Bewegung dienen große Industriegebiete mit Einkaufszentren vor der Stadt, die leicht mit dem Auto zu erreichen sind und große Parkplätze aufweisen. Diese ökologisch und verkehrspolitisch bedenklichen Planungen werden heute zunehmend in Frage gestellt.
Der tägliche Weg zur Arbeit mobilisiert morgens ganze Heerscharen von Menschen und stellt große Anforderungen an deren Beweglichkeit. Dabei ist häufig noch das Auto das Fortbewegungsmittel der Wahl mit entsprechender Belastung der Straßen und der Umwelt. Der Traum von der Wohnung im Grünen ist häufig nur arbeitsplatzfern zu verwirklichen. Hohe Mieten in Ballungsgebieten tun ihr übriges dazu. Dafür wird ein längerer Weg zur Arbeit in Kauf genommen.

Neben den Bedingungen, unter denen Arbeit geleistet wird, entscheidet das Verhalten in der Freizeit über die Gesundheit des Körpers und der Psyche. Auf der einen Seite ist der Bewegungsmangel durch Konsum von Fernsehen gepaart mit der Einnahme von Genussgiften, auf der anderen Seite hat sich eine Fitnesswelle breitgemacht, die neben positiven Auswirkungen bei extremer Beanspruchung des Körpers auch zu Schäden führen kann.
Die entscheidende Frage ist: Was fördert die Gesundheit und was macht krank?

B Bewegungseinschränkung durch Pflege im Krankenhaus

Psychiatrische Pflege kann zu Hause auf ärztliche Anordnung, sie kann im Umfeld durch psychiatrische Trägervereine in Clubs oder in betreuten Wohnungen, sie kann aber auch in einer Fachabteilung im Allgemeinkrankenhaus oder einer Fachklinik angeboten werden.
Heute werden immer mehr „Betten durch Stühle“ ersetzt. Das bedeutet, dass man bei der Betreuung der psychiatrischen Klientel immer mehr auf wohnortnahe Angebote zurückgreift, die nicht an eine Pflege rund um die Uhr und die Bereitstellung eines Bettes gebunden sind.

Der Krankenhausaufenthalt greift am weitesten in die Selbstständigkeit und die Bewegungsfreiheit des Klienten ein. Er befindet sich in einer fremden Umgebung. Er soll sich in eine Gemeinschaft vieler Menschen einordnen und sich an Regeln und Grenzen des gemeinschaftlichen Zusammenlebens halten. Sein persönlicher Bewegungsraum beschränkt sich auf Bett, Schrank und Nachttisch. Die Bewegung in die andere Räumlichkeiten ist eingeschränkt, denn viele Räume werden zweckgebunden genutzt: Speisesaal, Fernsehraum, Aufenthaltsraum, Raucherraum etc.

1 vgl. Osang, A.: Verschleiß im Akkord. In: GeoWissen Nr. 1, Mai 1994, S. 42–46

Eine Einweisung in ein psychiatrisches Krankenhaus ist deshalb immer genau abzuwägen und nur dann angezeigt, wenn alle anderen Möglichkeiten versagt haben oder von vornherein als untauglich angesehen werden.
Gerade die Vielfalt der Möglichkeit zu Hause und der große Bewegungsspielraum kann den Klienten überfordern, so dass er in Krisensituationen den Schutz der Klinik braucht. Manische Überaktivität, ständige Getriebenheit oder erschöpfender Aktionismus können auf Dauer genauso quälend sein wie das depressive Gefühl, den Anforderungen des Alltags nicht mehr gerecht zu werden, zu versagen und zu nichts nütze zu sein. Die Klinik bietet für diese Klientel eine Möglichkeit der Entlastung.

Die Einweisung in eine Klinik bedeutet auch:
- Rückzug aus einer belastenden Situation
- Reizabschirmung mit der Möglichkeit einer Neuorientierung
- Abwenden von lebensbedrohlichen Gefahren für den Klienten und die Umwelt

C Bewegung zwischen Rückzug und Antrieb Entspannung versus Anspannung am Beispiel des schizophren Erkrankten

Der schizophren Erkrankte

Bei Klienten mit wahnhaften Vorstellungen ist eine Abschirmung von zu vielen Außenreizen eine Entlastung im akuten Stadium.

Die Krankenschwester sollte mit dem Klienten folgende Fragen besprechen:
Welche Ruhe und welchen Rückzug brauchen Sie?
Welche Kontakte möchten Sie aufrechterhalten?

Gerade im akuten Stadium stellen Kontakte mit vielen Einzelpersonen und mit Gruppen Stresssituationen dar. Hinzu kommt die fremde Umgebung der Station. Der Gang zum Essen kann für jemanden eine Qual sein, der meint, die Speisen sind vergiftet. Der Gang nach draußen ist Stress, wenn jemand misstrauisch der Umgebung gegenüber ist oder sich verfolgt fühlt. Kenntnis der Person, Gespräche über Stressauslöser und Ruhebedürfnis des Klienten können die Bereitschaft, mit anderen Personen in Kontakt zu treten, fördern.
Auf der anderen Seite kann der totale Rückzug eine Konzentration auf die Wahninhalte bedeuten und diese verstärken.
Eine gute Balance zwischen Reizabschirmung und Anregung zu finden ist das oberste Pflegeziel. Bedenken sollte man, dass ein Vierbettzimmer weniger Rückzug als ein Zweibettzimmer bietet, und dass Gruppensituationen eine Belastung darstellen können. Mittagsruhe, ausreichender Schlaf und die Möglichkeit zum Rückzug stellen positive Erholungsphasen dar. Rückzug darf aber nicht Entlassen aus der Krankenbeobachtung bedeuten, damit das Alleinsein nicht zu suizidalen Handlungen genutzt werden kann.
Der Tages- und Wochenablauf sollte detailliert besprochen werden.
Zur Förderung der Aktivität sollten bewusst Aktivitäten eingebaut werden, die der Klient gerne macht. Das kann das Tischtennis spielen mit Mitmenschen oder einer Pflegeperson genauso sein wie der Spaziergang in Begleitung.
Mit Abklingen der Krankheitssymptome kann die Belastung gesteigert werden. Das bedeutet, dass der Wunsch nach Kontakten und Rückzug während der Pflege und Behandlung kontinuierlich den Bedürfnissen des Klienten angepasst wird.

D Bewegung zwischen Rückzug und Antrieb Entspannung versus Anspannung am Beispiel des depressiv Erkrankten

Der depressiv Erkrankte

Bei Klienten, die unter depressiven Symptomen und Versagensgefühlen leiden (endogene Depression), stellt die Umwelt eine Überforderung dar. Sie fühlen sich den Anforderungen nicht gewachsen. Die Folge ist Rückzug und Vereinsamung.
Auch für einen depressiven Klienten kann eine scheinbar selbstverständliche Aktivität wie der Gang zum gemeinsamen Mittagessen auf einer Station als große physische und psychische Kraftanstrengung empfunden werden.
Jedes fordernde Drängen der Krankenschwester kann von dem Klienten als Beweis der Unfähigkeit angesehen werden. Nur der enge Schwestern/Klientenkontakt ermöglicht eine Beurteilung, zu welcher Aktivität der Klient fähig ist.
Der Körper wird oft fremd und nicht zur Person gehörig erlebt, und der Rückzug ins Bett ist äußerer Ausdruck des Rückzugs von der Umgebung und den Mitmenschen. Der Geist hat den Körper aufgegeben. Soll dem Willen des Klienten, den Tag im Bett zu verbringen, entsprochen werden? Zunächst ist zu klären, warum der Klient im Bett bleiben möchte und welche Ziele der Klient für die Behandlung hat.
Die Versagens- und Minderwertigkeitsgefühle des Klienten ernst zu nehmen, stellt eine große Herausforderung für die Pflegeperson dar. Die Beziehung kann für die Pflegende dadurch als emotionale Belastung erlebt werden.
Eine wichtige pflegerische Frage ist:
Wie „reize“ ich den Klienten zur Aktivität, ohne ihn zu überfordern? Eine Tasse Kaffee an das Bett gebracht kann eine angenehme Atmosphäre schaffen und Anreiz für den Klienten bedeuten.

Beim Abklingen der akuten Rückzugsphase ist besonders bei depressiv Erkrankten grundsätzlich von akuter Suizidgefahr auszugehen. Enger Kontakt, Gespräche und ein gesundes Misstrauen den Äußerungen und den Vorhaben des Klienten gegenüber prägen die pflegerische Haltung in dieser Phase.

Auch **nach der stationären Behandlung** ist oft bei vielen Klienten mit unterschiedlichen Erkrankungen vermehrter Bedarf an Rückzugsmöglichkeiten vorhanden.
Es sollte rechtzeitig ein klärendes Gespräch darüber geführt werden:
- Kann der Klient z. B. seiner Beschäftigung wieder nachgehen?
- Kann er Kontakt mit Freunden und Bekannten aufnehmen?
- Kann er sich und seinen Haushalt, seine Familie versorgen?
- Wie möchte er sich den Tag einteilen?
- Wie gestaltet er die Wochenenden?

Bei diesen Gesprächen sollten die Partner mit einbezogen werden.

E Die Überaktivität

Es gibt verschiedene medizinische Bezeichnungen für krankhafte Steigerungen der Aktivität: manisch, hypomanisch, hyperaktiv u. a. m. In jedem Fall handelt es sich um Verhaltensweisen, bei denen Handeln, Denken und Fühlen gestört sind.
Jeder von uns kennt Phasen, in denen er meint, alles auf einmal machen zu müssen, und in denen viele Gedanken durch den Kopf stürmen. Das können recht produktive Phasen sein. Verselbstständigt sich der Zustand aber und hält er länger an, so kann er zu einer großen Belastung werden.

Ein Beispiel:
Herr Michel hat seit einem Unfall, den er in jungen Jahren erlitten hat, Phasen, in denen er überaktives Verhalten zeigt. Meistens treten sie auf, wenn er mit Neuem oder Unerwartetem konfrontiert wird. Auf

der Station will er immer eine zentrale Rolle einnehmen und immer und überall mitmachen. Die im Tagesablauf anfallenden Arbeiten will er möglichst im Eiltempo schnell und direkt hintereinander erledigen. Dabei passieren ihm häufig Fehler. Ist er mit seinen Arbeiten fertig, dann kennt er keine Ruhe, sondern beschäftigt sich selbst oder fordert das Personal oder andere Mitpatienten auf, sich mit ihm zu beschäftigen und in seinem Sinne zu agieren. Er drängt sich dabei auf und überschreitet dabei die übliche soziale Distanz.

Es ist schwer, sich in die Gefühlslage eines überaktiven Menschen zu versetzen. **Bei krankhafter Überaktivität besteht das Bedürfnis, alles schneller und besser zu machen. Ein Handlungsimpuls jagt den anderen.** Die Gedanken und Ideen schießen durch den Kopf, und es besteht der Wunsch, alles sofort in die Tat umzusetzen. Tätigkeiten werden oberflächlich und fehlerhaft ausgeführt. Die große Aktivität wird oft als kreative und schöpferische Phase erlebt. Die eigenen Fähigkeiten werden überschätzt. **Ein Krankheitsbewusstsein besteht in der akuten Krise selten.** Es gelingt alles scheinbar mit Leichtigkeit. Dabei werden Absprachen und soziale Schranken über Bord geworfen und der Körper bis zur Erschöpfung belastet. Das Gefühl für den eigenen Körper ist beeinträchtigt. Schlaf wird nicht mehr als notwendige Erholungsphase angesehen, die Schmerzempfindlichkeit und das Empfinden für Temperaturen sind herabgesetzt.
Bei schweren Formen der Überaktivität kann es bis zum Zerstören der eigenen sozialen Existenz kommen. Es werden ruinöse Geldgeschäfte abgeschlossen oder in Missachtung der eigenen Beziehungen und der Familie oberflächliche sexuelle Bindungen eingegangen.

Was ist pflegerisch zu tun?
Die Beziehung der Pflegenden zum überaktiven Klienten kann für beide Seiten sehr belastend sein. Der Klient fühlt sich von der Pflegenden in ihrer Aktivität gebremst, und für die Pflegekraft ist die Unruhe, die Rastlosigkeit des Klienten anstrengend. Pflegerisch hilfreich ist ein strukturierter Rahmen der Station mit festen Zeiten und klaren Absprachen. Der Klient soll dazu angehalten werden, sich an die Stationsregeln zu halten.
Die Pflegeperson soll aber nachsichtig sein und einen Spielraum lassen. Sie muss sich immer darüber im klaren sein, dass lange Konzentration auf eine Tätigkeit für den Klienten kaum möglich ist. Trotzdem können kleine gezielte, zeitlich begrenzte Tätigkeiten übernommen werden. So kann er durchaus kurz vor den Mahlzeiten den Tisch decken.
Es kann auch besprochen werden, ob der Klient ein Hobby hat, das er ausüben kann. Hier geht es dann darum, mit dem Klienten kurze Phasen der Aktivität von 20 bis 30 Minuten mit anschließender Pause zu besprechen. Auf diese Weise erhält der Klient einen strukturierten Rahmen, dessen Einhaltung die Pflegekraft überwacht.
Erleichterung kann es für den Klienten bedeuten, wenn die Pflegekraft sagt. „An der Arbeitstherapie brauchen Sie nicht teilzunehmen“. Auf der Station kann es als Entlastung erlebt werden, wenn ein überaktiver Klient einen Vormittag in die Arbeitstherapie geht. Für den Klienten ist diese lang andauernde Tätigkeit im akuten Stadium häufig eine Überforderung.
Insgesamt ist es pflegerische Aufgabe, die Aktivitäten des Klienten zu ordnen, zu strukturieren, zu steuern und zu begrenzen.
Ein hohes Maß an gewähren lassen ist dabei die Basis der Beziehungsgestaltung.

F Fähigkeiten und Ressourcen – ein Beispiel

Der Herzschlag ist der Motor der menschlichen Bewegung. Er vollzieht sich genauso wie Ströme des Gehirns unwillkürlich. Aber auch die willkürlichen Bewegungen wie die der Arme und Beine werden von unbewusst ablaufenden Impulsen gesteuert und koordiniert. Selbst im Sitzen führen die Muskeln ständig kleine Korrekturen aus, um die Haltung zu stabilisieren. Der Mensch ist also ständig in Bewegung. Wenn es hier um Fähigkeiten und Ressourcen geht, dann wollen wir uns vor allem mit der Bewegung befassen, die dem Willen unterliegt.
Bewegung ist für den menschlichen Körper wichtig, weil sonst die Bewegungsorgane verkümmern (z. B. in Gips, Mensch im Bett o. Ä.) und die Interessen versiegen.
Wie viel Bewegung eine Person von sich aus entfaltet, ist recht unterschiedlich. Ob man nun von einer krankheitsbedingten Grundstörung bei der Klientin oder von erlernten Schutzmechanismen ausgeht, auf

jeden Fall sind die Ressourcen beim Kranken unterschiedlich. Viele Menschen haben größere Ressourcen, als sie im Zustand von Krankheit zeigen. Bei manchen Menschen mobilisiert die Krankheit aber auch Energien, die später wieder versiegen.
Die Bereitschaft zur Bewegung hängt u. a. ab von:

- der Veranlagung
- der Lebensgeschichte (Gewohnheit)
- den Reizen der Umwelt
- der momentanen Befindlichkeit.

Ein Beispiel:
Frau Rademacher, 82 Jahre, zieht sich zu Hause immer mehr zurück. Sie hat kaum noch Kontakt zu den Nachbarn und wird zunehmend vergesslich. So vergisst sie manchmal, ihre Herzmedikamente einzunehmen. Sie gibt sich alle Mühe, ihre Wohnung in Ordnung zu halten. Bald kann sie ihre tägliche Mahlzeit aber nicht mehr zubereiten und legt sich tagsüber häufiger hin.
In letzter Zeit beklagt sie immer mehr ihren Zustand und liegt fast den ganzen Tag auf dem Sofa. Ihre Tochter gibt sich große Mühe, sie mit dem Nötigsten zu versorgen. Ab und zu kommt der Sohn zu Besuch. Eines Tages legt sich Frau Rademacher – gegen ihre Gewohnheit – auch bei diesem Anlass auf das Sofa. Der Sohn ist erstaunt und entsetzt. Die Mutter sagt immer: „Mir geht es schlecht". Hinzu kommt, dass es ein sehr heißer Sonntag ist. Ein Gespräch zwischen Sohn und Mutter ist nicht möglich. Der Sohn hat eine Idee. Er holt ein Glas Wasser und sagt zu seiner Mutter: „Wenn Du aufstehst, lese ich Dir etwas aus der Zeitung vor". Mühsam und innerlich widerstrebend erhebt sich die Mutter. Immer aufmerksamer lauscht sie dem Sohn, der sich bemüht, Artikel zu wählen, die seine Mutter interessieren. Gestik und Mimik der Mutter verraten Interesse. Nach 10 Minuten beendet er das Vorlesen. Es ist 19.55 Uhr.
Er fragt seine Mutter: „Willst Du die Tagesschau sehen?" Sie nickt leicht. Die Auswahl des anschließenden Fernsehprogramms schlägt fehl, da Frau Rademacher mit den Titeln der Sendung offenbar keine Vorstellung verbindet. Sie schaut aber die Tagesschau und den anschließenden Film an. Sie kommt die ganze Zeit nicht ein einziges Mal auf die Idee, sich hinzulegen. Ob sie den Inhalt des Films versteht, bleibt fraglich.
Als ihr Sohn sich verabschiedet, lächelt Frau Rademacher und bedankt sich herzlich, dass er ihr so gut geholfen hat.

G Morgendliche Bewegung

Das morgendliche Aufstehen fällt vielen Gesunden schwer. Dem psychisch Kranken bringt die Nacht oft nicht den erholsamen Schlaf. Der nächste Tag mit seinen Anforderungen wird als Last erlebt. Hinzu kommt die sedierende Wirkung vieler Medikamente (z. B. Psychopharmaka) und die Nebenwirkung der Schlafmedikamente.
Zur morgendlichen Anregung ist Gymnastik ein gutes Mittel. Als Gruppenangebot bietet sie die Möglichkeit, mit Menschen zusammen zu sein, die dieselben Schwierigkeiten haben. Die Pflegekraft gibt die Anleitung zu den einzelnen Übungen und macht sie mit.
Zur Motivation der Klientinnen trägt bei, wenn sich auch das übrige Pflegepersonal beteiligt.
Als Übungen eignen sich einfache gymnastische Übungen, wie sie im Radio oder Fernsehen allmorgendlich ausgestrahlt werden.
Ist eine Bäderabteilung vorhanden, kann man auch zum Wassertreten gehen. Die Haltung des Pflegepersonals diesen Aktivitäten gegenüber überträgt sich oft auf die Klientinnen, d. h. wenn das Pflegepersonal das morgendliche Wassertreten als wichtiges Angebot zum Munterwerden ernst nimmt, wird sich diese Ernsthaftigkeit auch auf die Klientinnen übertragen. Ernst nehmen bedeutet aber auch, Klientinnen darauf ansprechen, wenn sie nicht mitgehen wollen.
Auch das morgendliche Tisch decken hat mit Bewegung zu tun. Als notwendige Tätigkeit vor dem Einnehmen des Frühstücks kommt ihm eine besondere Bedeutung zu. Es ist eine Pflicht, deren Sinn nicht erst lange diskutiert werden muss.

Bewegung im Tages- und Wochenablauf
Die Angebote für die Klienten, die über den Tag verteilt sind, sollten auch unter dem Gesichtspunkt der Bewegung gesehen werden. So hat die Teilnahme an der Ergotherapie bzw. Arbeitstherapie auch die

Bedeutung, von der Station weg in ein anderes Umfeld zu gelangen. Auch hier spielt die Bewegung eine Rolle, die den Kontakt mit anderen Menschen ermöglicht. Wer Klienten von der Station her kennt, weiß, dass man plötzlich ganz andere Seiten eines Menschen entdecken kann, wenn man ihn in diese Umgebung begleitet. Aus diesem Gesichtspunkt heraus ist es auch pflegerisch sinnvoll, mit Klienten, zu denen es schwierig ist, eine Beziehung aufzubauen, für eine bestimmte Zeit in der Beschäftigungs- oder Arbeitstherapie zusammenzuarbeiten.

Viele Angebote im Tagesablauf eines Klienten sind mit wenig Bewegung verbunden. So gibt es Einzel- oder Gruppengespräche mit verschiedenen Zielsetzungen und Themen, deren Durchführung in der Regel im Sitzen stattfindet. Pflegerische Aufgabe ist es, einen Ausgleich durch Bewegungsangebote zu schaffen. Eine Tischtennisplatte sollte auf keiner Station fehlen. Aber auch Sportgeräte können gezielt eingesetzt werden. Ein Tischfußball, ein Trainingsfahrrad oder ein Punchingball können nötigen Ausgleich geben. Häufig ist allerdings zu beobachten, dass, wenn diese Geräte vorhanden sind, sie verwaist in einer Ecke stehen, vielleicht mit Ausnahme der Tischtennisplatte. Pflegerisch Aufgabe ist es, Bewegungsangebote gezielt mit in die Pflege einzubeziehen.
Das bedeutet, dass mit einzelnen Klienten z. B. Zeiten zum Benutzen des Trainingsfahrrads oder die Beteiligung an Bewegungsangeboten der Station abgesprochen werden.

Es kommen besonders Klienten in Frage, die:
- starken Bewegungsdrang verspüren
- adipös sind
- viele „sitzende“ Therapien wahrnehmen
- keinen Ausgang haben
- unter Schlafstörungen leiden
- stark dämpfende Medikamente erhalten.

Gruppenspiele sind ein gutes Mittel, sich ungezwungen zu bewegen und mit anderen in (Körper-)Kontakt zu kommen. Bei diesen Angeboten muss aber bedacht werden, dass die Fähigkeit, sich spielerisch zu betätigen, bei vielen Erwachsenen verloren gegangen ist. Das bedeutet, dass durch Gespräche und Aufklärung über die Zielsetzung erst eine Schwelle überwunden werden muss, die bei vielen Menschen besteht.

Gruppenspiele sollen:
- einen Ausgleich für zu wenig Bewegung schaffen
- den Kontakt mit anderen Menschen fördern
- Spaß machen
- die körperliche Beweglichkeit positiv beeinflussen

Bei der Auswahl der Spiele ist besonders deren kommunikativer Wert zu berücksichtigen. Spiele, in denen eine Person bloßgestellt wird oder zu sehr im Mittelpunkt steht, können Ängste hervorrufen und die Spielfreude verderben. Am besten sind „Spiele ohne Sieger“ geeignet. Konkurrenzspiele sollten vorher genau ausgesucht werden.
Die Pflegefachkraft wird diese Spiele auch unter gruppendynamischen Gesichtspunkten beobachten und mit ihren Kolleginnen nachbesprechen. Ziel der Nachbesprechung mit den Klienten ist dies nicht, da das nicht zur Zielsetzung des Spielangebots gehört. Allenfalls kann reflektiert werden, ob das Spielen Spaß gemacht hat und welche Spiele besonders gefallen haben. Das Ergebnis ist dann die Grundlage der Spieleauswahl für das nächste Mal.

Natürlich sind auch sportliche Aktivitäten wie Ballspiele in dafür geeigneten Räumen oder im Freien ein guter Ausgleich. Manche Kliniken haben eigene Räumlichkeiten, andere benutzen Räume von Schulen o. Ä.
Pflegepersonal in diesen Einrichtungen sollte in der Lage sein, derartige Gruppen anzuleiten.

2 h	**4.7.3 Training mit öffentlichen Verkehrsmitteln**	
20	**Einstieg**	
	Die Einnahme von Psychopharmaka verbietet häufig das Fahren eines Autos. Nicht jeder hat einen Führerschein oder traut sich auch zu fahren.	L
	Viele Aktivitäten erfordern aber **Beweglichkeit über größere Entfernungen:** Der Weg zur Arbeit, Behördengänge, der Besuch des Arztes, das Durchführen von Einkäufen, das Treffen mit Freunden und Bekannten, die Inanspruchnahme von Freizeitangeboten und Urlaubsreisen. Die Probleme, öffentliche Verkehrsmittel zu benutzen, können vielfältig sein. Fahrpläne, Linien und Strecken sowie das System der Fahrkarten sind oft recht komplex und unterscheiden sich in unterschiedlichen Regionen erheblich. Die Schwelle zur Benutzung von Straßenbahn oder Bus ist dadurch recht hoch. Stellen Sie sich einmal vor, Sie sollen in China einen Bus benutzen. So groß kann die Hürde für einen gestörten Menschen sein, in den Bus nahe der Wohnung zu steigen. Die Barrieren sind dabei anderer Art als sprachlicher Natur. Schweißausbrüche, Übelkeit, Angstattacken, Tremor, wahnhafte Vorstellungen oder auch vermindertes Selbstwertgefühl können die Furcht vor der belastenden Situation bewirken. In einer fremden Umgebung oder bei Unkenntnis des Verkehrssystems können sich die Symptome dann noch verstärken.	
	Frage(n):	
	Haben Sie schon einmal Klienten erlebt, die damit Schwierigkeiten hatten? Können Sie davon einmal berichten?	T
50	**Übung zum Training mit öffentlichen Verkehrsmitteln**	
	Partnerarbeit (35'): Einer der T. ist Klient, der Angst vor der Benutzung der öffentlichen Verkehrsmitteln hat. Der andere, die Pflegeperson, soll einen Trainingsplan mit diesem Klienten entwickeln.	L pÜ T2
	Auswertung	
	Frage(n): (15')	
	Wie war die Übung für Sie als Klient? Wurden Sie ernst genommen? Hatten Sie den Eindruck, der Plan ist realistisch? Wie war die Übung für Sie als Pflegeperson? War das schwer für Sie? Kannten Sie sich genau mit dem Benutzen des Verkehrsmittels aus, z. B. wie man eine Fahrkarte löst, was sie kostet, wie und wo man sie entwertet? Wie hat der Klient reagiert? Was wäre evtl. verbesserungsbedürftig am Vorgehen?[1]	L

1 Die Übung kann auch auch als pÜ live durchgeführt werden.

10	**Wissen um den Nahverkehr** **Brain Storming** zur Frage: Was muss ich wissen, um mit öffentlichen Verkehrsmitteln zu fahren? L. schreibt die Punkte auf Folie und lässt die T. ergänzen. (z. B. Fahrplan, Symbole im Fahrplan, Uhrzeit und Häufigkeit, Fahrschein wie und wo lösen, brauche ich Kleingeld, wie sind die Tarife, wo steige ich ein, muss ich vorne einsteigen und den Fahrschein vorzeigen, wo muss ich aussteigen, wie erfahre ich, ob ich das Ziel erreicht habe, muss ich umsteigen, wo ist die Haltestelle des nächsten Verkehrsmittels, ist es die richtige Richtung, ist es derselbe Verkehrsverbund, gibt es hier evtl. andere Modalitäten u. a. m.).	L T
10	**Training mit öffentlichen Verkehrsmitteln** L. verteilt das praktische Beispiel A. T. lesen es und besprechen noch offene Fragen.	L/A T1
2 h/ 5 h 15	**4.7.4 Planung und Durchführung einer Außenaktivität** **Grundlagen** **Frage(n): (10')** Was verstehen Sie unter Außenaktivitäten, und wie laufen sie bei Ihnen ab? Die Organisation von Außenaktivitäten wird sehr unterschiedlich gehandhabt. Sie werden spontan durchgeführt, wenn genügend Personal da ist. Sie werden innerhalb des Teams geplant, sie sind für die Klienten freiwillig oder sie werden mit Klienten zusammen organisiert und sind im Wochen-/Monatsplan festgeschrieben. **Vor- und Nachteile dieser Art der Durchführung werden besprochen.** *L. führt ein Brain Storming durch* zum Thema: Außenaktivität als „Überraschung" Vor- und Nachteile. *L. erklärt und bespricht die Vor- und Nachteile.* **Vorteile:** Rahmenbedingungen der Klinik können besser berücksichtigt werden. Keine Auseinandersetzung mit Wünschen anderer. Fähigkeiten von „Experten" können genutzt werden. Organisatorische Schwierigkeiten können im Vorfeld angegangen werden. Kein Belastungsdruck bei der Vorbereitung. **Nachteile:** Interessengebiete der Klienten können nicht abgeklärt werden. Die Personalplanung kann nicht darauf abgestimmt. Kein Einfluss der Klienten auf Alternativen. Desinteresse durch Bevormundung. Andere Termine werden nicht berücksichtigt. Besucher kommen. Finanzielle Probleme nicht bekannt. Ängste können nicht im Vorfeld angegangen werden. Körperliche Einschränkungen werden nicht berücksichtigt.	 L T
15	**Planung einer Außenaktivität theoretisch** Zusammenstellung über die wichtigsten Punkte bei der Planung einer Außenaktivität. T. lesen das Arbeitsblatt B unter der Frage: Was trifft in meinem Arbeitsbereich zu, und wo kann ich für mich Verbesserungsmöglichkeiten entdecken?	L B T

60	**Planung einer Außenaktivität als praktische Übung**	
	Planung und Durchführung einer Außenaktivität im Rahmen des Lehrgangs. Absprache über die Einwilligung der T. Planung der Aktivität und des Termins. Sammlung dessen, was T. gerne machen möchten. L. führt ein **Brain Storming** durch. Nach erfolgter Planung verteilt L. das Planungsblatt C. T. lesen es. **Besprechen des Planungsblattes** **Frage(n):** Sind Sie mit den Punkten einverstanden? Gibt es Fragen, die Sie ergänzen möchten? Wenn Sie unsere Planung vorhin mit der Praxis vergleichen: Was ist übertragbar in Ihren Arbeitsbereich? Wo müssten Sie etwas anders machen?	L T C T1 T
225	**Durchführung der Außenaktivität**	
	Zu einem festgelegten Zeitpunkt (evtl. auch ganzer Tag) **Nachbesprechung in zeitlich nahem Zusammenhang mit der Aktivität:** Hatten alle Spaß? Was war gut? Was könnte das nächste Mal anders laufen. **Bedeutung von Ausflügen** L. kann anschließend noch folgende Fragen besprechen: Welche Wirkungen haben Sie bei sich und bei Klienten während und nach Spaziergängen verspürt?	L T T
	PA/pÜ: Training mit öffentlichen Verkehrsmitteln mit Klienten als Übung im Arbeitsbereich. Außenaktivität des Lehrgangs von T. planen und durchführen lassen, z. B. Fahrradtour mit Picknick. Anschließend Nachbesprechung. Außenaktivität mit Klienten planen und durchführen. Im Arbeitsbereich die Spaziergänge mit Klienten unter kommunikativen Gesichtspunkten reflektieren. Welche Funktion hat das Gespräch, muss man immer sprechen? Interaktionen im Arbeitsbereich auf ihren aggressiven Gehalt hinterfragen. Nonverbale Signale von Zuneigung und Abneigung beobachten. Gymnastikgruppe durchführen.	

A Training mit öffentlichen Verkehrsmitteln

Beispiel eines Klienten mit einer Angsterkrankung

Herr Sp. wurde von einer anderen Klinik überwiesen. Er hatte an den dortigen Therapieprogrammen nicht mehr teilgenommen und sich auf sein Zimmer zurückgezogen. Er war bei der Aufnahme sehr ängstlich, nahm keinen Blickkontakt auf und wirkte ungepflegt. Er berichtete, dass er sich wegen seiner Akne und Fettleibigkeit schäme. In der letzten Zeit traute er sich nur noch nach Alkoholgenuss aus dem Haus. Öffentliche Verkehrsmittel benutzte er gar nicht mehr. Er lebt allein, seine Eltern sind verstorben. Nach einer Woche der Eingewöhnung auf der Station wurde ein Pflegeplan erstellt.

Herr Sp. legt gemeinsam mit der Bezugsperson den Weg von der Klinik zur Bushaltestelle zurück. Herr Sp. hatte beim Übungsgang Tremor und Schweißausbrüche. Wenn der begleitende Pfleger ihn in ein Gespräch verwickelte, besserten sich die Symptome.
Nach jeder Übung wurde ein Nachgespräch durchgeführt mit den Fragen:
Wie haben Sie sich gefühlt? Was haben Sie wahrgenommen? Unter welchen Bedingungen verbesserte sich der Zustand?

Als die Beschwerden nach mehreren Übungen nachließen, wurde das Übungsprogramm erweitert.

Es entstand daraus folgendes Programm:
Pflegeplan 2. und 3. Schritt:
Herr Sp. geht bis zur Bushaltestelle und wartet, dass ein Bus ankommt und wieder abfährt.

Pflegeplan 4.–7. Schritt:
Herr Sp. fährt gemeinsam mit dem Pfleger zwei Haltestellen im Bus und zurück.

Pflegeplan 8.–9. Schritt:
Herr Sp. fährt in Begleitung des Pflegers unterschiedliche Wegstrecken mit Bus oder Bahn.

Pflegeplan 12. Schritt:
Herr Sp. fährt in Begleitung des Pflegers unterschiedliche Wegstrecken und wechselt zwischendurch das Verkehrsmittel.

Pflegeplan 13.–15. Schritt:
Herr Sp. fährt alleine eine genau festgelegte Strecke. Der Pfleger erwartet ihn am Ziel.

Pflegeplan 16. Schritt:
Herr Sp. fährt alleine in die nähere Umgebung und erledigt am Ziel kleinere Einkäufe. Zur Kontrolle bringt er die Fahrkarten und die Einkaufsbelege mit.

Ab dem 18. Schritt fragte Herr Sp. selbst nach Ausgang nach und konnte bald nach Hause entlassen werden.

B Die Außenaktivität

Die meisten Therapien in einer psychiatrischen Klinik finden in geschlossenen Räumen statt. Der Betätigung außerhalb kommt deshalb eine besondere Bedeutung zu. Früher gehörte der Sonntagsspaziergang zu einem festen Ritual in den Familien. Dieser Spaziergang vermittelte nicht nur Bewegung, sondern auch den Kontakt mit der Natur und der näheren Umgebung.
Zu den Fragen, die neu aufgenommene Klienten in der Psychiatrie häufig zuerst stellen, gehört die Frage: „Wann habe ich Ausgang?“

Der Spaziergang draußen kommt nicht nur dem Wunsch, die Umgebung kennen zu lernen, entgegen, sondern ist ein erster Schritt der Rückkehr in diese Umgebung. Ein Spaziergang als pflegerisches Angebot sollte vorher genau überlegt werden. Bedingung für gute Pflegequalität ist, dass er als festes Angebot im Pflegekonzept vorgesehen ist. Er ist damit genauso verbindlich wie andere therapeutische Angebote, und auch die Dienstplangestaltung kann so vorgenommen werden, dass Pflegepersonal als Begleitung zur Verfügung steht.

Bei der Vorbereitung sind folgende Fragen zu klären:
- Soll es ein Angebot an einzelne Klienten sein, die noch keinen Ausgang ohne Begleitung haben?
- Soll es ein Angebot für eine kleine Gruppe von Klienten sein?
- Wer hat von sich aus Interesse und wer sollte angesprochen werden?
- Traut sich jemand nicht nach draußen und warum?
- Mit wem soll die Vorbereitung besprochen werden?
- Gibt es eine feste Gruppe für solche Vorbereitungen, z. B. die Stationsversammlung?
- Müssen einzelne Klienten besonders angesprochen werden?
- Welches Ziel finden die Klienten schön, z. B. den Besuch in einem Kaffee oder einer Eisdiele?
- Wie sind die finanziellen Möglichkeiten?

Eine gute Hilfe für die Auswahl der Ziele ist es, ein Buch über die Möglichkeiten in der Umgebung der Klinik anzulegen. Dort können Wanderwege genauso aufgeführt sein wie Möglichkeiten, öffentliche Verkehrsmittel zu nutzen oder auch gute Lokale in der Nähe. Viele Hinweise scheinen ortskundigem Pflegepersonal selbstverständlich, zu bedenken ist aber, dass manchem Klienten die Umgebung recht fremd ist und Anregungen nützlich sein können.

Finanzielle Schwierigkeiten bei einem Kaffeebesuch sind oft groß. Dieses Problem sollte genau besprochen werden. Häufig gibt es mehrere Lösungen, die man diskutieren kann. Das letzte Mittel ist vielleicht eine gemeinsame Kasse für mittellose Klienten.

Bei der pflegerischen Begleitung sollte man bedenken, dass zwei Pflegekräfte für sechs Klienten besser sind als eine für drei, da immer noch eine Person anwesend ist, die bei evtl. Notfällen Hilfe holen kann. Nach erfolgter Durchführung der Außenaktivität sollte mit den Klienten spätestens am nächsten Tag eine Nachbesprechung stattfinden. Auch eine Nachbesprechung unter dem Pflegepersonal sollte pflegerische Regel sein.

Die vorgenannten Gesichtspunkte gelten auch für größere Aktivitäten und Ausflüge mit dem Unterschied, dass die Vorausplanung evtl. früher erfolgen muss.

C Planung einer Außenaktivität mit einer Gruppe

Vorinformation der Leitung (können auch Einzelne aus der Gruppe einholen)
- Welche Außenaktivitäten können durchgeführt werden?
- Welche kulturellen Angebote gibt es im Umfeld?
- Welche Fortbewegungsmittel gibt es?
- Wie lange soll die Außenaktivität dauern?
- Was soll mit der Außenaktivität bezweckt werden?
- Bewegung in Form von Laufen mit bestimmtem Ziel?
- Eine Besichtigung?
- Teilnahme an kulturellem Angebot?

Vorbereitung mit der Gruppe
- Sammeln der verschiedenen Vorschläge

Diskussion und Auswahl der Vorschläge
- Welche Voraussetzungen zur Durchführung der einzelnen Außenaktivität müssen gegeben sein?
- Wie viel Zeit ist erforderlich?
- Welche Mobilität ist erforderlich (persönlich körperlich, psychisch und mit Fahrzeugen)?
- Welche Kosten entstehen?
- Wird ein Versicherungsschutz benötigt?
- Ist eine Alternative für schlechtes Wetter vorzusehen?

Auswahl des geeigneten Vorschlages aus der Sammlung

Planung der Durchführung
- Wer nimmt teil?
- Wer sieht Schwierigkeiten, daran teilzunehmen? Besprechung der Schwierigkeiten Einzelner in der Gruppe (evtl. später zusätzlich persönlich).
- Kann das Ausflugsziel aufgrund der persönlichen Schwierigkeiten beibehalten werden oder muss ein „einfacheres" Ziel gewählt werden?
- Für die Durchführung nötige vorbereitende Aufgaben verteilen (z. B. wann fährt der Bus oder die Bahn, gibt es Gruppenrabatt? Wie ist es mit Anfangszeiten? Muss man sich vor Ort anmelden, muss ein Tisch bestellt werden? Wie wird die Rückfahrt organisiert?)

Vorbereitung der Durchführung
- Wann und wo treffen sich die Teilnehmer?
- Wann wird die Gruppe wieder zurück sein?
- Wissen jetzt alle Bescheid?
- Muss ein erneutes Vorbereitungstreffen stattfinden?
- Wann findet eine Nachbesprechung statt?

Zeit	**4.8 Sich als Mann oder Frau fühlen und verhalten**	
7h	**4.8.1 Sexualität und Pflegeprobleme**	
20	**Einstimmung auf das Thema** L. verteilt die Geschichte A. T. lesen sie. **Frage(n):** Was sagen Sie zu der Geschichte? Was, meinen Sie, soll mit der Geschichte ausgesagt werden?	L/A T1 T
30	**Zuneigung und Abneigung in der psychiatrischen Pflege** L. führt ein teilnehmerzentriertes Gruppengespräch durch mit folgenden **Frage(n):** • Was bedeutet für Sie Sexualität in der Pflege? • Wie nehmen Sie wahr, dass ein Klient Sie mag? • Wie erleben Sie persönlich diese Zuneigung von Klienten, was empfinden Sie dabei? • Wie nehmen Sie Abneigung wahr? • Wie reagieren Sie? • Kennen Sie sogenannte Anmache von Klienten? • Was verstehen Sie unter Anmache? • Wie erleben Sie Anmache, wie reagieren Sie darauf, wie gehen Sie damit um? Was sagen Sie zu der Aussage: **Je sympathischer ein Klient, desto weniger traut sich die Pflegeperson, ihn anzufassen oder ihn in den Arm zu nehmen (dasselbe gilt für Männer bei Frauen).** Eine weitere Behauptung: **Bei älteren Klienten fällt das in den Arm nehmen leichter als bei jüngeren.** Was sagen Sie dazu? Noch eine Behauptung: **Abneigung ist bezüglich unseres Themas Sexualität leichter zu ertragen als Zuneigung.** Was sagen Sie dazu? **Schüler und Praktikanten** nehmen erfahrungsgemäß leicht private Beziehung zu Klienten auf. Wie würden Sie sich verhalten, wenn Sie das in Ihrem Arbeitsbereich bei einem Schüler beobachten?[1] **Weitere Fragen:** • Wie erleben Sie Zuneigung? – Sie mögen einen Klienten. – Ein Klient mag Sie.	T

1 Auswertungshilfe für Zielsetzung des Gesprächs: Wichtig: erst einmal nachfragen, wie weit die Beziehung geht; beobachten; Schüler handeln oft aus dem Gefühl heraus, dass Klienten mehr Nähe und Zuwendung brauchen bzw. haben möchten; erst wenn klar, dass zu enge Beziehung besteht, die Problematik besprechen und damit in das Pflegeteam gehen; der pflegerisch/therapeutische Prozess kann durch die Beziehung beeinträchtigt werden. Die Probleme sind für den Klienten meist größer als für die Pflegenden, da z. B. nach der Entlassung des Klienten oder einer Versetzung des Schülers im Rahmen der Ausbildung die Beziehung nicht aufrechterhalten werden kann. (→ S. 77 ad 6).

	• Wie erleben Sie Zudringlichkeit/Anmache? – Ein Klient mag Sie nicht. – Sie mögen einen Klienten nicht. • Erleben von Nähe (gütige, mitfühlende Berührung): – Wo sind Sie bereit, Wärme und Zuneigung zu geben? – Wann hört der Begriff „zwischenmenschliche Nähe“ für Sie auf? – Wann geht das Wärmegeben, Zartsein, Über-die-Haare-Streicheln in erotische Spannung über?	
75	**4.8.2 Grenzsituationen in der psychiatrischen Pflege**	
	Aufgabe: (5') Pflege hat immer auch mit Körperberührung und Anfassen zu tun. Hilfe bei körperlichen Verrichtungen bis hin zu körperlichen Untersuchungen oder Behandlungen gehören zum Pflegealltag auch in der Psychiatrie. Bei diesen Tätigkeiten werden im Intimbereich Grenzen überschritten, die außerhalb des Krankenhauses oft tabu sind.	L
	T. sollen eine solche Situation gedanklich einmal genau hinterfragen. L. verteilt die Arbeitsblätter B. T. sollen daraus eine Handlungskette bilden. Das ist vielleicht bekannt von der Anleitung der Schüler. Eine Handlung wird in kleine Schritte unterteilt. Nehmen wir einmal als Beispiel das Betten beziehen.[1]	B
	Vorbereitung: (10') L. bespricht mit T. das Beziehen der Betten.	
	Frage(n): Womit fangen Sie an? (Anm.: Mit dem Zurechtlegen der Bettwäsche ... L. bespricht dieses Beispiel).	T
	Durchführung: (30') T. sollen nun **zu zweit**[2] bei dem von ihnen ausgewählten Beispiel genau überlegen, wo die Nähe für sie unangenehm wird. Des Weiteren sollen sie eigene Erfahrungen als Klient reflektieren und sich überlegen, was Professionalität ausmacht. T. suchen sich einen Partner.	T2
	Auswertung: (30') L. erfragt die Ergebnisse aufgrund des Arbeitsblatts. Er hinterfragt auch die eher diskreten Situationen mit dem Ziel, dass T. feststellen, dass Pflegesituationen keine heimlichen Situationen sein können, sondern man auch darüber reden kann und muss. Was Ekelgefühl angeht, so zeigt die Erfahrung, dass trotz aller Vorbehalte bei einer häufiger ausgeführten Tätigkeit der Ekel oft nicht mehr so stark wahrgenommen wird.	T

1 Das Beispiel vorher zu besprechen ist wichtig, da die Erarbeitung in der Gruppenarbeit sonst zu wenig konkret wird.

2 Es kann auch eine Gruppenarbeit mit geringer Teilnehmerzahl durchgeführt werden, dann sollte die Zeit aber eher 45–60 Minuten betragen. Bei der Intimität des Themas wird in Partnerarbeit aber konkreter an den Problemen gearbeitet.

75	**4.8.3 Praktische Pflegeprobleme bezüglich Sexualität** **Übung von Pflegesituationen** **Aufgabe:** (5') L. vergibt je eine der folgenden Pflegesituationen an die Arbeitsgruppen. T. sollen adäquate Lösungen für die Situationen vorstellen. **Pflegesituation 1:** Eine Mitarbeiterin hat sich in einen Klienten verliebt, und Sie hören, dass sie mit ihm eine Verabredung trifft. Sie möchten sie gerne darauf ansprechen. Wie verhalten Sie sich? **Pflegesituation 2:** Sie klopfen an die Tür eines Klienten. In der Meinung, er hat wie immer „herein" gerufen, betreten Sie das Zimmer. Er hat eine sexuell stimulierende Zeitung vor sich und onaniert gerade. Wie verhalten Sie sich? **Pflegesituation 3:** Ein(e) Klient(in) betastet Sie. Wie reagieren Sie? **Pflegesituation 4:** Ein Klient fragt Sie um Rat, weil er Potenzstörungen hat (er nimmt regelmäßig Psychopharmaka). **Durchführung:** T. bereiten die pÜ vor (20') **Auswertung:** (50') T. stellen ihre Lösungen vor. Diskussion, evtl. Alternativen spielen.	L pÜ G4 L P
50	**Pflegesituationen** L. hat aufgrund praktischer Pflegeprobleme und -situationen die **Lose auf Arbeitsblatt C** angefertigt. Jeder T. zieht ein Los. T. erhalten 5 Minuten Zeit, sich die Lösung zu überlegen (Anm.: Natürlich kann man das auch in Partnerarbeit machen lassen und evtl. einen neuen Durchgang mit der anderen Hälfte der Lose). Anschließend liest jeder den Text seines Loses vor und erklärt seine Lösung. T. diskutieren jeweils sofort das Ergebnis.	L! C T
65	**Der Rückzugsraum** **Einleitung** (10') Das Leben auf einer Station sollte auch Platz für Zärtlichkeit und Zuneigung bieten unter Respektierung der Grenzen des Zusammenlebens. Wird unter Mitarbeitern über das Problem von Intimität und Rückzug gesprochen? **Das Kuschelzimmer** **Aufgabe:** Einige pflegerische **Mitarbeiterinnen** einer Station beklagen, wie wenig Rückzugsmöglichkeiten für Klienten vorhanden sind. Sie **schlagen vor, dass ein Kuschelzimmer eingerichtet wird,** das den Klienten zeitweise zur Verfügung steht. Die Tür soll nur im Notfall von außen durch das Personal geöffnet werden können.	L

	Der Vorschlag spaltete das Team. Die einen meinen, dass die Station so etwas nicht anbieten sollte, weil der Ruf der Station darunter leidet. Die anderen meinen, dass auch Klienten sexuelle Bedürfnisse haben, die berücksichtigt werden müssen, ganz gleich ob sie alleine leben oder Besuch von Partnern oder Partnerinnen erhalten.	
	Vorbereitung: (20')	
	T. bilden eine **Pro-Gruppe** (= für die Einrichtung eines Kuschelzimmers) und eine **Contra-Gruppe** (= gegen ein Kuschelzimmer). T. sollen Argumente pro bzw. contra überlegen und anschließend je drei Vertreter in eine Podiumsdiskussion entsenden. (Anm.: L. weist darauf hin, dass es eine praktische Übung ist, wo die Protagonisten eine Rolle übernehmen, die nicht unbedingt ihrer eigenen Meinung entsprechen muss). **Zwei T. sollen die Diskussion leiten.** Sie haben während der Gruppenarbeit die Aufgabe, sich auf die Diskussionsleitung vorzubereiten und den Raum herzurichten. Sie können auch als stille Zuhörer durch die Gruppen gehen.	G3
	Durchführung: (25')	
	Der Tisch, an dem die beiden Parteien Platz nehmen, ist vorbereitet. Die Diskussion wird im Sinne einer Pro-und-contra-Diskussion durchgeführt. Die anderen T. sind Zuhörer (Plenum). Evtl. kann „das Plenum" nach der Podiumsdiskussion durch Fragen an „das Podium" mit einbezogen werden.	P
	Auswertung: (10')	
	Die ursprüngliche Sitzordnung wird wieder eingenommen (Anm.: Das ist wichtig, damit T. aus ihrer Rolle herauskommen). L. fragt die entsprechenden Personen.	L
	Frage(n): Wie war die Vorbereitung in der Gruppe? Wie haben Sie sich in der Gruppe gefühlt? Wie haben Sie sich in der Rolle des Diskussionsleiters gefühlt? Wie fanden Sie im Plenum den Verlauf der Diskussion? Waren die Gründe der jeweiligen Gruppe einleuchtend? Waren die Argumente nachvollziehbar? Was hat Ihnen nicht so gefallen? Was könnte das nächste Mal anders verlaufen?	P
	Weitere Themen: Aids. Kondome und Schwangerschaftsverhütung. Gewalt/eheliche Gewalt. Homosexualität. Transsexualität. Kindesmissbrauch. Missbrauch von Schutzbefohlenen. Prostitution.	

A Ein Fisch in Opas Bett[1]

„Ich wusste als junger Mann ganz sicher, dass die Liebesfähigkeit einer Frau mit den Wechseljahren erstirbt. – Was? Ja. Ich wusste ganz sicher, dass eine Frau nach den Wechseljahren kalt ist. Kalt wie tot. Ein Wesen mit abgeschalteten Sexualnerven, ohne Lust auf den Mann und seine Zärtlichkeiten: ein Neutrum, geschlechtslos, eunuchoid, matronisch eben. Kurz, Oma war ein Fisch in Opas Bett.
Mein Opa tat mir Leid. Ich grübelte. Sein herbes Schicksal erfüllte mich mit Mitleid. Denn das hatte ich immerhin mitgekriegt, dass die Liebessehnsucht dem alten Mann treu bleibt wie seine Zeugungsmacht. Was für eine qualvolle Situation für so einen. Durch ehrlichen Willen an Oma gebunden und durch kirchliche Schwüre zur ehelichen Treue verpflichtet, so stellte ich mir vor, musste er Tag für Tag seine Begehrungen niederkämpfen, sie mit kalten Bädern kleinhalten, sich kasteien mit frommer Lektüre und fleischarmer Kost, wohl gar seine hormonelle Unrast mit Psychopharmaka betäuben.
Ich weiß, dass ich den Spott meiner aufgeklärten Mitmenschen verdiene. Wie kann man nur so unwissend sein.
Dies vorausgeschickt, erzähle ich nun die Geschichte meiner Erweckung zum Nutzen anderer. Es könnte ja sein, dass auch heute noch jemand so dumm ist, wie ich es war – mit 27 Jahren. Oma war 80 Jahre alt. In ihrer Jugend war sie groß und schön und schlank gewesen. Nun aber war sie krank und dick und schwer geworden. Das Gehen war ihr eine Qual, das Treppensteigen gar unmöglich. Jahrelang konnte sie die kleine Wohnung nicht verlassen.
Heute abend saß sie da, alt und wenig beweglich. Wir saßen am Fenster. Alles schien gut und friedlich. Es hätte ein urgemütlicher Dämmerschoppen werden können. Aber es kam zwischen uns kein Gespräch auf. Sie war unruhig. Immer wieder stand sie auf, um aus dem Fenster zu sehen. Der kleine Johann, ihr Mann, mein Opa, war zum Mittagessen nicht nach Hause gekommen. Nun war es schon nach vier. Immer wieder erhob sie sich, reckte den Hals, blickte sie die nebelnasse Straße hinauf, um zu sehen, ob ihr Johann nicht endlich nach Hause käme. Ich wollte ihr helfen und sagte: ‚Der kommt schon zurück, lass ihn doch ausgehen, solange er will'. Da antwortete sie leise und mit finsterer Miene: ‚Der betrügt mich. ' Sie tat mir leid. Und ich, ganz der jugendliche Mann von Welt sagte – und ich kam mir großartig dabei vor: ‚Na – und wenn schon, Oma! lass ihn doch!'
Ach, du lieber Gott! Das war wie ein Sprengsatz! Die Oma sprang vom Stuhl hoch, beugte sich vor, funkelte mich wütend an, schlug sich wuchtig mit der Faust vor das Brustbein und fauchte: ‚Und ich?'
Und ich! Nur diese zwei Worte. Dann setzte sie sich wieder, nahm ihr Taschentuch aus der Schürzentasche und schnaubte ihre ganze Traurigkeit hinein. Ich begriff, sie sehnte sich nach ihm. Sie brauchte ihn, von wegen ‚kalter Fisch'. Sie brauchte ihn und fürchtete, dass er geschwächt nach Hause kommen würde. Sie hat mir verziehen. So löst sich mir ein Scheinproblem durch bessere Erkenntnis. Ich wünsche jedem eine solche Oma gegen unerkannte Vorurteile. – Damit wir nicht in Dummheit sterben, sondern liebend weise werden."

1 Thomas, C.: Ein Fisch in Opas Bett. In: Presse- und Informationsdienst. Kuratorium Deutsche Altershilfe, Köln Nr. 2, 1986

B 1/2 Grenzsituationen in der Pflege

- Bitte „spielen“ Sie eine Grenzsituation gedanklich durch (z. B. Waschen des Genitalbereichs o. Ä.). Unterteilen Sie die Situation in möglichst viele Handlungsschritte.
- Benutzen Sie dazu das Blatt „Handlungskette“.
- Auswertung:
  - Bis wo/wann ist die Nähe erträglich?
  - Wo/wann wird die Nähe weniger angenehm?
  - Wo/wann wird die Nähe unangenehm?
  - Wo/wann geht die Nähe in erotische Spannung über?
- Diskutieren Sie nun folgende Fragen:
  - Haben Sie die Situation des Entkleidens einmal als Klient erlebt selbst erlebt?
  - Gab es andere Situationen in Ihrer Rolle als Klient, die das Schamgefühl und den Intimbereich betrafen?
  - Wie war das für Sie?
  - Wie kann Klienten Mitverantwortung in schambesetzten Situationen gegeben werden?
  - Wie weit würden Sie sich vor Teilnehmern des Lehrgangs (bzw. Mitschülern) ausziehen?
- Professionalität
  - Was bedeutet in Grenzsituationen Professionalität bei der Pflegetätigkeit (ein Beispiel)?
  - Welche Möglichkeiten des Verhaltens gibt es dabei?

B 2/2 Arbeitsblatt Handlungskette

Emotional kritische Punkte ankreuzen	**Pflegetätigkeit:** ______________________	Einstufung der Nähe nach Skala (s. u.)
	Einstufung der Nähe nach dieser Skala Nähe wenig angenehm Nähe sehr unangenehm 1 2 3 4 5	

C Sexualität im psychiatrischen Krankenhaus

Fragen, Probleme, Situationen für ein Teilnehmerquiz

Stimmt es, dass die Pflege unvollständig ist, wenn Sexualität nicht mit einbezogen wird? Wenn ja, warum?

Kennen Sie Auswirkungen von Psychopharmaka auf die Sexualität? Wie reden Sie mit Patienten über das Thema?

Ein homosexueller Klient auf Station möchte nicht, dass andere Klienten davon erfahren. Diese machen aber hinter seinem Rücken eindeutige Bemerkungen darüber. Wie verhalten Sie sich?

Wie verhalten Sie sich, wenn Sie zwei Klienten zusammen im Bett überraschen?

Ein Klient bittet Sie um ein Kondom, weil ihm das Onanieren sonst zu schmutzig ist.

Zwei Klienten verlieben sich ineinander. Wie verhalten Sie sich?

Eine lesbische Klientin berichtet Ihnen häufig von ihren Sexualpraktiken mit anderen Frauen. Wie gehen Sie mit dieser Situation um?

Sie haben zufällig gesehen, wie zwei Klienten in den Büschen des Klinikgeländes sexuellen Verkehr miteinander hatten. Wie verhalten Sie sich?

Sie finden eine(n) Klienten/in sexuell sehr anziehend und merken, dass er/sie auch Interesse an Ihnen hat. Wie verhalten Sie sich?

Ein verheirateter Klient und eine verheiratete Klientin gehen gemeinsam in Wochenendurlaub. Sie kommen glücklich zurück, und es ist erkennbar, dass sie eine Beziehung miteinander haben. Sprechen Sie das an?

Sie haben sich in eine Klientin verliebt, wie verhalten Sie sich?

Ein bettlägeriger Klient kneift die Pflegende in de Po. Wie gehen Sie damit um/sollten Sie damit umgehen?

Wo darf und muss das Personal in eine Zweierbeziehung eingreifen?

Sie erfahren, dass die Freundin eines Mitarbeiters auf der Station aufgenommen wurde. Was sagen Sie dazu?

Der Ehemann einer Klientin beklagt sich bei Ihnen, dass sich seine Frau auf der Station mit einem Mann angefreundet hat. Wie gehen Sie mit dieser Situation um?

Eine Klientin, die schon längere Zeit auf der Station ist, hat keinen Kontakt zu anderen Klienten und Mitarbeitern. Sie baut zu Ihnen einen intensiveren Kontakt auf und umarmt Sie in letzter Zeit häufiger, was Ihnen unangenehm ist. Sie befürchten, dass sich ihr Krankheitsbild verschlechtert, wenn Sie sie darauf ansprechen.
Wie gehen Sie mit dieser Situation um?

Eine manische verheiratete Klientin macht einem Mitpatienten sexuelle Angebote. Wie verhalten Sie sich?

Zwei Minderjährige auf Station verlieben sich und besuchen sich gegenseitig im Zimmer. Wie verhalten Sie sich?

Eine Klientin ist plötzlich eines Tages mit knappstem Mini und einer tief ausgeschnittenen Bluse bekleidet.
Sie treffen sie auf dem Flur.
Wie verhalten Sie sich?

Darf Klientinnen ohne deren Wissen die Antibabypille verabreicht werden?

Zeit	## 4.9 Das eigene Umfeld gestalten	
7h	### 4.9.1 Die Station und das Umfeld	
45	**Einleitung**	
	Reflexion des eigenen Arbeitsbereichs (z. B. Station) i. S. einer Meditation (10')	L
	Teilnehmer sitzen ohne Tische im Kreis auf Stühlen.	pÜ
	L. gibt folgende Anweisung: Jeder setzt sich bitte mit geschlossenen Augen bequem in seinen Stuhl. Er stellt sich vor, seine Klinik zu betreten. Wer merkt, dass er das Schließen der Augen nicht die ganze Zeit während der Übung aushalten kann, darf sie dann auch öffnen. L. i. S. einer Meditation langsam und deutlich: Wie können Sie sich orientieren? Was fällt Ihnen auf, wenn Sie Ihren Arbeitsbereich betreten? Wie ist der Eingang? Wie wirkt der Arbeitsbereich jetzt auf Sie .... freundlich ... sauber? Wie wirken die Farben? Sehen Sie Pflanzen und Blumenvasen? Sehen Sie Bilder? Was ist darauf zu sehen? Wie wirken die Menschen, denen Sie begegnen? Wie laut oder leise ist es? Haben Sie eher einen lebendigen oder einen unlebendigen Eindruck? Wirkt es eher warm oder kühl? Welche Gerüche nehmen Sie wahr? Mit welchen Empfindungen würden Sie im Moment Ihren Arbeitsbereich verlassen? Bitte räkeln Sie sich jetzt etwas auf Ihrem Sitz ... öffnen Sie langsam die Augen ... Schauen Sie sich um ... Sie sind jetzt wieder in der Realität zurück und befinden sich im Unterrichtsraum.	P
	Auswertung: (10')	
	Austausch über die gestellten Fragen und die damit verbundenen Gedanken. → 1.3 Kennenlernen der Arbeitsbereiche	T
	Weitere Übungen (25')	
	→ 2.2.1 Grundlagen der Beziehungsgestaltung/Arbeitsblatt E „Fast unbekleidet	L
	wurde ich mitgenommen“; → 2.2.6 Aufnahmesituation; → 2.2.7 Entlassungssituation; → 2.2 Beziehungsgestaltung zum Klienten. Die Reflexionsübungen i. S. einer Meditation können auch entsprechend mit der eigenen Wohnung, der von Verwandten oder von Klienten, die man besucht hat, durchgeführt werden. → 4.5 Sich Pflegen und Kleiden. Die Beispiele können auch auf Situationen zu Hause erweitert werden, z. B.: Wie haben Sie Klienten zu Hause angetroffen? Wie reagieren Sie? → 2.2.5 Beratung und Anleitung	T
180	**Gestaltung des Umfelds für Klienten in der Psychiatrie**	
	Das Stationsumfeld **Frage(n):** (10')	
	Wie viel eigenes Umfeld wird zugelassen?	L
	→ 4.1.2 Sich sicher fühlen/Arbeitsblatt A und B	T

Projekt: Gestaltung einer Station

Aufgabe: (5')

T. sollen sich vorstellen, dass sie als Klienten in der Psychiatrie sind. Sie sollen eine Station/einen Arbeitsbereich so umgestalten, dass L!

1. sie sich wohl fühlen
2. aus fachlichen Gesichtspunkten die pflegerische Arbeit qualitativ gut durchgeführt werden kann.

Vorbereitung: (5')

T. erhalten das Arbeitsblatt A und als Material alte Illustrierte, Buntstifte, Filzstifte und große Bögen. Es werden vier Gruppen gebildet. Es können gemischte Gruppen sein oder z. B. je nach Herkunft der T., z. B. Akutstation, gerontopsychiatrische Station. T. sollen in der **Gruppe** einen Arbeitsbereich, in dem einer von ihnen arbeitet, exemplarisch auswählen und neu gestalten. (L. sollte das kontrollieren, da die Aufgabe nur effektiv ist, wenn eine bestimmte Station reflektiert wird). A G4

Durchführung: (100')

Auswertung: (60')

T. tragen die Arbeitsergebnisse vor und diskutieren sie. P

90 Verantwortung für das eigene Umfeld

Einleitung (10')

Das Übertragen von Verantwortung auf Klienten ist ein zwiespältiges Thema. L
Beschäftigung und Arbeit strukturieren den Tag und sind wichtige Mittel in der Psychiatrie, um gesunde Anteile zu fördern. Das hatte den Aspekt der Ausnutzung bzw. Ausbeutung, wenn Klienten den Auftrag erhielten, den Garten vor dem Haus des Arztes zu pflegen. Auf der anderen Seite haben Klienten das möglicherweise gern getan, weil sie dafür besser be- bzw. entlohnt wurden als in der damaligen Arbeitstherapie. Große Kliniken hatten so genannte Gartenkolonnen, in denen Langzeitpatienten Arbeit und Beschäftigung fanden. Die Psychiatrie als sich selbst versorgende und sich selbst genügende Insel gehört aber der Vergangenheit an.

Heute ist beim Einbeziehen in die Verantwortung abzuwägen, ob es geschieht, um die Arbeitsbelastung der Pflegenden zu reduzieren, oder ob es ein Dienst an der Gemeinschaft ist, Klienten aus der Isolation führt, Gemeinschaft fördert und Verantwortungsgefühl stärkt. Verwerflich und strikt abzulehnen ist es, Klienten Aufgaben zu übertragen, die als unangenehm empfunden werden, wie z. B. die Sauberkeit im Sanitärbereich, wenn es nicht unmittelbar um die Säuberung nach eigener Benutzung geht.

Es ist unvorstellbar, dass operierte Patienten die Blumen auf der Station gießen oder in der Stationsküche Mahlzeiten kochen sollen. In der Psychiatrie fassen wir die Station als Alltagsschule auf. Aus diesem Grund geht es auch um Zusammenleben und soziales Miteinander. **Die Mitbestimmung und die Mitverantwortung der Klienten an der Gestaltung des Tages sollte ein wesentlicher Bestandteil psychiatrischer Pflege sein.**

	Aufgabe: (5') T. sollen sich vorstellen, sie seien Klienten. Sie sollen für verschiedene Bereiche der Psychiatrie Hausordnungen erstellen. Hausordnungen erhalten leicht die Form einer Verbotsliste. Sie sollen aber nicht abschrecken, sondern das Zusammenleben erleichtern. T. sollen das bei der Bearbeitung bedenken. (Anm.: Sollte das nicht der Fall sein, können die Gruppen sie noch einmal überarbeiten.) T. bilden **vier Gruppen** evtl. nach Bereichen, in denen sie arbeiten. → 8.5 Die Tagesklinik/Arbeitsblatt D Hausordnung einer Tagesklinik **Durchführung:** (45') **Auswertung:** (30') T. stellen die Arbeitsergebnisse vor, die unter obigen Gesichtspunkten diskutiert werden. (Anm.: → 5.1 Pflegerische Gruppenarbeit Arbeitsblatt C 4. Beispiel)	G4 P
	PA/pÜ: Reflexion in der Praxis: Werden die Klienten in die Mitverantwortung integriert? Welche Arbeiten werden in der Praxis auf Klienten übertragen? Sind Arbeiten dabei, die das Pflegepersonal ungern macht?	

A Projekt: Umbau und Einrichtung einer Station

Die psychiatrische Akutstation war früher geprägt durch große Wachsäle, die der Überwachung dienten und jede persönliche Atmosphäre vermissen ließen. Für aggressive Klienten gab es ein Isolierzimmer. Das Leitbild war Ruhe und Ordnung, und die Betten waren immer ordentlich hergerichtet.
Im Mittelpunkt standen Sicherheitsaspekte: Geschlossene Tür, unzerstörbare Fenster, bruchsichere (später schusssichere) Scheiben im zentralen Stationszimmer, pflegeleichte Böden, leicht zu reinigendes Mobiliar, Übersichtlichkeit und Überwachung der Klienten (auch auf Toiletten und Bädern) möglich, keine Gelegenheit zur Strangulation. Nicht selten sagten die Mitarbeiter: „Die Patienten sollen sich hier gar nicht so wohl fühlen, sonst wollen sie nicht mehr nach Hause."
Neuere Akutstationen machten manchmal den Eindruck eines somatischen Krankenhauses herkömmlicher Ordnung. Mittlerweile hat man festgestellt, dass Patienten nach einer Operation schneller genesen, wenn sie sich in einem angenehm empfundenen Umfeld befinden. Es ist nicht anzunehmen, dass das bei Klienten in der Psychiatrie anders ist.

1. Bitte wählen Sie einen Arbeitsbereich (z. B. eine Station) aus, in dem jemand von Ihnen arbeitet.

Welchen Arbeitsbereich haben Sie gewählt?

2. Sie haben die Aufgabe, diesen Arbeitsbereich nach Ihren Wünschen neu einzurichten. Sie dürfen auch in angemessenen Umfang Umbaumaßnahmen planen.

3. Analyse des Arbeitsbereiches aus wohnlicher und fachlicher Sicht
Machen Sie einen Fragenkatalog, worüber Sie Informationen brauchen.

4. Schwachstellen: Was ist veränderungsbedürftig?
Bedenken Sie dabei besonders folgende Punkte:
- Die Einrichtungsgegenstände sollen einen wohnlichen und möglichst keinen klinischen Charakter aufweisen. Sie sollen aber auch die tägliche pflegerische Arbeit erleichtern und nicht erschweren.
- Die Umgebung soll sich nicht wesentlich von einem privaten Wohnumfeld unterscheiden.
- Es soll Möglichkeiten zum Rückzug geben.
- Es soll Möglichkeit der Kommunikation geben.
- Klienten sollen in einem von Ihnen zu bestimmenden Umfang (Einrichtungs-)Gegenstände mitbringen dürfen.

5. Planung des Umbaus bzw. der Neueinrichtung

6. Stellen Sie Ihre Veränderungen bitte optisch für die Vorstellung im Plenum möglichst anschaulich dar.
Benutzen Sie dafür das Ihnen zur Verfügung gestellte Material. Sie können Teilansichten, Übersichten und Skizzen als Entwürfe anfertigen.

5 h	**4.9.2 Das Zuhause**	
50	**Einleitung** (10')	
	Es soll in dieser Unterrichtseinheit um die **Gestaltung des eigenen Umfeldes** gehen. Dazu gehören die Wohnung mit ihren Zimmern und die Umgebung, in der sie sich befindet. Die Wohnung ist ein ganz entscheidender Punkt für persönliches Wohlbefinden, Kommunikation, Rückzug und soziale Anerkennung. Sie kennen vielleicht den Spruch: „Hast Du Wohnung, hast Du Arbeit.“ Er gilt heute nicht mehr in dieser Absolutheit, aber die Umkehr ist meistens immer noch gültig: **„Hast Du keine Wohnung, hast Du keine Arbeit.“**	L
	Frage(n): Würden Sie dem zustimmen? Haben Sie Beispiele dafür?	T
	Die Wohnung als Zuhause	
	Die Wohnung ist eine Zone, die einem besonderen Schutz unterliegt. Art. 13 GG besagt: „Die Wohnung ist unverletzlich“. Vertreter der staatlichen Gewalt dürfen nur mit Genehmigung des Wohnungsinhabers bzw. Hauswirtes eine Wohnung betreten. Eine Ausnahme bildet die Abwehr einer unmittelbaren Gefahr. Heutzutage wird diskutiert, ob der Staat sich über die Computerfestplatte in eine Wohnung „einschleichen“ darf. Das Wohnumfeld zu Hause kann sehr unterschiedlich sein. Der größte Unterschied besteht zwischen städtischen und ländlichen Bereichen. In der Stadt kennt man vielleicht nicht einmal seine engsten Nachbarn. Diese Anonymität bedeutet neben der Isolierung gleichzeitig größere Freiheit für Andersartigkeit und nicht normgerechtes Verhalten. Auf dem Land hingegen herrscht eine größere gegenseitige Kontrolle und ein höherer Anpassungsdruck. Jedes Umfeld hängt aber davon ab, wie es von den Menschen persönlich gestaltet wird. **Aufgabe:**	L
	T. suchen sich einen **Partner** (20') und besprechen folgende **Frage(n):** **Die Wohnung:** Welche Bedeutung hat für Sie Ihre Wohnung? Was war Ihnen bei der Einrichtung wichtig? Was würden Sie unbedingt mit auf eine einsame Insel nehmen? Was bedeuten Ihnen die eigenen vier Wände? Wie würden Sie die Atmosphäre in Ihrer Wohnung bezeichnen? Wie ist der Kontakt zu Nachbarn? Lassen Sie Bekannte spontan in Ihre Wohnung? Wenn sich Ihr Hauswirt oder Ihre Pflegedienstleitung zu einem Besuch ankündigt, was würden Sie in Ihrer Wohnung zur Vorbereitung noch tun? **Das Umfeld:** Wie ist das Umfeld des Hauses in dem Sie wohnen, eher laut oder eher ruhig? Wie ist Ihr Wohnumfeld? Kennen Sie Ihre Nachbarn? Haben Sie Kontakt zu Ihnen? Welche Kontakte meiden Sie? Wenn Sie Ihr Wohnumfeld selbst bestimmen könnten, wie würde es aussehen? **Auswertung: (20')**	T2
	Einzelne ausgewählte Fragen wie oben (Anm.: Kein stereotypes Abfragen!)	P

130	**Die Situation von Klienten zu Hause** **Probleme von Menschen werden oft erst erkannt, wenn Nachbarn oder Freunde auffälliges Verhalten bemerken.** Da ist das zunehmende Misstrauen, der nächtliche Lärm, die schmutzige Treppe, der überquellende Briefkasten u. a. m. **Frage(n): (15')** **Halten Sie Hausbesuche bei Klienten für wichtig?** Haben Sie schon einmal einen Hausbesuch durchgeführt? Welche Schwierigkeiten haben Sie kennen gelernt, die Klienten zu Hause haben? **Aufgabe: (5')** **T. sollen anhand praktischer Beispiele den Umgang mit Klienten in Alltagssituationen zu Hause üben.** Es werden vier Gruppen gebildet. T. erhalten je eines der Beispiele vom Arbeitsblatt A. Sie sollen die Situation üben und als praktische Übung im Plenum vorstellen. **Durchführung: (30')** **Auswertung: (140')** T. stellen ihr Beispiel in Form eines Rollenspiels im Plenum vor. Auswertung und Diskussion. Es werden Alternativen nach den Rollenspielregeln gespielt, soweit es sich anbietet. → 8.2 Der Weg aus der Klinik/Praktisches Beispiel/Arbeitsblatt E Enthospitalisierung anhand eines Beispiels oder die wundersame Wandlung des Herrn Berger → 8.3 Wie normal ist die Gemeinde bzw. die Gemeinde als normales Umfeld?/ Der Weg von zu Hause weg/Arbeitsblatt G Wohnungsauflösung von Herrn B.	L T L G4 A P
30	**Die Angehörigen** **Zusammenarbeit mit Angehörigen zu Hause** → 2.2.8 Die Angehörigen/Zusammenarbeit mit den Angehörigen/Arbeitsblatt A/ Der Mythos von der glücklichen Familie. T. erhalten das Arbeitsblatt als Wiederholung. Sie lesen es durch. **Frage(n):** **Hatten Sie Kontakte mit Angehörigen bei Hausbesuchen?** Wenn ja, in welcher Form wurden die Angehörigen zu Hause mit in die Pflege einbezogen? (Wenn nein, in welcher Form würden Sie die Angehörigen mit in die Pflege einbeziehen?) Wie werden die Angehörigen mit in die Pflegeplanung eingebunden? Was läuft gut bei der Zusammenarbeit mit Angehörigen zu Hause? Was läuft weniger gut?	L! T1 T
15	**Ein anderes Zuhause** L. verteilt das Informationsblatt B. T. lesen es. **Frage(n):** Kennen Sie Obdachlose? Wo halten sie sich auf?	LB T
	Weitere Themen: Wohnungssuche/-auflösung von Klienten. „Gute" und „schlechte" Wohnlage. Mietpreise. Mietverträge. Regionaler Wohnungsmarkt.	

A Die Situation zu Hause – Praktische Beispiele[1]

Beispiel 1
Sie betreuen Frau Hermann, eine 32-jährige Frau, die alleine lebt. Sie hat keine Verwandten, kaum Bekannte. Frau Hermann ist vor 3 Wochen umgezogen, jetzt hat sie auch ein eigenes Badezimmer.
Sie bat Sie um Unterstützung. In regelmäßigen Gesprächen haben Sie versucht, mit ihr die Arbeiten zu organisieren.
Beim gestrigen Gespräch erzählt Frau Hermann, dass sie in der letzten Woche nichts in der neuen Wohnung machen konnte, sie käme jetzt nicht mehr weiter, sie brauche erst noch mehr Schränke, sie könne nichts mehr auspacken.
Sie möchten sich gerne einen Überblick verschaffen und vereinbaren einen Hausbesuch.
Als sie am verabredeten Morgen zu ihr in die Wohnung kommen, sind Sie von dem Chaos erschreckt. So schlimm hatten Sie es sich nicht vorgestellt. Etwa 25 Kartons stehen noch herum. Die Möbel (viele Schränke und Regale) sind einfach an die Wände gestellt und voll gepackt worden. Frau Hermann hat alles Mögliche an Zeitschriften und Prospekten gesammelt. Sie hat nie eine schöne Wohnung gehabt, und es wird ganz klar, dass sie auch nicht weiß, wie man eine Wohnung schön gestalten kann.
Aufgabe: Was tun Sie in der Situation, und wie planen Sie mit Frau Hermann weiter?

Beispiel 2
Sie machen einen Hausbesuch bei einer Klientin, die Sie betreuen. Frau Seifert lebt selbstständig in einer eigenen Wohnung und kommt einigermaßen gut zurecht.
In der Küche sehen Sie auf dem Schrank einen Toaster stehen. Sie sagen, dass der aber schön ist. Frau Seifert erzählt Ihnen, dass sie den Toaster vor einem halben Jahr zum Geburtstag geschenkt bekommen hat, dass sie aber mit neuen Geräten immer sehr ängstlich sei, weil sie damit nicht umgehen kann. Sie isst gerne Toastbrot zum Frühstück.
Aufgabe: Bitte erklären Sie Frau Seifert den Gebrauch ihres Toasters.

Beispiel 3
Herr Müller ist seit einigen Monaten in der Tagesklinik. Er ist 35 Jahre alt und lebt im Haus der Eltern, die einen kleinen Bauernhof betreiben. Er hat dort zwei Zimmer, die er in Wohn- und Schlafzimmer unterteilt hat.
Herr Müller hat eine abgeschlossene Ausbildung zum Industriekaufmann. Wegen seiner Psychose konnte er lange nicht arbeiten gehen und verlor seinen Arbeitsplatz. Vor seiner letzten Erkrankung war er 2 Monate in der Werkstatt für psychisch Kranke. Nach der Entlassung wird er wieder dort hingehen. Die Entlassung ist in ca. 4 Wochen geplant. Zuhause versorgt er seine Zimmer teilweise selber, Fußböden und Fenster reinigt die Mutter, auch bezieht sie sein Bett.
Wenn es ihm schlecht geht, er unter Zwangsgedanken leidet, sagt er, dass er nichts machen könne. Die Mutter schont ihn dann und nimmt ihm alles ab.
Fühlt er sich gut, hilft er etwas im Haushalt, kauft ein, hält den gepflasterten Hof sauber und tränkt die Tiere.
Als Vorbereitung auf die Entlassung soll Herr Müller einen Vormittag in der Woche zu Hause bleiben. Sie haben die Mutter eingeladen, um gemeinsam darüber zu sprechen, welche Aufgaben Herr Müller dann eigenverantwortlich zu Hause übernehmen kann und wie die Mutter sich verhalten sollte.
Aufgabe: Führen Sie das Gespräch mit Mutter und Sohn

Beispiel 4
Sie sind das erste Mal im Rahmen der ambulanten Pflege bei Herrn Morant. Die Treppe zu seiner Wohnung ist ziemlich unsauber, und die Wohnung bietet eine bunte Mischung von nicht aufgeräumten Gegenständen. Teilweise stehen Teller mit Essensresten herum. Als Sie Herrn Morant, der Sie bereitwillig in seine Wohnung gelassen hat, darauf ansprechen, sagt er: „Für mich lohnt das alles nicht mehr.“
Aufgabe: Sie sollen mit Herrn Morant das Gespräch weiterführen.

1 Alle Unterrichtsbeispiele von Elke Felgner

B Zuhause – das ist unter der Brücke[1]

Udo und Rolli haben sich unter der Alfredstraße eingerichtet

„Anfangs schliefen sie auf Pappe. Bis im Frühjahr ein freundlicher Mensch eine Matratze brachte. Seitdem hat sich viel verändert unter der Alfredstraße. Rolli (52), den seine Freunde ‚Sir Ivens' nennen, und Udo (43) mögen es behaglich: Zwei weiche Polstersessel, dazwischen ein Tisch, zwei dicke Betten, die Betonwand verkleidet mit Bücherregalen, ein Kocher, Radio und Fernseher. Weiter hinten, in Plastiksäcken, lagert die Bekleidung. Das Wasser kommt von der Tankstelle, die Toilette ist 100 Meter weiter im Gebüsch. Etwas zugig ist`s, aber ansonsten trocken. Wie es sich halt so lebt unter einer Straßenbrücke, auf nackter Erde, mit Blick auf die Messe-Parkplätze. Aber es stört sie nicht. Im Gegenteil: ‚Wir kommen hier gut zurecht', sagt Udo, der sich mit Rolli die ‚Platte' teilt. Zwei der geschätzt rund 500 Menschen, die in Essen auf der Straße leben und sich nachts irgendwo auf Abluftschächten, in Hauseingängen oder Parkhäusern, im Gebüsch, an Bahndämmen oder eben unter Brücken mehr oder weniger schlecht betten. Manchmal in Zelten, manchmal nur auf Pappe. Oft genug vertrieben von den Grundbesitzern, die zwar Verständnis äußern für die armen Menschen – wenn sie nur bitteschön woanders schlafen.
Rolli und Udo haben dieses Problem ‚zum Glück' nicht. Ein halbes Jahr stellen sie nun ziemlich öffentlich und ungestört zur Schau, wie es sich so lebt auf einer Muster-Platte. Die Polizei grüße freundlich, mit der Messe gebe es ebenfalls keinen Ärger. ‚Warum auch', sagt Udo, ‚schließlich lassen wir die Leute in Ruhe und halten hier alles sauber. Wir wissen schon, was sich gehört.' Von den Menschen im angrenzenden Messeviertel rümpfe jedenfalls keiner die Nase. Im Gegenteil: Möbel, Bekleidung, Hausrat landeten als Spende unter der Brücke. Morgens wirft ihnen eine ältere Frau vom Gehweg sogar die Zeitung hinunter, sobald sie das Blatt ausgelesen hat. Manchmal gibt`s Lebensmittel. Zum Beispiel während des Flohmarktes am vergangenen Wochenende: ‚Würstchen von jedem Bratwurststand', erzählt Udo. ‚Mann', sagt er, ‚es gibt richtig nette Menschen.'
Obwohl, nötig hätten sie das nicht. Udo bringt von seinen ‚Bettelsitzungen' täglich zwischen 30 und 50 Mark nach Hause. ‚Das reicht für Essen, Trinken und Tabak', sagt der 43-Jährige. Sozialhilfe will er nicht beantragen, ‚die holen sich hinterher das Geld von meinen Eltern zurück.' Was er nicht möchte, weil ihm die Beziehung zur Familie wichtig sei. Sie akzeptierte seine Art zu Leben, ‚alles andere würde ich nicht aushalten. Nach einem halben Jahr in der Wohnung bekomme ich eine Krise.' Was Udo mit seinem Lebenslauf begründet und den rund 15 Jahren als Berber in Stuttgart, Frankfurt und Hamburg. Dazwischen lagen ein paar kurze Gefängnisaufenthalte (‚nichts schlimmes'), bis er vor einem Jahr nach Essen kam, wo er auf der Suche nach einer Platte Rolli kennen und schätzen lernte.
Sir Ivens arbeitet sogar, ‚in einer Zwangs-Arbeitsbeschaffungsmaßnahme', wie er sagt. Morgens um sechs klingelt der Wecker, dann die feine Arbeitshose an, die paar Wertsachen zum Schließfach im Hauptbahnhof gebracht und in die Straßenbahn nach Katernberg. ‚Noch bis Ende September, dann bin ich da durch – und wieder arbeitslos.' Ob er sich bei seinem Einkommen keine Wohnung leisten könne? ‚Ist in Rüttenscheid viel zu teuer', winkt der 52-Jährige ab. ‚Da haste 600 Mark auf der Hand und sollst 300 Mark für die Bude abdrücken.' Und allein in einer Wohnung würde er es nicht lange aushalten, ‚wenn der Udo mitkäme, das wäre was anderes.'
Eine Obdachlosenunterkunft oder eine Therapie mit Wohntraining kommt für beide ‚nicht in Frage'. Zu viele Regeln, zu viele Abhängigkeiten, noch weniger Geld, ‚das habe ich zu oft mitgemacht', sagt Udo, ‚geholfen hat es nicht.' Wobei er die Hilfsangebote durchaus für sinnvoll hält, ‚um junge Leute davor zu bewahren, abzurutschen. Wenn du erst mal ein paar Jahre drin bist in der Szene, ist es zu spät.'
Bei ihm sei da nichts mehr zu machen, meint Udo. Sir Ivens kann sich nach sechs Jahren Platte durchaus etwas anderes vorstellen, als ‚bis zur Rente' unter der Brücke zu hocken. ‚Aber wie soll das funktionieren, ohne Arbeit', fragt er. Also plant er lieber für den Winter: Am Brückengeländer wollen Udo und Rolli einen Vorhang anbringen, gegen die Kälte. Bis dahin, so hoffen sie, steht dann endlich der Stromgenerator unterm Tisch, ‚das ist das einzige, was uns fehlt'."

1 Hans-Karl Reintjens: Zuhause – das ist unter der Brücke. NRZ, 28.8.1996 Nummer 202, Zeitung für Essen, S. 03/03

Zeit	4.10 Sich beschäftigen und arbeiten	
	4.10.1 Sich beschäftigen	
3 h	**4.10.1.1 Beschäftigungsmöglichkeiten**	
40	**Einleitung** **Der psychisch kranke Mensch, der zur Behandlung in die Psychiatrie kommt, wird aus seinem Lebensumfeld herausgerissen.** Oft war die Tagesstruktur bereits desaströs, und falls er Arbeit hatte, verlief das in letzter Zeit nicht immer problemlos. Die Aufnahme auf einer psychiatrischen Station ist häufig der Endpunkt einer Entwicklung, die der Betroffene mit seinen Selbstheilungskräften nicht mehr zum Positiven wenden konnte. → 2.2.6 Aufnahmesituation **In vielen Fällen sind Abschirmung von den Anforderungen des Alltags und Ruhe- und Rückzugsmöglichkeit neben der medizinisch/therapeutischen Behandlung das erste Mittel der Wahl. Nun wissen wir aber, dass ständiger Rückzug und Isolation auf Dauer Krankheitssymptome eher verstärken können.** Hier die richtige Balance zu finden zwischen fördern und fordern ist eine Aufgabe der Pflegenden in Zusammenarbeit mit den anderen Berufsgruppen, wie z. B. den Ergotherapeuten. So ist es sinnvoll, den Kontakt in der Gemeinschaft zu fördern und die Klienten mit in die Verantwortung einzubinden. → 2.2.2 Professionelle pflegerische Beziehung Praktisches Tun bei dem sich nicht nur um Krankheit im Mittelpunkt steht, bietet die Möglichkeit, Fähigkeiten zu fördern. Es entlastet von den therapeutischen Angeboten, weil sich nicht alles um Symptome und Unzulänglichkeiten dreht. → 2.2.5 Beratung und Anleitung **Arbeit und Beschäftigung in der Vergangenheit** L. verteilt das Arbeitsblatt A und bespricht es. **Frage(n):** Haben Sie noch Dinge kennen gelernt, die hier beschrieben werden? Was ist bei Ihnen heute anders?	L L/A T1 T
40	**Was kann ich tun?**[1] L. macht ein **Brain Storming** zu Beschäftigungsmöglichkeiten oder stellt das Arbeitsblatt B vor. (**15'**) *L. stellt das Arbeitsblatt B vor (10')* **Sport und Bewegung** **Frage(n):** Wir sind als Pflegende für die Körperpflege zuständig, wie steht es aber mit der Verantwortung für sportliche Betätigung? Ziehen wir uns auf die Aussage zurück: „Das macht die Physiotherapeutin“?	 L/B T L T

1 T. können im Rahmen von Projekten auf der Station vielleicht die eine oder andere Beschäftigungsmöglichkeit initiieren. Im Unterricht kann man z. B. zum Kennenlernen eine Farb- und Stilberatung anbieten.

	Frage(n): Wird bei Ihnen Gymnastik oder Sport angeboten? Wie oft? Nehmen alle Klienten daran teil? Welche Zielsetzung ist damit verbunden? Beteiligt sich das Pflegepersonal? Wenn ja, in welcher Form? Wieso gibt es Sitztanzkurse für alte Menschen in Altenheimen, aber keine Tanzkurse in der Psychiatrie für Menschen, die noch beweglich sind? → 4.7.1 Grundlagen/Spaziergang → 4.7.2 Persönliche Gewohnheiten und Förderung der Bewegung/Pflegerische Bewegungsangebote/Arbeitsblatt G Morgendliche Bewegung. → 4.7.3 Planung und Durchführung einer Außenaktivität	T
10	**Kosmetik und Mode**	
	Kranke Menschen vernachlässigen oft ihr Äußeres. Nur selten wird darüber berichtet, dass auch Anleitung gegeben wird, mehr auf das äußere Erscheinungsbild zu achten. Hier bieten sich Gruppen an, die sich mit Schminken, Farb- und Stilberatung, Frisuren, Kleidung befassen. Im Sinne von sinnvoller Beschäftigung wären mehr solcher Angebote wünschenswert.	L
	Frage(n): Haben Sie persönlich Erfahrung mit Farb- und Stilberatung? Was meinen Sie dazu? Wäre das aus Ihrer Sicht auch sinnvoll? Wie könnte man das organisieren? Wer fände das bei Ihnen gut? Gäbe es Widerstände? Von welcher Seite? → 4.5 Sich Pflegen und Kleiden	T
35	**Kreativität**	
	Der Bereich der Kreativität ist sehr groß. Er umfasst den gesamten Bereich von Kunst, Literatur und Hobby. Am besten eignen sich hier Neigungsgruppen, die mit einem bestimmten Thema über einen festgelegten Zeitraum angeboten werden. Das Thema bestimmt die Gruppe selbst. Wenn z. B. mehrheitlich Interesse am Fotografieren besteht, ist dies das Thema für die nächste Zeit. Die Gruppe konkretisiert dann, was sie machen möchte. Vielleicht sollen bestimmte Motive in der Umgebung fotografiert werden (z. B. Haustüren, Toreinfahrten, Bäume, Häuser o. Ä.). Ziel ist vielleicht eine Ausstellung auf der Station oder in der Klinik. Nach Beendigung des Projekts wird mit vielleicht neuen Teilnehmern ein neues Thema bestimmt.[1] → 5.1 Klientenorientierte pflegerische Gruppenarbeit **Frage(n):**	L
	Gibt es solche Angebote bei Ihnen? Was spricht dafür? Was spricht dagegen?	T
	Beispiel: Spiele spielen (20') **Grundlagen des Spielens**	
	Spielen ist eine gute Abwechslung und fördert die Kommunikation.	L

1 L. kann exemplarisch eine Neigungsgruppe mit T. durchführen. Falls es um eine Fotogruppe geht: Ein lohnendes Motiv sind Beschilderungen in Krankenhäusern. Stationsflure ergeben auch interessante Motive (Achtung! Hausrecht).

	Einleitung (15') **Frage(n):** Spielen Sie gern? Welche Spiele spielen Sie gern? Spielen Sie lieber alleine oder mit anderen zusammen?	T
	L. führt mit T. ein Brain Storming durch: Warum wird in der Psychiatrie überhaupt gespielt? Was meinen Sie dazu? Welche Bedeutung hat Spielen denn in der Psychiatrie? Ich würde dazu gerne Stichworte sammeln.	L T
	L. stellt folgende Punkte vor: ***Die Bedeutung von Spielen in der psychiatrischen Pflege*** **Für den Spieler:** Aufnahme von Kontakten. Erleben von Gemeinschaft. Kommunikation. Bewegung. Ablenkung. Einschätzen von Fähigkeiten. Abbau von Aggressionen. Spaß haben. Erleben von Gemeinschaft. Konzentrationsfähigkeit fördern. Grenzen und Regeln erfahren (absprechen). Zeit sinnvoll nutzen (gegen Langeweile). Training von Fein- und Grobmotorik. Hebung von Selbstwertgefühl. Hemmschwellen überwinden. **Für die Pflegekraft bzw. Ziele der psychiatrischen Pflege:** Gesunde Anteile und Ablenkung von Erkrankung fördern. Fähigkeiten und Schwächen besser einschätzen können. Menschen umfassender kennen lernen. Beziehung schaffen. Neue Seiten bei Menschen entdecken. Aufnahme von Kontakten fördern. Förderung der Gruppenfähigkeit. Hebung des Selbstwertgefühls. Regeln und Grenzen anerkennen (Umgang mit Frustration und Aggression). Spaß haben. Aggressionen abbauen. Training von Fein- und Grobmotorik.	L
10	**Handwerkliche Betätigung** Manuelle Tätigkeiten sind besonders gut als Ausgleich für psychischen Stress geeignet. Hinzu kommt, dass man das Ergebnis unmittelbar vor Augen hat. Holzarbeiten und Arbeiten mit verschiedenen Materialen sind wegen des Werkzeugs und der benötigten Einrichtungsgegenstände vielleicht am ehesten in der Ergotherapie zu realisieren. Uns sind aber zumindest Beispiele aus der Kinder- und Jugendpsychiatrie bekannt, wo auch Pflegepersonal diese Arbeiten mit Klienten durchgeführt hat. Gartenarbeit sind Menschen besonders aus ländlichen Gebieten als Freizeitbeschäftigung gewohnt	L
	Frage(n): Wie sind bei Ihnen die Möglichkeiten für handwerkliche Betätigung der Klienten? (Wäre Gartenarbeit möglich?)	T

14 h	**4.10.1.2 Spielen**[1]	
10	(Anm.: T. sind rechtzeitig vorher aufgefordert worden, ihr Lieblingsspiel mitzubringen.) T. haben Spiele mitgebracht. **Erste Unterrichtseinheit: Spiele spielen (Brett- und Kartenspiele)** **Einleitung:**	L!
	Viele der oben erwähnten Beschäftigungsmöglichkeiten sind im Unterricht schwierig zu üben. Wir haben deshalb den Schwerpunkt hier auf diese Art von Beschäftigung gesetzt. T. können die entspannende Wirkung hier selbst erfahren. **Spielen in der Praxis** **Frage(n):**	L
	Wird in Ihrem Arbeitsbereich mit Klienten gespielt? Haben Sie Spiele in Ihrem Arbeitsbereich? Sind die Spiele jedem zugänglich? Sind die Spiele auch vollständig und in einem Zustand, dass man damit spielen kann? Werden die Spiele auch benutzt? Wann? Ist das Spielen bei Ihnen organisiert? In welcher Form? Gibt es feste Zeiten, z. B. einen Spielenachmittag? Zählt das Spielen zur Freizeit oder ist es ein pflegerisches Angebot?	T
120	**Erste Unterrichtseinheit: Spiele spielen** **Brett- und Kartenspiele** **Praktische Durchführung:**	
	Es gibt zwei große Gruppen von Spielen. Die erste Gruppe möchte ich Brett- und Kartenspiele nennen. Sie sind an ein Spielmedium gebunden und verlangen i. d. R. einen festen Sitzplatz. Dazu zählt Mensch-ärgere-dich-nicht genauso wie Skat oder Rommé. Die zweite große Gruppe sind Gruppenspiele, wie z. B. Fußball oder auch Spiele wie „Reise nach Jerusalem“. Es sind Spiele, die in der Gruppe stattfinden, entweder im Freien oder in größeren Räumen. **Aufgabe:**	L
	Es wird geklärt, welche Spiele T. mitgebracht haben. T. stellen die Spiele kurz vor. (Anm.: Lange Erläuterungen der Spielregeln sind hier (noch) nicht angebracht. Sie verwirren eher.) Es werden **Gruppen zu jeweils einem Spiel** gebildet, das zwei oder mehr Personen spielen möchten (**90'**). L. sollte unbedingt mitspielen (s. Zielsetzung von Spielen). Zusätzlich hat er natürlich die Aufgabe, die Gruppen zu koordinieren. T. machen zwischendurch selbstständig ihre Pause und können in der Zeit auch die Gruppen tauschen. **Auswertung:** **Frage(n):**	G
	Hat das Spielen Spaß gemacht? Wie beurteilen Sie die Spiele, die Sie gemacht haben? Waren sie gut? Was war weniger gut? Sollten wir so einen Spieletag noch einmal wiederholen? Was sollte das nächste Mal anders gemacht werden?	T

1 Die folgenden vier Unterrichtseinheiten „Spiele spielen“ sollen nicht hintereinander durchgeführt werden. Sie sollen als Unterricht zwischendurch zum Ausgleich zu eher kognitiv orientiertem Lernstoff dienen und über den Lehrgang verteilt werden.

140	**Zweite Unterrichtseinheit: Spiele spielen**[1] **(Brett- und Kartenspiele)**	
	T. haben Spiele mitgebracht	L!
	Bewertung von Spielen	
	Im Mittelpunkt stehen u. a. die Fragen nach der Spielequalität und, ob man Regeln für Ungeübte vereinfachen kann. T. sollen das beim Spielen selbst ausprobieren. T. bekommen eine Checkliste, lesen sie, und es werden evtl. noch offene Fragen besprochen.	L
	Jede Gruppe soll eine Einschätzung des Spiels, mit dem sie beginnt, durchführen. Danach können die Gruppen auch wechseln. Zum Schluss trägt jede Gruppe die Einschätzung ihres Spiels vor. L. teilt die **Gruppen** ein (**120'**). L. verteilt evtl. Folien an die Gruppen für die Vorstellung im Plenum.	L
	Aufgabe:	
	T. erhalten die Checkliste C. T. und L. spielen die mitgebrachten Spiele. T. gehen die Checkliste durch und schreiben die Ergebnisse auf Folie. Einteilung der Gruppen siehe erste Unterrichtseinheit.	C G
	Auswertung:	
	Frage(n): Wie sind Sie mit der Checkliste zurechtgekommen? Hatten Sie noch Zeit, in eine andere Gruppe zu gehen? Gruppen stellen die Ergebnisse vor.	T
120	**Dritte Unterrichtseinheit: Spiele spielen**	
	Gruppenspiele	
	L. hat **für jede Gruppe vier Gruppenspiele** aus Spielekarteien oder -büchern mitgebracht. Jede Gruppe soll zwei davon im Plenum mit allen T. spielen. Organisation wie erste Unterrichtseinheit.	L G4 T
120	**Organisation von Spielen**	
	Einführung (5')	
	Im Mittelpunkt soll die Organisation von Spielen und Spielgruppen stehen. Es wird viel von Motivation gesprochen. Kinder finden leicht Zugang zu Spielen und können auch recht spontan sein. Erwachsene haben da größere Vorbehalte. Die Praxis zeigt aber auch, dass, wenn Menschen erst einmal Zugang zum Spielen gefunden haben, sie auch Spaß daran finden. Das gilt auch für die Psychiatrie.	L!
	Frage(n): (10')	
	Was sind nach Ihrer Meinung Motivationshemmer für das Spielen?	T
	L. führt ein **Brain Storming** durch.	L
	(Anm. für L.: Motivationshemmer z. B. fehlende Spielfiguren, schwer an Spiele heranzukommen, z. B. im verschlossenen Schrank, keine (eingeplante) Zeit, Mitarbeiter haben keine Lust zum Spielen, keine Atmosphäre für anregende Freizeitgestaltung, kein geeigneter Raum, Null-Bock-Stimmung u. v. m. L. kann alternativ auch einen Kurzvortrag darüber halten).	

1 Es ist auch sinnvoll, in der Gruppe die Überlegungen für einen Arbeitsbereich anzustellen, den T. vielleicht nur aus einem Praktikum kennen. Es können natürlich auch die konkreten Arbeitsbereiche der T. genommen werden.

	Organisation eines Spielenachmittags (75') **Aufgabe: (5')** **Gruppe 1:** Sie arbeiten auf einer gerontopsychiatrischen Station. Ihnen wird die Aufgabe übertragen, zur Nachmittagsgestaltung für die Klienten einen Spielenachmittag als regelmäßiges pflegerisches Angebot einzuführen. **Gruppe 2:** Sie arbeiten auf einer Akutstation. Ihnen wird die Aufgabe übertragen, zur Nachmittagsgestaltung für die Klienten einen Spielenachmittag als regelmäßiges pflegerisches Angebot einzuführen. **Gruppe 3:** Sie arbeiten in einer Tagesklinik. Ihnen wird die Aufgabe übertragen, zur Nachmittagsgestaltung für die Klienten einen Spielenachmittag als regelmäßiges pflegerisches Angebot einzuführen. **Gruppe 4:** Sie arbeiten in einer Tagesstätte. Ihnen wird die Aufgabe übertragen, zur Nachmittagsgestaltung für die Klienten einen Spielenachmittag als regelmäßiges pflegerisches Angebot einzuführen. **Durchführung: (30')** T. bilden vier Gruppen. Jede **Gruppe** wählt eine Pflegesituation. **Auswertung: (40')** T. tragen die Ergebnisse vor, die anschließend diskutiert werden.	L G4 T
120	**Vierte Unterrichtseinheit: Spiele spielen (Brett- und Kartenspiele)** T. haben Spiele mitgebracht. **Praktische Durchführung** **Aufgabe:** Organisation wie erste Unterrichtseinheit **Auswertung:** **Frage(n):** Hat es Spaß gemacht? Welche Spiele haben besonders gefallen?	L! G T
5 h 15	**4.10.1.3 Feste und Feiern** **Einführung** Das Unterrichtsgespräch soll sich um Feste und Feiern drehen. Die Unterrichtszeit kann in die Vorweihnachtszeit gelegt werden, dann haben Sie abschließend gleich eine Weihnachtsfeier gemacht.[1] Es ist ein Fest für die ganze Familie. Auch in der Psychiatrie erwarten viele Klienten, dass ein weihnachtliches Fest stattfindet. Oft sind diese Feste in der Psychiatrie abgekoppelt von dem Datum des Heiligen Abends, was dem eigentlichen Sinn des Fests widerspricht. Weihnachtsgebäck gibt es in den Läden schon Ende September. **Frage(n):** Wie feiern Sie Weihnachten in Ihrem Arbeitsbereich?	L T

1 Diese Unterrichtseinheit kann natürlich auch Sommerfeste, Ostern, Silvester o. ä zum Anlass haben. Sinnvoll ist die Koppelung an ein vom Datum her nahes Fest.

80	**Feiern in unterschiedlichen Jahrzehnten, z. B. Weihnachten**	
	Vorbereitung (10') T. sollen anfangs nicht wissen, welche Aufgabe die anderen Gruppen haben. Das ist vielleicht etwas ungewöhnlich, der Sinn wird Ihnen später aber deutlich werden.[1]	L
	Es werden **vier Gruppen** gebildet. L. bittet die erste Gruppe vor die Tür, erklärt ihnen die Arbeitsaufgabe (s. u.) und gibt ihnen das Arbeitsblatt, dann folgt die zweite Gruppe usw. Die Gruppen haben **20'** für die Vorbereitung. **Gruppe 1:** Spielen Sie eine Szene einer Familie der 30er Jahre nach Ihren Vorstellungen so, wie es sich am Weihnachtsabend zugetragen haben könnte. Personen: Vater, Mutter, 3 Kinder (Altersverteilung nach Wahl), Oma, Opa **Gruppe 2:** Spielen Sie eine Szene einer Familie der 50er Jahre nach Ihren Vorstellungen so, wie sie sich am Weihnachtsabend zugetragen haben könnte. Personen: Vater, Mutter, Sohn 13-jährig und zwei Geschwister, Oma, Opa **Gruppe 3:** Spielen Sie eine Szene einer Familie in der heutigen Zeit nach Ihren Vorstellungen so, wie sie sich am Weihnachtsabend zuträgt. Personen: Vater in 2. Ehe, Mutter, Tochter aus 1. Ehe des Mannes und zwei Geschwister aus der 2. Ehe (Altersverteilung nach Wahl), Oma, Opa **Gruppe 4:** Spielen Sie eine Szene einer Familie im Jahre 2050 nach Ihren Vorstellungen so, wie sie sich am Weihnachtsabend zutragen könnte. Personen: Vater, Mutter, Zwillinge und ein adoptiertes Kind (Altersverteilung nach Wahl), Oma, Opa	G4
	Durchführung: (30') Vorstellung der Sketche der einzelnen Gruppen direkt nacheinander.	P
	Auswertung: (40') Bei der Auswertung soll es weniger um die Art der Darstellung gehen, sondern darum, was das Typische der Feier in dem dargestellten Jahrzehnt war.	T

1 Lange Diskussionen sollten hier vermieden werden; sollten sie aufkommen, ist das ein Zeichen für Blockaden und Ängsten bei T. (Sind Sie mit solchen „Spielen" schon einmal reingelegt bzw. bloßgestellt worden? So etwas tue ich nicht. Was befürchten Sie?). Die Erfahrung zeigt, dass bei einer einigermaßen guten Arbeitsatmosphäre die Bereitschaft der T., sich darauf einzulassen, kein Problem ist.

130 Vorbereitung und Durchführung einer Feier, z. B. einer Weihnachtsfeier

Vorbereitung: (40')

T. sollen versuchen, einige von den Dingen, die L. erwähnt hat, in die Tat umzusetzen. **Frage:** Haben Sie Lust dazu? (Das soll ausnahmsweise mehr als rhetorische Frage gestellt werden. L. sollte möglichst zügig zur Aufgabenverteilung kommen. Lange Diskussionen verhindern eher die Durchführung).[1] — L

Ich habe verschiedene Bereiche herausgefunden, die für eine Weihnachtsfeier wichtig sind:

1. Die Ausgestaltung des Raums, z. B. Schmücken, gemütlich machen.
2. Etwas tun (man könnte sagen ein Programm, z. B. aus dem Bereich spielen und hören).
3. Etwas, das mit der Heimat, der Umgebung zu tun hat.
4. Essen und Trinken.

Wer befasst sich mit dem 1. Thema: Die Ausgestaltung des Raumes; wer mit dem zweiten: Etwas tun usw.?

T. bilden **vier Gruppen** und sollen in der vorgegebenen Zeit eine Weihnachtsfeier organisieren. (L. sollte seine Hilfe anbieten, sich aber eher zurückhalten. Er kann ein Buch mit Weihnachtsgeschichten mitgebracht haben. Kaffee haben T. meist selbst.) — G4

Durchführung der Feier: (70') — P

Auswertung einschließlich Aufräumen: (20')

Fragen:

Waren alle beteiligt? Hat es Spaß gemacht? T. werden gebeten aufzuräumen. — T

Weitere Themen: Zwischendurch bei längeren Seminaren eine Spielegruppe durchführen. Fußballkicker, Tischtennisplatte, Dart für die Pausen der T. in Lehrgängen und für Klienten. Lesenswerter Artikel: Bartmann, U./Wolf, M./Kassing, M.: Joggen als Teil der Ausbildung in der Krankenpflege. In: Die Schwester/Der Pfleger, 34. Jg., Heft 6, 1995 S. 557–559

PA/pÜ: Kosmetikkurs, Farb- und Stilberatung im Kurs anbieten. Einführung einer der genannten Gruppen zur Beschäftigung. Aber Achtung! Kein erzwungenes Angebot, sondern eines, das in das Konzept des Arbeitsbereichs passt und von den Mitarbeitern mitgetragen wird. Mit Klienten spielen (evtl. bewusst mit einem zurückgezogenen Klienten deshalb Kontakt aufnehmen). Abends Spielegruppe als freiwilliges Angebot initiieren.

---

1 T. sind meist verdutzt und können kaum glauben, dass man das in der kurzen Zeit machen kann. L. sollte sich dadurch nicht beirren lassen. Die Kreativität wird aber so angeregt, dass es letztendlich allen Spaß macht. T. machen die Erfahrung, dass man auch ohne lange Vorbereitung und praktisch ohne Geld eine Feier durchführen kann. Es wird ein oft unerwarteter Ideenreichtum bei den T. geweckt, der auch das Gruppengefühl stärkt.

A Kurzer Ausflug in die Geschichte von Arbeit und Beschäftigung in der Psychiatrie

„Schon in früher Zeit haben einzelne Anstalten die Kranken beschäftigt und sie arbeiten lassen. Meistens aber wurden die Geisteskranken mehr oder weniger gut betreut; Sicherung und Verwahrung standen im Vordergrund. Vor etwa 100 Jahren hat Friedrich von Bodelschwingh in den Betheler-Anstalten Epileptiker, Geisteskranke und Trinker zur Arbeit angehalten. Er machte die Erfahrung, dass sich diese Kranken wesentlich geordneter verhielten und unruhige Kranke ruhig wurden. Aber erst Dr. Simon, der Direktor der deutschen Anstalt in Gütersloh, hat die Arbeitstherapie systematisch als Behandlungsmethode für die Geisteskranken eingeführt. Die Kranken sollten aus ihrer geistigen und seelischen Isolierung herausgeholt, Wahnkranke durch geregelte Betätigung von ihren Ideen und Halluzinationen befreit werden. Die Arbeitstherapie, systematisch durchgeführt, wandelt das Bild der Krankenabteilung vollkommen: Unruhige Kranke, die man früher in Gitterbetten oder unter Netzen halten musste, die alles, was man ihnen in die Hand gab, zerrissen, die ihr Bett, die Zellenwände mit Kot beschmierten, das Essen ausschütteten, stumpfsinnig in einer Ecke umherstanden, verhielten sich nun mehr oder weniger geordnet. Die Ermüdung durch die Arbeit ermöglichte die Einsparung von Medikamenten und führte zu gesundem Schlaf.
Die Arbeitstherapie bedeutet aber auch einen sehr wichtigen Faktor für die Pflege der Gemeinschaft, die den einzelnen Kranken aus seiner Isolierung herausholt. Der Kranke, der in eine Anstalt verbracht werden muss, ist durch sein Leiden aus der Gesellschaft ausgeschlossen; doch bedeutet dies keineswegs, dass er gemeinschaftsunfähig sei. In der Anstalt erlebt der Kranke eine Gemeinschaftsform, die seinem veränderten Wesen, Denken und Fühlen entspricht. Neben der Tisch- und Schlafgemeinschaft ist es vor allem die Arbeitsgemeinschaft, welche fördernd und heilend auf den Kranken wirkt."[1]
Weiter heißt es:
„Die klassische, von Simon eingeführte Arbeitstherapie hat sich im Laufe der Jahre weiterentwickelt. Dabei hat sich herausgestellt, dass die reine Arbeitstherapie, also die Arbeit der Kranken ergänzt werden muss durch die sogenannte Beschäftigungsbehandlung, deren Aufgabe es ist, dass sich der Arzt und das Pflegepersonal mit dem einzelnen Kranken und der Gruppe beschäftigt. Arbeitstherapie und Beschäftigungsbehandlung sind keine Gegensätze, sondern Ergänzungen."[2]
Die erste Auflage dieses Buchs von Morgenthaler erschien 1930 in der Schweiz und wurde von der Stiftung „Luverta" mit einem Preis ausgezeichnet.

Trotz der heute antiquiert wirkenden Sprache hat sich an der Richtigkeit der Ausführungen nichts geändert, die übrigens sinngemäß für alle Menschen gelten könnten.
Morgenthaler führt weiter aus, dass die besondere Situation von Klienten in der Psychiatrie dadurch gekennzeichnet ist, dass auch die geringste Arbeit besser ist als Müßiggang. Wer arbeitet, sollte auch Anerkennung dafür erhalten.
Arbeit hat Nutzen für den Körper, indem es den Stoffwechsel anregt. Nur durch regelmäßige Beschäftigung können die gesunden Seiten der Psyche erstarken. Sie kann eine Brücke vom Wahn zur Wirklichkeit sein.
Die Arbeit muss auf die Leitungsfähigkeit des einzelnen Klienten eingestellt werden.
Bei Beschäftigung ist auf die vermehrte Ermüdbarkeit des Klienten Rücksicht zu nehmen.
Das Pausenbedürfnis bei den Klienten kann sehr unterschiedlich sein:
Einige haben lange Pausen nötig, bei anderen muss man mit zusätzlichen Pausen vorsichtig sein, weil sie sich dann wieder zurückziehen und sich eher mit ihren Symptomen befassen, bei anderen fördern die Pausen die Unruhe.[3]

Differenziertere Tätigkeiten für Gärtner, Schlosser und Schreiner werden immer seltener in der Psychiatrie angeboten, da diese Bereiche heute rein ökonomisch organisiert sind. Die Arbeiten werden oft an Fremd-

---

1 Morgenthaler, W.: Die Pflege der Gemüts- und Geisteskranken. Lehr- und Handbuch für das Pflegepersonal, 7. Aufl. Bern und Stuttgart: Hans Huber 1962, S. 240–241
2 ebd., S. 250
3 vgl. ebd., S. 247

firmen vergeben. Trotz kürzerer Verweildauer ist aber ein – wenn auch geringerer Bedarf – heute noch vorhanden. In der Arbeitstherapie werden aber noch einfache industrielle Fertigungsarbeiten angeboten.

Prof. Dr. Klaus Ernst von der Universitätsklinik Zürich[1] führt dazu u. a. aus, dass Patienten das natürlich zunächst langweilig und geistlos finden. Das ist zunächst richtig. Weiter erklärt er, dass man aber auch nicht behaupten kann, dass diese Arbeit schadet, wenn sie über kurze Zeit ausgeübt wird. Bewiesen ist dagegen, dass völlige Untätigkeit psychisch Kranken mehr schadet als monotone Arbeit über eine begrenzte Zeit, und dass anhaltendes Nichtstun zumindest die Stimmung negativ beeinflusst. Besonders psychisch schwer gestörte oder behinderte Menschen empfinden stereotype Handarbeit als ausruhend und wohltuend.

Natürlich stellt sich die Frage der Motivation des Patienten. Druck zur Teilnahme auszuüben ist selbstverständlich falsch. Auch mit den Argumenten von Besserung der Erkrankung oder nebulösen Formulierung wie z. B. „Das wird Ihnen gut tun" bewirken eher das Gegenteil. Dass die Zeit besser herumgeht, ist da schon eher einzusehen. Vielleicht kann die Pflegeperson auch ihre Begleitung anbieten und, dass sie die erste Stunde mit dabei ist.

Ungeklärt aus unserer Sicht – vielleicht muss man es historisch sehen – ist die Frage, warum es überhaupt Arbeitstherapie geben muss, sofern sie nicht auf eine berufliche Qualifikation vorbereitet. Es wäre ja auch denkbar, dass es stattdessen vielfältige Beschäftigungsangebote gäbe, die auf die Bedürfnisse der Klienten abgestimmt sind.

B Beschäftigungsmöglichkeiten

Sport und Bewegung
- Gymnastik, Frühsport u. a., Schwimmen
- Sport: Badminton, Tischtennis, Fußball, Handball, Volleyball u. a. (sich z. B. 1 x pro Woche auspowern)
- Tanzen (Tanzkurs, z. B. Discofox)
- Laufen (Spazieren gehen, wandern, Waldlauf, Joggen, Nordic Walking u. a.)
- mit Hilfsmitteln fortbewegen (Fahrrad fahren, Inline Skates, Rollerblades, Ski u. a.)

Kosmetik und Mode
- Schminkkurs
- Benutzung von Körperpflegemittel
- Farb- und Stilberatung
- Frisuren
- Bekleidung

Kreativität
- Fotografieren
- Musik hören
- musizieren
- lesen (Literaturgruppe)
- malen
- sammeln (Briefmarken, Schallplatten u. v. m.)
- Zeitungsschau (gemeinsames Lesen und Besprechen der Tageszeitung)
- Reise in die Vergangenheit (anhand alter Bilder oder Gegenständen, alten Erinnerungen, Kochrezepten u. a.)
- Spielegruppen (s. u.)

1 vgl. Ernst, K.: Praktische Klinikpsychiatrie. Berlin, Heidelberg, New York: Springer 1981, S. 71–73

Handwerkliche Betätigung
- Basteln, Werken
- Materialien, z. B. Holz, Ton, Filz, alte Zeitungen (Collage), Stoff, Fliesen
- Gartenarbeit

C Checkliste für Spiele

- Wie viele Spieler können/müssen mindestens an dem Spiel teilnehmen?
- Gibt es Gewinner oder Verlierer?
- Muss ein Einzelner etwas machen?
- Wird ein Einzelner bloßgestellt?

- Spielt ein Einzelner gegen oder mit der Gruppe?
- Liegt das Spiel im kognitiven Bereich?
- Ist das Spiel kompliziert?
- Dient das Spiel der Entspannung?
- Muss man sich körperlich betätigen?
- Fördert das Spiel die Kommunikation?
- Sind die Spielregeln flexibel und können vereinfacht oder erschwert werden?
- Braucht man Hilfsmittel?
- Wie lange dauert das Spiel?
- Ist das Spiel für jemanden nicht geeignet?

- Welche Vor- und Nachteile hat das Spiel?
- Wie beurteilen Sie den Schwierigkeitsgrad des Spiels?
- Kann man das Spiel selber basteln?

3 h	**4.10.2 Arbeiten**	
15	**4.10.2.1 Rückkehr in das Berufsleben** **Einleitung** Ende 2005 gab es schätzungsweise 20 000 Obdachlose in Deutschland (Tagesschau 24.12.05). Nach einem Bericht der Neuen Ruhrzeitung (NRZ) vom 27.12.05 (S. 1) leben in NRW laut dem Landesamt für Statistik zurzeit 16 856 Menschen auf der Straße oder in Notunterkünften. Wir haben früher schon einmal die Behauptung aufgestellt: „Hast Du keine Wohnung, hast Du keine Arbeit“. Bei heute ca. 3,8 Millionen Arbeitslosen sind die Obdachlosen die am härtesten betroffene Klientel. Immer öfter bedeutet aber auch längere psychische Krankheit den Verlust des Arbeitsplatzes. **Mit an vorderster Stelle einer psychiatrischen Rehabilitation rangiert** deshalb **die Erhaltung des Arbeitsplatzes.** L. liest den Text des Informationsblatts A vor oder verteilt es zum Durchlesen. **Frage(n):** Was meinen Sie, warum so viel Psychiatrieerfahrene den Sprung in Arbeitsverhältnisse nicht schaffen? (Anm. Auswertungshilfe für L.: Psychiatrieerfahrene werden nicht ausreichend gefördert, um einfache Tätigkeiten auf dem Arbeitsmarkt auszuführen, wie beispielsweise als Mitarbeiter in betrieblichen Poststellen oder als Fahrradkuriere. Stattdessen verharren sie als Arbeitslose oder Sozialhilfeempfänger hilflos in ihrer scheinbar ausweglosen Situation. Sie erfüllen lediglich die Belegungsquote von boomenden sozialpsychiatrischen Einrichtungen).	L A T
35	**4.10.2.2 Der positive Ansatz: Psychiatrieerfahrung als positive Voraussetzung** Christian Haerlin beschreibt u. a., dass es für die spätere Arbeitsrolle bedeutsam ist, eine soziale Rolle zu entziffern, zu trainieren und erfolgreich auszuüben. Einen Beitrag dazu leisten die Familientherapeuten, indem sie hinterfragen, welcher Beruf, Gepflogenheiten, soziale Schicht und Haltung bei den Eltern und Großeltern prägend waren und was als Erfolg und Misserfolg angesehen wurde. „Wenn Psychiatrieerfahrene selbst und Reha-Fachleute dies für sich und die Rahmenbedingungen der Arbeit entziffern können, dann sind sie Akteure im Gestalten von Arbeit und nicht passive Dulder.“[1] (5') L. verteilt das Informationsblatt B. T. lesen es unter den **Fragen: (20')** Welche Fähigkeiten sieht der Autor bei Psychiatrieerfahrenen? Was können sie an einem Arbeitsplatz besser als „Lieschen Müller“? **Auswertung: (10')** Gemäß den Fragen	L **B** T1 T

1 Haerlin, C.: Nicht nur behindert, sondern auch psychisch begabt und psychiatrieerfahren. In: Sozialpsychiatrische Informationen. Heft 1, 2001, S. 17

75	**4.10.2.3 Der negative Ansatz: Perspektive – aber welche?** Jede Diskussion in den Medien und in der Öffentlichkeit dreht sich um die Integration in die Arbeitswelt. Allenfalls wird über Schwarzarbeit geschrieben, und es werden Kampagnen über diejenigen geführt, die soziale Leistungen ungerechtfertigt in Anspruch nehmen oder diejenigen, die sich der niedrigsten und schmutzigsten Arbeit entziehen. **These: Lebensperspektiven können heute nicht mehr nur auf Arbeit aufgebaut werden.** (5') **Aufgabe:** L. verteilt das Arbeitsblatt C. **T. sollen in Partnerarbeit** (40') **überlegen, wie sie ein Leben ohne Arbeit führen würden.** **Auswertung** (30') Ziel der Auswertung (nicht der Reihe nach abfragen!) und der Diskussion sollte die Frage sein: Wie können Menschen ohne Arbeit Lebensperspektiven entwickeln? Das alleinige Ziel kann nicht mehr die Arbeitsbeschaffung sein. **Frage(n):** War es schwer, sich so ein Leben auszumalen? War jemand schon einmal in der Situation? Was veränderte sich bei Ihnen? Wer ist bereit, seinen Tages- bzw. Wochenablauf zu schildern? L. diskutiert die Ergebnisse. **Weitere Fragen:** Wie können Pflegende in der Psychiatrie Klienten zu den Fragen beraten: Wie kann ich meine Biographie ohne Arbeit „weiterschreiben"? Wo gibt es ein anregendes und unterstützendes Milieu? Wo finde ich Gleichgesinnte? Welche Aktivitäten kann ich entfalten? → 4.9 Das eigene Umfeld gestalten/Ein anderes Zuhause	L C T2 T
10	**Statt eines harmonischen Ausklangs** L. verteilt das Arbeitsblatt D. T. lesen es. **Frage(n):** Diesmal nur eine: Haben Sie welche?	L/D T1 L
	PA/pÜ: Berufliche Biografie von Klienten.	

A Richtige Arbeit stärkt das Rückgrat und gibt Orientierung[1]

„Jeden Morgen dreht es sich, wenn man das Firmengelände betritt: Das Drehkreuz. Es hat einen direkten und einen symbolischen Sinn: Es ist der Zugang und Ausgang zur und von der Arbeitswelt für den Arbeitnehmer. Er betritt oder verlässt seine Arbeitsstätte. Für Psychiatrie-Erfahrene ist dieses Drehkreuz die Möglichkeit der Flucht aus der Drehscheibe der Psychiatrie hinein in Lebensbereiche, wo die psychiatrische Erkrankung nicht im Mittelpunkt der Abläufe steht. Der Mensch braucht, das ist meine eigene Erfahrung, Erfolgserlebnisse, soziale Anerkennung, das Wir-Gefühl der Kollegialität, sinnvolle Beschäftigung, Freude am Handeln, Belohnung für Geleistetes, Lob und Tadel und vieles mehr, um zufrieden und gesund, nützlich und angenommen zu sein. Aber Arbeit ist Mühe, unbequemes frühes oder unregelmäßiges Aufstehen, Auseinandersetzungen mit Kollegen oder Vorgesetzten, Zeitfresser im Tagesablauf. Das soll ich mir antun? Tag für Tag mit nur 30 Tagen Urlaub im Jahr? Gegebenenfalls für eine minderwertige, unterbezahlte Entlohnung? Nun, im Zeitalter der sich verschlechternden sozialen Absicherung auch für psychiatrie-erfahrene, nicht-arbeitende Menschen gibt es Gründe, warum die Aufnahme einer teilweisen oder vollständigen Arbeit sinnvoll sein kann. Ich erlebe die Psychiatrie-Landschaft als ein Ghetto, als ein Notausgang der Gesellschaft, solange Menschen von einer Klinik in die nächste betreute Einrichtung wandern bzw. hinübergeschoben werden, um von dort aus z. B. in ‚beschützten' Werkstätten arbeiten zu ‚dürfen' mit beispielsweise 30 Stunden pro Woche und 250 DM/Monat oder in Arbeitstherapien für 2 DM/Stunde. Der so genannte zweite und dritte Arbeitsmarkt erscheint mir insgesamt als eine staatlich geförderte Beschäftigungstherapie, wo Menschen zu Dumpinglöhnen ihre Arbeitskraft zur Verfügung stellen müssen, weil sie keine Alternative dazu haben. Warum schaffen denn so wenige Psychiatrie-Erfahrene den Sprung von der WfB (Werkstatt für Behinderte, Anm. des Verfassers) in allgemeine Arbeitsverhältnisse? …"

B Nicht nur behindert, sondern auch psychisch begabt und psychiatrieerfahren[2]

„Erschreckend, wie die meisten Arbeitnehmer – nicht nur psychisch kranke – der Meinung sind, sie könnten an Arbeitsbedingungen am Arbeitsplatz nichts ändern. Erschreckend auch, wie einzelne Fertigkeiten, wie z. B. Pünktlichkeit isoliert geübt werden, statt sie in den Motivationszusammenhang einer Rolle mit gesellschaftlicher Bedeutung zu stellen.

Dabei kann man von der Annahme ausgehen, dass die Situation psychisch Kranker weitgehend gesehen werden kann als die ‚verschärfte Situation', als Zuspitzung des Menschseins überhaupt …

Leider sind die Rehabilitationsfachleute selbst wahre Weltmeister im Beschreiben von Problemen, Festschreiben von Behinderungen und keiner muss sich wundern, wenn dann die Türen der Arbeitgeber verschlossen bleiben. Aussage eines Arbeitgebers: ‚Machen Sie uns doch keine Angst, sondern verwenden Sie vernünftige Begriffe: Nicht ‚ein Schizophrener' bittet um einen Arbeitsplatz, sondern ‚Ein Schlosser', der eine psychische Krise erlebte, hat sich wieder fit gemacht und benötigt eine sorgfältige Einarbeitung auf seinem zukünftigen Arbeitsplatz."

So könnte man davon ausgehen, dass in den meisten Regionen viele aufgeschlossene soziale Arbeitgeber da sind, sodass es für jene, die sich eine Stelle auf dem allgemeinen Arbeitsmarkt zutrauen, auch Stellen gibt und sie diese mit entsprechender professioneller Begleitung auch erreichen können. Trotzdem ist an den Nahtstellen zwischen Rehabilitation und Arbeit immer mehr raffinierter Sachverstand vonnöten und die Kooperation zwischen Partnern wie Arbeitgebern, Arbeitsamt, Integrationsdiensten und berufsbegleitenden Diensten, gewinnt an Bedeutung.

Aus diesen Überlegungen und den täglichen praktischen Erfahrungen in der beruflichen Rehabilitation Psychiatrieerfahrener lassen sich die hier folgenden drei Thesen entwickeln.

---

1 von Seckendorff, C.: Richtige Arbeit stärkt das Rückgrat und gibt Orientierung. In: Sozialpsychiatrische Informationen, Heft 1, 2001, S. 2

2 Haerlin, C.: Nicht nur behindert, sondern auch psychisch begabt und psychiatrieerfahren. In: Sozialpsychiatrische Informationen. Heft 1, 2001, S. 17–20

Zur ersten These: Psychiatrieerfahrene sind nicht nur psychisch behindert, sondern auch psychisch begabt und vor allem psychisch erfahren.
Eine Teilnehmerin eines BTZ[1] überstand deshalb die Probezeit einer Stelle in der Verwaltung einer großen Organisation, weil sie sich nicht auf die eine oder andere der in zwei Lagern geteilten Belegschaft schlug. Sie hat Gruppenprozesse einschätzen gelernt und konnte sich deshalb entsprechend verhalten.
Damit soll sich der Fokus auf die vielfältigen in der Arbeit nutzbaren Erfahrungen richten, die psychisch Kranke auf dem Weg durch ihre Institutionen sammeln – Gruppenprozesse einschätzen, Vorgesetzte ertragen, verschiedenartigste Konzepte mitzumachen und den Profis immer noch das Gefühl geben, dass sie wüssten, wo es langgeht. Das ist nicht die Auswirkung von Behinderungen, sondern die Frucht von sozialer Kompetenz.
Der große Sozialpsychiater Alexander Veltin sagte einmal: Man muss viele Patienten bewundern, wie sie verschiedene Therapeuten aushalten und überleben.
Vielleicht ist es ein Artefakt, dass die Fachleute die Psychiatrieerfahrenen als Behinderte brauchen. Schließlich werden die einen dafür bezahlt, dass sie vorgeben, zu wissen was den anderen fehlt. Nicht so in Integrationsfirmen, wo beide gleichermaßen als Arbeitnehmer ihr Geld verdienen ...
Sicherlich, Erkennen und Erleben von psychosozialer Kompetenz heißt noch nicht Umsetzung dieser Erfahrungen am eigenen Arbeitsort.
Zu berücksichtigen ist aber auch, dass die hier notwendige größere Sensibilität und Erfahrung in vielen sozio-emotionalen Situationen nicht ausreicht, um auch im Arbeitsleben diese Begabungen zum Tragen zu bringen.
Voraussetzung ist, dass der Psychiatrieerfahrene dies für sich soweit verarbeiten kann, um in Arbeitssituationen die für ihn speziellen günstigen und ungünstigen Rahmenbedingungen zu erkennen, zu beeinflussen und wirksam werden zu lassen. Dazu gehört, dass er weiß, was ihn krankheitsvorbeugend schützt.
Die Richtung des Denkens umzudrehen, dafür haben die Integrationsfirmen gesorgt: Psychische Begabungen statt Behinderungen zu erkennen fängt jeweils in unseren Köpfen an. Der psychisch behinderte Kaufmann kann begabt sein, PC-Techniken weiterzuvermitteln.
Auch das Achtgeben auf die eigene Gesundheit durch Grenzen setzen, Pausen einhalten, Überforderung rascher wahrnehmen, ist eine Fähigkeit, die notgedrungen psychisch Kranke lernen müssen – wenn sie es können, sind sie manchem normalem Arbeitnehmer weit überlegen. Ein Teilnehmer im BTZ, ein Programmierer, der an einer Psychose erkrankt ist, hat nach dem Durchlaufen des so genannten psychoedukativen Kurses zur Ausarbeitung von Frühwarnung und Prophylaxe vor Wiedererkrankung, ein beeindruckendes Diagramm in seinem PC erstellt, welche Situation er zu beachten hat und was er dann frühzeitig tun könnte. Er wäre sicher in der Lage, einen Kurs ‚psychische Gesundheit am Arbeitsplatz' für überarbeitete Manager durchzuführen.
Das Fazit dieser These ist: Da viele so genannte psychisch Behinderte ihre Bedürfnisse besser kennen, haben sie gute Voraussetzungen, Arbeitssituationen zu durchschauen ... Entscheidend ist, ob die Rahmenbedingungen der Arbeit, die schließlich gefunden werden, die Situation verschärfen oder abpuffern. Innerhalb der abgepufferten Situation z. B. einer Integrationsfirma können sich dann die Begabungen und Kompetenzen zeigen.

Zur zweiten These: Die Arbeitswelt ändert sich nicht nur zu unseren Ungunsten sondern zeigt auch günstige Entwicklungen für psychisch Kranke.
Sicherlich, jeder hat mit dramatischen Veränderungen in der Lebens- und Arbeitswelt zu kämpfen. Nimmt man nur alleine die Welt der Kommunikationstechnik – wo soll dies noch hinführen ...
So gesehen ändert sich die Arbeitswelt nicht nur zu unseren Ungunsten:

- Das Ansteigen der Arbeitslosigkeit hat die Stigmatisierung vieler psychisch Kranker reduziert – sie befinden sich in besserer Gesellschaft als früher.
- Die Arbeitszeit hat sich reduziert und wird sich weiter flexibilisieren. Um 11 Uhr mit der Arbeit zu beginnen, geht heute eher als früher in bestimmten Berufsbranchen. Teilzeitarbeit und Jahresarbeitszeitkonten helfen auch Psychiatrieerfahrenen, eher mit ihren Stärken als gegen ihre Schwächen zu arbeiten.

1 BTZ = Berufliches Trainingszentrum (Anm. d. Verf.)

Kommunikationsprozesse werden von der Wirtschaft viel mehr als unabdingbare Voraussetzung für ein Gelingen des Arbeitsergebnisses gesehen als früher – Prozesse, die Psychiatrieerfahrene immer schon fokussieren mussten. Bisher herrschte oft die Meinung, nur psychisch Kranke haben hier ihre Defizite.

Zur dritten These: Psychiatrieerfahrene und Professionelle sind nicht mehr nur auf ein Nischendasein angewiesen. Sie haben sich durch ihre Erfahrungen Kompetenzen erworben, die die Wirtschaft für den Wandel der Arbeitswelt dringend benötigt.
Vielleicht ist auch diese These kühn und etwas übertrieben ...
Produktion und Herstellung von Gegenständen wird mit weniger Menschen effizienter getan – Dienstleistungen nehmen zu, also nimmt auch das charakteristische zwischenmenschliche Geschehen zu. Ein Blick gerade auf diesen Dienstleistungssektor lohnt sich ...

Die beruflichen Wege vieler Psychiatrieerfahrener zwingen dazu, sich lange und mühsam und immer wieder mit den Tücken der sich wandelnden dienstleistenden Arbeitswelt zu befassen. Es geht immer wieder um das Entziffern von zwischenmenschlichen Situationen im konkreten Arbeitsrahmen. Notwendigerweise entstehen hierbei psycho-soziale Kompetenzen und Strategien, die die Welt der Wirtschaft erst dabei ist zu benennen und zu entwickeln ...

Umgang mit Kollegen und Vorgesetzten wurde bisher als selbstverständlich und nicht erwähnenswert in der Arbeitswelt vorausgesetzt. Wenn dies aber immer zu Problemen führt oder gar Auslöser für Wiedererkrankung ist, muss man sich notgedrungen damit auseinandersetzen und neue Strategien entwickeln ...

... das Verzeihen – kennt das Abendland nur in der christlich orientierten religiösen Variante und lehnt es oft deshalb ab ...
Ohne die Ehrlichkeit der Offenlegung und ohne Kraft des Verzeihens und die Bereitschaft einen Neuanfang zu machen, kann kein Rehabilitationsprozess gestaltet werden ... Daraus ableitend könnte man behaupten, dass diese Grundhaltung der Welt der Wirtschaft weitgehend fehlt. Sie wird jedoch wegen der zunehmenden Dienstleistungen und Komplexität der kommunikativen Handlungen, deren Folgen unübersehbar sind, ohne Fehler nicht auskommt [immer wichtiger] und deshalb [wird] die Kompetenz des Verzeihens in einem ganz diesseitigen Sinne benötigt ...
Wenn die große Welt der Arbeit weiterhin relativ ratlos ist, so ergeben sich aus der Arbeitsrehabilitation Erkenntnisse über den Wert der Arbeit und die Gestaltung von betrieblichen Bedingungen, die zukunftsweisend genutzt werden können ...“

C Leben mit Zeiten ohne Erwerbsarbeit[1]

„ ‚Ohne Arbeit geht es nicht!‘ Wer wollte dem widersprechen. Schließlich gehen alle Lebenskonzepte in unserer Gesellschaft von Erwerbsarbeit als unabdingbarer Grundlage von Lebensorientierung und Lebensverwirklichung aus. Und doch: Millionen Menschen werden gar nicht gefragt, ob es ohne Arbeit geht oder nicht – sie müssen einfach! Denn sie finden keine Arbeit! Oder jedenfalls nicht durchgängig! Und hunderttausende junger Menschen gelingt schon vom Start her gar nicht jener entscheidende Schritt ins Erwachsenenleben, dem der Schritt ins Berufsleben zugrunde liegt. Jedenfalls nicht stabil und dauerhaft, ohne große Krisen und Brüche. Und das oft trotz aller möglichen Vorbereitungs- und Weiterqualifizierungsmaßnahmen.
All diese Menschen müssen irgendwie damit zurechtkommen, dass sie im Moment keine Arbeit haben – und mit allem, was damit zusammenhängt. Es gibt für sie keine Alternative, auch wenn sie fast durchweg lieber heute als morgen eine Arbeit hätten. Sie haben sich diese Lebenssituation nicht frei gewählt. Und sie wissen zumeist, was ihnen alles in dieser Lebenssituation droht – droht an materiellen Belastungen und Problemen, an Abhängigkeiten und fehlenden Entfaltungsmöglichkeiten, an all den sozialen, psychischen und gesundheitlichen Belastungen, die Arbeitslosigkeit schon sehr bald – und oft sehr massiv –

1 Krafeld, F. J.: Leben mit Zeiten ohne Erwerbsarbeit – von beruflichen zu ganzheitlicheren Lebensorientierungen. In: Sozialpsychiatrische Informationen, Heft 1, 2001, S. 24

mit sich bringt. Und gleichzeitig erleben sie, dass sie es allenfalls in ganz geringem Maße in der Hand haben, das Ende ihrer Arbeitslosigkeit herbeizuführen.
Der Alltag dieser Menschen ist dann typischerweise von zwei zentralen Problemen geprägt und bestimmt:

- Erstens dem Problem: Wie finde ich möglichst bald (wieder) eine zumutbare Arbeit und wie nutze und verbessere ich meine Chancen dafür?
- Und zweitens dem Problem: Wie schaffe ich es, auch in dieser Zeit ‚aus meinem Leben was zu machen' und möglichst ‚unbeschädigt' – so eine sehr treffende Formulierung von Alheit und Glass (1986) – die Zeit der Arbeitslosigkeit zu überstehen?

Auf das erstgenannte Problem brauche ich hier nicht weiter einzugehen. Praktisch die gesamte Arbeitsmarktpolitik konzentriert sich darauf.
Ganz anders sieht es mit der zweiten Frage aus: Zwar wissen wir längst genauestens über all die negativen Wirkungen Bescheid, die Arbeitslosigkeit in aller Regel mit sich bringt. Den Betroffenen reicht das aber nicht! Sie wollen zumeist nicht ohnmächtig auch noch all jene negativen Auswirkungen von Arbeitslosigkeit erleiden müssen! Entsprechend suchen fast alle auf ihre Weise nach Wegen und Möglichkeiten, ‚irgendwie' diese Zeit nicht ‚sinnlos' verstreichen zu lassen und sie auch für sich zu nutzen, jedenfalls aber ‚irgendwie' den Belastungen durch Arbeitslosigkeit zu entkommen oder diese zumindest in Grenzen zu halten. Das ist ein Problem, das – bewusst oder auch weniger bewusst und gezielt – den Alltag fast aller Arbeitslosen prägt. Das gilt umso mehr, weil sie eigentlich meist kaum so recht wissen, ‚wie man das am besten machen kann'.
Phasen der Arbeitslosigkeit möglichst gelingend zu bewältigen – das ist bis heute so gut wie kein Thema. Wer davon öffentlich spricht, gerät gar leicht in den Verruf, letztlich die Wirkungen von Arbeitslosigkeit zu verharmlosen und damit Wirtschaft und Politik dazu zu ermuntern, ‚die Daumenschrauben' für Arbeitslose noch enger anzuziehen …"

Bitte stellen Sie sich folgende Situation vor:
Sie sind ab nächste Woche erwerbslos und haben keine Aussicht, Arbeit zu finden.
Was werden Sie tun? Wie werden Sie Ihren Tag gestalten? Wann stehen Sie auf? Was werden Sie morgens tun? Wann essen Sie? Was tun Sie nachmittags? Wie gestalten Sie Ihren Abend? Wann gehen Sie schlafen? Wie werden Sie den Wochenablauf planen? Wie sehen Sie die Perspektive für Ihr zukünftiges Leben ohne Arbeit? Was fällt Ihnen leicht? Was fällt Ihnen schwer?

D Der Winter ist vorbei und Ludwig Abt hat ihn überlebt[1]

Friedbergs Stadtstreicher hat viele Freunde

„Friedberg. Der Winter ist endlich vorbei. Ludwig Abt hat ihn überlebt – was nicht selbstverständlich ist. Nun sitzt Friedbergs dienstältester Stadtstreicher auf dem Kirchenplatz, genießt die Frühlingssonne und sein Bier. Hin und wieder laufen alte Friedberger vorbei, mit denen Ludwig Grüße tauscht ‚Ich kenn halt sehr viele Leute', sagt er mit seiner Reibeisenstimme. Ludwig Abt gehört zu Friedberg wie einst der Gitarren-Albert. Oder der Bürgermeister. Der kriegt sein Gehalt aus der Stadtkasse.
Und Ludwig kriegt milde Gaben. Die Carola von der ‚Alten Schmiede' hilft ihm schon mal mit einem kostenlosen Bier aus. Am Dienstag schenkte ihm die Chefin vom Raumausstatterladen eine Hose.
Vor 35 Jahren kam Ludwig aus Heubach bei Darmstadt in die Wetterau. Das ‚landwirtschaftliche Wochenblatt' hatte hier Arbeit annonciert. Er wurde Knecht bei Landwirten in Melbach und Rodheim vor der Höhe. Später war er in Florstadt als Müllkutscher angestellt.
Vor ungefähr zwölf Jahren starb seine Verlobte. Ludwig verlor die Wohnung und die Arbeit Er ließ sich Gelegenheitsjobs vermitteln: ‚Wenn ich zum Arbeitsamt gekommen bin, sagte ich: Abt hier, Arbeit! Verputzen, Weißbinden, alles prima!' Doch jetzt vermittelt ihm das Arbeitsamt keine Jobs mehr. Nun ist

1 Nissen, K.: Der Winter ist vorbei, und Ludwig Abt hat ihn überlebt. In: Frankfurter Rundschau, Nr. 116, 19.05.1992

Ludwig fast sechzig und sitzt auf dem Stadtkirchenplatz. Nicht etwa zum Betteln: ‚Verlangen tu ich nichts von den Leuten. Da tu ich lieber kaputtgehen!'
Etwa 105 Mark Sozialhilfe bekommt Ludwig jeden Montag im Kreissozialamt. Wenn es irgend geht, ernährt sich Ludwig Abt mit kalorienreichem Exportbier aus dem Herzen der Natur. Er geht auch zum Metzger Engel an der Kaiserstraße. Die Blutwurst sei dort sehr billig. ‚Da esse ich zwei Tage dran und bin satt'.
Sein geringes Eigentum verwahrt Ludwig Abt in einem Bad Nauheimer Bahnhofs-Schließfach. Dafür zahlt er täglich vier Mark Miete. Die Busfahrt hin und zurück kostet ihn noch einmal drei Mark. Die zahlt Ludwig gern; im Friedberger Bahnhof findet er seine Klamotten nicht so sicher aufgehoben.
Zu den anderen Obdachlosen in der Kreisstadt hält er möglichst Distanz. Zwar nächtigt er mit ihnen bei Frost im Fahrradständer hinterm Kaufhaus Joh, wo die warme Abluft aus den Gittern strömt. Doch sonst schläft er lieber allein. Manchmal angeblich in einem billigen Gasthof oder bei Freunden. In der Regel jedoch draußen.
Vorige Woche hat jemand seine Schlafstelle verwüstet und die große, dicke Wolldecke mitgenommen. ‚Die Ehrlichkeit muss da sein!' sagt Ludwig Abt mit einem verbissenen Gesichtsausdruck. Er selbst würde nie klauen.
Äußerlich erkennt man ihn an der schwarzen Wollmütze. Darunter prangt ein dichter grauer Vollbart. Ludwig trägt unsaubere Jeans, eine dicke Wolljacke und darüber einen speckigen Bundeswehr-Parka. Den rechten Fuß umhüllt eine blaue Plastiktüte vom Kaufhaus Joh. Sie ist mit Zeitungspapier gefüttert, damit die Pflasterkälte dem offenen Zeh nicht zusetzt. Bei einem Arbeitsunfall wurden auch sein Knie und das Schienbein verletzt.
Ludwig hat nicht verraten, wer ihn damals schwarz beschäftigte. Obwohl jener Mensch kein Schmerzensgeld zahlte und ihn während der vierzig Tage im Hochwaldkrankenhaus nicht einmal besuchte. ‚Mein Elend geht auch vorbei', fügt sich Ludwig ins Gebrechen. Wenigstens verschaffte ihm der Fuß im vorigen Winter warme Stunden in geheizten Arztzimmern.
Nach der Zeit im Hochwaldkrankenhaus sollte Ludwig in ein Wohnheim ziehen. Doch freiwillig ginge er dort niemals hinein: ‚Lieber schlaf ich draußen!' Am besten fände er ein eigenes Zimmer mit Kochgelegenheit. Worauf Ludwig durchaus Anspruch hätte, wenn er es als obdachloser Bürger der Kreisstadt beim Ordnungsamt schriftlich beantragen würde. Das verstößt jedoch gegen seinen Stolz. Und von Amts wegen sieht die Ordnungsbehörde keinen Anlass, dem Ludwig Abt ein Dach über dem Kopfe zu verschaffen.
‚Der will auch keins', behauptet Karl-Heinz Holler im Rathaus. ‚Der Mann ist ein Berber alter Art. Der ist nicht resozialisierbar.' Ludwig sei zwar eine ‚ehrliche Haut'. Er könne sich in der eigenen Bude jedoch nicht selbst versorgen.
Ob das stimmt, hat die Behörde niemals praktisch ausprobiert. Nur vor etlichen Jahren beim Gitarren-Albert. ‚Da haben wir mehrfach versucht, ihm ein Zimmer zu geben.' Doch Albert flog immer wieder raus. Einmal habe er sogar ein Lagerfeuer in der Wohnung gemacht.
Weil der Gitarren-Albert sich damals daneben benahm, wird der alte Ludwig also bis ans Ende seiner Tage auf der Straße leben müssen. Es sei denn, Ludwig würde irgendwann entmündigt und gegen seinen Willen in ein Heim gesteckt.

Zeit	**4.11 Die eigenen Rechte und Pflichten wahrnehmen**	
1 h	**4.11.1 Grundlagen[1]**	
10	**Einleitung** **Frage(n):** Welche Rechte und Pflichten haben Sie im Zusammenhang mit diesem Lehrgang? (Anm.: Es ist sinnvoll, die Diskussion zu begrenzen, z. B. auf die Rechte und Pflichten, die auf der Weiterbildungsordnung beruhen oder Rechte und Pflichten während des Lehrgang gegenüber dem Arbeitgeber durch vertragliche Abmachungen einschl. arbeitsrechtlicher Bestimmungen Man kann auch über Rechte und Pflichten im Straßenverkehr oder in den öffentlichen Verkehrsmitteln diskutieren). Dann gibt es die ungeschriebenen Rechte und Pflichten, die einen Unterricht erst möglich machen (z. B. die TZI-Regeln oder die Regeln der Gesprächsführung, Feedback-Regeln) und alle Regeln, auf die sich die Beteiligten freiwillig einigen, mit den daraus entstehenden Pflichten.	L T
10	**Informationen über Rechte und Pflichten** In dieser Unterrichtseinheit geht es weniger um gesetzliche Grundlagen, sondern um das Bewusstsein für die sozialen Probleme der Klienten. Es soll verdeutlicht werden, dass die Fähigkeiten und Probleme des Klienten, Rechte in Anspruch zu nehmen und Pflichten zu erfüllen, sich auf dessen Lebensgestaltung auswirken. Der Klient muss in die Lage versetzt werden, seine Rechte angemessen einzufordern und Pflichten zu erfüllen. Die speziellen rechtlichen Kenntnisse sind dem Unterricht der juristischen Fachleute vorbehalten. **Bei der ATL Rechte und Pflichten wahrnehmen unterscheiden wir zweckmäßigerweise drei große Gruppen:** **1. Die sozialen Rechte** (sog. Teilhaberrechte der materiellen Existenzsicherung, z. B. Wohngeld, Krankengeld, Arbeitslosenunterstützung) **2. Die bürgerlichen Rechte** (BGB und Strafrecht, wie z. B. Schutz vor Eingriffen in die Grundrechte, Unversehrtheit der Person, Schadenersatz) **3. Die ungeschriebenen Rechte und Pflichten aus dem Zusammenleben** Der Klient in der Psychiatrie hat ein Recht auf Behandlung. Er erfährt aber auch eine Einschränkung seiner persönlichen Freiheit. Es gibt Regeln des Zusammenlebens und ein Pflege- und Behandlungskonzept, das seiner Zustimmung bedarf.	L

1 Es sollte von vornherein geklärt werden, inwieweit hier auf gesetzliche Bestimmungen zum Bezug z. B. von Arbeitslosengeld, Sozialhilfe des BSHG u. a. m. eingegangen wird. Zu diesen Themen gibt es Fachleute (z. B. Juristen, Sozialarbeiter und Behördenangestellte). Thema Pflichten: → 4.1.1.3 Sich orientieren im Tagesablauf, → 4.1.1.4 Sich sicher fühlen, → 4.1.2 Sich sicher fühlen → 4.1.2.7 Stationsregeln.

	In der Psychiatrie ergibt sich das Problem aus der Erkrankung an sich. Ist der Klient aufgrund der Schwere der Erkrankung in der Lage, seine Rechte und Pflichten wahrzunehmen, sie zu erkennen und entsprechend zu handeln? Möglicherweise kann man das nicht voraussetzen, sondern es ist Ziel der Behandlung. Die Fragen des bürgerlichen Rechts, des Haftungs- und Strafrechts sind Inhalt des separat durchgeführten Rechtskundeunterricht, der von juristischen Fachleuten durchgeführt wird. **Fragen in der Pflegeanamnese** sollten u. a. Folgendes klären: • **Persönliche Situation:** Wie bestreiten Sie Ihren Lebensunterhalt? Bekommen Sie Arbeitslosengeld? Bekommen Sie Rente? Beziehen Sie/zahlen Sie Unterhalt? Haben Sie Kinder? Wenn ja, wer versorgt Ihre Kinder? Benötigen Sie eine Krankmeldung oder eine Bescheinigung über den Aufenthalt hier? Haben Sie diesbezügliche Schritte in die Wege geleitet oder möchten Sie das? Wer versorgt Ihren Haushalt weiter? Möchten Sie im Moment mit Angehörigen oder anderen Personen draußen Kontakt aufnehmen? • **Kontakt mit Behörden und Institutionen** Haben Sie Behördengänge bislang alleine gemacht? Haben Sie einen Betreuer? Haben Sie schon Kontakt aufgenommen zu … (je nach Problemlage des Klienten: Selbsthilfegruppen, Anonymen Alkoholikern, Ehe/Scheidungsberatung, Schuldnerberatung, Arbeitsamt, Sozialamt, Ausländeramt o. Ä.)?	
25	**Fördern der Wahrnehmung von Rechten und Pflichten** **Praktisches Beispiel** **Aufgabe:** (10') L. verteilt Arbeitsblatt A. T. lesen es durch unter der **Frage:** Erinnert Sie das an Probleme mit Klienten, die sie kennen? **Auswertung:** (15') **Frage(n):** Kennen Sie ähnliche Probleme der Klienten bezüglich Rechte und Pflichten? Welche sind das?	 L/A T1 T
3 h 20	**4.11.2 Soziale Rechte unter dem Aspekt der Armut** **Armut als Problem in der Psychiatrie** **Frage(n):** (20') Wie hat sich die Situation unter der gegenwärtigen Arbeitslosigkeit entwickelt? Was nehmen Sie dazu in Ihrem Arbeitsbereich wahr? Wie ist die finanzielle Situation der Klienten? Wem geht es besonders gut, wem besonders schlecht? Wie ist die Wohnsituation der Klienten? Bei wem ist sie zufriedenstellend? Wer hat Probleme damit? Welche Probleme sind das? (Als Einstieg evtl. auch → 4.9.2 Das Zuhause/Arbeitsblatt B Zuhause – das ist unter der Brücke … → 4.10.2 Arbeiten/Arbeitsblatt D Der Winter ist vorbei und Ludwig Abt hat überlebt. Dann wird mehr Unterrichtszeit benötigt).	 L T

115	**Übung zu sozialen Rechten** **Aufgabe:** (5') T. sollen **einen Klienten auswählen**, den einer von ihnen kennt oder kennen gelernt hat, und gemeinsam i. S. einer Pflegeanamnese herausarbeiten: • Wie ist seine persönliche/familiäre Situation? • Was wissen Sie über seine finanzielle Situation? • Welche finanziellen Hilfen nimmt er in Anspruch bzw. könnte er heute in Anspruch nehmen? • Wie ist seine Wohnsituation? • Welche Hilfen hat er bezüglich Wohnen in Anspruch genommen bzw. könnte er heute in Anspruch nehmen? • In wieweit weiß er über seine sozialen Rechte Bescheid? Es werden **vier Gruppen** gebildet (evtl. entsprechend verschiedener Arbeitsbereiche). **Durchführung:** (30') **Auswertung:** (60') T. stellen die Beispiele vor. In der Auswertung werden mögliche Wissensdefizite deutlich. Es kann geklärt werden, welche rechtlichen Bestimmungen in Rechtskunde unterrichtet werden sollten. **Vertiefung besonderer rechtlichen Bestimmungen** (20')	 L T G4 P L
	Weitere Themen: s. o. „Information über Rechte“	
	PA/pÜ: Reflexion: Bei welchen Klienten sollte ich etwas über die finanzielle Situation wissen und warum? Was weiß ich über die finanzielle Situation?	

A Das Fördern der Wahrnehmung von Rechten und Pflichten – ein positives Beispiel[1]

„Kurzanamnese: Es handelt sich um einen 25-jährigen Patienten (im folgenden Herr K.) mit ... Drogenabusus und daraus resultierender Psychose. Der Patient ist bisher keiner geregelten Arbeit nachgegangen, hat bei seinen Eltern ‚in den Tag hineingelebt'. Er hat keinerlei Tagesstruktur und ist zum Zeitpunkt der Aufnahme nicht in der Lage, sich von seiner Umwelt abzugrenzen. Schon am ersten Tag stellte sich als erstes Pflegeziel die Abschottung des Patienten vom alltäglichen Stationsleben heraus. Der Patient wollte alle möglichen Pflichten übernehmen, war sich der von ihm übernommenen Verantwortung aber überhaupt nicht bewusst und war auch nicht in der Lage, sie auszuführen. Pflegerisch ergab sich daraus das Problem, den anderen Patienten klarzumachen, dass Herr K. aufgrund seiner Erkrankung zum gegenwärtigen Zeitpunkt nicht in der Lage war, irgendwelchen Pflichten nachzukommen ... Nach 3 Tagen beschwerte sich Herr K.`s Zimmergenosse, Herr P., bei dem Pflegepersonal über mangelnde Hygiene und der damit verbundenen Geruchsbelästigung. Hieraus ergaben sich zwei Fördermöglichkeiten. Herrn P. wurde klargemacht, dass es sein gutes Recht sei, sich über das Verhalten von Herrn K. zu beschweren, dass er aber auch seinen Teil dazu beitragen müsse, indem er selbst Herrn K. ansprechen und sein Recht einfordern sollte. Unterstützend wurde ihm noch angeboten, bei Nichtbeachten seiner Beschwerde gemeinsam mit Herrn K. zu reden.

Im Laufe eines Routinegespräches äußerte sich der Bezugspfleger Herrn K. gegenüber nebenbei über den auffallenden Körpergeruch und thematisierte damit Pflichten, die sich aus dem Zusammenleben auf einem Zimmer ergeben.

Im weiteren Verlauf des Klinikaufenthaltes besserte sich der Zustand Herrn K.`s zusehends. Er war in der Lage, Pflichten zu übernehmen und auch seine Rechte einzufordern in Form von Arztgesprächen, Beantragung von Tagesurlaub etc. Gegen Ende des Aufenthaltes kristallisierten sich noch Probleme im Elternhaus heraus, die im Zusammenhang mit der finanziellen Situation Herrn K.`s standen. Es stellte sich heraus, dass Herr K. Angst hatte, zum Sozial- und Arbeitsamt zu gehen. Daraufhin wurde die Problematik unter Hinzuziehung eines Sozialarbeiters mit Herrn K. bearbeitet und später sogar in einer Patientengesprächsgruppe thematisiert. Hier konnten Erfahrungen und Anregungen weitergegeben werden. Im weiteren Verlauf wurde Herr K vom Pflegepersonal zu einzelnen Ämtern begleitet, wobei er allerdings die Gespräche mit den Sachbearbeitern alleine führen musste.

Nahtlos mit der Entlassung Herrn K.`s begann eine Ausbildungsmaßnahme des Arbeitsamtes, so dass für Herrn K. die Prognostik für die Rehabilitation sehr gut war."

1 Examensarbeit der Fachweiterbildung für Krankenpflege in der Psychiatrie 1993–1995 am Bildungszentrum Essen, S. 5–6, unveröffentlicht, Name und Anschrift des Autors sowie Titel der Arbeit der Redaktion bekannt.

2h

4.11.3 Das Beschwerderecht

45

Einleitung

Das Thema soll exemplarisch am Beschwerderecht von Klienten in der Psychiatrie dargestellt werden. L

Die ersten Ansprechpartner für Beschwerden sind die unmittelbar Beteiligten, wie z. B. Mitarbeiter der Station oder der Institution, in welcher der Klient sich befindet.

Darüber hinaus sind in einem Rechtsstaat immer unabhängige Gremien vorgesehen. Das spezielle Recht für psychisch Kranke befindet sich in Länderhoheit. In Nordrhein-Westfalen (NRW) ist es im PsychKG verankert. Es regelt darüber hinaus u. a. Fragen der zwangsweisen Unterbringung → 6.2 Gewalt und Zwangsmaßnahmen in der Pflege.

Das Beschwerdemanagement kann am Beispiel des PsychKG NRW besprochen werden. Am 17.12.1999 hat der Landtag in NRW ein PsychKG verabschiedet, das das Gesetz vom 02.12.1969 ablöste. Erstaunlich ist, dass die Bundesländer Bayern, Baden-Württemberg, Hessen und das Saarland auch Anfang 2006 noch kein PsychKG besitzen, so dass als einziger Unterbringungsgrund die „erhebliche Gefährdung der öffentlichen Sicherheit und Ordnung" angeführt ist.

Im PsychKG NRW ist u. a. eine Beschwerdestelle für Klienten und eine Besuchskommission zur Kontrolle der Krankenhäuser vorgeschrieben (s. §§ 23–24). L

Anm. d. Verf.: Die Unabhängigkeit und Effektivität der Beschwerdeinstanzen in NRW wird kontrovers diskutiert[1]. Es gibt regional verstreut Beschwerdemöglichkeiten und Beratung bei Selbsthilfeorganisationen.

Es fehlen u. a.:

- Hinweise auf die Beachtung von Vorausverfügungen der Klienten, z. B. Behandlungsvereinbarungen oder medizinische Betreuungsverfügungen.
- Bezugnahme auf die Patientenfürsprecher. Ihre Aufgaben sind im Krankenhausgesetz des Landes geregelt. Sie sind bisher nur in Allgemeinkrankenhäusern einschließlich der dortigen psychiatrischen Abteilungen tätig.
- Ein einheitliches System von Instanzen zur Interessenvertretung für den Bereich der Fachkrankenhäuser (Landeskliniken).
- Verbindlicher Aufbau eines gemeindepsychiatrischen Verbundsystems, wie z. B. im PsychKG Niedersachsen, Rheinland-Pfalz und Sachsen.

Informationen→ 9.3 Wie normal ist die Gemeinde bzw. die Gemeinde als normales Umfeld?/Selbsthilfe

Gesetzliche Regelung am Beispiel des Bundeslandes, an dem die Weiterbildungsstätte ihren Sitz hat (z. B. PsychKG NRW).

L. stellt die gesetzlichen Regelungen vor und diskutiert sie mit T. LT

---

1 Vgl. Rechtsstellung der Patienten verbessern. O. A.: Psychosoziale Umschau, März 1999, S. 37

45	**Kontrollen durch die Besuchskommission**	
	Einleitung: (10') **Frage(n):** Haben Sie Erfahrungen mit Besuchskommissionen? Wie läuft es ab, wenn sie bei Ihnen auftaucht?	L T
	Gesetzliche Regelung des Bundeslandes, an dem die Weiterbildungsstätte ihren Sitz hat. **Aufgabe: (15')** L. hat die gesetzliche Regelung des entsprechenden Bundeslandes auf einem Arbeitsblatt zusammengefasst (z. B. den § 23 des PsychKG NRW). ***T. erhalten Arbeitsblatt mit den gesetzlichen Regelungen.*** Sie bearbeiten es unter folgenden	L!
	Frage(n): Wie sind die gesetzlichen Vorgaben für die Besuchkommission? Welche Ausgaben hat die Besuchskommission? Wie ist die Besuchskommission zusammengesetzt? Wer bestimmt die Zusammensetzung? Wie wird der Besuch organisiert? Wie können die Betroffenen Beschwerden vorbringen? Wie soll den Beschwerden nachgegangen werden?	T1
	Auswertung: (20') **Frage(n) wie oben** ***L. stellt die gesetzlichen Regelungen des entsprechenden Bundeslandes vor*** und diskutiert sie unter obigen Fragestellungen.	T L
	Weitere Themen: Gesetzliche Regelungen anderer Bundesländer. Vergleich mit gesetzlichen Grundlagen anderer Bundesländer. Einladung von Patientenfürsprechern, Mitgliedern von Beschwerdekommissionen, Mitgliedern von Vertretern der Psychiatrieerfahrenen o. Ä.	
	PA/pÜ: Vor Ort recherchieren: Welche Informationen gibt es über Beschwerdemöglichkeiten für Klienten? Welche Informationen erhalten die Klienten? Welche Informationen liegen schriftlich vor? Wie ist der Beschwerdeweg? Ist er transparent? Gab es schon einmal Beschwerden über diesen Weg? Wie sind die Erfahrungen damit? Welche Ansprechpartner gibt es im mittelbaren und unmittelbaren Arbeitsbereich bei Beschwerden?	

12h 4.12 Das eigene Leben bewältigen

90 4.12.1 Einleitung

Turmbauübung (70') L!
Vorbereitung: pÜ
Es werden **vier Gruppen** gebildet. Jede Gruppe soll einen Turm bauen. Die Gruppen sollen aus je 4 Turmbauern und 1 Beobachter bestehen. Die Beobachter erhalten → 10.1.1 Arbeitsblatt D. T. erhalten die Information, dass die Türme anschließend nach den Kriterien: Höhe, Kreativität und Stabilität im Plenum beurteilt werden. Letzteres wird überprüft, indem man das Lineal auf den Turm legt. Er muss es tragen können. G4
An Material erhalten die Gruppen:
3 große Bögen farbigen Karton DIN A2, 1 Lineal mind. 30–50 cm lang, 1 Bogen Schreibpapier DIN A4, 1 Bleistift, 1 Schere
Durchführung:
Die Gruppen gehen in verschiedene Räume und bauen den Turm. P
Auswertung:
T. berichten vom Turmbau, Beobachter von ihren Beobachtungen. T
Die Türme werden gemeinsam begutachtet (Kriterien s. o.).
(Die Gruppe, die den schönsten Turm gebaut hat, kann einen Preis erhalten, z. B. eine Tüte Bonbons).
Weitere Auswertung persönlich
Frage(n):
Ist Ihnen die Rückmeldung in der Gruppe hier leicht gefallen? Wie war das für Sie, etwas Negatives über die anderen zu sagen? War es leichter, positive Rückmeldung über den Turmbau zu geben? Wie war es für Sie, Kritik über den Turm zu hören? L
Warum fällt positive Rückmeldung leichter als negative? Warum ist Kritik wichtig? Für den, der sie gibt ... und für den, er sie empfängt?
Bedürfnishierarchie nach Maslow (10') (Wiederholung von der Ausbildung)
Selbstsicherheitsbaum (10')
L. stellt die Skizze A vor. **Frage(n):** Was heißt selbstsichere Persönlichkeit? Wie drückt sich das aus? Was heißt ... A T

50 4.12.2 Krankheit als Krise

Einleitung (10')
„Als Krisen bezeichnet man plötzliche und gewaltsame Ereignisse, die den stetigen Verlauf des Lebens in einer besorgniserregenden Weise unterbrechen.“[1] L
(Anm.: Hervorhebung durch den Verfasser)
„Es gibt solche Krisen sowohl im individuellen Leben des einzelnen Menschen wie auch im überindividuellen Leben der menschlichen Gemeinschaften und

1 Bollnow, O. F.: Existenzphilosophie und Pädagogik. 5. Aufl. Stuttgart 1977. In: Bollnow, O. F.: Anthropologische Pädagogik. 3. Aufl. Bern, Stuttgart: Verlag Paul Haupt 1983, S. 65

	Institutionen. So gibt es Krisen im Verlauf einer Krankheit wie auch im seelischen Bereich als Entwicklungskrisen, Reifungskrisen, Glaubenskrisen, Ehekrisen usw. und weiterhin im überindividuellen Bereich auch Wirtschaftskrisen, Regierungskrisen, Krisen im friedlichen Verhältnis der Staaten usw. Immer handelt es sich darum, dass der normale Ablauf des Lebens durch ausweglos scheinende Schwierigkeiten unterbrochen wird. Der Mensch fühlt, dass es so nicht weiter geht. Er fühlt sein Leben von der Vernichtung bedroht. Er glaubt ins Bodenlose abstürzen zu müssen.“[1] **Frage(n): (15')**	
	Diese Sicht der Krankheit, was bedeutet sie für den Kranken bzw. den Menschen in einer Krise? Welche Auswirkungen hat die Krise? Wie soll sich der Mensch in der Krise verhalten, was soll er tun? Welche Bedeutung hat Gesundheitsvorsorge? Welchen Stellenwert hat in diesem Zusammenhang die derzeitige Wellness- und Fitnesswelle? **Krise als neuer Anfang (10')**	T
	Nach Bollnow können wir die Krise als Ermöglichung eines neuen Anfangs ansehen. Das ganze menschliche Leben muss unter der Möglichkeit des neuen Anfangs gesehen werden. **Es scheint dem Menschen unmöglich zu sein, sich auf einer gleichmäßigen Höhe zu halten oder stetig aufwärts zu entwickeln.** Er scheint stets schuldhaft hinter den von ihm geforderten Möglichkeiten zurückzubleiben. Und darum ist immer ein neuer Ansatz erforderlich, in dem er sich aus diesem Zustand der Schwäche herausreißt. **Der neue Anfang** ist aber nicht eine Wiederaufnahme einer abgebrochenen Entwicklung. Er **erfordert** vielmehr **die kritische Auseinandersetzung mit dem bisherigen verfehlten Leben** und den Rückgang auf den verschütteten reineren Ursprung.[2] In diesem Sinne könnte man die **Pflegeperson** auch **als Entwicklungshelfer** bezeichnen. **Frage(n): (15')**	L
	Was ist damit gemeint? Welche Aufgaben haben aus dieser Sicht die Pflegenden?	T
85	**4.12.3 Das zufriedene Leben**	
	In unserer hoch technisierten Welt wird immer wieder vom zufriedenen Leben auf dem Land geträumt, vom Leben auf einer einsamen Insel, vom Zusammenleben mit Gleichgesinnten in einer Gruppe bzw. Wohngemeinschaft u. a. m. **Frage(n): (10')**	L
	Bin ich zufrieden, wenn ich z. B. morgens Müsli esse, mich einfach kleide und das Auto abgeschafft habe? Was verbinden Sie mit einem zufriedenen Leben?	T
	Eine **Definition vom zufriedenen Leben** könnte folgendermaßen aussehen:	L

1 Ebd., S. 65
2 vgl. ebd., S. 67–68

	Ich bin mit dem Leben zufrieden, wenn ich	
	• überschaubare Aufgaben habe, an denen ich Freude empfinde, und folgende Prinzipien umsetze:	
	• Wohlwollende und anerkennende Grundhaltung	
	• Gelassenheit	
	• Autonomie	
	Aufgabe: (5')	
	T. suchen sich einen der vier Punkte aus und sollen in der **Gruppe** erarbeiten:	G4
	1. Was bedeutet der Punkt, und warum führt die Umsetzung zu einem zufriedenen Leben?	P
	2. Zwei Beispiele aus dem eigenen Lebens- und Erfahrungsbereich benennen, wo die Umsetzung zu mehr Zufriedenheit geführt hat oder wo sie möglich ist.	
	Durchführung: (30')	
	Auswertung: (40')	
	Vorstellung und Diskussion der Ergebnisse	T
85	**4.12.4 Soziale Kompetenz**	
	Einleitung (5')	
	Der Mensch ist ein soziales Wesen. Er begegnet anderen Menschen. Die Art und Weise der Begegnung wirkt sich auf seine Stellung in der Gemeinschaft aus. **Grundlage für die eigene Lebensbewältigung sind soziale Kompetenzen.** Es wird davon ausgegangen, dass man sozial kompetentes Verhalten genauso lernen kann wie anderes Verhalten, z. B. Rad fahren oder Ski laufen. Im Mittelpunkt steht das Üben.	L
	Frage(n): (10')	
	Was bedeutet sozial kompetentes Verhalten? L. führt ein **Brain Storming** zur Frage durch.	L/T
	Definition: (10')	
	L. erläutert die Definition: „Als soziale Kompetenzen bezeichnen wir die Verfügbarkeit und Anwendung von kognitiven, emotionalen und motorischen Verhaltensweisen, die in bestimmten sozialen Situationen zu einem langfristig günstigen Verhältnis von positiven und negativen Konsequenzen führen.“[1]	L
	Soziale Kompetenz/Inkompetenz ist keine einheitliche Fähigkeit beim Menschen, deshalb ist es auch sinnvoll, von sozialen Kompetenzen zu sprechen. Das Erwerben sozialer Kompetenzen ist als Prozess zu verstehen. Soziale Kompetenzen entwickeln sich bzw. können vermehrt werden oder sich zurückentwickeln.	
	Soziale Situationen sind durch drei Bedingungen charakterisiert:	
	a) **Soziale Bedingungen** (z. B. Anzahl der Personen, Alter, Geschlecht, Rollenverteilung, kulturelle gesellschaftliche Bedingungen)	

1 Döpfner, M./Schlüter, S./Rey, E.-R.: Evaluation eines sozialen Kompetenztrainings für selbstunsichere Kinder im Alter von neun bis zwölf Jahren – Ein Therapievergleich. Zeitschrift für Kinder- Jugendpsychiatrie, Ausgabe 9, 1981, S. 233–252. In: Hinsch, R./Pfingsten, U.: Gruppentraining Sozialer Kompetenzen. München/Wien/Baltimore: Urban & Schwarzenberg, 1983, S. 6

b) **Räumliche und zeitliche Bedingungen** (Tageszeit, Raum etc.)
c) **Persönliche Bedingungen** (z. B. eigene Ziele, Interessen, Stimmungen, Bedürfnisse).

Beispiele: (15')

1. Beispiel: Sie sind alleine in einem Restaurant, das Essen ist zu kalt. L

Frage an T.: In welcher Form spielen die drei Bedingungen eine Rolle für Ihr Verhalten in dieser Situation? T

2. Beispiel: Sie sind von Ihrem Chef/Ihrer Chefin zum Essen eingeladen, das Essen ist zu kalt.

Frage an T.: In welcher Form spielen die drei Bedingungen eine Rolle für Ihr Verhalten? Gibt es Unterschiede zu Beispiel 1?

Die Station als Alltagsschule (10')

Der nachfolgende Text kann auch als Kopie zum Lesen verteilt werden: L

„Ziel der Pflege ist, die Patienten bei ihren Aktivitäten des täglichen Lebens zu fördern und zu unterstützen. Das muss so geschehen, dass sie ihre Selbstständigkeit möglichst bald wiedererlangen. Unsere Aufgabe für die Station besteht darin, ein Pflegekonzept zu erstellen, das sich mehr an Selbsthilfe als an Fremdversorgung orientiert, sich den natürlichen Lebensbedingungen möglichst nähert und einen Rahmen für zwischenmenschliche Begegnungen und korrektive Erfahrungen herstellt.

Das Milieu, das wir schaffen wollen, soll gesundheitsfördernd sein. Die Station soll ein Schonraum sein, aber kein Raum der Unselbstständigkeit.

Die Strukturierung des Tages soll einen Rahmen bieten, in dem Arbeit und Freizeit, Anspannung und Entspannung, Kontakt- und Rückzugsmöglichkeiten sinnvoll miteinander verbunden sind.“[1]

Frau Prof. Dr. Schroeck hebt den wesentlichen Beitrag der Pflege hervor, die gekennzeichnet ist durch längere Kontaktzeiten, ständige Präsenz, Spontaneität und hohe physische und emotionale Intimität sowie die Vermittlerfunktion der Pflegenden. Die Therapien haben ihre Berechtigung, wenn z. B. in der Ergotherapie die Konzentrationsfähigkeit oder in der Musiktherapie die emotionale Ausdrucksfähigkeit gefördert wird. Es handelt sich dabei aber noch nicht um das Training sozialer Kompetenzen bzw. sozialer und lebenspraktischer Fertigkeiten. Das Rollenverhältnis Therapeut/Klient entspricht nämlich nicht der Lebenswirklichkeit. Der Kellner im Lokal und die Verkäuferin im Kaufhaus führen keine therapeutischen Gespräche, und der Lebensalltag bedarf komplexer sozialer Kompetenzen, um in unterschiedlichen Situationen angemessen reagieren zu können.[2]

Der Erwerb und die Entwicklung dieser Kompetenzen sind von allen bekannten Faktoren abhängig, die einen Menschen prägen, z. B. Veranlagung, Elternhaus, Wohnort, Kultur, Erziehung, Schule, Beruf, Partnerschaft u. v. m.

---

1 Felgner, E.: Psychiatrische Pflege in der Zukunft. In: Krankenpflege. Februar 1990, S. 113

2 Vgl. Schröck, R.: Milieu und soziale Kompetenz in der Pflege psychisch kranker Menschen. In: Psych. Pflege, Ausgabe 4, 1998, S. 18 f.

	Erwerben sozialer Kompetenzen (5')	
	Grundgedanke: Jeder Einzelne verfügt in mehr oder minder starkem Maße über Fertigkeiten zwischen sozialer Anpassung einerseits und individuellen Bedürfnissen andererseits und ist in der Lage, akzeptable Kompromisse zu finden und zu verwirklichen.	L
	Zielsetzung der psychiatrischen Pflege ist, die Fähigkeiten des Einzelnen zu fördern, sich in bestimmten Situationen geschickt und erfolgreich zu verhalten. Die Station könnte man auch als Alltagsschule bezeichnen. Sie bietet soziales Lernen in der Gemeinschaft (Beispiel Stationsversammlung).	
	Aufgabe: (20')	
	T. sollen **zu zweit** die **Frage** überlegen: Welche Lernsituationen für sozial kompetentes Verhalten kann die Station bieten?	T2
	Auswertung: (10')	
	Gemäß der Frage (Kein reines Abfragen!)	T
125	**Übungen zu sozial kompetentem Verhalten**	
	Grundlagen (10')	L
	Es gibt **drei grundlegende soziale Situationen:**	
	1. Beziehungen eingehen, aufrechterhalten bzw. beenden	
	2. Um Sympathie werben	
	3. Recht durchsetzen	
	Frage(n): (5') Was bedeutet dabei jeweils sozial kompetentes Verhalten im Alltag?	T
	Beispiele von sozial kompetentem Verhalten (10')	L
	L. stellt die Liste B l mit den Beispielen vor und diskutiert sie.	**B1**
	Bedingungen für soziale Situationen (10')	
	Jede Situation spielt sich unter bestimmten Bedingungen ab.	L
	L. stellt die drei wesentlichen Bedingungen vor. Übersicht B 2	**B2**
	Frage(n): Welche sozialen Situationen sind für Klienten oft schwierig? **(10')**	T
	L. führt ein Brain Storming durch.	
	Praktische Übung:	L
	Aufgabe: (5')	pÜ
	T. wählen vier Situationen aus, die sie üben möchten. Es werden **vier Gruppen** gebildet.	G4
	Jede Gruppe soll sich eine Rollenspielsituation schaffen (z. B. Reklamation eines Einkaufs, Beschwerde beim Chef o. Ä.). Das Ziel der Übung wird festgelegt (= Was will ich mit dem Gespräch erreichen?).	
	Folgende Rollen sind zu verteilen: Ein Rollenspielleiter, ein Klient und die jeweiligen Protagonisten in der Situation. Der Rest der Gruppe beobachtet den Ablauf unter der **Frage:** Ist das Verhalten angemessen, und trägt es zur Erreichung des Ziels bei? Es sollen Alternativern geübt werden. Eine Situation soll im Plenum vorgestellt werden.	
	Durchführung: (30')	
	Auswertung (45')	
	T. stellen das Rollenspiel im Plenum vor. Die Gruppe beobachtet es unter obiger Fragestellung.	P
	Es werden evtl. weitere Alternativen geübt.	

	4.12.5 Motivation und Selbstverwirklichung	
35	**Einleitung** (5') Selbstbestimmtes Leben kann erfolgen, indem man sich Ziele setzt, sich eigene Wege dadurch bahnt, dass man sie begeht (= der Weg ist das Ziel), man kann sich aber auch eine gewisse Zeit treiben lassen. → 4.4.1.4 Schnelligkeit versus Langsamkeit/4.4.1.5 Ruhe und Muße **Wichtig ist das Motiv bzw. die Motivation im Rahmen des Lebenskonzepts und in diesem Zusammenhang die Frage, warum man etwas tut.** **Motivation am Beispiel** **T. sollen in Partnerarbeit (15') überlegen:** Wie motiviere ich mich selbst • am Arbeitsplatz? • mich auf den Feierabend zu freuen? • zum Besuch der Weiterbildung? • zur Erbringung von Leistungen während der Weiterbildung? **Auswertung: (15')** Anhand der Fragen (Achtung! Nicht einzeln abfragen).	L T2 T
55	**Selbstverwirklichung** **Einleitung** (5') Wer mit dem berühmten Kopf durch die Wand möchte, merkt oft, dass die Wand härter ist. **Wir müssen immer wieder bereit sein, Kompromisse zu machen, was nicht ausschließt, Grenzen auszuloten.** Das Arbeitsblatt C stellt eine berufsbezogene Übung dazu dar. (Anm. für L.: Es ist zu entscheiden, ob nur der Teil C 1 gemacht wird oder auch der Teil C 2, der leicht etwas rezeptartiges erhalten kann. Die Entscheidung ist davon abhängig zu machen, in welchem Stadium des Lehrgangs die Übung gemacht wird und in welchen Zustand der Auseinandersetzung sich die Lehrgangsgruppe befindet.) **Aufgabe:** (30') L. verteilt das Arbeitsblatt C. Es soll in Partnerarbeit bearbeitet werden. **Auswertung:** (20') Anhand der Fragen. (Achtung! Nicht einzeln abfragen, aber schon etwas nachhaken, wenn jemand einen Beitrag leistet).	L C T2 T
15	**Bedeutung von zweckfreiem Tun** **Frage(n):** Was bietet Ihnen Ausgleich zur Arbeit? Was tun Sie privat, wo Sie für sich selbst bestimmt leben können? Welche Bedeutung haben Hobbys für Sie? **Weitere Frage(n):** Haben Sie Informationen darüber von Klienten? Können diese Fähigkeiten mit in die Pflege einbezogen werden? In welcher Form? → 4.10.1 Sich beschäftigen	L T
	Weitere Themen: Bollnow, O. F.: Existenzphilosophie und Pädagogik. Betrachtung von Krankheit und Krise aus verschiedenen philosophischen Ansätzen. Persönliche Auseinandersetzung mit Krisen und Krankheit. Das Leiden. Bedeutung von Freude. Motivationskiller. Lebensplanung. Einschränkungen aufgrund des Lebensalters. Bewältigung des Lebensendes. Sterben.	

A Selbstsicherheitsbaum[1]

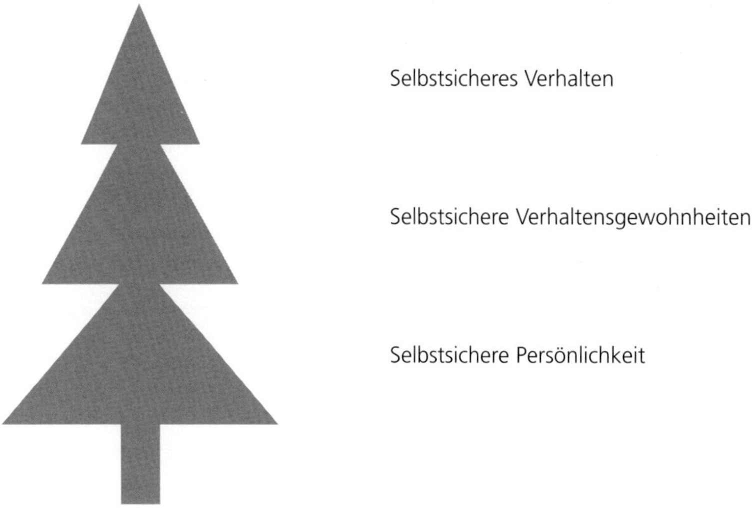

B 1

Beispiele sozial kompetenten Verhaltens

- Nein-Sagen
- Versuchungen zurückweisen
- auf Kritik reagieren
- Änderungen bei störendem Verhalten verlangen
- Widerspruch äußern
- Unterbrechungen im Gespräch unterbinden
- sich entschuldigen
- Schwächen eingestehen
- unerwünschte Kontakte beenden
- Komplimente akzeptieren
- auf Kontaktangebote reagieren
- Gespräche beginnen
- Gespräche aufrechterhalten
- Gespräche beenden
- erwünschte Kontakte arrangieren
- um Gefallen bitten
- Komplimente machen
- Gefühle offen zeigen

B 2

Bedingungen sozialer Situationen

1. Soziale Bedingungen
(z. B. Anzahl der Personen, Alter, Geschlecht, Rollenverteilung, kulturelle und gesellschaftliche Bedingungen)

2. Räumliche und zeitliche Bedingungen
(z. B. Beschaffenheit des Umfeldes, Ausstattung der unmittelbaren Umgebung, Wochentag, Tageszeit, zur Verfügung stehende Zeit)

3. Persönliche Bedingungen
(z. B. eigene Ziele, Verfassung, Stimmung, Bedürfnisse)

1 Modifizierte Fassung nach: Hinsch, R./Pfingsten, U.: Gruppentraining sozialer Kompetenzen. München/Wien/Baltimore: Urban und Schwarzenberg 1983, S. 109

C Übung zur Selbstverwirklichung und Sinnwidrigkeit

Jeder von uns erlebt Sinnwidriges bei der Arbeit. Manches müssen wir akzeptieren und damit so gut wie möglich leben.
Viele Probleme können wir glücklicherweise lösen.
Voraussetzung ist, dass wir uns das Problem klar machen, ein Ziel setzen und uns Mittel überlegen, das Ziel zu erreichen.

Bitte nennen Sie Beispiele für Sinnwidriges.
Folgende Fragen sollen die Suche erleichtern:

- Was ist mir bei der Arbeit wirklich wichtig?
- Wo muss ich bei der Arbeit mir wichtige Werte außer Acht lassen?
- Wo liegen in mir Fähigkeiten brach, die für die Arbeit wichtig sind?
- Was hat mich in letzter Zeit besonders geärgert?
- Was frustriert mich am meisten? Wozu benötige ich viel Zeit?
- Wie könnte ich meine Arbeitszeit besser gestalten?

- Legen Sie nun das Problem fest, das Sie zuerst anpacken möchten!
- Formulieren Sie ein Ziel, das Sie erreichen können!
- Was müssen Sie tun, damit das Problem nicht länger besteht?

Zeit	5 Pflegerische Gruppenarbeit	
2 h	**5.1 Klientenorientierte pflegerische Gruppenarbeit**	
30	**Bedeutung von Gruppenarbeit und Gruppenangeboten**	
	Einleitung **Frage(n): (10')** Welchen Nutzen hat Gruppenarbeit für Klienten? Haben Sie Beispiele in der Praxis erlebt, die das beantworten?	L T
	Aufgabe: (10') T. erhalten **zwei Beispiele aus der Praxis**, die in einer Examensarbeit der Weiterbildung für psychiatrische Pflege geschildert wurden. T. sollen das Arbeitsblatt A unter der **Frage** durchlesen: Was wird über die Bedeutung von Gruppenarbeit ausgesagt, und welchen Nutzen können die Klienten aus der Gruppenarbeit ziehen?	L/A T1
	Auswertung: (10') **1. Beispiel:** Welche unterschiedlichen Bedürfnisse werden im ersten Beispiel bei der Klientin deutlich? Wie begegnet ihr die Krankenschwester? Wie werden Fähigkeiten und Probleme verknüpft? (Auswertungshilfe für L.: Am Beispiel von Frau H. werden die unterschiedlichen Wünsche und Bedürfnisse deutlich. Auf der einen Seite will sich Frau H. durch Bewegung verausgaben, auf der anderen Seite sich in Ruhe der Aquarellmalerei widmen können. Wichtig ist, dass wir ein offenes Ohr für die Bedürfnisse der Klienten haben. Ein Gruppenangebot soll nicht einfach angeordnet werden. Es soll mit den Problemen und Fähigkeiten verknüpft sein.)	T
	2. Beispiel: Welche Schwierigkeiten hat Frau Müller? Welche Stärken hat sie? Welche Bedeutung hat für Frau Müller die Kochgruppe? (Auswertungshilfe für L.: Wir können hier sehen, dass Frau Müller Schwierigkeiten hat, sich in Gesprächsgruppen mit anderen Teilnehmern auseinander zu setzen, dass sie aber Stärken im Lebenspraktischen hat und hier Fähigkeiten besitzt. Viele Gruppenangebote stoßen bei Frau Müller auf Ablehnung. Die Kochgruppe geht für Frau Müller weit über das Ziel, eine Mahlzeit zuzubereiten, hinaus. In der Kochgruppe wird Frau Müller aus der Vereinzelung herausgeholt und entwickelt Führungsqualitäten. Sie hat dadurch Erfolgerlebnisse und erhält Anerkennung. Das wiederum wirkt sich positiv auf ihre Stimmung aus.	T
15	**Welche Gruppen gibt es?**	
	Frage: (5') Was ist nach Ihrer Meinung die **häufigste pflegerische Gruppe?** Mir ist keine wissenschaftliche Untersuchung darüber bekannt, aber nach meiner Erfahrung sind die Koch- und Backgruppe und die Stationsversammlung die am häufigsten durchgeführten Pflegegruppen. Was eine Koch- und Backgruppe ist, sagt der Name schon, wenn auch die Durchführung unterschiedlich erfolgen kann, aber was ist eine Stationsversammlung? → 4.3.5 Koch- und Backgruppe	L T L

	Übersicht über Pflegegruppen Brain Storming (10') **Erarbeitung einer Übersicht über pflegerische Gruppenangebote.** L. gibt Oberpunkte vor: Alltagspraktische Gruppen, pflegerische Gesprächsgruppen und pflegerisch/therapeutische Gruppen, und macht damit ein Brain Storming.[1] ***Übersicht über Pflegegruppen Aufstellung (10')*** *L. trägt die Übersicht B vor, bespricht und ergänzt sie evtl.*	L T L/B
20	**Berücksichtigung von Wünschen der Klienten bei der pflegerischen Gruppenarbeit** **Frage(n): (10')** Kann man die Berücksichtigung von Wünschen der Klienten bei der Gruppenarbeit wirklich ernsthaft diskutieren? Jeder Arbeitsbereich hat i. d. R. ein Konzept. Wenn eine Station eröffnet wird, steht das Konzept oft schon fest oder wird natürlich möglichst schnell festgelegt. Was meinen Sie dazu? Kann man Wünsche der Klienten bei der Gruppenarbeit berücksichtigen? Wenn ja, in welcher Form? **Gruppen zwischen Notwendigkeit und Neigung (10')** Wenn wir davon ausgehen, dass pflegerische Gruppen **alltagspraktische Gruppen** sind, dann gibt es schon bestimmte Gruppen, die nötig sind, z. B. die Stationsversammlung. Bei den alltagspraktischen Gruppen stellt sich allerdings die Frage, warum es nicht mehr Gruppen in Form von **Neigungsgruppen** gibt, in denen unterschiedliche Fähigkeiten berücksichtigt werden. Das kann folgendermaßen realisiert werden: Die Klienten wählen als **Neigungsgruppe** z. B. eine Koch- und Backgruppe. Sie läuft verbindlich über eine bestimmte Zeit. Danach wird das Thema neu zur Disposition gestellt, und es wird über eine bestimmte Zeit vielleicht eine Foto- und Filmgruppe oder eine Bastel- oder Musikgruppe durchgeführt. Auf diese Weise können Klienten ihre Fähigkeiten und Interessen einbringen und neue hinzulernen. Natürlich kann man je nach Klienten- bzw. Mitarbeiterzahl auch verschiedene Gruppen parallel anbieten.	 L T L
25	**Förderung von Fähigkeiten durch Gruppenarbeit** **Aufgabe: (10')** T. erhalten **zwei Beispiele aus der Praxis.** Sie sollen das Arbeitsblatt C unter der **Frage** durchlesen: Welche positive Wirkung hat die Gruppenarbeit in den beiden Beispielen? **Auswertung: (15')** Besprechung der Beispiele mit dem Fazit: **Der Pflegebereich, der gut arbeitet, ist eine Schule für den Alltag.**	 L/C T1 T
	Weitere Themen: Ziele, Qualitätskriterien von Pflegegruppen, Fähigkeiten der Gruppenleitung, Vor- und Nachteile von Gruppenangeboten, Gruppenarbeit versus Einzelarbeit.	
	PA/pÜ: Reflexion bestehender Gruppen in der Praxis der T. als Unterrichtseinheit. Teilnahme an Pflegegruppen in der Praxis mit Reflexion gemäß den obigen Themen.	

1 Ohne Vorgabe der Oberpunkte wird die Sammlung leicht chaotisch und unübersichtlich. Anschließend können noch strukturelle Bedingungen besprochen werden und z. B. räumliche Faktoren einschließlich Möblierung bzw. Bestuhlung erarbeitet werden sowie die benötigten Hilfsmittel.

A Gruppenarbeit im Rahmen der Pflegeplanung und persönliche Entwicklung

1. Beispiel[1]

„Frau H. ist eine junge 29-jährige Patientin mit einer schizoaffektiven Psychose. Sie lebt in dem Übergangswohnheim ..., dort hat sie in der letzten Zeit nur geweint, innerlich hörte sie Schreie, wusste nichts mehr mit sich anzufangen und fühlte sich überfordert. Als Frau H. auf unsere Station kommt, hat sie nicht gerade großen Bedarf, mit ihren Mitpatienten Kontakt aufzunehmen, da sie der Meinung ist, nach 14 Tagen die Klinik wieder verlassen zu können. Während sie in der Zimmervisite ihren behandelnden Stationsarzt nach ihrem Entlassungstermin fragt, muss sie feststellen, dass sie entgegen ihren Erwartungen etwas länger in der Klinik bleiben muss.
Plötzlich bricht Frau H. in Tränen aus, berichtet, warum sie auf der Station nur wenige Kontakte geknüpft hat ... und weiß jetzt nicht, wie sie mit dem Gefühl der Einsamkeit umgehen soll. Sie kann sich mit ihrer Erkrankung nicht richtig anfreunden und empfindet nur noch Wut, weil sie sein möchte wie alle anderen auch.
Ihr größter Wunsch ist ... das zu tun, was andere auch tun, nämlich sich in der Bewegung einmal körperlich richtig zu verausgaben., um so ihre ganze angestaute Wut und Aggression abbauen zu können, obwohl sie sich im Moment eher schwach und kraftlos fühlt.
Nach der Visite gehe ich auf Frau H. zu, erkläre ihr im Gespräch, wie überrascht ich im ersten Augenblick über ihren Wunsch war, dass ich das aber sehr gut nachempfinden kann. Da es in unserer Klinik eine Sporthalle gibt, die der Station zur Verfügung steht, informiere ich Frau H. noch einmal über die Zeiten und mache ihr das Angebot, zusammen mir ihr und ein paar anderen Klienten der Station dorthin zu gehen ... Im weiteren Gespräch erzählt mir Frau H., sich zu Hause mit Vorliebe der Aquarellmalerei gewidmet zu haben. Sie erzählt dies auch erst jetzt, da sie es für vorher für den Klinikaufenthalt unwichtig fand ...“

2. Beispiel[2]

„Frau Müller ist 31 Jahre alt, ledig und hat eine eigene Wohnung in der Nähe ihrer Eltern. Vor 4 Jahren erhielt sie die Diagnose Borderline-Störung; erschwerend kommt hinzu, dass sie unter einem neurotisch bedingten Waschzwang leidet. Der Grund der Aufnahme vor etwa 6 ½ Monaten war die zunehmende Verwahrlosung von Frau Müller. Sie schaffte es nicht mehr, sich anzukleiden, näßte oder kotete ein, teilweise wahllos in der Wohnung. Hinzu kam, dass sich ihr Alkoholkonsum erheblich steigerte. Sie kam in die Tagesklinik und ist abends zu Hause.
Im Alltag der Tagesklinik gibt sich Frau Müller eher gelangweilt und destruktiv. Sie ist schwer zu motivieren, an Gruppenaktivitäten teilzunehmen, liebt hingegen Einzelgespräche. Sie ist eher unpünktlich und unzuverlässig. In der Beschäftigungstherapie beginnt sie zwar immer wieder neue Projekte mit viel Energie, hält sie aber meist nicht lange durch, um ein befriedigendes Ergebnis zu erlagen. Engere Kontakte hat sie nur zu ihrer Bezugsschwester und zu einer Mitpatientin. Den Kontakt zu ihrer Bezugsschwester möchte sie aber immer eher auf einer sehr vertraulichen und persönlichen Schiene.
In verbalen Gruppen ist Frau Müller sehr gereizt, persönlich gekränkt und fühlt sich oft mißverstanden. Sie verließ die Gruppenstunden schon oft vor dem Ende mit starken Beschimpfungen der Teilnehmer.
In der Kochgruppe zeigte sich Frau Müller jedoch völlig anders. Sie nahm eine führende Position ein. Sie regelte weitgehend den Ablauf, achtete dabei aber auch auf die anderen Gruppenmitglieder und stützte sie gegebenenfalls. Bei Entscheidungen war sie durchaus kompromißfähig oder beugte sich Mehrheitsentscheidungen. In für sie schwierigen Situationen nahm sie gerne Rat und Tat vom Pflegepersonal entgegen und ließ sich sogar Kritik gefallen.

---

1 Perreira Serra, D.: Freizeitgestaltung als anerkannter Teil psychiatrischer Pflege. Examensarbeit der Weiterbildung Krankenpflege in der Psychiatrie 1995–1997 am Bildungszentrum Essen, S. 13–14, unveröffentlicht.

2 Eichert, M.: Die Gruppenarbeit in der psychiatrischen Pflege am Beispiel der Kochgruppe. Examensarbeit der Weiterbildung Krankenpflege in der Psychiatrie 1995–1997 am Bildungszentrum Essen, S. 15–16, unveröffentlicht.

An den Tagen, an denen sie in der Kochgruppe eingeteilt war, erschien sie stets pünktlich. Die größte Bedeutung und den größten Gewinn zog Frau Müller aber aus dem Lob und der Anerkennung der anderen Gruppenmitglieder und des Pflegeteams. Dann blühte sie richtig auf und zeigte sehr liebenswerte Seiten ihrer Persönlichkeit. Leider neigt sie manchmal dazu, sich etwas zu verausgaben, und so war sie am Ende der Gruppenaktivität meistens ziemlich erschöpft. Ihre gute Stimmung und Zugänglichkeit hielt sich dennoch meistens über den gesamten Tag."

B Übersicht über pflegerische Gruppenangebote für die Klienten

Alltagspraktische Gruppen
- Neigungsgruppe
- Koch-/Backgruppe
- Sportgruppe
- Gymnastikgruppe
- Laufgruppe u. Ä.
- Genussgruppe
- Spielegruppe
- Außenaktivität
- Freizeitgruppe u. a. m.

Pflegerische Gesprächsgruppen
- Stationsversammlung
- Abendrunde
- Pflegeplanungsgruppe (z. B. Zielegruppe[1])
- Infogruppe (z. B. Sucht)
- Frauen/Männergruppe
- Gruppenvisite
- Gesprächsgruppen zur Planung von alltagspraktischen Aktivitäten
- Lesegruppe, Zeitungsschau
- Reise in die Vergangenheit
- Angehörigengruppe u. a. m.

Pflegerisch/therapeutische Gruppen
(Gruppe eher am Problem/Defizit orientiert, i. d. R. zusätzlicher Erwerb von Fähigkeiten der Gruppenleiter in Fortbildungen erforderlich.)
- Sozialtraining
- Entspannungsgruppe (z. B. nach Jacobsen)
- Psychosegruppe o. Ä.
- Märchengruppe u. a. m.

1 Hier wird besprochen, in wieweit die Pflegeziele aus der Pflegeplanung erreicht wurden.

C Entwicklung der Persönlichkeit und Gesamtverantwortung

Gruppenarbeit im Rahmen der Pflegeplanung

3. Beispiel – Beispiel aus einer Tagesklinik[1]
„Herr Weber ist 42 Jahre alt und lebt seit ca. 3 Jahren völlig zurückgezogen in seiner Wohnung. In dieser Zeit verstärkte sich auch seine körperliche Symptomatik. Er klagte zunehmend über Herz-Kreislaufbeschwerden und starke Schmerzen in seinen Beinen, so dass er seine Wohnung nicht mehr verließ und manche Tage komplett auf der Couch vor dem Fernseher verbrachte. Diese Umstände spitzten sich schließlich so zu, dass sie lebensbedrohlich wurden und Herr Weber ... auf die psychiatrische Station des Krankenhauses eingeliefert wurde. Er wurde, nachdem sich sein Zustand verbessert hatte, (zu uns) in die Tagesklinik eingeliefert. Sein eigenes Behandlungsziel ist es, die ‚Depression loszuwerden' und alleine leben zu können. In den verbalen Gruppen ist sein Verhalten eher passiv und verweigernd. Verbesserungen in seinem Zustand kann er nicht erkennen und zulassen.
In Situationen, in denen es für ihn eng wird, flüchtet er sich sehr schnell in somatische Beschwerden.
In der Kochgruppe zeigte er gleiches oder ähnliches Verhalten, und anfänglich schien er nur schwer für die Kochgruppe zu motivieren zu sein. Er meinte, er könne die Anforderungen aufgrund seiner körperlichen Beschwerden nicht schaffen, und er wisse auch nicht, warum er jetzt auch noch kochen lernen solle, das, was er wisse, reiche ihm. Als er sich nach mehreren Versuchen doch auf die Gruppe einlassen konnte, zeigten sich bald positive Effekte. So schaffte er es bald, selbstständig Arbeitsgänge zu übernehmen, nachdem er anfänglich zu jedem Handgriff angeleitet und animiert werden musste. Er konnte auch nach einigen Wochen Beziehungen zu anderen Gruppenmitgliedern aufnehmen und zulassen; besonders festigte sich in dieser Zeit eine Beziehung zu einer Mitpatientin. Nach ca. 4 Wochen zeigte er deutlich Freude an der Gruppenaktivität, indem er sich an Scherzen und Albereien beteiligte."

4. Beispiel – Beispiel von einer Akutstation[2]
„Regelmäßige Zusammenkünfte, bei denen den Patienten die Gelegenheit gegeben wird, die Probleme des Zusammenlebens auf der Station zu lösen, sind das wichtigste Mittel der Sozialtherapie. Die Stationsversammlung betrifft Lernsituationen des Alltags und ist Angelegenheit der Pflegekräfte.
Inwieweit die Ziele der Stationsversammlung erreicht werden können, hängt vom Pflegeverständnis und vom Gesamtkonzept der Klinik bzw. Station ab. In Kliniken mit einer sehr hierarchischen und autoritären Struktur, wo Pflegekräfte nur auf Anordnung handeln und an Entscheidungsprozessen kaum beteiligt sind, wird es sehr schwer sein, den Patienten Verantwortung zu übertragen.
Wie sehr sich Patienten verantwortlich fühlen und wie stark ihr Engagement sein kann, möchte ich ... an einem Beispiel unserer Station aufzeigen:
In einem Aufenthaltsraum steht ein Aquarium, das von der Verwaltung finanziert und von einem Kollegen eingerichtet wurde. Erfahrungen einer Nachbarstation, deren Aquarium meist durch zuviel Futtergabe und zu wenig Pflege stark verschmutzt ist, führten bei uns zu der Entscheidung, dass die Versorgung der Fische in unseren Händen liegen muss. So wurden die Nachtwachen mit dem Füttern betraut und Kollegen, die selber ein Aquarium besitzen, mit der Pflege.
Eines Tages war das Wasser trüb, etliche tote Fische schwammen an der Oberfläche, und einige Pflanzen gingen ein. In der Versammlung beschwerten sich die Patienten, dass wir uns nicht sofort um die Beseitigung des Defektes gekümmert hatten, und sie nicht zusehen wollten, dass alles kaputt ging.
Sie erreichten, dass wir sofort mit dem Kollegen sprachen, der das Aquarium eingerichtet hatte und dass er eine neue Pumpe besorgte. Sie sammelten Geld, um auch sofort die eingegangenen Fische und Pflanzen ersetzen zu können.
Seither wird von den Patienten auf jede Veränderung geachtet, viel mehr als von den Mitarbeitern."

---

1 Eichert, M.: Die Gruppenarbeit in der psychiatrischen Pflege am Beispiel der Kochgruppe. Examensarbeit der Weiterbildung Krankenpflege in der Psychiatrie 1995–1997 am Bildungszentrum Essen, S. 17

2 Felgner, E.: Die Stationsversammlung als Alltagsschule. Examenarbeit der Weiterbildung Krankenpflege in der Psychiatrie 1985–87 am Bildungszentrum Essen. In: Krankenpflege, Heft 10, 1987, S. 395–396

2 h 5.2 Die Stationsversammlung

10 Einstieg in das Thema (10')

Gemäß unserem eher praktisch orientierten Selbsterfahrungsansatz im Unterricht machen wir den Übungsteil (pÜ) zuerst und zum Schluss die Theorie. L

Frage(n): Was verbinden Sie mit „Stationsversammlung“? Was wird besprochen, wer nimmt daran teil? T

30 Inhalte und Ablauf (30')

Es gibt viele Bezeichnungen für Besprechungen, die den Charakter einer Stationsversammlung haben, z. B. Morgenrunde, Stationsparlament, Plenum. Um herauszufinden, was wirklich in der Gruppe gemacht wird, ist die Frage nach der Zielsetzung bzw. den Inhalten angebracht. L

Definition: Die Stationsversammlung ist eine Gruppenveranstaltung, in der jeder die Möglichkeit hat, Probleme des Alltags in der Psychiatrie anzusprechen. Es nehmen alle Klienten des betreffenden Pflegebereichs und die Dienst habenden Pflegekräfte daran teil, andere Mitarbeiter nach Absprache.

Frage(n):

Was meinen Sie, welche Zielsetzung ist mit der Stationsversammlung verbunden? Was läuft inhaltlich, was wird besprochen? Was wird nicht besprochen, was gehört nicht in unsere Stationsversammlung? T

L. stellt die Ziele und Inhalte der Stationsversammlung vor. L

Ziele der Stationsversammlung:

Besprechung des gemeinsamen Lebens auf der Station. Austausch aller wichtigen Informationen bezüglich des Zusammenlebens auf der Station. Planung gemeinsamer Aktivitäten. Eigene Ideen, Wünsche und Kritik in eine Gruppe einbringen. Wünsche und Anregungen anderer ernst nehmen. Sich mit anderen auseinandersetzen bzw. auf sie eingehen. Regeln bezüglich des Zusammenlebens mitbestimmen.

(s. auch Informationsblatt A)[1]

40 Praktische Übung zur Stationsversammlung

Aufgabe: (5')

T. sollen eine Stationsversammlung üben. Die Teilnehmergruppe stellt die Station mit den Mitarbeitern und den Klienten dar. Die Stühle werden im Kreis ohne Tische aufgestellt (L. kann das auch vorher schon gemacht haben). L pÜ P

Es werden verschiedene Protagonisten gewählt. Eine Leitung der Stationsversammlung und deren Vertretung. Mehrere Klientenrollen, z. B. der niedergeschlagene Mensch, der wahnhafte Mensch, der nicht orientierte Mensch o. Ä. L. kann auch mitmachen, aber nicht als Leitung.

---

1 Erarbeitet von einer Projektgruppe der Weiterbildung Krankenpflege für Psychiatrie am Bildungszentrum Essen unter Leitung von L. Felgner

	Bei der Stationsversammlung kann es sich z. B. um eine Montagsbesprechung mit den Klienten handeln, in der eine kurze Wochenendnachbesprechung stattfindet und die Dienste für die kommende Woche besprochen werden sollen. Fragen der T. bezüglich Ablauf werden geklärt. Die Gruppenleitungen erhalten jetzt kurze Zeit, sich abzusprechen. **Durchführung der Stationsversammlung (15').** (Auf der Station reicht die Zeit wohl kaum aus.) **Auswertung: (10')** **Frage(n):** Wie haben Sie sich als Leitung gefühlt? Wie war für Sie die Klientenrolle? (Anm.: Jeden einzelnen T. ansprechen) Was war gut? Was war weniger gut? Was ist verbesserungsbedürftig? (Anm.: Z. B. bezüglich Leitung, Inhalten, Ablauf, Umfeld, Störungen u. a. m.). **Information und spezielle Fragen zur Stationsversammlung (10')** L verteilt das Informationsblatt A. T. lesen es unter den **Frage(n):** Welche Unterschiede gibt es zu der Stationsversammlung bei Ihnen? Was sagen Sie zu dem vorgestellten Ablauf? **Auswertung:** L. bespricht den Artikel unter obigen Fragen.	L L/A T1 T
10	L. stellt **sieben goldene Regeln für die Stationsversammlung**[1] vor: • Festgelegte Zeit und festgelegter Ort • Regelmäßig und fest im Wochenplan integriert • Gesprächsleiter • Grundinhalt klar vorgegeben • Regelmäßige Pflichtteilnahme von Patienten und Pflegepersonal • Gewährleistung von Flexibilität • Sitzordnung zur Unterstützung der Gruppendynamik **Noch offene Fragen zur Stationsversammlung** werden besprochen.	L T T
	L. kann noch eine Unterrichtseinheit über Leitung von Gruppen anschließen s. Arbeitsblatt B. Wir haben hier keine Zeit festgelegt.	B
	Weitere Themen: Schweigen in der Gruppe und dessen Bedeutung. Sozialtraining. Pflegezielegruppe. Neigungsgruppe. Entspannungsgruppe u. a. m.	
	PA/pÜ: Reflexion der Stationsversammlung im Arbeitsbereich oder dem Praxiseinsatz unter den erlernten Kriterien. Durchführung einer Stationsversammlung in der Praxis mit Reflexion.	

1 Erarbeitet von einer Projektgruppe der Weiterbildung Krankenpflege für Psychiatrie am Bildungszentrum Essen unter Leitung von L. Felgner

A Informationen über die Stationsversammlung

Die Stationsversammlung spiegelt das pflegerische Leitbild einer Station. Wenn auf einer Station gemeinschaftsorientiert gearbeitet wird, und die sozialen Kontakte der Klienten und der Mitarbeiter für die Entwicklung bestimmter Persönlichkeitsanteile genutzt werden, dann ist die Stationsversammlung eine der wichtigsten Veranstaltungen. Somit ist sie auch eine der schwierigsten und größten Gruppenangebote im Pflegebereich überhaupt.

These: An einer guten Stationsversammlung nehmen alle Klienten und diensthabenden Pflegekräfte teil.
Ich erinnere an die vorher beschriebene Bedeutung der Stationsversammlung:

Das heißt: **In der Stationsversammlung geht es nicht um Krankheit oder Gesundheit.** Der Klient, der von der Stationsversammlung ausgeschlossen wird, wird gleichzeitig vom Gemeinschaftsleben ausgeschlossen.
Welche Fähigkeiten braucht der Klient zur Teilnahme?
Die Frage nach den Fähigkeiten ist im Grunde genommen eine Fangfrage.
Eine Versammlung mit einer so großen Teilnehmerzahl ist für einen neuen Klienten oder einen neuen Mitarbeiter auf der Station häufig ungewohnt.
Dass kaum jemand von vornherein begeistert teilnimmt, ist die Regel.
Folgende Fragen bewegen viele vorher, und das nicht nur die Klienten, sondern auch neue Mitarbeiter: Was passiert da? Werde ich bloßgestellt? Was soll ich da sagen?

Umgang mit Ängsten und Vorbehalten gegenüber der Stationsversammlung:
1. Die Klienten müssen über Sinn und Zweck der Stationsversammlung aufgeklärt werden. Viele werden von sich aus an der Versammlung teilnehmen.
2. Bei Klienten, die Vorbehalte oder Ängste haben, hat die Pflege zum Ziel, diese Vorbehalte der Klienten ernst zu nehmen und in die Pflegeplanung aufzunehmen unter der Frage, welche Probleme hat Frau Müller oder Herr Meier, an der Stationsversammlung teilzunehmen, und wie kann ihnen die Teilnahme ermöglicht werden?
3. Wenn ein Klient äußert, dass ihm die Stationsversammlung nichts bringt, weil dort nur unwichtige Sachen besprochen werden und wirkliche Kritik nicht angebracht werden kann: Hier kann der Klient ermutigt werden, das in der Stationsversammlung vorzubringen. Jeder Mitarbeiter sollte aber die Frage stellen: Wenn ich Klient wäre, würde ich das ähnlich sehen und vielleicht genauso argumentieren, und wenn ja, warum?

In diesem Sinne ist die Teilnahme aller dann auch verpflichtend. Auch wenn ein Klient nur dabeisitzt, ohne etwas zu sagen, ist das für ihn u. U. eine Leistung. Manche Kollegen und Kolleginnen tun sich schwer damit, dass ein Angebot verpflichtend ist, schauen aber jeden Tag darauf, dass alle ihre Medikamente einnehmen.
Aus diesem Grund müssen erstens die Ziele einer Stationsversammlung klar sein und muss sie eine sinnvolle und gut durchdachte Struktur zur Durchführung haben.

Natürlich kann es Klienten geben, die aufgrund ihrer Erkrankung noch nicht an der Stationsversammlung teilnehmen können. Wenn es ihnen erlaubt ist, der Stationsversammlung fernzubleiben, dann sollte die Teilnahme aber Ziel in der Pflegeplanung sein.
Eine Fachkrankenschwester für psychiatrische Pflege schreibt über den Ablauf einer Stationsversammlung:
„Die Stationsversammlungen finden viermal in der Woche (montags, mittwochs, freitags und samstags) statt und dauern 45 Minuten. Es nehmen nach Möglichkeit alle Patienten der Station teil. Brauchen einzelne Patienten noch sehr viel Schonung und Ruhe, wird mit ihnen die Nicht-Teilnahme besprochen, und sie wird den anderen dann in der Versammlung mitgeteilt. Das kommt vor bei akut psychotischen Patienten und bei sehr unruhigen Kranken, die die Gruppensituation noch nicht aushalten können. Von seiten der Mitarbeiter sind an den Samstagen nur die diensthabenden Pflegekräfte dabei, an den übrigen Tagen außerdem die beiden Stationsärzte, montags noch die Beschäftigungstherapeutin und freitags der Krankenhauspastor. Die Stationsversammlung wird von einem Patienten jeweils für eine Woche geleitet. Er ist nur für den organisatorischen Ablauf verantwortlich und muss nicht dafür sorgen, dass ein

Gespräch in Gang kommt. Er eröffnet die Versammlung und begrüßt alle Anwesenden. Auffallend ist, dass, seit die Leitung bei den Patienten liegt, jeweils bei der Eröffnung Wochentag und das Datum angesagt werden. Dann wird festgestellt, ob alle da sind, noch fehlende Patienten werden von einem Gruppenmitglied geholt".[1]

B Gruppenleitung als qualifizierte Tätigkeit[2]

Dass auch die Arbeit im Vorfeld der Gruppensitzungen wichtig ist, schildert eine Fachkrankenschwester über eine Patientin:
Frau H. ist 28 Jahre alt und befindet sich zum 5. Mal in stationärer psychiatrischer Behandlung. Anfangs nahm sie an den Therapien teil, ohne sich zu beklagen. Doch dann änderte sich ihr Verhalten schlagartig. Als sie aufgefordert wurde, zur Stationsversammlung zu kommen, wurde Frau H. laut und schimpfte. Sie meinte, alles schon zu kennen und keine Lust zu haben, da es ihr doch nichts bringe, außerdem würden sie die Mitarbeiter nerven mit ihren ständigen Aufforderungen.
Im Fall von Frau H. ist aus den vergangenen Klinikaufenthalten bekannt, dass sie viel positive Bestätigung von uns braucht. Erhält sie diese nicht, zieht sie sich zurück und verweigert die weitere Mitarbeit. In einem gemeinsamen Gespräch wurde Frau H. mitgeteilt, wie wichtig für sie die Teilnahme an der Stationsversammlung ist, so dass sie das nachvollziehen konnte. An der nächsten Sitzung nahm sie wieder teil.

Über die Vorgehensweise generell sagt die Fachkrankenschwester: Die Mitarbeiter werden informiert, wenn Patienten aufgrund einer Verschlechterung des Krankheitsbildes nicht an Gruppen teilnehmen können. In der Gruppenvisite findet eine Reflexion der Teilnahme an Gruppen statt. Die Patienten haben hier die Möglichkeit, uns mitzuteilen, wie sie mit den Gruppenangeboten zurechtkommen. Dabei kann auch auf Über- und Unterforderung eingegangen werden. Dementsprechend wird der Plan für die nächste Woche erstellt.

Das Beispiel macht vielleicht deutlich, wie anspruchsvoll die Leitung einer Stationsversammlung ist. Für andere Gruppen benötigt man evtl. besondere fachliche Kenntnisse, wie z. B. Kenntnis vom Kochen in der Kochgruppe, Kenntnisse vom Spielen in der Spielegruppe u. a. m.
Die Leitung einer psychiatrischen Pflegegruppe setzt Kenntnis über die einzelnen Patienten voraus. Jeder Lehrer lernt, sich auf seine Klasse vorzubereiten, indem er sich mit der Biografie und den Vorerfahrungen seiner Schüler auseinandersetzt. Genauso muss sich jeder Gruppenleiter in der Psychiatrie mit den Bedingungen der Gruppe und der einzelnen Patienten befassen. Diese Bedingungen sind prozesshaft, d. h. sie unterliegen einer ständigen Entwicklung.

Die am wenigsten geeignete Methode zum Erlernen der Gruppenleitung ist das sogen. „Stoßen ins kalte Wasser".
Die Leitung durch einen Auszubildenden ist für diesen möglicherweise ein Schock, der ihn auf Dauer vor der Leitung zurückschrecken lässt. Wenn es kein Schock ist, so überschätzt er möglicherweise sich und seine Fähigkeiten.
Also: Erst einmal dabei sein unter einer erfahrenen Leitung, wie Sie das sicher von der Anleitung her kennen, mit Vorbesprechung und Nachbesprechung, und anschließend evtl. die Coleitung mit einem erfahrenen Gruppenleiter und in der Weiterbildung evtl. später die Leitung mit einem erfahrenen Coleiter übernehmen.

1 Felgner, E.: Die Stationsversammlung als Alltagsschule. In: Krankenpflege, Heft 10/1987, S. 394
2 Auszug aus einem Vortrag von L. Felgner: Pflege-therapeutische Gruppen in der Psychiatrie/Gerontopsychiatrie (unveröffentlicht) anlässlich einer Tagung am 5.10.2001 in den Kliniken der Universität München

6 Herausfordernde Verhaltensweisen

6.1 Aggressionen

4 h 6.1.1 Grundlagen

20 Einstimmung auf das Thema:

L. kann einen kurzen Filmausschnitt aus dem Fernsehen zeigen (Tagesschau, Sportveranstaltung oder Dokumentationen zum Thema) oder Beispiele aus der Tageszeitung oder Literatur o. Ä. einbringen. L! T

55 Selbstreflexion und Definition:

Eigene Erfahrungen mit Aggressionen in Kindheit, Jugend und heute. L

Aufgabe: (30')

L. verteilt das Arbeitsblatt A. T. sollen sich **zu zweit** zusammentun und überlegen, wie sie früher Ärger und Wut ausgedrückt haben, wie die Umwelt darauf reagiert hat und wie es heute ist. A T2

Auswertung: (10') L. bespricht die Fragen und die Antworten mit T. (L. spricht niemanden direkt auf eine bestimmte Frage an!).

Frage(n): Haben Sie Veränderungen in Ihrem Verhalten gegenüber früher festgestellt? Welche? T

Definition: (15')

L. stellt die Definition im Arbeitsblatt B vor und diskutiert sie unter den L/B

Frage(n): Ist die Definition für die Psychiatrie geeignet, und was bedeutet sie für die psychiatrische Pflege? T

30 Aggressionen in der Gesellschaft am Beispiel eines Filmausschnitts (30')

(Es gibt verschiedene Filme, die Aggressionen in der Gesellschaft zeigen, z. B. bei Fußballspielen, kriegerischen Auseinandersetzungen o. Ä. Ziel soll sein, zu verdeutlichen, dass Aggressionen keine Erfindung der Psychiatrie sind. Aggressionen sind zum einen notwendig als Schutzreaktion, zum anderen sind sie Erscheinungen, die in der Gesellschaft jeden Tag vorkommen und zwischen Völkern zu Mord und Totschlag führen.) L!

75 Aggressionen in der psychiatrischen Pflege anhand vorgegebener Beispiele

Einstieg (10')

Diskussion zur Frage: Ist Pflege eine höhere Form von Gewalt? T

Aufgabe: (5')

T. sollen anhand von Beispielen reflektieren, was sich kommunikativ zwischen den beteiligten Personen abspielt. Sie sollen versuchen, sich in die Lage der beteiligten Personen zu versetzen und überlegen, wie sie mit der Situation umgehen würden. L

Es werden 4 Gruppen gebildet. Jede Gruppe erhält das Arbeitsblatt C (s. dort) C
und eine der unten aufgeführten Situationen je nach Arbeitsbereich. T. sollen eine G4
szenischen Darstellung im Plenum präsentieren. Man kann auch themengleiche Gruppenarbeit machen (alle bearbeiten dann alle Situationen und stellen eine Situation vor. T. benötigen dann mehr Zeit.)

Situation 1

Herr Spengemann ist seit 5 Tagen auf der offenen Aufnahmestation. Er war vorher zwei Wochen mit PsychKG auf der geschlossenen Station untergebracht. Herr Spengemann schläft nachts kaum. Nach 23.00 Uhr, eine Zeit, wo Nachtruhe eingehalten werden soll, hat er das Radio laut an und stellt seine Möbel um. Als die Nachtschwester ihn auf das Einhalten der Nachtruhe aufmerksam macht, beschimpft er sie und droht ihr Schläge an.

Situation 2

Frau Beßmann ist auf der Station unauffällig und passt sich dem Ablauf an. Eines Tages kommen zwei Arbeitskolleginnen, um sie zu besuchen. Sie treffen Frau Beßmann aber nicht an, weil sie sich versteckt hat. Die beiden Besucherinnen sprechen mit dem Krankenpfleger Herrn Trepitz und bitten ihn, Grüße auszurichten. Als die Besucherinnen gegangen sind, kommt Frau Beßmann auf Herrn Trepitz losgestürmt und schreit: „ Sie also auch. Das hätte ich nicht gedacht!“ Sie wird immer erregter.

Situation 3

Herr Siepenkötter ist 14 Tage auf der Station und hat wenig Kontakt mit den Menschen auf der Station gefunden Er zieht sich eher zurück. Heute spricht er mit Frau Lammerz, einer 32-jährigen Frau, die vor 5 Tagen zur Aufnahme kam. Das Gespräch wird immer lauter. Plötzlich gibt es einen lauten Knall. Herr Siepenkötter hat eine Vase an die Wand geworfen.

Situation 4

Frau Haede hat gerade ein Gespräch mit dem Arzt geführt, der die Station wieder verlassen hat. Sie ist erregt und läuft unruhig über die Station, indem sie ständig laut ruft: „Ich will hier raus, ich will hier raus.“

Durchführung: (30')

Auswertung: (30') P

Vorstellen und Diskussion der Ergebnisse

4 h

6.1.2 Aggressionstheorien

40 **Einleitung**

Es gibt zahllose **Theorien über die Entstehung von Aggressionen**, Herr Hanke L
fasst sie verständlich und treffend in seiner Examensarbeit zusammen.

L. verteilt das Skript D. T. lesen es unter der Frage durch: Welche Definitionen D
von Aggressionen sind für die psychiatrische Pflege hilfreich? T1

Auswertung:

Auf der Grundlage der Fragestellung (Anm. Auswertungshilfe für L.: Die Erkennt- T
nis der Zusammenhänge ist hilfreich, um das Verhalten von Menschen zu verstehen. Für die Pflege und den Umgang mit Klienten ist der Ansatz wichtig, dass man den angemessenen Umgang mit Aggressionen lernen kann. Das betrifft die Mitarbeiter genauso wie die Klienten).

75 Aggressionssignale

Einleitung (5')
Wer kennt nicht den Ausdruck, „da habe ich ‚rot' gesehen", ‚das hat mich auf die Palme gebracht'. (Hier können auch noch mehr „Sprüche" gesammelt werden). [L]
Die innere Verfassung spiegelt sich im Ausdruck des Menschen selbst und im Verhalten wider.
Das Milieu spiegelt manchmal auch ein Bild von Aggression. Dazu gehört in der Psychiatrie ein hoher Lärmpegel genauso wie Betten mit Bettlägerigen auf dem Flur oder das im Nebenzimmer für eine mögliche Fixierung vorbereitete Bett.

Aufgabe: (5')
T. bilden **vier Gruppen** [G4]
T sollen aufgrund ihrer Erfahrung reflektieren, woran sie **erkennen, dass ein Klient oder ein Mitarbeiter persönlich „nicht gut drauf ist"**, d. h. innerlich angespannt, angriffslustig und aggressiv. Sie sollen an Menschen, die sie kennen gelernt haben, Hinweise überlegen in Bezug auf:
a) Mimik, Gestik, Körpersprache
b) Sprechweise, Verhalten
c) Ihre eigenen Gefühle.
2. Sie sollen aufgrund ihrer Kenntnis von Arbeitsbereichen in der Psychiatrie, z. B. Stationen, überlegen, **welche Signale auf eine hohes Aggressionspotential hinweisen** in Bezug auf:
a) Umfeld
b) räumliche Gegebenheiten
c) Atmosphäre

Durchführung: (30') [P]
Je zwei Gruppen erhalten Aufgabe 1 bzw. 2.

Auswertung: (35')
Vorstellung und Diskussion der Ergebnisse

65 Aggressionen in der psychiatrischen Pflege anhand selbst erlebter Vorfälle

Aufgabe: (45')
T. sollen in Partnerarbeit Situationen analysieren, bei denen sie einer Aggression ausgesetzt waren. L. verteilt dazu das Arbeitsblatt E. [L/E T2]

Auswertung: (20')
(Anm. für L.: Bei der Auswertung soll nicht jedes Paar stringend abgefragt werden. T. sollen nur das berichten, was sie möchten. Gerade was Notsituationen anbelangt, haben T. oft private Erfahrungen, die sie der Gruppe nicht preisgeben möchten. Berufliche Notsituationen sollten als Modellbeispiele aber möglichst differenziert hinterfragt werden). [T]

3 h 6.1.3 Aggressionsreduzierung

55 **Intrapersonelle Aggressionsreduzierung**

Aufgabe: (35')
Um Aggressionen zu verstehen, ist es wichtig, in sich hineinzuschauen. Diese intrapersonelle Sicht hilft, die eigenen Verhaltensweisen zu verstehen. Das Wissen dar- [L]

über, dass z. B. private Probleme, Überbelastung, aber auch Bequemlichkeit Aggressionen fördern können, ist schon eine Art Prophylaxe.

T. sollen **zu zweit** folgende **Fragen** besprechen: T2

1. Habe ich Angst vor Aggressionen? Inwieweit kann ich aggressives Verhalten ertragen? Wie beschreibe ich aggressives Verhalten? Gehe ich auf die Angst der Klienten ein? Bin ehrlich zu Klienten? Verstehe ich aggressives Verhalten von Klienten, und akzeptiere ich es?
2. Was kann bei mir aggressives Verhalten begünstigen? Was kann ich dagegen tun? Wie lenke ich mich ab?

Auswertung: (20')

Anhand der Fragen, soweit T. bereit sind, dazu Stellung zu beziehen. T

80 Aggressionsreduzierung durch Verbesserung des Kontakts, des Milieus und der Struktur

Aufgabe: (5')

T. sollen herausfinden, wodurch Aggressionen entstehen können. Sie sollen aufgrund ihrer eigenen Erfahrung Gedanken entwickeln, wie Aggressionen vermindert werden können in Bezug auf: L

1. **Interpersonelle Aggression** (z. B. Vorurteile, Missverständnisse, Ablehnung)
   - Wie können im Kontakt mit dem Klienten Aggressionen entstehen?
   - Wie kann ich durch mein Verhalten und meine Art der Kommunikation und meine Art des Umgangs mit dem Klienten Aggressionen vermeiden bzw. reduzieren?
2. **Räumliche und umgebungsbedingte Aggressionen** (z. B. enge Räume, wenig Bewegungs- und Rückzugsmöglichkeit)
   - Was fördert die Entstehung von Aggressionen in Bezug auf das Stationsmilieu?
   - Wie geschlossen ist die Aufnahmestation?
   - Wie offen ist die offene Station?
   - Wie sollten die äußeren Bedingungen für weniger Gewalt beschaffen sein (Station, Umfeld)?
3. **Strukturelle Aggressionen** (z. B. starre Regeln, keine Mitbestimmung, Verwahrpsychiatrie)
   - Was fördert Aggressionen bezüglich Regeln und Anordnungen und Strukturen der Psychiatrie?
   - Wie können diese Aggressionen reduziert werden?
   - Was kann ich dazu beitragen?

Es wird zu jedem Thema eine Gruppe gebildet (= 3 Gruppen). G3

Durchführung: (40')

Auswertung: (35')

Die Gruppen stellen ihre Ergebnisse vor, die anschließend diskutiert werden. P

PA/pÜ: Umgang der Menschen untereinander in kritischen Situationen beobachten. Ist jmd. aggressiv oder reagiert er aggressiv? In welcher Form? Warum? Wie reagieren die anderen Menschen? Gibt es Vermittler? Wie löst sich der Konflikt?

A Aggressionen persönlich – Erfahrungen mit Aggressionen

Bitte besprechen Sie folgende Fragen in der Gruppe und tauschen Sie Ihre Erfahrungen aus: Wo gibt es Gemeinsamkeiten, wo Unterschiede?

Wie war es früher bei mir?
- War es mir als Kind erlaubt, Wut und Aggressionen vor anderen zu äußern?
- Wie hat sich meine Wut nach außen hin gezeigt?
- Wie haben meine Eltern/Erziehungsberechtigten reagiert?
- Bin ich geschlagen oder anderweitig körperlich gezüchtigt worden?
- Habe ich andere Sanktionen erfahren (z. B. Einschließen, Ausgangssperre, Liebesentzug)?
- Wie hat die Umwelt reagiert?

Welche Erfahrung habe ich mit Wut und Aggressionen später in der Schule gemacht?
- Wie habe ich mich verhalten?
- Wie haben sich meine Mitschüler verhalten?

Wie war es später in Berufsausbildung und Beruf?
- Wie bin ich mit Ärger und Wut umgegangen?
- Wie sind meine Kolleginnen und Kollegen damit umgegangen?

Wie reagiere ich heutzutage, wenn ich mich ärgere?
- Beruflich
- Privat
- Kann ich mich an Beispiele erinnern?
- Wie äußere ich meine Wut?
- Äußere ich meine Wut eher in bestimmten Situationen oder bei bestimmten Menschen?
- Wie reagieren diese Menschen bzw. wie reagiert die Umwelt?
- Gibt es bei mir andere Verhaltensweisen, die Wut loszuwerden (z. B. abfällig über bestimmte Personen zu reden, andere ins Lächerliche ziehen, gar nichts sagen o. Ä.)?

Berichten Sie anschließend über die gemachten Erfahrungen im Plenum. Bedenken Sie dabei, dass Sie nur das vortragen müssen, was Sie bereit sind, von sich preiszugeben.

B Definitionen der Aggression[1]

Im allgemeinen Sprachgebrauch wird Aggression als etwas Negatives verstanden, als Folge von unangenehmen persönlichen Erfahrungen.
Im neuen Universal-Lexikon Band I, findet man unter dem Stichwort ‚Aggression' folgende Definition: ‚1. Völkerrecht … 2. In der Verhaltensforschung: Angriff gegen ein zumeist um Futter, ein Weibchen oder ein Gebiet rivalisierendes Individuum…'
Peters beschreibt in seinem ‚Wörterbuch der Psychiatrie und medizinischen Psychologie' die Aggression als ‚Angriffsverhalten hinsichtlich der dabei auftretenden Gedanken, Gefühle und Handlungen'.
Eine konkrete Definition finden wir bei Fürntratt. Sie stellt die Aggression dar, wie wir sie in Familie, Beruf und anderswo erleben:
‚Unter aggressiven Verhaltensweisen werden hier solche verstanden, die Individuen oder Sachen aktiv und zielgerichtet Schaden zufügen, sie schwächen oder in Angst versetzen.'
Die Ausführung von Fürntratt umfasst sowohl die Autoaggression, d. h. die gegen sich selbst gerichtete Aggression durch Selbstbeschädigung oder Suizidversuch, als auch die Fremdaggression gegen andere

1 Hanke, D.: Aggressives Verhalten von psychisch Kranken. Krankenpflegezeitschrift Ausgabe 1 1982, S. 14–15

Personen oder Sachen (Destruktion). Die Aggression als Einheit gibt es nicht, sie stellt sich uns als buntes Bild von der verbalen Aggression bis zur Aggression mit Tötungsabsicht dar.

C Arbeitsblatt Thema: Aggressionen

Bitte bearbeiten Sie in der Gruppe die folgende Aufgabe und stellen Sie die Ergebnisse anschließend im Plenum vor.

Ausgangsvoraussetzung:
Wer (destruktiv) aggressiv ist, hat nicht das komplette Repertoire für selbstsicheres und sozial bzw. pflegerisch angemessenes Verhalten zur Verfügung.

Bitte beurteilen Sie auf der Grundlage dieser Erkenntnis die folgende(n) Situation(en).
Ziehen Sie sich bitte nicht auf die natürlich immer richtige Aussage zurück: „Ich brauche mehr Informationen".

Ergänzen Sie die Fallbeispiele falls notwendig evtl. um Informationen von ähnlich gelagerten Situationen, die Sie kennen.

1. Analysieren Sie die Situation und beschreiben Sie sie so, wie Sie sie sehen und sie gefühlsmäßig bei Ihnen ankommt. Was empfinden die Beteiligten möglicherweise?
2. Machen Sie alternative Verhaltensvorschläge für die Vorgehensweise
   a) im Augenblick
   b) danach und
   c) in der Zukunft.

D Aggressionstheorien[1]

… „1.1 Psychoanalytische Triebtheorien

1.1.1 Freuds Triebtheorie

Für den Begründer der modernen Seelenforschung, Sigmund Freud, gibt es neben dem Erostrieb noch einen Todestrieb. Der Todestrieb versucht die Erfüllung des sog. Nirwana-Prinzips, d. h. die Tendenz des Organismus, Spannungen zu reduzieren bzw. einen Zustand der Spannungslosigkeit herbeizuführen. Durch die Energie des Eros wirkt der nun abgelenkte Todestrieb als Aggressionstrieb.
Der ursprünglich nach außen wirkende Aggressionstrieb wendet sich, bedingt durch die kulturelle Entwicklung und durch gesellschaftliche Normen, nun gegen das eigene Ich und wirkt dort krankmachend. Der Mensch hat nur noch die Wahl, sich selbst oder andere zu zerstören.
Die Triebtheorie Freuds erscheint rein spekulativ, Freud selbst hat sie einmal als ‚Mythologie' bezeichnet.

1.1.2 Triebtheorie nach Mitscherlich und nach Hacker

Alexander Mitscherlich vertritt zwar Freuds Theorie, legt sich aber nicht fest, ob der Aggressionstrieb ein abgelenkter Todestrieb sei. Zivilisiertes Verhalten erklärt er mit einer Triebmischung von Eros und Aggressionstrieb, wobei der Erosanteil der größere ist. Aggressives Verhalten entsteht hier durch ein verändertes Mischungsverhältnis der Triebe. Der Anteil der Aggressionstriebe sei zu groß. Aber auch Mitscherlich erkennt soziale Faktoren, da die lebensentscheidenden ersten Triebmischungen beim Kleinkind von der Liebeszuwendung der Mutter abhängen.
Der Psychoanalytiker Friedrich Hacker geht davon aus, dass der Mensch eine Menge ‚freier oder gebundener Aggression' in sich trägt. Die freie Aggression wird durch den menschlichen Charakter und das Gewissen sowie Normen, Gesetze und angepasstes Gruppenverhalten entschärft und kontrolliert. Die

1 Hanke, D.: Aggressives Verhalten von psychisch Kranken. In: Deutsche Krankenpflegezeitschrift Ausgabe 1 1982, S. 14–15

so im Menschen schlummernde, unterbewusste Aggression wird in bestimmten Situationen mobilisiert. Wird aus der Sicht des betroffenen Menschen Aggression notwendig oder erklärbar, z. B. durch Angst, Schmerz oder Alkohol, kann sie in Erscheinung treten.
Da für Mitscherlich und Hacker die Aggression als Trieb in irgendeiner Weise zum Ausdruck kommen muss, stellt sich für sie nur die Frage der Aggressionskanalisation.

1.1.3 Die ‚Dampfkesseltheorie' nach Konrad Lorenz
Für den Verhaltensforscher Konrad Lorenz ist der Aggressionstrieb eine Art erhaltender Trieb. Durch ihn wird in einer Gemeinschaft von Individuen selektiert, d. h. es wird das Überleben der Besten, die Brutpflege, die Bildung der Rangordnungen usw. gesichert. Nach Konrad Lorenz werden in unserem Organismus ständig aggressive Impulse angestaut, bis eine bestimmte individuelle Grenze erreicht ist. Dann kommt es zur Entladung durch aggressives Verhalten, wie in einem explodierenden Dampfkessel. Je größer der Aggressionsstau, desto kleiner kann der Anlass sein, der zur Entladung führt. Die Aggression entlädt sich nicht wegen der ‚Fliege an der Wand', sondern weil der spontane Trieb sich wieder einmal entladen muss. Da der zivilisierte Mensch unter einem permanenten Triebstau leidet, empfiehlt Konrad Lorenz kontrollierte Aggressionsentladung im Sport o. Ä.

1.2 Frustrations-Aggressions-Theorie
Im Jahre 1939 veröffentlichten fünf Wissenschaftler der amerikanischen Yale-Universität eine Arbeit mit der folgenden Grundthese: ‚Aggression ist immer eine Folge von Frustration. Frustration führt immer zu einer Form der Aggression'. Sie hatten bei Experimenten festgestellt, dass alle Versuchspersonen, die eine gestellte Problemlösung nicht finden konnten, zunehmend mit Ärger und Aggressionen reagierten.
Folgende drei Formen von Frustrationsursachen wurden festgestellt:
- Störung einer zielgerichteten Handlung
- Mangelzustände (Entbehrungen)
- Schädigende Reize

Die obengenannte These ist in den letzten Jahren noch modifiziert worden. Demnach können sich die Folgen einer Frustration verschieden darstellen, z. B. in Form von Selbstbetäubung durch Alkohol oder Drogen, als Regressionen oder eben als Aggressivität. Wie sich die durch Frustration entstandenen Aggressionen äußern, ist abhängig von der sozialen Umwelt, der momentanen Situation und der persönlichen Struktur.
Anhaltspunkte zur Aggressionsminderung liegen in der Minderung frustrierenden Situationen.

1.3 Aggressives Verhalten durch Lernen
Die lerntheoretische Auffassung ist im Vergleich zu anderen Theorien noch relativ jung. Ihr prominentester Vertreter ist Albert Bandura. Diese Theorie geht davon aus, dass aggressives Verhalten keiner eigenen Erklärung bedarf, sondern – wie soziales Verhalten – durch Lernen erworben wird. Dieses Lernen kann an einem Modell geschehen. Man sieht und hört aggressives Verhalten der Eltern, Lehrer, Vorgesetzten, Kollegen usw. Wir können aber auch durch Aggressionen erfolgreich sein, uns damit durchsetzen oder verteidigen. Wir lernen am Erfolg. Die Lerntheorie ist eng verwandt mit der Frustrations-Aggressions-Theorie. Ob also jemand auf eine Frustration tatsächlich mit Aggressionen reagiert, ist weitgehend vom Gelernten abhängig.

1.4 Zusammenfassung
Die auf einen Blick so grundverschiedenen Theorien der Aggression können sicher in ihrer Gesamtheit gemeinsam zu ihren Ursachen viel aussagen. Alle Aggressionstheorien sprechen der sozialen und familiären Umwelt des Menschen einen großen Einfluss auf dessen aggressives Verhalten zu. Die tieferen Ursachen von Aggression können sein: spontane triebhafte Impulse, Frustration oder erlerntes Verhalten. Somit kann durch Minderung verschiedener auslösender Momente bzw. aggressiver Reize aggressives Verhalten gemindert oder gar verhindert werden."

E Arbeitsblatt Aggressionen/Notsituationen

1. Bitte überlegen Sie mit Ihrem Partner/Ihrer Partnerin ein Beispiel, in dem es zu einer Aggression mit einem Patienten gekommen ist. Das kann eine verbale Beleidigung oder ein tätlicher Angriff sein.

2. Besprechen Sie nun bitte die Situation unter folgenden Fragestellungen:
   - Was war?
   - Wann war es?
   - Wo war es?
   - Wer war beteiligt?
   - Wie spielte es sich ab? (**Verboten** ist die Frage nach dem „Warum")

Bitte versuchen Sie sich auch auf die Gefühle in der Situation und danach zu besinnen.

3. Bitte überlegen Sie nun:
   - Was war hilfreich in der Situation?
   - Was war hilfreich danach?
   - Was war schwierig und eher wenig hilfreich?
   - Welche alternativen Umgehensweisen könnten in Zukunft als hilfreich ausprobiert werden?

4. Hatten Sie schon einmal Todesangst?
   - Haben Sie schon einmal versucht, jemandem in einer extremen lebensbedrohlichen Situation zu helfen?
   - Wie ist es in einer solchen Situation, wenn man etwas spontan macht und eigentlich nicht weiß, warum?
   - Kann man die richtige spontane Reaktion üben und lernen?

8 h	**6.2 Gewalt und Zwangsmaßnahmen in der Pflege**	
90	**6.2.1 Gewalt durch Pflegende per Auftrag** **Einleitung**[1] **Aufgabe:** (60') T. sollen eine **Collage anfertigen zur Frage:** Was fällt Ihnen bei Gewaltanwendung in der Psychiatrie ein? L. teilt **vier Gruppen** ein. **Auswertung:** (30') T. stellen die Collagen vor und erläutern sie.	L! G4 P/L
70	**Gewalt per Auftrag** L verteilt das Skript A. T. lesen es durch unter den **Fragestellungen**: Gehen Sie mit den Ausführungen konform? (**15'**) **Auswertung:** **Frage(n):** (30') Haben Sie einige der eingangs geschilderten Entwicklungen miterlebt? Wie waren Ihre ersten Erfahrungen bezüglich Gewalt in der Psychiatrie? Gibt es bei Ihnen auch Verschleierung von Zwang und Gewalt in der beschriebenen Form? Können Sie Beispiele dazu nennen? **Weitere Frage(n):** (25') Welchen Gesetzen widerspricht die Gewaltanwendung? Was rechtfertigt Gewaltanwendung, wann ist sie notwendig? Wer bestimmt, ob Gewalt angewendet wird? L. verteilt anschließend das Arbeitsblatt B und bespricht es. Die Fixierung ist eine ärztliche Anordnung. Sie muss schriftlich erfolgen und folgende Informationen enthalten: Name des Arztes, Name der fixierten Klienten, Grund für die Fixierung, Art der Fixierung, Fixierungsdauer. Bei Fixierungen ist eine ständige Beobachtung sicherzustellen (z. B. nach PsychKG/NRW vom 17.12.1999).	L/A T T L/B
45	**Zwei Beispiele von Fixierungen** **Aufgabe:** (15') L. verteilt die Beispiele C. T. sollen sie unter den **Fragen** durchlesen: Sind die Personen sorgsam und verantwortungsvoll mit dem Klienten umgegangen? Was war gut? Was war weniger gut? Was ist verbesserungsbedürftig? **Auswertung:** (20') anhand der Fragen. Weitere Auswertung: (10') L. verteilt das Arbeitblatt D und bespricht die Gesichtpunkte des Fachkrankenpflegers zu den erlebten Beispielen.	L/C T1 T L/D

1 L. hat T. vorher aufgefordert, alte Illustrierte mitzubringen. In jedem Fall sollte er auch welche mitbringen, damit genügend Material vorhanden ist. Weiteres Material: Für jede Gruppe ein großes Blatt, Scheren und Klebestifte. Natürlich gibt es auch andere Möglichkeiten der Darstellung, z. B. gemeinsam ein Bild malen o. Ä.

100	**Reflexion von Beispielen aus der praktischen Arbeit**	
	Zwei Aufgaben: (30')	
	Die Ausführung der Alltagsfähigkeiten ist durch eine Fixierung am weitesten eingeschränkt. Ziel jeder pflegerischen Maßnahme ist, dass die ATLs möglichst selbstständig ausgeführt werden. Das ist ein eklatanter Widerspruch.	L
	T. bilden vier Gruppen.	G4
	1. T. sollen an zwei Beispiele von Fixierungen von Klienten denken, die sie kennen gelernt haben. Welche ATLs sind eingeschränkt? T. sollen auf der Grundlage der ATLs überlegen, wie sie sorgsam und verantwortungsvoll mit dem Klienten umgehen können. Gibt es bei dem, was sie erlebt haben, nachträglich gesehen Verbesserungsmöglichkeiten?[1]	
	2. Ein Beispiel soll in Form einer praktischen Übung vorgestellt werden.[2]	
	Auswertung: (70')	
	Vortrag und Vorstellung der Beispiele und Reflexion im Plenum gemäß obigen Fragestellungen.	P
55	**Beziehungsgestaltung und Fixierung**	
	Einleitung (10')	
	Die Fixierung ist auch ein entscheidender Einschnitt in die Beziehungsgestaltung von pflegender Person und dem Klienten. Da es sich um einen Notfall handelt, ist dem Klienten in der Fixierung immer eine Sitzwache zu stellen. Es empfiehlt sich, eine Person damit zu betrauen, die nicht an der Fixierung beteiligt war, um eine bessere Kontaktaufnahme zu ermöglichen.	L
	Frage(n): Was meinen Sie, wie eine Fixierung auf den Klienten wirkt? Wie sieht er die Pflegenden und seine Bezugsperson?	T
	Äußerungen von Klienten: (25')	
	L. verteilt das Arbeitsblatt E. T. lesen es unter der Fragestellung: Decken sich die Aussagen der Klienten mit Ihren Vermutungen, wie Fixierungen auf Betroffene wirken?	L/E
	Auswertung:	
	Frage(n):	
	Gemäß Frage zu Arbeitsblatt E.	L
	Gibt es in den Äußerungen der Klienten Aspekte, die wir bisher noch nicht so genau angesprochen haben? Was sollten wir vielleicht noch bei Fixierungen berücksichtigen?	T
	Nachbesprechung mit dem Klienten[3] (20')	
	Eine Nachbesprechung/Reflexion mit dem Klienten sollte pflegerische Regel sein.	

1 L. sollte in den Gruppen darauf achten, dass ein Fallbeispiel genommen wird, das einem T. präsent ist, sonst werden die Ergebnisse recht allgemein und unverbindlich.
2 Die Übung der Fixierung als praktische Übung ist ohne Fixierungsgurt möglich.
3 Die Nachbesprechungen können auch in Form von praktischen Übungen bearbeitet werden.

	Frage(n): Gibt es bei Ihnen eine Nachbesprechung? Wie läuft sie ab? Was ist das Ziel der Nachbesprechung? Was sollte inhaltlich besprochen werden? In welchen Rahmen sollte die Nachbesprechung stattfinden? **Zwischen den Mitarbeitern** Eine Reflexion unter den Mitarbeitern sollte ebenso selbstverständlich sein. **Frage(n):** entsprechend wie vorher	L T
2 h	**6.2.2 Gewalt gegen Pflegende** **Bericht aus der Praxis** **Beispiel:** (15') L. verteilt den **Bericht über tätliche Angriffe auf Pflegepersonal** Arbeitsblatt F, den T. durchlesen unter den **Fragen:** Was geschah, wann, wie und wo? **Auswertung:** **Frage(n):** (10') Objektiver Bericht gemäß Fragestellung (Anm.: L. soll darauf achten, dass ein objektiver Bericht ohne Wertung oder Schuldzuweisung gegeben wird, und soll das auch so benennen). **Weitere Fragen:** (20') **Waren Sie schon einmal Ziel von Gewalt während Ihrer Arbeit?** Wie war die Situation beschaffen? Wie haben Sie reagiert? Wie haben die Kollegen reagiert? Was haben Sie daraus gelernt? **Schutzvorkehrungen** (45') L. bespricht Schutzmaßnahmen gegen Gewalt, z. B. Kenntnis über Telefonnummern, Fluchtwege, Notfallplan, Notfallpieper, Dienst zu zweit, Hilfe von Kollegen etc. Anschließend kann auch das Verhalten in anderen Notsituationen, z. B. im Brandfall o. Ä., bearbeitet werden.	L/F T1 T T L
	Weitere Themen: Gewalt von pflegenden Angehörigen zu Hause. Deeskalation. Persönliche Sicherheitstechniken und Abwehrgriffe. Alarmsysteme für den Notfall. Sicherheitskonzept der Klinik.	

A Gewalt versus Freiheit – ein Exkurs

Geschichte

In den vergangenen Jahrhunderten wurde die Absonderung psychisch Kranker als ein probates Mittel gesehen, sich vor psychisch kranken Mitmenschen zu schützen. In der Therapie gab es Ausgrenzung und teils körperliche Gewalt. Mechanische Mittel wurden eingesetzt, um die scheinbar nicht vorhandene Einsicht des psychisch Kranken zu erzwingen.

Später wurden psychiatrische Kliniken weitab von Städten auf der grünen Wiese gebaut. Obwohl psychische Erkrankungen in allen Bevölkerungsschichten und unabhängig von Bildung oder Reichtum auftreten, war das Prinzip „Erholung in der Abgeschiedenheit". Negativ interpretiert könnte man von einer modernen Form der Verbannung sprechen. Möglichst keiner sollte erfahren, dass ein Mensch psychisch entgleist (verrückt) ist.

Mit der Entwicklung der modernen Psychiatrie und nicht nur der Psychopharmaka hat sich die Einstellung in der Öffentlichkeit verändert. Eine Straßensammlung würde zwar für Erdbeben- und Flutopfer heute immer noch mehr Geld einbringen als für psychisch Kranke, aber seit der Enquête zur Lage der Psychiatrie 1972 ist das Prinzip der Gemeindenähe vorherrschend für die psychiatrische Behandlung. Psychiatrische Großkliniken wurden verkleinert, psychiatrische Abteilungen in Allgemeinkrankenhäusern und Übergangseinrichtungen für die wohnortnahe Behandlung sind entstanden, und die ambulante Pflege wurde ausgebaut.

Erfahrungen in der Psychiatrie

Auszubildende, die das erste Mal in eine Tagesklinik kommen, fragen sich aufgrund ihres ersten Eindrucks, warum diese Menschen überhaupt dort zur Behandlung sind. Bei näherer Betrachtung der Biografie und in Gesprächen werden dann die Einschränkungen bei den Alltagsfähigkeiten und die Störungen der Befindlichkeit deutlich. Es wird klar, dass die Tagesklinik ein Schonraum ist, in dem Probleme bearbeitet werden, Fähigkeiten gefördert und für Schwierigkeiten Lösungen gefunden werden können.

Auf der Akutstation möchten Auszubildende nun einmal einen wirklich „Verrückten" sehen. Oft werden sie auch dort enttäuscht. Viele der Klienten benehmen sich vielleicht etwas „komisch", aber es herrscht ein eher offenes Klima, in dem neue Möglichkeiten des Umgangs mit der Erkrankung angegangen werden und die Krankheitssymptome mit Medikamenten behandelt werden können.

Manchmal nehmen Auszubildende aber ein seltsam gespanntes und gereiztes Klima wahr. Dass psychische Erkrankungen oft dramatisch beginnen, können Auszubildende u. U. auch sehen. Dass es neu aufgenommene Klienten gibt, die keine oder nicht genügend Erfahrung mit ihrer Erkrankung haben und sich gegen die Behandlung zur Wehr setzen, erschreckt zunächst.

Der bisher nicht gelöste Widerspruch

Es entsteht ein Zwiespalt zwischen der freien Selbstbestimmung des Menschen und der (Für-)Sorge für den anderen. Diesen Zwiespalt kann man nicht auflösen, weil Freiheit und Zwang immer ein Widerspruch bleiben. Zwang ist das Gegenteil von Freiheit. Genauso wie es keine Gewalt gibt, die nicht mit Zwang und Unterwerfung verbunden ist, gibt es keinen humanen Fixierungsgurt. Manche Klienten müssen aber gegen ihren Willen daran gehindert werden, sich oder andere zu verletzen. In diesen seltenen Ausnahmesituationen ist Gewalt erforderlich. Das ist nicht nur ein irgendwie nebulöser Auftrag der Gesellschaft, sondern eine humanitäre Aufgabe, die auch ausdrücklich gesetzlich verankert ist.

Notwendigen Zwang als solchen zu erkennen und ihn nicht zu verschleiern, fällt psychiatrisch Tätigen aber immer noch schwer. So heißt das Isolierzimmer manchmal „time-out room" oder „weiches Zimmer" und die Isolierung des Patienten „Auszeit". Wenn das mit Gurten vorbereitete Bett für die mögliche Aufnahme eines akut Kranken schon im Nebenzimmer steht, ist die Schwelle der Anwendung von Zwangsmaßnahmen niedrig. Es kommt auch vor, dass Gewalt durch hohe Dosen von Medikamenten verschleiert wird. Seitenlange Dienstanweisungen über den Umgang mit Gewalt sind oft eher ein Zeichen von Hilflosigkeit der professionell Tätigen, manchmal sind sie den Stationsmitarbeitern nicht einmal bekannt.

Psychiatrisch Tätige müssen per Auftrag Gewalt ausüben. Weiterbildungsteilnehmer einer Perspektivenwerkstatt, die der Verfasser selbst durchgeführt hat, haben die zentrale Frage einmal treffend so formuliert:

Wie können wir eine psychiatrische Pflege gewährleisten, in der Gewalt vermieden wird und bei Fixierungen im Notfall sorgsam und verantwortungsbewusst mit dem Patienten umgegangen wird?

B Rechtliche Aspekte der Fixierung[1]

Grundrechte, Menschenrechte und Freiheitsrechte

Das Grundgesetz
Artikel 1 Die Menschenwürde
Artikel 2 Das Recht auf Selbstbestimmung, Handlungsfreiheit und die Freiheit der Person
Artikel 104 Recht bei Freiheitsentzug

Einschränkungen der Rechte
1. Straf- und zivilrechtliche Aspekte einer Fixierung
Haftungs- und strafrechtliche Folgen entstehen immer dann, wenn eine Fixierung *widerrechtlich* erfolgt. Widerrechtlich bedeutet, dass kein ausreichender *Rechtfertigungsgrund* für die Fixierung vorliegt. Die Rechtsgrundlage für die haftungs- und strafrechtlichen Folgen leitet sich ab aus:

- zivilrechtlichen Folgen gemäß Bürgerlichem Gesetzbuch (BGB): z. B. § 823 Schadensersatz, § 253 Abs. 2 (Schmerzensgeld)
- strafrechtlichen Folgen nach den §§ des Strafgesetzbuch (StGB): z. B. § 239 Freiheitsberaubung, § 223 Körperverletzung und § 240 Nötigung

2. Rechtfertigungsgründe
Als Rechtfertigungsgründe einer Fixierung im Krankenhaus können folgende Gründe vorliegen:

- Die Einwilligung des Patienten.
  Dabei ist entscheidend, dass der Betroffene die Folgen seiner Einwilligung erkennen kann. Bei Minderjährigen haben die gesetzlichen Vertreter, zumeist die Eltern als Erziehungsberechtigte, die Zustimmung zu geben. Bei Patienten, denen für den Aufgabenkreis Gesundheitsfürsorge eine Betreuung zugewiesen ist, muss zusätzlich der Betreuer seine Genehmigung erteilen. Bei regelmäßiger Anwendung oder längerer Dauer ist zusätzlich die Genehmigung des Vormundschaftsgerichts erforderlich (§ 1906 Abs. 4 BGB). Eine freiwillig erteilte Einwilligung in eine Fixierung kann jederzeit von dem Betroffenen widerrufen werden. Die Fortsetzung der Fixierung ist dann widerrechtlicht! Bei einer ggf. notwendigen Fortführung der Maßnahme muss eine (der) nachfolgende(n) rechtliche(n) Grundlage(n) vorliegen.
- Notwehr § 32 StGB, d. h. die unmittelbare Abwendung eines direkten Angriffs. Notwehr gibt das Recht, bei einem direkten tätlichen Angriff auf die eigene Person oder auf andere Personen den Angriff abzuwehren. Dies gilt aber nur so lange, wie der Angriff anhält.
- Notstand gemäß § 34 StGB
  a) Gefahr: Wahrscheinlichkeit eines Schadenseintritts auf Grund konkreter Umstände
  b) Gegenwärtig: Jede Gefahr, die unmittelbar bevorsteht. Eine Notstandsgefahr ist danach gegenwärtig, wenn sie jederzeit in einen Schaden umschlagen kann, sofern nicht sofort Abhilfe geschaffen wird.
  c) Nicht anders abwehrbar: Die Gefahr darf nur über Notstandshandlung abwendbar sein.
  d) Geeignetes Mittel: Das eingesetzte Mittel muss geeignet sein, die Gefahr abzuwehren.
  e) Mildestes Mittel: Es muss das am wenigsten beeinträchtigende Mittel zum Einsatz gelangen.
  f) Interessenabwägung: Das Schutzgut muss gegenüber dem Eingriffsgut wesentlich überwiegen.
- Gesetzliche Bevollmächtigung nach den Gesetzen zur Unterbringung mit den darin beschriebenen Sicherungsmaßnahmen: PsychKG, Maßregelvollzug und Strafprozessordnung.

---

1 Modifiziert nach: Die Fixierung eines Patienten unter Berücksichtigung der Aktivitäten des täglichen Lebens (ATLs). Examensarbeit der Fachweiterbildung für psychiatrische Pflege am IFW Marl-Sinsen, unveröffentlicht, S. 6–9, Name und Anschrift des Autors der Redaktion bekannt.

3. Das Gesetz über Hilfen und Schutzmaßnahmen bei psychischen Krankheiten (PsychKG/NRW)
Eine Fixierung kann nach § 20 PsychKG bei Patienten, die mit Unterbringungsbeschluss in der Psychiatrie untergebracht sind, durchgeführt werden. Im § 20 „Besondere Sicherungsmaßnahmen" werden die Voraussetzungen und Bedingungen für eine Fixierung aufgeführt.

1. Schwerwiegende Selbst- oder Fremdgefährdung
2. Nicht durch weniger einschneidende Maßnahmen abwendbar
3. Maßnahmen sind dem Betroffenen möglichst anzudrohen und zu begründen.
4. Anordnung durch einen Arzt[1]
5. Befristung und Aufhebung bei Entfall der Gefahr
6. Bei Fixierung ist eine ständige Beobachtung sicherzustellen
7. Anlass, Anordnung, Art, Umfang und Dauer der Fixierung sind zu dokumentieren
8. Information rechtlich relevanter Personen

(Anlage 2; Auszug aus dem Gesetzesblatt PsychKG]

C Beispiele von Fixierungen[2]

Ein Fachkrankenpfleger für psychiatrische Pflege beschreibt in seiner Examensarbeit zwei Beispiele von Fixierungen mittels Gurtsystem. Er setzt sich anschließend kritisch auf der Grundlage der Alltagsfähigkeiten und -bedürfnisse mit seinem Verhalten und dem der Kollegen auseinander.
Dass Pflegende in der realen Situation oft im Zwiespalt zwischen Anordnung des Arztes und teils berechtigten Wünschen der Klienten stehen, zeigt das folgende Beispiel.

Beispiel 1: Der psychotische Patient
Seit längerer Zeit hat Hr. K. im Heim seine Medikation nicht mehr eingenommen. Es kommt vermehrt zu Auseinandersetzungen mit seinen Mitpatienten und Personal im Heim, in deren Verlauf Hr. K. auch tätlich wird. Er äußert Vergiftungswahn, fühlt sich von Mitbewohnern und Personal verfolgt und bedroht. Aus Angst hat er sich darauf mit Messern bewaffnet. Er bedroht verbal und tätlich die Personen seiner Umgebung. Dies führt zu seiner Einweisung.
In der Aufnahmesituation bedroht er die Mitarbeiter verbal und tätlich. Der Arzt ordnet eine Fixierung an. Als sieben Pfleger zugegen sind, gehen wir gemeinsam zu Hr. K. in den Tagesraum. Hr. K. ist mittlerweile aufgestanden und hält eine Flasche in der Hand. Wir Pfleger stehen im Halbkreis um den Patienten herum. Ein Kollege von großer Körperstatur spricht Hr. K. an und fordert ihn auf, sich in sein Zimmer zu begeben. Hr. K. erkennt einen hinzugekommenen älteren Kollegen, Pfleger B., von seinen früheren Aufenthalten wieder und begrüßt ihn. Dem Kollegen gelingt es, Hr. M. im Kontakt zu erreichen und zu halten. Er übernimmt nun die Gesprächsführung. Hr. K. lässt in seiner drohenden Abwehrhaltung etwas nach, er stellt eine Glasflasche beiseite, hält sie nicht mehr schlagbereit. Hr. K. wird erneut aufgefordert, sich in sein Zimmer zu begeben. Ihm wird erklärt, dass Zwang angewendet wird, wenn er nicht freiwillig mitkommt. Zögerlich und unter Protest folgt der Patient der Aufforderung. Der ältere Kollege geht voran, je ein Pfleger an der Seite, die anderen folgen unmittelbar dahinter. Den Versuch einer flankierenden Pflegekraft, ihn am Arm zu halten, weist Hr. K. mit einer Abwehrbewegung und lautem Tonfall zurück. Wir begleitenden Pfleger bleiben abrupt stehen und bereiten uns vor einzugreifen. Pfleger B. beruhigt die Situation. Er hält zum Patienten Blickkontakt und sagt mit ruhiger Stimme zum Kollegen, dass Hr. K. allein gehen könne. Wir setzen unseren Weg fort.
Das Beobachtungszimmer liegt direkt neben dem Dienstzimmer und kann durch ein Sichtfenster in der Zwischenwand eingesehen werden. Das Bett ist in der Zwischenzeit von der Kollegin mit dem benötigten

1 „Bei Gefahr im Verzug" kann eine Fixierung vom Pflegepersonal selbstständig durchgeführt werden. Der Arzt muss unverzüglich unterrichtet werden und die Anordnung nachträglich, nach Augenscheinnahme, genehmigen oder ggf. die Fixierung aufheben.

2 Die Fixierung von Patienten unter Berücksichtigung der Aktivitäten des täglichen Lebens (ATLs). Examensarbeit der Fachweiterbildung für psychiatrische Pflege am IFW Marl-Sinsen, unveröffentlicht, S. 9–16, Name und Anschrift des Autors der Redaktion bekannt.

Fixierungsmaterial vorbereitet worden und steht in der Mitte des Raums. Alle Pflegekräfte im Schlafzimmer stehen am Fußteil des Bettes, dem Patienten zugewandt, blockieren somit die Zimmertür.
Auf die Aufforderung hin, sich umzuziehen und einen Schlafanzug anzuziehen, protestiert Hr. K. erneut. Er will sich nicht fixieren lassen und sich auch nicht vor allen ausziehen, aber B. erklärt ihm, dass es Sicherheitsvorschrift ist, um sicherzustellen, dass keine gefährlichen Gegenstände mit in die Fixierung kommen. Hr. M. wirkt unschlüssig. Der Pfleger, von großer und kräftiger Statur, erklärt Hr. K. mit deutlicher, lauter Stimme, dass, sollte er sich nicht selbstständig umkleiden, die Pflegekräfte dieses übernehmen werden. Die Anweisungen erfolgen knapp und präzise. Ihm wird keine Wahlmöglichkeit eingeräumt.
Ein Kollege und ich nehmen die Bekleidungsstücke, die der Patient auszieht, entgegen bzw. reichen ihm die Schlafanzugteile an. Als Hr. K. seine Rauchutensilien an sich nehmen will, wird ihm dieses nicht gestattet. Seine Wertsachen, Tabak und Feuerzeug sollen von dem Pfleger B. in Verwahrung genommen und später im Dienstzimmer eingeschlossen werden. Hr. K. protestiert erneut, stellt aber seinen Versuch, die Sachen zu behalten, ein, als mehrere Pfleger sich auf ihn zubewegen.
Hr. K. hat sich mittlerweile zu Bett gelegt. Je zwei Pflegekräfte an jeder Seite des Bettes legen die Fixierungsgurte und -manschetten an. Ein Pfleger steht am Kopfteil des Bettes, der andere am Fußteil. Die Fixierung verläuft kommentarlos. Da nur ein Magnetschlüssel vorhanden ist, zieht sich das Anlegen hin. Hr. K. ist in seinen Äußerungen leiser geworden, redet in Zimmerlautstärke, wirkt resigniert. Nachdem die Fixierung angelegt und überprüft wurde, kommt der Arzt hinzu und will eine Injektion verabreichen. Alle beteiligten Pflegekräfte sind noch im Zimmer anwesend. Hr. K. protestiert laut gegen die Spritze, bäumt sich in der Fixierung auf. Drei Pfleger halten den Fixierten in einer ruhigen Lage, bis der Arzt die Spritze gesetzt hat. Der Arzt und die stationsfremden Pfleger verlassen nun das Zimmer. Nur noch mein Kollege und ich sind jetzt anwesend. Hr. K. wird nach seinen Wünschen gefragt, ob er noch etwas zu trinken haben möchte, ob die Lagerung für ihn bequem ist und ob das Licht gelöscht werden soll. Er antwortet nicht, sondern schließt die Augen und dreht den Kopf zur Wand hin. Er wird informiert, dass er sich bei Bedarf durch Handzeichen und rufen melden kann. Dass sich nebenan im Dienstzimmer Personal aufhält, um ihn zu versorgen. Ein Außenfenster wird geöffnet und das Licht gedimmt, dann wird er allein gelassen.
Nach einer halben Stunde ruft und winkt Hr. K. mich zu sich. Er friert, da die Bettdecke verrutscht ist. Er verlangt zu rauchen. Diesem Wunsch gebe ich nicht statt und verweise auf die Stationsordnung, die Rauchen in den Schlafzimmern verbietet. Hr. K. ist ungehalten und schimpft. Er fragt weiter, wo seine Wertsachen verwahrt werden, wer morgen im Dienst ist und wann er aus der Fixierung gelöst werde. Ich erkläre ihm, dass die Fixierung bis zum Morgen angeordnet ist, die Entscheidung über die Aufhebung der Fixierung aber von seinem Verhalten abhängig gemacht werde. Weiterhin erhält er Auskunft über die Personalanwesenheit. Mit der Deponierung seiner Wertsachen im Dienstzimmer ist Hr. K. vorerst zufrieden, möchte diese aber nach Beendigung der Fixierung wieder selbst in Verwahrung nehmen. Ich biete ihm ein Getränk an und eine verschlossene Flasche Mineralwasser. Zum Trinken löse ich die Fixierung der rechten Hand und stütze leicht den Oberkörper. Die Flasche stelle ich außer Reichweite und befestige anschließend die Fixierung wieder. Er legt sich wieder zurück und schließt die Augen. In den folgenden Stunden liegt Hr. K. ruhig zu Bett und schläft.

Später macht er wieder durch Winken und Rufen auf sich aufmerksam. Er fordert aus der Fixierung gelöst zu werden, um auf die Toilette zu gehen. Er habe Schwierigkeiten, im Bett in eine Urinflasche auszuscheiden. Auf die Frage, wie er seine aktuelle Befindlichkeit einschätze, gibt er als Antwort, dass er sich bereits ruhiger fühle. Die Frage, ob er sich nach einem Toilettengang wieder freiwillig fixieren lasse, bejaht er. Er spricht mit ruhiger Stimme und hält den Blickkontakt. Das Zittern der Hände hat nachgelassen. Daraufhin wird Hr. K. aus der Fixierung gelöst und zur Toilette begleitet. Ich warte vor der Tür. Nach dem Austreten verlangt er dann seine Tabakwaren ausgehändigt zu bekommen. Hr. K. wird erklärt, dass Rauchen nicht abgesprochen ist. Sein drängendes Fordern, jetzt, nachdem er aus der Fixierung gelöst ist, wird in dieser Form als nicht akzeptabel zurückgewiesen. Hr. K. fängt darauf an zu debattieren, senkt aber nach Aufforderung und Hinweis auf die Nachtruhe seine Stimme auf Zimmerlautstärke. Da er seinen Wunsch schließlich annehmbar formuliert und als starker Raucher argumentiert, wird der Kompromiss geschlossen, dass Hr. K. erst eine Zigarette rauchen kann und dann in sein Zimmer zurückkehrt.
Zum Rauchen wird Hr. K. in den mittlerweile leeren Raucherraum begleitet. Auf Nachfragen antwortet er, sich momentan nicht bedroht zu fühlen. Zu einem weiterführenden Gespräch fühlt er sich durch die Medikation zu müde. Nachdem er aufgeraucht hat, kehrt er vereinbarungsgemäß in sein Zimmer zurück.

Er bedankt sich. Die Fixierung wird wieder angelegt. Anschließend wird die Beobachtung bis zum folgenden Morgen durch das Sichtfenster fortgeführt. Im weiteren Verlauf der Nacht schlief Hr. K. durchgehend. Die Fixierung wurde zum Frühstück aufgehoben (Anm. des Verfassers: gemäß der ärztlichen Anordnung).

Dass Klienten nachträglich gesehen die Fixierung als Schutz begreifen können, zeigt
Beispiel 2: Die sich selbst verletzende Patientin
Fr. L. wird nach einem entsprechenden Vorfall fixiert, als sie sich weigert, aus der Toilettenkabine herauszukommen und die Wunde versorgen zu lassen Sie will auch die Scherbe nicht abgeben und droht das Pflegepersonal damit zu verletzen. Sie wird von zwei Pflegern gleichzeitig gepackt, und die Scherbe wird ihr entwendet. Sie beginnt zu schimpfen, lässt sich auf den Boden fallen und will sich weitere Verletzungen zufügen. Nach Zuspruch und Erklärungen lässt sie sich aufhelfen und leicht widerstrebend auf ihr Zimmer bringen. Sie äußert: ‚Ihr könnt mich ja doch nicht daran hindern'. Das Bettzeug wird kontrolliert, da Fr. L. auch dort schon Gegenstände deponiert hatte. Das Angebot, eine Krankenschwester kommen zu lassen, hält sie nicht für notwendig. Sie zieht ihre Schlafbekleidung an und legt sich nieder. Sie bleibt ruhig zu Bett liegen, während eine Pflegekraft erst den Bauchgurt anlegt und dann die Hand- und Fußfesseln. Die Wunde wird versorgt und anschließend gut abgepolstert. Der korrekte Sitz der Manschetten [wird] überprüft. Fr. L. versucht, ihre Hände aus der Fixierung zu befreien, ihr Versuch misslingt. Nachdem sie keine tragbaren Wünsche mehr äußert, alle Sicherheitsmaßnahmen durchgeführt sind, bleibt sie allein im Beobachtungszimmer. Der Arzt vom Dienst wird informiert. Ihm ist die Patientin aus den Fallkonferenzen bekannt. Er bestätigt telefonisch die Anordnung und will sobald als möglich vorbeikommen und eine schriftliche Anordnung ausführen. Nach einer Stunde betrete ich leise, zu einer Kontrolle, das Zimmer. Fr. L. schreckt zusammen. Ich entschuldige mich, nicht angeklopft zu haben und erkläre mein Vorhaben. Ich prüfe den Sitz der Gurte, erkundige mich dabei nach ihrem Befinden. Fr. L. antwortet nur einsilbig mit leiser Stimme. Sie scheint geweint zu haben. Ich hole einen Stuhl und setze mich eine Armlänge entfernt zu ihr an das Kopfende. Auf weitere Nachfragen antwortet sie nicht. Wir sitzen bzw. liegen still und schweigen. Nach einer Weile erkläre ich ihr, dass ich ihren Wunsch, nicht zu reden, verstehen kann. Dass ich jetzt gehen werde, um noch andere Arbeiten zu erledigen, aber nicht, weil ich verärgert bin. Fr. L. fängt unvermutet an zu reden und bittet mich, bei ihr im Zimmer zu bleiben. Sie habe Angst allein, es gehen ihr so viele verschiedene Gedanken durch den Kopf. Im Gespräch wird der Verlauf des Tages, ihrer Befindlichkeit bis zur Fixierung besprochen Es ist ein Austausch über Befindlichkeit, Verhalten, Handeln und Motive. Fr. L. erklärt, warum sie so handelt, kann im weiteren Verlauf auch die Gründe für die Fixierungsmaßnahme nachvollziehen und dieser zustimmen. In diesem Moment spricht Fr. L. sehr offen und direkt über sich. Erstmals äußert sie auch eigene Versäumnisse. Fr. L. redet lange, über eine Stunde. Zum Schluss des Gesprächs spricht sie ruhiger und gelassener. Ich frage sie, ob die Fixierung noch weiter notwendig sei. Sie erklärt, dass die Fixierung ihr ein Gefühl der Sicherheit gebe und während der Nacht angelegt bleiben solle. Dann wünscht sie zu schlafen. Wir vereinbaren, dass ich die Beobachtung aus dem Dienstzimmer durch das Sichtfenster heraus fortführe. Sie ist damit einverstanden, möchte aber, dass ihre Zimmertür offen bleibt.

D Reflexion der Beispiele von Arbeitsblatt C

Beispiel 1
„Die Information über eine Fixierung muss durch den Arzt erfolgen, hier wurde der Patient durch das Personal informiert.
Die Umsetzung der biologischen ATLs Ernähren, Ruhen, Atmen und Ausscheiden ist im oben genannten Beispiel berücksichtigt worden.
Die Möglichkeit einer Fixierungsunterbrechung sollte vom Arzt bereits in der Fixierungsanordnung dokumentiert werden. Hier: Entfixierung zum Ausscheiden. Jede durchführende Pflegekraft muss prüfen, ob der Fixierungsgrund noch besteht. Eine Fixierung darf nicht aus eigenem Sicherheitsbedürfnis aufrechterhalten werden. Bei subjektiver eigener Unsicherheit sollte der zuständige Arzt hinzugezogen werden.
Tragbare Wünsche und Bedürfnisse sind gegenüber der Stationsordnung abzuwägen. Die Rauchverweigerung war nicht notwendig.

Zu Beginn der Fixierung ist die Intimsphäre unzureichend beachtet. Nicht alle unterstützenden Pflegekräfte mussten unmittelbar anwesend sein. Zwei Pflegekräfte, darunter die vertraute Pflegekraft unmittelbar anwesend und die anderen Kollegen vor dem Zimmer in Bereitstellung, wäre eine bessere Möglichkeit gewesen. Körperlicher Kontakt sollte nur zielgerichtet eingesetzt werden."[1]

Beispiel 2
„In diesem Beispiel sind die biologischen ATLs nebensächlich behandelt. Hier wird die Bedeutung der ATLs Kommunikation, Beziehung und Sinn finden deutlich. Durch die Kontaktaufnahme, gezielten Einsatz von Interaktionsregeln wurde eine Beziehung aufgebaut, die ein entscheidendes Gespräch zuließ. In der Situation war es ihr [Anm. des Verfassers: der Klientin] anfangs nicht möglich, sich zu öffnen. Durch die längerfristige und unmittelbare Präsenz konnten Ängste ausgeräumt und gemindert werden.
Hier fand bereits während der Fixierung eine Reflexion statt. Fr. D. konnte die Gründe nachvollziehen, verstand die Fixierung als Sicherheitsmaßnahme zu ihrem Schutz. Sie behielt die Fixierung dann auch aus eigenem Willen bei. In der späteren Reflexion mit meinen Kollegen wurde die intensive Betreuung, die Sitzwache kritisch betrachtet. Dieses hohe Maß an Zuwendung ‚verführe' einen Borderline-Patienten zu fortgesetzten autoaggressiven Handlungen. Meines Erachtens habe ich ein adäquates Maß an Nähe und Distanz dabei gefunden. Rückblickend betrachtet wurde Frau D. noch mehrfach fixiert, die Durchführung verlief aber ohne Gewalteinsatz mit weitgehender Kooperation der Patientin."[2]

E Erfahrungen fixierter Patienten[3]

Die Befragung von fixierten Patienten spiegelt deren Erfahrungen wider. Daraus lassen sich Aspekte für die Pflege ableiten:

- Bei der Durchführung einer Fixierung müssen vorhandene Verletzungen besonders berücksichtigt werden. So sind bspw. die Handgelenke eines sich selbstverletzenden Patienten besonders abzupolstern.
- In der Anfangsphase der Fixierung wollten die Befragten Ruhe haben. Kontaktaufnahme sollte nicht bedrängend erfolgen. Die Betroffenen entscheiden und signalisieren, wann sie dazu bereit sind.
- Pflegepersonal muss jederzeit erreichbar sein und Zeit haben. Hinhaltendes Verhalten wird in der Situation völliger Abhängigkeit als besonders verletzend und demütigend empfunden. Dazu wurde das Beispiel ATL Ausscheiden genannt.
- Die Anwesenheit einer vertrauten Person wird als beruhigend empfunden. Dies trifft sowohl auf die Durchführung als auch auf die nachfolgende Begleitung zu.
- Mangelnde Kommunikation in der Situation Durchführung der Fixierung. Wird die Fesselung bspw. schweigend durchgeführt, ängstigt und verunsichert das den Betroffenen. Zugewandte Kommunikation ist in dieser Situation gefragt.
- In der Krisensituation ist der Betroffene besonders empfindlich. Der Kommunikations- und Interaktionsstil ist wichtig. Der Betroffene muss ernst genommen werden und Zuwendung verspüren. Das betrifft die direkte Kommunikation mit dem Betroffenen, aber auch die Gespräche in seinem Umfeld. Unterhaltungen sollten nicht „über den Kopf des Fixierten" geführt werden.
- Eine Reflexion muss abschließend stattfinden. Eine Fixierung muss als einschneidendes Ereignis für alle Beteiligten dargestellt werden.
- Die Verletzung der Intimsphäre wird beklagt. Sich vor anderen entkleiden zu müssen ist demütigend. Die Anzahl der unmittelbar anwesenden Personen soll auf ein notwendiges Minimum begrenzt sein.
- Die Zuständigkeit der Betreuung muss eindeutig geregelt sein und kontinuierlich erfolgen. Gerade im Tagesdienst werden Situationen berichtet, die auf eine mangelhafte Teamkoordination hinweisen. So wird bspw. das Mittagessen verspätet und kalt angeboten.

1 Die Fixierung eines Patienten unter Berücksichtigung der Aktivitäten des täglichen Lebens (ATLs). Examensarbeit der Fachweiterbildung für psychiatrische Pflege am IFW Marl-Sinsen, unveröffentlicht, S. 11–12. Name und Anschrift des Autors der Redaktion bekannt.
2 Ebd. S. 13–14.
3 Ebd. S. 15.

- Mangelndes Vertrauen betreffend Lockerungsversuchen.
- Das Bedürfnis nach den physiologisch existenziellen ATLs (Ernähren, Ausscheiden Temperaturregulation, Waschen und Kleiden) soll regelmäßig hinterfragt bzw. angeboten werden.

F Der tätliche Angriff auf Pflegepersonal – zwei Beispiele[1]

„Der Wurf mit der Hantel

Der Patient, um den es ging, war 16 Jahre alt und schon 3 Wochen auf der Station. Er kam mit Schulschwierigkeiten. Wie der psychologische Befund ergab, war Peter im Lernbehindertenbereich getestet worden. Es war 18:30 Uhr und die Patienten sollten ‚ihre Dienste erledigen'. Dabei handelte es sich um Aufgaben, die die Jugendlichen auf der Station übernehmen sollten, die im Zusammenleben von Gruppen alltäglich erledigt werden müssen. Zu den Diensten gehörte z. B., das Schuhregal zu fegen, das Spielzimmer aufzuräumen, den Flur zu fegen oder den Fernsehraum zu saugen oder ähnliches. Uns war schon bekannt, dass Peter nicht gerne seine Dienste durchführte. Da Peter an diesem Abend seinen Dienst (Flur fegen) noch nicht erledigt hatte, ging ich zu seinem Zimmer, um ihn zu fragen, warum er seine Arbeit noch nicht aufgenommen hatte. Nachdem ich geklopft hatte, hörte ich ein aggressives ‚Jaaa' und trat ein. Ich teilte ihm den Grund meines Erscheinens mit. Peter war gerade dabei, eine Tasche mit Kleidungsstücken in seinen Schrank einzuräumen, die seine Mutter ihm am Nachmittag gebracht hatte. Er sagte mir, dass er zuerst seine Tasche zu Ende ausräumen wollte und dass er den ‚Scheißdienst' eh nicht machen würde. Ich wies ihn darauf hin, dass er, wenn er seinen Dienst nicht erledigen würde, am Abend nicht in den Ausgang gehen darf. Plötzlich schreit er mich an, wenn ich nicht sofort das Zimmer verlassen würde, passiere etwas. Von der Warnung unbeeindruckt, blieb ich bei offener Zimmertür stehen und versuchte ihm zu erklären, dass es ja wohl besser sei, wenn er seinen Dienst mache. Schließlich ginge er doch gerne in den Ausgang ... Weiter kam ich nicht. Peter hatte sich in der Zwischenzeit eine Hantel (3 kg), die neben seinem Bett lag, gegriffen und nach mir geworfen. Mit einem kräftigen Knall fiel sie nicht weit von mir zu Boden und rollte auf den Stationsflur. Peter schrie mich mit hochrotem Kopf an, ich solle verschwinden. Ich stand der Situation recht fassungslos gegenüber. In diesem Moment rannte mein Kollege wortlos an mir vorbei auf Peter zu, überwältigte ihn und führte ihn zu Boden – so dass er nicht mehr aufstehen konnte, und hielt ihn fest. Er bat mich, den Arzt vom Dienst anzufunken, was ich auch sofort tat. Zurück in Peters Zimmer, fand ich Peter durch die körperliche Überlegenheit meines Kollegen, der ihn immer noch festhielt, sehr eingeschüchtert und still vor. In diesem Moment traf der Arzt ein. Mein Kollege und ich wurden von ihm aus dem Zimmer geschickt. Als wir nicht sofort gehen wollten, da wir die Situation erklären wollten, wurde der Arzt unfreundlich und meinte, dass er erst mit dem Patienten spreche. Wir verließen das Zimmer. Nachdem der Arzt 20 Minuten mit Peter gesprochen hatte, ordnete er eine orale Bedarfsmedikation an und verließ die Station. Da er erneut angefunkt wurde, musste er die Station ohne vorherige Rücksprache mit uns wieder verlassen. Peter nahm dann von meinem Kollegen die Medikation und ging früh schlafen. Am folgenden Tag entschuldigte Peter sich bei mir.

Überfall auf eine Nachtwache

Der Angriff auf die Nachtschwester fand ebenfalls auf einer Station für Jugendliche der gleichen Altersgruppe statt. Alle 10 Betten waren belegt. Normalerweise wird diese Station offen geführt. Zum damaligen Zeitpunkt aber nicht, da dort der 15-jährige Kevin behandelt wurde, der mit richterlichem Beschluss aufgenommen wurde.

Um ca. 22:00 Uhr kam Kevin zum Schwesternzimmer und bat die Nachtwache ruhig und freundlich darum, sie möge ihm die Küche aufschließen, er wolle etwas trinken, da er Durst habe. Als sein Durst gelöscht ist, fragte er ebenfalls ruhig und freundlich, ob die Nachtwache ihm in seinem Zimmer das Fenster auf Kipp schließen könne, da dort schlechte Luft sei. Da diese Bedürfnisse der Kollegin keinen Anlass zum Misstrauen gaben, ging sie sofort mit. An Kevins Zimmer angelangt, öffnete sie als Erste die Tür und betrat den Raum. Kevin teilte sich das Zimmer mit Thomas (16 Jahre), der in diesem Moment hinter der Tür stand und der Nachtwache mit einem Regalbrett bewaffnet auflauerte. Das Fenster befand

1 Examensarbeit der Weiterbildung für Psychiatrische Pflege 2002–2004 am IFW Marl-Sinsen, unveröffentlicht, S. 3–7, Name und Anschrift des Autors sowie Titel der Arbeit bekannt

sich der Tür gegenüber. Noch im Lauf sah sie aus den Augenwinkeln Thomas auf sich zukommen und hatte keine Chance, dem ersten Schlag, der sie am Hinterkopf treffen sollte, auszuweichen. Sie begann sofort stark zu bluten. Sie schrie die Patienten entsetzt mit Namen an. Weiter um Hilfe rufend hielt sie sich zum Schutz reflexartig die Hände auf die Wunde.
Gleichzeitig trat sie die Flucht aus dem Zimmer an und lief Richtung Tür. Unterwegs erhielt sie erneut Schläge von Thomas, der ihr auf der Flucht gefolgt war, auf die Hände. Kevin hatte sie in der Zwischenzeit aus den Augen verloren. Sie konnte das Patientenzimmer verlassen. Die Jungen folgten ihr nicht. Da sie alleine im Dienst war, fasste sie den Entschluss, auf der Nachbarstation Schutz zu suchen und lief direkt, um Hilfe schreiend, dorthin. Beide Stationen befinden sich auf der gleichen Ebene. Sie trennte nur die abgeschlossene Tür. Es war ihr, trotz stark geschwollener Hände, möglich, die Tür zur Nachbarstation aufzuschließen und auf der anderen Seite wieder zu versperren. Dort wurde sie schon von einer Kollegin in Empfang genommen, die durch die Hilferufe aufgeschreckt war. Der diensthabende Arzt, der Chefarzt und der Abteilungsleiter wurden informiert. Die Wunden wurden notdürftig versorgt.
Die Kollegin wurde als Notfall in eine benachbarte somatische Klinik gebracht. Im Röntgenbild war keine knöcherne Verletzung des Schädels zu sehen. Die ca. 5 cm lange Kopfplatzwunde wurde genäht. Die Frakturen des linken Zeigefingers und des rechten Daumens wurden mit Unterarmgipsschienen versorgt. Die Bewegung war durch die Gipsverbände derart eingeschränkt, dass sie sofort Hilfe zur Verrichtung alltäglicher Dinge benötigte.
Da es keine Anzeichen für eine Gehirnerschütterung gab, wurden sie und ihr Mann, der angerufen worden war, mit einem riesigen Schock und 3 Schmerztabletten nach Hause geschickt. Man sagte ihr, sie solle nächsten Tag noch einmal vorstellig werden, da nicht sicher sei, ob die Finger nicht doch operiert werden müssten. Man wollte die Röntgenbilder dem Chefarzt noch einmal vorlegen. Während der somatischen Behandlung der Kollegin sprachen in der Zwischenzeit der diensthabende Arzt und der Chefarzt mit dem psychiatrischen Patienten auf der Station. Wie sich herausstellte, wusste der 13 Jahre alte Simon, der im Nachbarzimmer schlief, über den geplanten Überfall Bescheid und wollte mit den anderen beiden gemeinsam ‚ausbrechen'. Weitere zwei Mädchen hatten gehört, dass diese drei ‚abhauen' wollten. Sie hatten aber niemals geglaubt, dass so etwas passieren hätte könne, sonst hätten sie sich mit Sicherheit gemeldet. Die Mädchen und auch die restlichen unwissenden Patienten waren sichtlich geschockt. Thomas wurde noch in der Tatnacht auf eine andere Station verlegt.
Am folgenden Tag fand eine außerordentliche Gruppensitzung mit allen Patienten statt. Das ganze Team war sehr betroffen. Wie sich herausstellte, war der Überfall schon länger geplant und hatte kein persönliches Motiv gegen die Nachtwache. Die Jungen wollten ‚einfach nur raus'. Diese Tatsache ließ die Mitarbeiter verzweifeln, weil es ja jeden hätte treffen können. Dieser Überfall fand an einem Wochenende in der Nacht von Freitag auf Samstag statt. Anfang der folgenden Woche entschlossen sich der Abteilungsleiter und die Stationsschwester, die Straftat zur Anzeige zu bringen.
Am folgenden Montag nach dem traumatisierenden Wochenende wurde die Kollegin an beiden Händen operiert. Am linken Zeigefinger wurde eine Kirschnerdrahtspickung vorgenommen, so dass sich der Trümmerbruch daran adaptieren konnte. Das rechte Daumengrundglied wurde mit einer Platte fixiert. Anschließend wurden beide Hände und Unterarme erneut mit Gipsverbänden versehen. Der Krankenhausaufenthalt dauerte vier Tage. Nach dem Krankenhausaufenthalt war sie ständig auf fremde Hilfe angewiesen. Der Gips am rechten Arm wurde nach 3 Wochen entfernt, da das Daumengrundglied durch die Verplattung genügend Halt hatte. Am linken Zeigefinger wurde der Draht nach 6 Wochen entfernt, so dass auch dann die Gipsschiene abgenommen wurde. Es folgte eine Anschlussbehandlung über Monate mit Krankengymnastik und ständigen Schmerzen.
Da die Kollegin unter einem Trauma litt, entschied sie sich für eine ambulante Psychotherapie. Ihre Einstellung zur Arbeit in der Psychiatrie und Jugendlichen überhaupt war stark schwankend. Nach mehreren ausführlichen Gesprächen mit ihrer Therapeutin und ihrem Abteilungsleiter entschied sie sich für einen beruflichen Wiedereinstieg nach ihrer Arbeitsunfähigkeit. Das Angebot, nicht mehr in der Nachtwache arbeiten zu müssen, nahm sie dankend. Auch wurde es möglich gemacht, dass sie die Station wechseln konnte und in der Zukunft jüngere Kinder zwischen 6 und 11 Jahren betreuen wird."

3 h	**6.3 Selbstverletzendes Verhalten**	
1 h	**6.3.1 Grundlagen**	
10	**Einleitung**	
	Es gibt Situationen, in denen man am liebsten weglaufen möchte oder, wie man so schön sagt: „Ich hätte mich am liebsten in Luft aufgelöst?“ (Anm.: Es wäre gut, wenn L. hier ein eigenes selbst erlebtes Beispiel hätte. Es muss ja nicht zu persönlich sein).	L
	Haben Sie schon einmal so eine Situation erlebt? Vor Prüfungen, bei Empfängen oder privaten Feiern oder vielleicht auch in ganz anderem Zusammenhang? Wie war das für Sie, welches Gefühl war das? Wie haben Sie reagiert? (Anm.: L. sollte durch Nachfragen – soweit T. freiwillig dazu bereit sind – die Situationen genauer hinterfragen).	T
35	**Loswerden von Anspannung**	
	Brain Storming (**10'**) zur **Frage:** Wie kann man Anspannung und Belastungen „loswerden“?	L T
	Aufgabe: (**10'**)	
	T. sollen sich einen **Partner** suchen und mit ihm zusammen besprechen: Wenn ich an Belastungen denke, welche Situationen fallen mir ein? Wie bin ich in der Situation damit umgegangen? Wie konnte ich mich entlasten?	T2
	Auswertung: (**15'**)	
	T. sollen von Beispielen berichten, soweit sie dazu bereit sind. (Achtung! Nicht einzeln abfragen).	T
2 h	**6.3.2 Sich selbst Schaden zufügen**	
10	**Einleitung** **Frage(n):**	
	Kennen Sie in Ihrem Arbeitsbereich **Klienten, die sich in ihrer Krankheit selbst Schaden zufügen?** (Anm. für L.: Das sind z. B. Menschen in einer Manie, die übermäßig viel Geld ausgeben. Das sind Menschen mit süchtigem Verhalten. Das sind psychotische Menschen, die sich abkapseln, wodurch der seelische Schaden noch größer wird. Das sind Menschen, die sich selbst körperlich verletzen, indem sie sich Wunden zufügen).	T
80	**Sich selbst verletzen**[1]	
	Einleitung: (**10'**)	
	Es gibt **Menschen, die sich zur Entlastung körperliche Verletzungen zufügen.** Sie schneiden sich mit Messern, Scheren, Rasierklingen. Die häufigsten Gründe für	L

1 Ein ausführliches Beispiel finden Sie bei: Birnbeck, A.: Selbstverletzendes Verhalten bei Borderline-Patientinnen und pflegerischer Umgang unter Berücksichtigung psychodynamischer Aspekte. In: Psych Pflege Heft 11, 2005, S. 67–74

	dieses Verhalten liegen in einer Störung der Persönlichkeitsentwicklung, die medizinisch mit Borderline-Syndrom bezeichnet wird. Auf diese wollen wir uns hier exemplarisch beschränken. Die autoaggressiven Handlungen der Klienten lösen im Team oft heftige Emotionen aus. Für die Erläuterung des Krankheitsbilds verweisen wir auf den medizinischen Unterricht in Krankheitslehre. **Praktische Beispiele** **Aufgabe:** (5')	
	L. lässt vier Gruppen bilden. Jede Gruppe erhält ein Beispiel von Arbeitsblatt A.	G4
	T. sollen folgende **Fragen** beantworten: Wie verhalten Sie sich der Klientin gegenüber? Welche Ziele verfolgen Sie? Welche Pflegemaßnahmen sind kurz-, mittel- und langfristig sinnvoll? Woran müssen Sie evtl. noch denken? Sie können die Situation auch kreativ in einer gespielten Szene vorstellen. **Durchführung** (25') **Auswertung:** (40')	**A**
	Die Gruppen stellen die Ergebnisse vor. (Anm. für L.: In der Auswertung muss das richtige professionelle Verhalten der Pflegenden direkt nach der Selbstverletzung deutlich werden. Wenn nicht, sollte das anschließend vertieft werden. Wichtig ist grundsätzlich: **Nach dem Schneiden ist der Druck weg.** Wunde schnell und professionell versorgen. Klientin mit einbeziehen (z. B. Desinfektion). Nicht zu viel Zuwendung geben, damit das selbst verletzende Verhalten nicht verstärkt wird. Falsch ist aber genauso eine neutrale oder ablehnende Haltung, weil dadurch das selbst verletzende Verhalten auch verstärkt werden kann mit der Absicht, mehr Aufmerksamkeit zu erlangen. Fragen, ob es der Klientin jetzt durch das Schneiden besser gehe, signalisieren das Interesse auf einer eher sachlichen Ebene. Später kann man dann im Rahmen der Pflegeplanung besprechen, was zur Entlastung helfen könnte.)	PL

A Beispiele von sich selbst verletzendem Verhalten

Beispiel 1
Frau Lenz kommt ganz aufgeregt ins Dienstzimmer, es möge jemand ganz schnell zu Frau Winter kommen. Sie sitze im Wohnzimmer und blute stark am Arm. Beide gehen ins Wohnzimmer. Frau Winter sitzt in einem Sessel, jemand hält ihr ein Handtuch auf die Wunde, andere Mitpatienten stehen drumherum.

Beispiel 2
Frau Jäger, 43 Jahre alt, verletzt sich häufig selber. Das vorrangige Gefühl, welches sie nicht aushalten kann, ist Wut. Sie führt sich mit der brennenden Zigarette Brandwunden zu oder schneidet sich in die Unterarme. Sie hat großes Interesse an Sport. Sie möchte etwas tun, um diese stets vorhandene Wut etwas ausagieren zu können.

Beispiel 3
Frau Berg, 19 Jahre, hat die ganzen Unterarme und Oberschenkel voller alter und frischer Narben, die von Schnittverletzungen herrühren. In drei Monaten kann sie die Ausbildung zur Kranken- und Gesundheitspflegerin beginnen. Sie macht sich Gedanken bezüglich der Dienstkleidung, da sowohl die Oberteile der Hosenanzüge als auch die Kittel kurzärmelig sind.

Beispiel 4
Frau Sommer kommt zu Ihnen und bittet um ein Gespräch. Ihre innere Anspannung sei extrem und sie verspüre großen Schneidedruck. Sie habe die letzte halbe Stunde nur überlegt, ob sie es ausspricht oder nicht, es zu tun sei ihr sehr schwer gefallen. Was sie denn jetzt machen solle.

8h

6.4 Suizid

6.4.1 Grundlagen

75

Einleitung: (5')
Der Mensch zählt zu den ganz wenigen Lebewesen, die die Möglichkeit der Entscheidung über das eigene Weiterleben in sich haben. Tiere kennen keine Todessehnsucht, sondern kennen nur den Kampf um das Überleben. Wir in der Psychiatrie haben den Auftrag, Menschen am Suizid zu hindern. Haben wir das Recht dazu, in dieser Weise in die Entscheidung eines Menschen einzugreifen? Wer erlaubt uns das? — L

Selbstreflexion
T. suchen sich einen Partner, mit dem sie folgende **Fragen** besprechen: (20') — T2
Gibt oder gab es in meinem Leben Situationen, in denen ich das Leben nicht lebenswert finde oder fand? Habe ich im Laufe meines Lebens meine Einstellung geändert? Wie gehe ich mit Momenten der Verzweiflung, der Hoffnungslosigkeit um? Wie stehe ich zum Suizid aus Sicht der Lebensbewältigung? Darf man sich das Leben nehmen?

Auswertung: (10')
L. bespricht die Fragen, soweit T. sich darauf einlassen wollen. — T

Fragebogen (20')
L. verteilt den Fragebogen A, den T. ausfüllen sollen. Er macht darauf aufmerksam, dass der Bogen nicht eingesammelt wird. — L/A, T1

Auswertung: (20')
L. bespricht die Fragen und die Antworten mit T. L. spricht niemanden direkt auf eine bestimmte Antwort an! Er stellt aber Nachfragen auf Antworten, die problematische Arbeitssituationen in Bezug auf Umgang mit Suizid verdeutlichen oder persönliche Erfahrungen der T. darstellen. → 4.12.2 Krankheit als Krise — L, T

60

Einstellung zum Suizid

Verschiedene Auffassungen (20')
Die Einstellung zum Suizid war immer sehr kontrovers. Tatsache ist aber, dass es stets Menschen gegeben hat, die durch eigenes Zutun aus dem Leben geschieden sind. **Die Gründe, sich das Leben zu nehmen, können sehr unterschiedlich sein. Der Suizid ist keine Krankheit, sondern der Bewältigungsversuch einer Krise.** Pflegepersonen haben, wenn sich ein Klient das Leben genommen hat, zu recht Angst vor Nachahmung anderer. Der Begriff „Werthereffekt" ist vielen bekannt. Goethe hat in seinem Roman „Die Leiden des jungen Werther" über seinen Liebeskummer berichtet. Es gab daraufhin einige junge Menschen, die sich aus Liebeskummer suizidiert haben. War das eine freiwillige Entscheidung von Personen, die im Vollbesitz ihrer Entscheidungsfähigkeit waren? — L
Weniger bekannt ist, dass es in der Pariser Metro ein Projekt gibt, um Selbstmorde zu verhindern. Fahrer und Zugkontrolleure sind dermaßen belastet dadurch, dass sich Menschen in suizidaler Absicht von Zügen überfahren lassen, dass das Personal von sich aus eine Initiative gestartet hat, um Suizide zu verhindern.

	L. verteilt den Text B aus dem Buch Selbstmord und Selbstmordverhütung von Pohlmeier.	B
	T. sollen die verschiedenen Auffassungen zum Suizid von Jean Améry, der christlichen Kirche und der Psychiatrie miteinander vergleichen (20').	T1
	Auswertung: (20') **Frage(n):**	
	Welche Meinung hat Améry zum Selbstmord? Darf der Mensch aus eigenem Entschluss sein Leben beenden? Wie ist die Meinung der christlichen Kirche? Welche Auffassung hat die Medizin, und was berechtigt uns evtl. auch gegen seinen Willen, den Menschen daran zu hindern, sich zu töten?	T
40	**Grundsätzliches zur Suizidalität**	
	Der Suizid ist keine eigenständige Krankheit, sondern eine von vielen möglichen menschlichen Verhaltensweisen. Es kommen eine Reihe von Faktoren zusammen, die beim Menschen den Wunsch entstehen lassen, nicht mehr leben zu wollen.	L
	Frage(n):	
	Was meinen Sie, kann einen Menschen dazu veranlassen, aus dem Leben zu scheiden?	T
	Ursachen von Suizidalität	
	Die drei wichtigsten Ursachen von Suizidalität sind: 1. **Der Suizid als Problem lösendes Handeln** (Der Mensch versucht, durch die Flucht in den Tod, Ruhe zu bekommen)[1] 2. **Der Suizid als Folge von Aggressionen, die nicht ausgelebt werden konnten,** die der Betroffene gegen sich selbst wendet (Aggressionshemmung bzw. -umkehr). 3. **Der Suizid als narzisstische Kränkung** (ein internalisiertes Objekt wird getötet).	L
	Frage(n):	
	Kennen Sie Beispiele, persönlich oder aus Ihrer praktischen Arbeit? Wie sind die Menschen damit umgegangen? (Der Betroffene, die Angehörigen, das Personal untereinander, das Personal mit dem Betroffenen)	T
185	**Suizidabsichten und Suizidrisiko**	
	Falsches und Richtiges über den Selbstmord (20')	
	L. liest jeweils eine falsche oder richtige Aussage von C vor. T. sollen sagen, ob die Aussage falsch oder richtig ist und es begründen. Anschließend wird die Aussage hinterfragt.	L/C T
	Präsuizidales Syndrom nach Ringel (10')	
	L. erläutert die Übersicht D	L/D
	Anzeichen von Suizidalität (30')	
	T. bearbeiten in **vier Gruppen** die Frage: Wie stelle ich Suizidalität fest? (evtl. Gruppen nach Arbeitsbereichen)	G4

1 vgl. Schädle-Deininger, H./Villinger, U.: Praktische Psychiatrische Pflege, Bonn 1996, S. 245–247

	Auswertung: (40')	
	T. tragen die Ergebnisse vor.	P
	Anschließend fasst L. die wichtigsten Verhaltensänderungen zusammen, die aus der Pflegeerfahrung heraus bei suizidalen Klienten zu beobachten sind[1]: 1. Überraschende Verhaltensänderung ohne ersichtlichen Grund 2. Änderungen der Stimmungslage ohne ersichtlichen Grund 3. Veränderung in Beziehung und Kommunikation 4. Einengung von Interessen und Gedanken 5. Entwertung der eigenen Person 6. Aggressionshemmung/gegen die eigene Person gerichtete Aggression	L
	Erkennen der Selbstmordgefährdung I (10')	
	L. stellt die 16 Fragen zur Abschätzung der Suizidalität von Arbeitsblatt E vor. Er erläutert, dass auch das nur eine Hilfe sein kann, die keine Sicherheit gewährleistet. **Achtung! Diese Liste ist nur ein grober Anhaltspunkt und kein Test.**	L/E
	Aufgabe: (15')	
	T. sollen sich einen Klienten vorstellen, den sie kennen und von dem sie nicht sicher sind, ob er suizidal ist. Sie sollen dann aufgrund der Informationen, die sie über ihn haben, die 16 Fragen beantworten.	T1
	Auswertung: (10')	
	Wie war die Einschätzung? Gab es viele Informationslücken? Einzelne T. lesen ihre Ergebnisse vor.	T
	Erkennen von Selbstmordgefährdung II	
	Aufgabe: (15')	
	T. erhalten das Arbeitsblatt F. T. sollen es unter den **Fragen** durchlesen: Haben Sie die darin aufgeführten Äußerungen schon einmal von anderen Menschen gehört? Welche Vorschläge werden gemacht? Was halten Sie davon?	L/F T1
	Auswertung: (10')	
	Gemäß den Fragen	T
	Psychopharmaka und Suizidrisiko	
	Frage(n): (10')	
	Was wissen Sie über den Zusammenhang von Psychopharmakagabe und Suizidrisiko? Wird bei Ihnen im Arbeitsbereich darüber gesprochen?	T
	Aufgabe: (15')	
	L. verteilt das Arbeitsblatt G. T. sollen es unter der Frage lesen: Was sind die wesentlichen Vermutungen bezüglich der Wirkung von Psychopharmaka auf die Suizidalität? L. bespricht den Artikel.	L/G T1

1 vgl. Schädle-Deininger, H./Villinger, U.: Praktische Psychiatrische Pflege, Bonn 1996, S. 245–247

A Selbstreflexionsbogen über die persönliche Einstellung zum Suizid[1]

(Für Beschreibungen bitte Rückseite benutzen)

1. Hatten Sie in Ihrem Arbeitsbereich schon Kontakt mit Suizidpatienten? (Zutreffendes bitte jeweils ankreuzen) Ja ☐ Nein ☐
2. Wie viele Suizidpatienten haben Sie in Ihrer bisherigen Pflegetätigkeit erlebt?
3. Wie informierte Sie Ihr Vorgesetzter (z. B. Stationsleitung) über die betreffenden Patienten und deren suizidales Verhalten? (z. B. war die Information ausführlich, war sie zurückhaltend oder gab es keine Information o. Ä.?)
4. Wie war nach Ihrer Meinung das Pflegepersonal zu den Suizidpatienten eingestellt? Wie zu anderen Patienten? eher fürsorglich und besonders gut? ☐ eher ablehnend ☐
5. Haben Sie Benachteiligungen in irgendeiner Form miterlebt, die ein Suizidpatient durch Pflegepersonal erfahren hat? Ja ☐ Nein ☐
   Wenn ja, in welcher Art und Weise?
6. Wie begegnen Sie selbst Suizidpatienten in Ihrem Arbeitsbereich?

Wie allen anderen Patienten	☐	besonders gut	☐
Ich habe Mitleid	☐	ich distanziere mich	☐
Ich spreche eigene Ängste an	☐	aufmerksam	☐

7. Bitte beschreiben Sie, wie sich aufgrund der Einordnung unter Frage 6 Ihr Begegnungsprozess gestaltet.
8. Hatten Sie in Ihrem Arbeitsbereich Gelegenheit, mit Suizidpatienten über ihren Suizidversuch zu reden? Ja ☐ Nein ☐
9. Wenn Sie die Frage 8 mit „Ja" beantwortet haben, was war das Ergebnis dieses Gesprächs?
10. Wenn Sie die Frage mit „nein" beantwortet haben, was waren die Gründe dafür?
11. Haben Sie in Ihrer Verwandtschaft, Bekanntschaft oder in Ihrem Freundeskreis Suizidversuche oder sogar die Vollendung eines Suizidversuches mitbekommen oder miterlebt? Ja ☐ Nein ☐
12. Können Sie Gründe angeben, warum Menschen einen Suizidversuch begehen oder versuchen (stichwortartig)?
13. Wird durch die Anwesenheit von Suizidpatienten in Ihrem Arbeitsbereich Ihre Psyche beeinflusst? Wenn ja, bitte beschreiben Sie kurz diesen Einfluss.
14. Bitte versuchen Sie hier, Ihre Einstellung zum Suizid und zum eigenen suizidalen Verhalten darzustellen.

B Grundlagen der Selbstmordverhütung[2]

„1. Selbstmordverhütung und ihre Rechtfertigung
Ein aufregendes Buch, ‚Hand an sich legen – Diskurs über den Freitod' von Jean Améry der im Herbst 1978 im Österreichischen Hof in Salzburg Selbstmord beging, stellte 1976 die Berechtigung der Selbstmordverhütung radikal in Frage. In dem Buch wird die ‚Besorgtheit der Gesellschaft' dem ‚Suizidär' gegenüber schamlos und unverschämt genannt, weil sie den Menschen an einem ‚Akt der Freiheit' hindere. Der allerletzte Ausdruck der Menschenwürde, die durch die Entscheidung zum Freitod erreicht werden könnte, würde durch Selbstmordverhütung vernichtet. In einem Zeitungsinterview stellte der Autor später dar, dass er den Gedanken an den Selbstmord als Davonlaufen aus ausweglos erscheinenden Situationen kenne, sich ihm diese Möglichkeit im Laufe seines Lebens aber als eine Bekräftigung seiner Freiheit, als eine aktive Lebensmöglichkeit erwiesen habe … Die aktive Lebensmöglichkeit hat zur Zeit seines eigenen Selbstmordes offenbar nicht ausgereicht, als im Herbst 1978 das Altwerden ihn so über-

---

1 Modifizierte Fassung nach Öhlschläger, J.: Der Suizidpatient im Krankenhaus. In: Beilage DKZ, Heft 11, November 1989, S. 6–9

2 Auszüge aus: Pohlmeier, H.: Selbstmord und Selbstmordverhütung. Urban & Schwarzenberg 1983

mannte und auch die herbe Kritik an seinem letzten Buch über den ihm so liebgewordenen Arzt Bovery … Inzwischen ist im Oktober 1982 zum ersten Mal der Améry-Preis verliehen worden, den seine Frau Maria gestiftet hat und mit dem jüngere Essayisten ausgezeichnet werden sollen zur Ermöglichung einer Zeit sorgloseren Schreibens. Maria Améry bekannte bei dieser Gelegenheit – der Preis wurde am 29.10.1982 in Marbach am Neckar im Schiller-Nationalmuseum Lothar Baier überreicht, die Laudatio hielt Günther Kuhnert – schon vor dem Diskurs über den Freitod habe Jean in seinem Buch über das Alter seinen Tod vorbereitet. Sie hätten beide von der Überzeugung gelebt, den Jungen unter allen Umständen das Leben erhalten zu müssen, im Alter aber das Recht zum Ende beanspruchen können …

Seit den Büchern von Améry muss sich Selbstmordverhütung noch intensiver als immer schon um ihre Legitimation bemühen. Die Fragen nach Recht auf Selbstmord, nach dem Unterschied zwischen Selbstmord und Freitod haben an Aktualität zugenommen, und Antworten werden unüberhörbar gefordert. In Améry's Denken erscheint der Selbstmord als Möglichkeit der Veränderung von sich selbst und der Umwelt. Im Rahmen einer im europäischen Abendland traditionellen Freiheitsphilosophie wird hier konsequent als höchste und einzig bindende Verpflichtung die zur Freiheit genannt. Von da aus bietet sich das Argument an, niemand könne im Rahmen ‚konventioneller Lebenslogik' zum Durchhalten um jeden Preis verpflichtet werden. Améry kommt es auf die subtile Unterscheidung an, dass der Suizidant die Schöpfung zurückweist, nicht aber unbedingt die gerade bestehende Gesellschaft …

Moralische Bewertung von Selbstmord

Die Frage nach der Rechtfertigung von Selbstmordverhütung ergab sich auf die Frage nach dem Recht auf Selbstmord. Beide sind nicht fraglos und müssen von verschiedenen Gesichtspunkten aus betrachtet werden mit der Erwartung differenzierter Aussagen. Eine davon wird sich bemühen müssen um die moralische Bewertung von Selbstmord. Diese war in verschiedenen Kulturkreisen und in verschiedenen geschichtlichen Epochen unterschiedlich. Es hat Zeiten und Länder gegeben, in denen Selbstmord unter Strafe gestellt wurde. Am bekanntesten ist das Beispiel England, wo erst 1961 der Selbstmord aus dem Katalog der durch die Justizbehörden zu ahndenden Taten entfernt wurde, erstaunlicherweise nach wie vor nicht der Selbstmordversuch. Ebenso bekannt und oft zitiert ist die Einstellung und Praxis der Kirchen bezüglich des Begräbnisses von Selbstmördern. Es ist noch nicht lange her, dass Ophelia im Hamlet bei Nacht und hastig unter die Erde musste ohne den Segen des Paters, d. h., ohne Menschlichkeit. Bis in unsere jüngste Zeit wurden Canon 1240 und 2350 des Gesetzbuches der katholischen Kirche streng und konsequent ausgelegt, wonach Selbstmord Todsünde ist, der Betreffende sich damit aus der Gemeinschaft der Heiligen ausschließt und entsprechenden Sanktionen aussetzt. In der dem ehrwürdigen christlichen Bestattungsritual entnommenen Formulierung … Der Herr hat es gegeben, der Herr hat es genommen …' wird von der Frömmigkeit her dem Menschen jedes Recht auf Selbstmord abgesprochen.

Erst in unserer jüngsten Gegenwart wächst die Toleranz und braucht kaum noch ein Selbstmörder auf ein christliches Begräbnis zu verzichten. Nach wie vor schreiben die genannten Abschnitte des kirchlichen Gesetzbuches vor, dass nur der Geisteskranke nach Selbstmord bestattet werden darf, aber das ermöglicht eben eine weitherzige Auslegung. Dagegen werden von der katholischen Kirche nach wie vor Schriften zur Verherrlichung oder zur Verteidigung des Selbstmordes auf die Liste der kirchlich verbotenen Bücher gesetzt, so schreibt es Canon 1399 immer noch vor …
Wenn Menschen so um ihren Tod kämpfen und dabei alles zur Erreichung dieses Zieles tun, stellt sich die Frage nach der moralischen Bewertung der Selbstmordverhütung. Von vielen wird sie geradezu unreflektiert für moralisch unbedenklich gehalten, ja in jedem Fall gefordert und positiv bewertet. Dabei werden Argumente angeführt, dass nämlich 80 % derjenigen, die sich das Leben nehmen wollten, mit ihrer nachträglichen Rettung einverstanden waren … Bei katamnestischen Untersuchungen lässt sich das überprüfen, wenn man natürlich auch mit dem Faktor der Suggestion bei der Befragung rechnen muss. Gern wird in dem Zusammenhang auch angegeben, dass nur 25–30 % derer, die einen Selbstmordversuch gemacht haben, einen solchen wiederholen … Eine ganz gewichtige Stütze für die positive moralische Bewertung der Selbstmordverhütung ist die Auffassung vom Selbstmord als Krankheit oder Krankheitssymptom, was beides ärztliche Hilfe verlange. Selbstmordgedanken, Selbstmordankündigungen, Selbstmordhandlungen werden in Symptomlisten zur Erfassung psychiatrischer Erkrankungen aufgeführt … Der Pionier der Selbstmordverhütung innerhalb der deutschsprachigen Psychiatrie, Erwin Ringel, kämpft seit drei Jahrzehnten um die Interpretation der Selbstmordhandlung als Abschluss einer krankhaften psychischen Entwicklung oder als Ende einer neurotischen Lebensverunstaltung … Duldung oder Förderung einer Krankheit oder eines pathologischen Zustandes kann aber die Öffentlichkeit nicht zugeste-

hen, schon gar nicht ein Recht auf einen krankhaften Selbstmord zubilligen ... Kranken muss man eben helfen und sie heilen und etwas gegen ihre Krankheit tun und der Krankheit vorbeugen. Im Rahmen dieses Konzeptes von Krankheit wird dann auch konsequent vor Ansteckung und dem negativen Beispiel gewarnt, Konflikte auf solche Weise zu lösen ... Diese positive moralische Bewertung der Selbstmordverhütung wird auch inhaltlich und formal von der weltweiten Mental-Health-Bewegung getragen, die in Anlehnung an die Schilderung eines Klinikpatienten die Erreichung geistiger Gesundheit ausdrücklich an die Freiheit von Selbstmordgedanken und Selbstmordhandlungen knüpft ... Konsequent dazu werden viele Selbstmordverhütungszentren von der Mental-Health-Bewegung organisiert und finanziert. Als vertretendes Beispiel sei Finnland genannt, wo in Helsinki und Umgebung die Selbstmordverhütung von der Mental-Health-Association gefördert wird ..."

C Falsches und Richtiges über den Selbstmord[1]

Falsch: Wer vom Selbstmord redet, wird ihn nicht begehen.
Richtig: Auf zehn Selbstmörder kommen acht, die unmißverständlich von ihren Absichten gesprochen haben.

Falsch: Selbstmord geschieht ohne Vorzeichen.
Richtig: Viele Beobachtungen lehren, dass Menschen, die sich das Leben nehmen, dies meist durch unmißverständliche Zeichen und Handlungen ankündigen.

Falsch: Wer Selbstmord begeht, will sich unbedingt das Leben nehmen.
Richtig: Die meisten Selbstmörder schwanken zwischen dem Wunsch zu leben, und dem, zu sterben; sie ‚spielen mit dem Tod', und sie überlassen es den anderen, sie zu retten. Kaum einer nimmt sich das Leben, ohne seine Gefühle einem anderen zu offenbaren.

Falsch: Wer einmal zum Selbstmord neigt, wird es immer wieder tun.
Richtig: Lebensmüde haben nur während einer begrenzten Zeit ihres Lebens den Wunsch, sich zu töten.

Falsch: Besserung nach einer Selbstmordkrise bedeutet das Aufhören des Risikos.
Richtig: Die meisten Selbstmorde geschehen in den drei Monaten nach beginnender ‚Besserung', wenn der Patient von neuem die Energie hat, selbstzerstörerische Entschlüsse zu fassen.

Falsch: Selbstmord gibt es öfter bei Reichen – oder umgekehrt – fast ausschließlich bei den Armen.
Richtig: Selbstmord ist weder ein Problem der Reichen noch die Plage der Armen. Er ist sehr ‚demokratisch' und kommt in allen Bevölkerungsteilen vor.

Falsch: Selbstmord ist erblich oder ein ‚Familienübel'.
Richtig: Er ist nicht erblich, sondern eine individuelle Erscheinung.

Falsch: Alle, die Selbstmord begehen oder begehen wollen, sind geisteskrank, jeder Selbstmord ist die Handlung eines Psychotikers.
Richtig: Es ergibt sich aus dem Studium von Hunderten von letzten Aufzeichnungen, dass der Selbstmörder zwar äußerst unglücklich, aber nicht notwendigerweise geistesgestört ist.

1 Aus: Mitteilungen der Deutschen für Selbstmordverhütung (GDS) 1. Sonderheft, 2. Aufl. Regensburg 1985, S. 10

D Präsuizidales Syndrom nach Ringel

1. **Zunehmende Einengung**
   a) Situative Einengung
   b) Dynamische Einengung (einseitige Ausrichtung von Apperzeption, Assoziationen, Verhaltensmustern und Abwehrmechanismen)
   c) Einengung der zwischenmenschlichen Beziehungen
   d) Einengung der Wertwelt
2. **Aggressionsstauung und Aggressionsumkehr**
   a) Fehlende Aggressionsumkehr
   b) Fehlende Aggressionsabfuhr und Wendung der Aggression gegen die eigene Person
3. **Suizidphantasien**
   a) Aktiv intendiert (1. Stufe)
   b) Passiv sich aufdrängend (2. Stufe)

E 16 Fragen zur Abschätzung der Suizidalität (nach Pöldinger)[1]

Je mehr der Fragen 1 bis 11 mit ja und der Fragen 12 bis 16 mit nein beantwortet werden, umso höher ist die Suizidalität einzuschätzen.

1.	Haben Sie in letzter Zeit daran denken müssen, sich das Leben zu nehmen?	ja
2.	Häufig?	ja
3.	Haben Sie auch daran denken müssen, ohne es zu wollen? Haben sich die Selbstmordgedanken aufgedrängt?	ja
4.	Haben Sie eine konkrete Vorstellung, wie Sie sich das Leben nehmen würden?	ja
5.	Haben Sie Vorbereitungen dazu getroffen?	ja
6.	Haben Sie über Ihre Selbstmordabsichten schon zu jemandem gesprochen?	ja
7.	Haben Sie einmal einen Selbstmordversuch unternommen?	ja
8.	Hat sich in Ihrer Familie oder Ihrem Freundes- und Bekanntenkreis jemand das Leben genommen?	ja
9.	Halten Sie Ihre Situation für hoffnungslos?	ja
10.	Fällt es Ihnen schwer, an etwas anderes als Ihre Probleme zu denken?	ja
11.	Haben Sie in letzter Zeit weniger Kontakte zu Ihren Verwandten, Freunden und Bekannten?	ja
12.	Interessiert es Sie noch, was in Ihrem Beruf und Ihrer Umgebung vorgeht? Haben Sie noch Interessen an Ihren Hobbies?	nein
13.	Haben Sie jemanden, mit dem Sie offen und vertraulich über Ihre Probleme sprechen können?	nein
14.	Wohnen Sie zusammen mit Ihrer Familie und/oder Bekannten?	nein
15.	Stehen Sie unter starken familiären Bindungen und/oder beruflichen Verpflichtungen?	nein
16.	Sind Sie in einer Religions- oder weltanschaulichen Gemeinschaft verwurzelt?	nein
	Anzahl der Antworten ja/nein	____
	Gesamtergebnis	____
	Maximum	16

1 Pöldinger, W.: 10 mögliche Fehler im Umgang mit suizidalen und depressiven Patienten. In: Krankenpflege/Soins infirmiers, Heft 6, 1983, S. 61 (Anm. des Verfassers: **Achtung! Diese Liste ist nur ein grober Anhaltspunkt und kein Test**).

F Basissuizidalität[1]

„Es wurden viele Versuche unternommen, um das Suizidrisiko einzuschätzen. Fast alle sind aber gescheitert. Keiner erwies sich dem offenen Gespräch mit dem Patienten als überlegen. Dennoch ist es wichtig, sich auf Risikopatienten zu konzentrieren. Um bei Patienten das Suizidrisiko einzuschätzen, wird die Basissuizidalität wie folgt ermittelt:
1. Frühere Suizidversuche
2. Diagnose einer Depression
3. Wiedereinlieferung nach kurzer Zeit (bis zu 6 Monaten)
4. fehlende Lebensperspektive (Beruf, Partnerschaft, sozial) bzw. Hoffnungslosigkeit
5. anstehende lebensverändernde Ereignisse

Diese Basissuizidalität sollte auch dann zu erhöhter Alarmbereitschaft führen, wenn keine sichtbare Suizidalität besteht. Bei Aufnahme eines Patienten wird diese Basissuizidalität erhoben und in der Pflegeanamnese dokumentiert. Je mehr Basispunkte ein Patient bekommt, um so gefährdeter ist er.

Alle Patienten müssen täglich einer Einschätzung ihrer Suizidalität unterworfen werden. Mindestens ein Arzt und eine qualifizierte Krankenpflegekraft sollten diese vornehmen. [Anm.: Hervorhebung durch den Verfasser]

Neben der systematischen Einschätzung der Suizidalität gibt es auch unmittelbare Hinweise auf Suizidalität. Die Annahme, dass jemand, der über seinen Selbstmord redet, nie zur Tat schreite, ist falsch und gefährlich. Denn zwei Drittel aller Suizidanten kündigen ihren Selbstmord an. An erster Stelle stehen verbale Äusserungen, beispielsweise:
- ‚Die Krankheit treibt mich noch in den Selbstmord.'
- ‚Ich halte das nicht mehr aus, ich bringe mich um.'
- ‚Ich will nichts mehr sehen.'
- ‚Wenn ich die Möglichkeit und den Mut hätte, würde ich mich umbringen.'

An zweiter Stelle stehen die Äusserungen von Suizidgedanken bzw. Suizidphantasien, beispielsweise:
- ‚Ich muss ständig an den Tod denken.'
- ‚Oftmals habe ich Gedanken an meinen Tod.'
- ‚Falls mir in nächster Zeit etwas misslingt, stürze ich mich vom Hochhaus.'

Je konkreter die Selbstmordgedanken sind, um so gefährdeter ist der Patient. Wenn sich der Patient schon mit den Vorgehensweisen des Selbstmordes beschäftigt oder Vorbereitungen trifft, muss dies als letzte Möglichkeit gesehen werden, um helfend einzugreifen."

1 Haas, U.: Patientensuizid – Suizidalität wird oft nicht erkannt. Krankenpflege/Soins Infirmiers, Heft 2, 1991, S. 64

G Psychopharmaka: Hilfe oder Risikofaktor?[1]

„Psychopharmaka können das Suizidrisiko senken, sie können aber auch zum Risikofaktor werden. Ob allerdings Psychopharmaka letztendlich einen Suizid begünstigen, kann schlecht nachgewiesen werden. Dennoch wird bei den Neuroleptika und Antidepressiva unter bestimmten Voraussetzungen eine suizidbegünstigende Wirkung vermutet. Vor allem drei Aspekte werden diskutiert:

1. Durch Neuroleptika entsteht eine pharmakogene Depression, die das Suizidrisiko deutlich erhöht (Alarcono 1969, Helmchen 1967 und Müller 1982). Knights hält dagegen, dass bis heute keine exakte Untersuchung durchgeführt wurde, die schlüssig zeige, dass die Depression ein Ergebnis der neuroleptischen Therapie sei, denn Depressionen kommen im Verlauf einer schizophrenen Erkrankung häufig vor. Sie seien sowohl Bestandteil der Erkrankung wie auch Reaktion des Betroffenen auf seine Krankheit.

2. Besondere Beachtung muss die Abschätzung der Suizidalität bei einer antidepressiven Therapie finden. Werden gehemmt-depressive Patienten mit Antidepressiva behandelt, so wird zuerst der Antrieb gesteigert und erst Tage später tritt die stimmungsaufhellende Wirkung ein. Eine solche ungleiche Wirkung der Antidepressiva kann eine starke Suizidgefahr zur Folge haben. Der stark depressive Patient hat keinen Antrieb um seine Selbstmordgedanken in die Tat umzusetzen, aber durch das Antidepressivum wird dieser Antrieb gesteigert, bevor die Stimmung aufgehellt wird. Deshalb wird auch etwa empfohlen, Antidepressiva mit aktiverem Charakter bei agitierten-ängstlichen und suizidalen Patienten zu vermeiden.

3. Durch Maskierung psychotischer und depressiver Symptome mit Medikamenten besteht die Gefahr, dass die Therapeuten den Patienten nicht richtig einschätzen und vielleicht überfordern. Der Patient wirkt dann ruhig, ausgeglichen und belastbar. Er ist es jedoch keinesfalls. Urlaub und die tägliche Auseinandersetzung mit der Erkrankung sind Faktoren, die in einer solchen Situation zur Dekompensation führen können.

Obwohl die oben ausgeführten drei Aspekte noch nicht endgültig wissenschaftlich geklärt sind, sollten sie in der Arbeit mit suizidgefährdeten Patienten im Auge behalten werden."

1 ebd. S. 64

9h	**6.4.2 Der suizidale Klient**	
10	**Dynamischer Verlauf des Suizids nach Pöldinger**	
	L. erläutert die Übersicht A.	L/A
85	**Beispiel einer suizidalen Entwicklung**	
	Aufgabe: (5')	
	L. verteilt den Textauszug B. T. sollen ihn **zu zweit** unter den angegebenen Fra-	L/B
	gestellungen durcharbeiten.	T2
	Durchführung: (60')	
	Auswertung: (20')	
	L. bespricht den Text anhand der Fragestellungen	T
60	**Telefongespräch mit einem suizidalen Klienten**	
	Grundlagen für das Gespräch (20')	
	Neben den verschiedenen Methoden der Gesprächsführung, die wir als bekannt	
	voraussetzen, gibt es bestimmte Dinge, die sich als hilfreich erwiesen haben.	L/C
	L. verteilt das Arbeitsblatt C. T. lesen es durch. Evtl. Fragen werden besprochen.	T
	Übung: (30')	
	T. sollen das **Telefongespräch mit einer suizidalen Person** üben. T. bilden Dreier-	T3
	gruppen. Zwei Protagonisten setzen sich mit dem Rücken gegeneinander. Einer	
	ist die suizidale Person, die anruft, der andere ist der Gesprächspartner am Tele-	
	fon. (Er kann die Leitlinien ruhig vor sich haben, der andere sieht das ja nicht.)	
	Die dritte Person beobachtet das Gespräch, indem sie genau zuhört. (Gesprächs-	
	dauer variabel. Für die Übung reichen vielleicht 5 Minuten).	
	Auswertung: Wie hat sich der Anrufer gefühlt? Was war gut, was war weniger	T
	gut? Wie hat sich der Angerufene gefühlt? Was war gut, was war weniger gut?	
	Waren die Leitlinien hilfreich? Welche hat der Angerufene besonders angewen-	
	det?	
	Der Beobachter berichtet von seinen Beobachtungen. Danach wechseln die Rol-	
	len.	
	Auswertung im Plenum: (10')	
	Wie sind Sie mit der Übung zurechtgekommen? Was war gut? Was ist verbesse-	P
	rungsbedürftig?	
100	**Pflegerischer Umgang mit suizidalen Klienten**	
	Aufgabe: (40')	
	Frage: Wie gehen Sie mit suizidalen Klienten pflegerisch um? T. bilden vier Grup-	L
	pen zur Frage je nach den Arbeitsbereichen (z. B. Akutstation, Gerontopsychia-	G4
	trie, Tagesklinik, ambulante Pflege)	
	Auswertung: (40')	
	Vorstellung und Diskussion der Ergebnisse	P
	Pflegerezepte (20')	L/D
	L. erläutert die Pflegerezepte D und diskutiert sie mit T.	T

60	**Persönliches Gespräch mit einem suizidalen Klienten**	
	Übung: (45')	L
	T. üben **zu zweit** das Gespräch mit einem suizidalen Klienten. Ein T. stellt einen Klienten in einer suizidalen Krise dar, vielleicht am besten einen, den er kennt. Der andere ist die Pflegeperson, die mit dem Klienten ein Pflegegespräch führt. Es sollen dabei die „Pflegerezepte" (s. vorher) angewendet werden. Der Klient ist durchschnittlich kooperativ. Das Gespräch soll nicht länger als 10 Minuten dauern. Danach sollen die T. das Gespräch reflektieren, z. B. hat der Klient sich ernst genommen gefühlt, was war für die Pflegeperson leicht, was war schwer? Anschließend tauschen die T. die Rollen.[1]	pÜ T2
	Auswertung: (15')	
	Was war leicht, was war schwer? Inwieweit konnten sie die „Pflegerezepte" umsetzen?	T
90	**Suizid(versuch) in der Psychiatrie**	
	Einleitung (15')	
	Suizide von Klienten lassen sich auch bei optimaler Pflege und Therapie nicht immer verhindern. Wenn der Klient es schafft, die ihn behandelnden Personen über seine wahren Gedanken längere Zeit zu täuschen und er einen unbeobachteten Moment oder den Ausgang nutzt, um sich zu töten, dann kommt natürlich sofort die Frage: Wie konnte es dazu kommen?	L
	Frage(n): Haben Sie schon einmal einen Suizid in ihrem Arbeitsbereich erlebt?	T
	Reaktionen auf Suizide von Klienten	
	Aufgabe: (5')	
	T. sollen reflektieren, wie in ihrem Arbeitsbereich mit Suiziden bzw. Suizidversuchen umgegangen wird.	
	Es werden **vier Gruppen** nach Arbeitsbereichen gebildet.	G4
	T. erhalten ein Arbeitsblatt mit u. a. folgenden **Fragen:** Stellt der Suizid(versuch) eine Belastung für das Pflegepersonal dar? Wenn ja, in welcher Form? Gibt/gab es administrative Maßnahmen („Druck") nach dem Suizid(versuch) eines Klienten? Gibt/gab es „Moralpredigten"? Machten sich die Mitarbeiter Selbstvorwürfe? Gibt/gab es Hilfe für die Mitarbeiter nach einem Suizid(versuch)? Wer gibt/gab diese Hilfe? Machen Sie bitte aufgrund Ihrer eigenen Erfahrungen Vorschläge für die Vorgehensweise, wenn ein Klient versucht hat, sich das Leben zu nehmen bzw. wenn er es sich genommen hat.[2]	
	Durchführung: (30')	
	Auswertung: (40')	
	T. stellen die Ergebnisse vor.	T

1 Bei fortgeschrittenen Gruppen und erfahrenen Rollenspielleitern kann die Übung auch im Plenum durchgeführt werden.

2 Es ist hier wieder möglich, die Gruppen nach verschiedenen Arbeitsbereichen je nach Herkunft der T. einzuteilen.

A Vom Suizidgedanken zum Suizid (Stadien der suizidalen Entwicklung nach Pöldinger)[1]

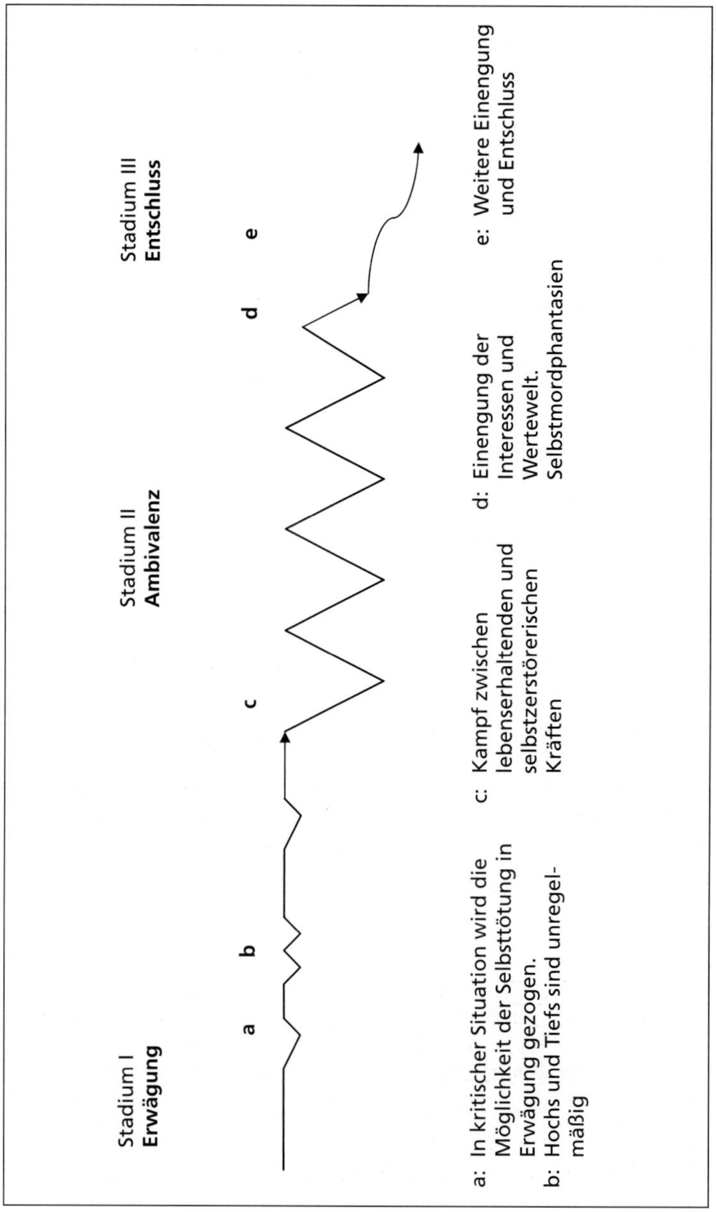

1 Modifiziert nach: Pöldinger, W.: 10 mögliche Fehler im Umgang mit suizidalen und depressiven Patienten. In: Krankenpflege/Soins infirmiers, Heft 6, 1983, S. 60

B Mein Leben, das ich nicht mehr leben wollte

Ein Film von Raimund Koplin[1] [2]

Bitte lesen Sie den Text durch und besprechen anschließend folgende Fragen:
- Weshalb ist Herr Clemens aufs Land gegangen?
- Wie hat er Frau Inge kennengelernt?
- Wie hat sich die Beziehung entwickelt?
- Hat Herr Clemens jemals an Trennung gedacht?
- Wie schätzt sich Herr Clemens im persönlichen Umgang mit Menschen ein?
- Welche liebenswerten Eigenschaften sieht Herr Clemens in seiner Lebensgefährtin?
- Welche Schwierigkeiten hat er mit ihr?
- Wie war die persönliche Entwicklung von Herrn Clemens bis zum Suizidversuch?
- Wie erfolgte der Suizidversuch?
- Wie sieht Herr Clemens nachträglich seinen Suizidversuch und die Krankenhausbehandlung?
- Wie sieht Frau Inge ihren Lebensgefährten Clemens?
- Wie hat sich die Beziehung von Frau Inge zu ihrem Lebensgefährten Clemens entwickelt?
- Welche liebenswerten Eigenschaften sieht Frau Inge in Clemens?
- Welche Schwierigkeiten hat sie mit ihm?
- Hat Frau Inge jemals an Trennung gedacht?
- Wie sieht Frau Inge die Entwicklung der Beziehung zu Clemens und den Suizidversuch ihres Lebensgefährten?

„**Clemens:** 1973 habe ich von Berlin aus den Auftrag bekommen, über die biologische Landwirtschaft einen Film zu machen und ging dann hier aufs Land, um eigentlich hinter diesen Sachverhalt dahinterzukommen, beim Bauern gearbeitet ... brauchte dann etwas Eigenes zu wohnen hier und fand dieses Haus. Das Haus stand leer und war ... in sehr schlechtem Zustand ... Inge kannte ich zu der Zeit noch gar nicht.
Erst ein halbes Jahr später habe ich sie kennengelernt und zwar dadurch, dass ich von jemand die Adresse bekommen hatte ...
Ihre Adresse war, sie würde ein Wohnmobil verkaufen können und dafür habe ich mich interessiert und fuhr zu ihr hin nach Norddeutschland und habe sie da kennengelernt und das war vom ersten Moment an „phhhhhh", das war wahnsinnig. Ich dachte, das ist d i e Frau überhaupt ... Sie sagte, sie müsse da ausziehen, wo sie ist. Ich sagte, ja, wenn das so ist, wenn Du nicht weißt wo du hinsollst. Ich habe in ... gerade ein Haus gekauft und dann kannst Du da mit hinziehen. Sie sagte, sie hätte noch 3 Kinder, die hatte ich noch nicht gesehen gehabt. Na gut, Kinder mag ich auch, Kinder kannst Du auch mitbringen ...Dann sagt sie: Wenn Du meinst, dann machen wir das und zwar sofort ... Plötzlich hatte ich eine Familie. Es war eine schnelle Entscheidung, aber es sollte eine fürs ganze Leben sein. Ich war 26 und traute mir das zu. Ich, der mit 13 von zu Hause weggegangen ist, weil ich das Familienleben nicht mehr ertragen konnte? Vielleicht gerade deshalb. In diesem kleinen abgeschiedenen Dorf wollte ich wiedergewinnen, was ich nie besaß ...
Jeder hatte sein eigenes Zimmer und am Anfang hatten wir ein gemeinsames Schlafzimmer. ... Als ich dachte, dass es für die Beziehung ganz gut wäre, wenn jeder sein eigenes Reich hat, habe ich mir dann den Dachboden ausgebaut. Ein Stück Freiheit, das ich mir erwerben wollte.
Wir waren ja so mißtrauisch eigentlich zueinander, weil wir uns ja doch nur 3 Tage kannten, dass wir eine Probezeit vereinbart hatten und ich dachte 7 Monate ist eine angemessene Probezeit und ich hatte mir sogar diesen Termin in meinem Terminkalender angestrichen. Es war der 12. Februar und dachte, bis dahin sage ich nichts, probiere ich wirklich aus wie es ist.
Dann kam der Termin. Dachte ich, so jetzt muss du dich entscheiden und hatte mich entschieden zu sagen, wir lösen unsere Beziehung wieder und dann haben wir beim Frühstück gesessen am 12. Februar. Und Butter, Brot und Tee und ich kam nicht mit der Sprache ‚raus, ich hab's nicht geschafft, zu sagen,

1 Der Text enthält die transkribierten Aussagen der Protagonisten. Aus Gründen der Verständlichkeit entspricht die Abfolge der Gesprächsteile nicht immer den Filmschnitten.
2 Eine Sendung des Bayrischen Rundfunks. WDF 9.12.1984, 23.30–0.05 Uhr

„Du heute sind die 7 Monate zu Ende"... selbst beim Abendessen hab' ich's noch nicht geschafft und dann wollte ich's am nächsten Tag sagen ... Ich kann's unheimlich schwer jemand 'ne Kritik zu äußern, jemandem zu sagen, „nein" ich will nicht. Wenn ich von jemandem angetan bin oder jemanden mag, dann meine ich immer das „nein" würde ihn persönlich verletzen. Hhah, hhah ... das tut einem selber wieder..., dadurch gehe ich dann lieber weiter mit, obwohl es meinem Gefühl widerspricht und das ist sehr gefährlich.

Liebst Du Inge eigentlich heute noch?[1] Es gibt immer noch 'ne Faszination, die da ist, aber für mich gibt's keinen Sog mehr, damit jetzt heute zusammenleben zu wollen, das nicht mehr, aber ... wenn ich sie so erleb' und wenn ich so hier auch im Haus so Dinge sehe und wie unser Leben ausgesehen hat, von den positiven Seiten her, dann denk ich manchmal schon, sowas ist unwiederbringlich. Es hat so etwas Tolles gehabt, da du das ... woanderswo glaube ich nicht mehr finden zu können.

Welche Eigenschaften hatte Inge denn? Große Vitalität, was für mich hervorragend war, dieser Egoismus, den sie hat. Man auch kann das interpretieren, könnte sagen, das ist eine starke Selbstbehauptung ... das hat mich bei ihr sehr fasziniert ... Als wir uns kennengelernt haben, war sie ja schon 32.

Wieviel Jahre war sie denn älter als Du? 6 Jahre

Wer war denn der Stärkere von euch? Ich würde sagen „sie", weil ... ich hatte immer das Gefühl, sie ist zu viert und ich bin alleine ... Ne Frau, die so ihr Leben so selber in die Hand nimmt und so stark ist, ist eigentlich das, was ich mir unter einer emanzipierten Frau vorstelle, bloß war das dann auch wieder zuviel für mich ... Jemand, der einfach so ganz hart sagen kann, Du, wenn hier jemand fremdgeht, dann bin ich das und du hast mir treu zu sein und was eigentlich auch mein Bestreben ist, damit klar zu kommen, dass der oder die andere sich diese Freiheit nimmt und damit meint, damit könnte ich zurecht kommen, das hat mich geschafft.

Warst Du ihr denn treu? Naja, bis es denn so hergeht, dass man da denkt, so wenn ich jetzt weiß, dass bei ihr das auch läuft, dann schon aus Rache oder so fing ich dann auch an ... wenn man einmal dieses Territorium der Treue verlassen hat und fängt an, sich das aufzurechnen, das ist ein Faß ohne Boden, dann kommst Du nicht mehr ins Lot ... Es wäre für sie das Verständnis gewesen, dass ein Mann der zu ihr hält, ein anderer Mann der sie umwirbt, dass ich den, da ich das sofort erkenne und dem an' Kragen gehe und sage: „Junge lass die Finger von meiner und so dann knallhart durchgreif', das glaub' ich hätte ihr imponiert.

Beziehung Mutter/Kind: Das war etwas, was ich eigentlich unterschätzt hab', ich hab' nicht gewusst, dass die Bindung zwischen der Mutter und ihren Kindern ... so stark ist, dass ich eigentlich in 7 Jahren dort keinen Fuß auf den Boden gebracht habe ... Das geht so weit in's Detail, dass wir am Tisch zusammensitzen, ich sage, Benjamin gib mir mal die Butter, dann reagiert er nicht, sondern die Inge sagt, Benjamin gib ihm mal die Butter ... Das ist hart.

Wie habt ihr eure Konflikte ausgetragen? Eigentlich gar nicht. Aber, also, wir haben nicht darüber gesprochen. Sie konnte es eigentlich – da hab' ich sie oft beneidet – sich austoben, dass sie 'ne Tasse an die Wand schmeißt, wozu ich nicht in der Lage bin. Ich habe dann immer in mich reingefressen, immer und immer mehr.

Immer heiter immer gelassen immer hellhörig, sich nicht gehen lassen, keine Schwäche zeigen, ja nicht weinen, ganz das Bild meines Vaters. Ich hatte viele Menschen um mich und doch war ich allein. Ich brauchte die Nähe von Inge, aber hatte Angst vor ihr. Ich hätte gerne mit ihr gesprochen, doch sie hat mich nicht mehr gehört ... Ich wollte davonlaufen doch kam nicht vom Fleck ... Was nun auch geschehen sollte, ich ließ es geschehen.

---

1 Fragen des Interviewers

Inge: Er hat keine Zeit er hat gearbeitet oder wir haben gearbeitet und Freizeit hat jeder für sich gemacht. Er, indem er gebauert hat oder an dem Haus immer weiter gemacht hat und ich, dass ich mit meinen Freunden beschäftigt war.

Was würdest Du als Haupteigenschaften von Clemens ansehen?
Da gibt es sehr viele Dinge vom Menschen, dass er viele gute Sachen im Kopf hatte, dass er mir auch politisches Bewusstsein beigebracht hat, das ist auch, was mir auch jetzt fehlt, dass ich mich mit niemandem auseinandersetzen kann im Dorf und in der Umgebung und dass er auch handwerklich – meistens ist das so bei Intellektuellen, dass sie handwerklich – oder dass sie 2 linke Hände haben – er konnte jede andere Arbeit gut ausfüllen, das hat mich total geflippt und eben, dass er gut erzählen konnte.

Wer war der Stärkere? Clemens habe ich immer empfunden. Ich habe immer empfunden, dass er mich ganz schön gedrückt hat ... Ich habe mir immer Zuneigung von anderen Männern gesucht, wenn ich gemerkt habe, dass er mich vernachlässigt hat, dass er öfters wegfuhr und dann bin ich in Sachen reingeschliddert, die ich gar nicht wirklich wollte, das sind so kurze Affairen gewesen und die ich auch offen zugegeben habe und Clemens nie mit der Sprache rauskam, was Sache ist.

Konnte denn der Clemens nicht zeigen, dass er Dich liebt?
Wenig, mir zu wenig ... Er hat zwar paar Mal gesagt, dass er mich lieb hat, das war mir einfach zu wenig. Er hätte es mir auch mit Taten zeigen müssen, nicht nur mit Worten.

Hast Du eigentlich in den 7 Jahren daran gedacht, Dich selber zu trennen von ihm? „Ne ... also ich hab' das ja immer – auch unsern Streit, ich hab' das ja nie so ernst gesehen, wie jetzt im Nachhineinen, wie ich das empfinde, wie er das sieht."

Clemens: Es war der 27. Mai ... draußen war es ganz kalt und regnerisch und ich hatte die Kneipe schon früh geschlossen, es waren kaum Gäste da, und Inge hatte sich am Nachmittag verabschiedet, sie wolle nur kurz eine Freundin besuchen und ihr damaliger – wie soll ich sagen – Geliebter wollte sie da nur hinbringen. Abends war sie dann nicht gekommen und ich hatte schon die ganzen letzten Wochen immer stärker darüber nachgedacht, dass ich jetzt 'ne Entscheidung brauch'. Das beste wäre ja gewesen, ich hätte den Koffer gepackt und wäre abgereist, aber dazu sah ich mich nicht in der Lage, denn das Schwierigste für mich war dann: Darf ich überhaupt so eine Entscheidung fällen, darf ich so eingreifen oder hat nicht das Schicksal sozusagen für mich eine Entscheidung schon bereitgestellt oder muss ich einfach Geduld aufbringen und mich da hineinbegeben und sagen, gut ich muss durchhalten noch mal x Jahre bis es besser wird.
Und in diesem aufgewühlten Zustand bin ich dann ins Bett gegangen und konnte aber überhaupt nicht schlafen, das ging immer immer wilder. Ich hab' mir dann meine ganzen – mein ganzer Konflikt hat sich dann auf so 'ne höhere Ebene verlagert. Also, dieses Inge mich Mann Frau habe ich dann angefangen Mann Frau gesellschaftlich zu denken, und ich hab' dann so ein kleines Tonbandgerät genommen und meine ganzen Gedanken, die ich so in diesem aufgewühlten Zustand hatte, darauf gesprochen, das können wir jetzt einmal hören:
„Der Mann ist vollständig inkompetent ... aufhören zu herrschen, oh Gott, oh Gott, gibt's denn keine Göttin, gibt es das gar nicht, ich bin auch ein Sterblicher ohh nein hh 10 nach 3, ja ich bin bereit, mich zu opfern ..."
Das waren zwei Seiten und danach war eigentlich das erreicht, was ich mir gewünscht habe, das ich nicht so eine rationale Entscheidung treffen, sondern, dass ich etwas mache, wo ich das Gefühl habe, das kommt aus dem Unterbewusstsein heraus, das kann ich nicht steuern. Ich weiß. Ich bin dann hier die Treppe runtergekommen ... die Leiter aus dem Bett heruntergekommen und stand dann hier im Zimmer und plötzlich so äh, stand der Tod vor mir, also ich hab' plötzlich gemerkt aha, jetzt wird es wahnsinnig ernst.
Das Gefühl war so, als befände ich mich in einer Blase und durch diese Blase kommt nur `n bißchen Licht, aber ich kann nicht erkennen, was dahinter ist. Nur wusste ich, wenn ich mich jetzt mich befreie, muss ich diese Blase zerplatzen lassen, zerbrechen, aber mein Gefühl war so, dass dann irgendeine Katastrophe passiert.
Ich bin einfach auf das Fensterbrett gestanden, hab' das Fenster gekippt und stand dann auch so im Dach im Regen und sah die Wolken so über den Mond flitzen und plötzlich ging es so „schscht", ging's so weg. Durch die Nässe waren die Dachziegel auch so glitschig. Ich weiß das noch ganz genau und dann bin ich auf der Seite so abgerutscht, das klapperte so und dann über die Kante und unten dann aufgeknallt.

Unten dann zu liegen das war ... ich hatte einen irrsinnigen Schmerz, also das kann man niemandem in Worten ausdrücken und ich ... ich wusste nicht jetzt, bin ich tot oder lebe ich noch. Da ist dann plötzlich das, was man so im Religionsunterricht gelehrt bekommen hat, setzt dann wieder ein, obwohl ich mich schon sehr lange von der Kirche entfernt hatte, aber der Begriff, der dann für mich in' Kopf kam ist: Das ist das Fegefeuer ...
Mit einer Querschnittslähmung kam ich ins Krankenhaus und die ersten 6 Wochen war es völlig unklar, ob ich wieder laufen könnte. Wider Erwarten kam nach diesen 6 Wochen die Funktion in meinem rechten Bein wieder zurück und als dann der ganze Heilungsprozess nach 5 Monaten so weit war, konnte ich wieder von vorne laufen lernen und so schrecklich das vielleicht sich das anhört, war es für mich doch 'ne ganz wichtige Zeit denn ich bin mir völlig klar darüber, ohne da im Krankenhaus so abgeschottet zu sein, ich es nicht geschafft hätte, mich von der Inge zu trennen.

Inge: Aus dem Krankenhaus hat er mir geschrieben, dass ich ausziehen müsste. Er hat es seinem Bruder geschickt, der mich bekniet hat auszuziehen und seine Mutter.

Clemens: Durch diesen sechs Monate Aufenthalt war auch die Zeit gegeben, dass sie was anders finden konnte, wo sie wohnen konnte. *Sie sollte Ausziehen?* Das konnte ich dann endlich fordern, wozu ich vorher nie in Lage war.

(Anm. d. Verf.: Inge und Clemens trafen sich in der Zwischenzeit ab und zu. Er sagte auch einmal, Inge hätte doch gar nicht ausziehen brauchen, er käme sowieso nicht wieder in das Haus zurück.)

Inge: Einmal war ich gerade in die Stadt gefahren und kam nach Hause und dann sehe ich irgendwie an der Tür einen Zettel von meiner Möbelspedition ... hat er draufgeschrieben: „Ich will dir „ade“ sagen, es ist so schrecklich. Es tut jetzt genauso weh, wie beim Sturz auf den Asphalt Warum? Warum? Meine geliebt Inge ... Es ist vorbei, das Haus ist verpachtet ich kann da mit meinen Erinnerungen und meinen Tränen nicht leben. Das Auto habe ich voll, alles andere ist mit vermietet. Ich wollte Dir jetzt 12.20 Uhr „adieu“ sagen, ich fahr jetzt von hier nach München ... tschüß alles Liebe Dir und Deinen Kindern, es ist so schrecklich. Ich liebe Dich. Warum? Warum?“

Würdest Du eigentlich mit Clemens jetzt noch zusammenleben wollen?
... Wollen? Darum geht es nicht, danach geht's nicht, was man will.

Clemens: Diesen Zettel habe ich vor 2 Jahren geschrieben, die Zwischenzeit habe ich dazu genutzt, dem damals noch so quälenden „Warum? Warum?“ auf die Spur zu kommen. Ich hab' zum Glück erkannt, dass die Antwort nicht in der Beziehung zur Inge, sondern weit früher in meinem Leben zu finden ist. Eine unglückliche Beziehung ist ja nur der Anlass, aber nicht der Grund für eine solche Kurzschlusshandlung ...“

C 25 Leitpunkte zum Telefongespräch mit suizidalen Personen[1]

1. Nehme **jeden** Selbsttötungshinweis am Telefon ernst!
2. Ein Lebensmüder am Telefon hängt noch am Leben, sonst hätte er nicht angerufen.
3. Suizidales Verhalten ist häufig ein (letzter) Versuch, mit einem Mitmenschen zu reden, und sei er noch so anonym.
4. Suizidale Äußerungen müssen **aktives** Zuhören auslösen.
5. Suizidenten sehen häufig schwarz/weiß. Sie erwarten daher in den meisten Fällen eine eindeutige Kommunikationsstruktur (z. B. Vater–Kind).
6. Die gefährlichen Höhepunkte einer suizidalen Krise dauern nur wenige Stunden. Befürchte nicht, dass Du Dir zuviel vergibst, wenn Du Dich (als Letzter) ausnutzen lässt.
7. Wenn Du selbst mit Deinen suizidalen Gedanken und Wünschen im Reinen bist, dann kannst Du angstfrei mit den suizidalen Bestrebungen des anderen umgehen.

1 Sorgatz, H.: 25 Leitpunkte zum Telefongespräch mit suizidalen Personen. In: Suizidprophylaxe, 1. Sonderheft, 2. Aufl. 1985. Regensburg: S. Roderer Verlag 1985, S. 14–17

8. Zeige Angst um den anderen, aber keine Angst vor den Worten und Vorhaben des anderen.
9. Vermeide ängstliche-wohlgemeinte Umschreibungen. Sage statt „Suizid“ „Du willst Dich umbringen“ oder statt „Tabletten nehmen“ „Du willst Dich vergiften“.
10. Suizidale Anrufer schwanken ambivalent zwischen Leben und Tod. Verdeutliche diese Ambivalenz und verstärke sie, so dass der andere sich noch einmal beide Alternativen überlegen muss.
11. Versuche den anderen beim Vornamen zu nennen, das schafft die erste persönliche Beziehung.
12. Wer sich das Leben nehmen will, hat ein Recht darauf, Dir mit persönlichen Forderungen und ungereimten Gedanken auf die Nerven zu fallen.
13. Überlasse dem anderen die Art, in der er mit Dir sprechen möchte. Ist er sachlich, sei Du sachlich; ist er technisch, sei Du technisch und ist er weich, sei Du auch weich.
14. Lass Dich nicht in seine Hoffnungslosigkeit hineinziehen, sondern hinterfrage sie durch vorsichtige Modifikation seiner Behauptungen.
15. Vermeide direkte Warum-Fragen, die den anderen in die Ecke drängen.
16. Versuche den anderen zu Mini-Aktionen anzuregen. „Wir müssen lange miteinander sprechen, wollen Sie nicht etwas zu trinken (rauchen, sitzen) ans Telefon holen?“
17. Versuche den anderen auf ihm noch wichtige Personen anzusprechen. Falls er wirklich keine hat, biete Dich als solche an.
18. Versuche zu ergründen, welche der fünf wichtigsten Lebensbereiche (Selbst, Arbeit, soziale Beziehungen, Religion und Liebe, Sex, Partnerschaft) noch am ehesten Auftrieb verleihen können.
19. Rege den anderen an, Fantasien über seine Zukunft zu entwickeln, aber nehme ihm diese Arbeit nicht ab.
20. Lasse Dich nicht von logischen Schlussfolgerungen überzeugen, wie „darum muss ich mich umbringen“. Wandle sie um in „deshalb könnten Sie sich (in absehbarer Zeit, unter bestimmten Umständen, wenn die und jene Möglichkeiten nicht mehr offen stehen) vergiften“.
21. Stelle nur zwei bis drei direkte Fragen (Vorname, Suizidmittel).
22. Frage indirekt nach Wohngegend, Arbeitsstelle, Arbeitskollegen usw., aber nur wenn Du die Adresse herausfinden musst.
23. Sage dem anderen, wie gut Du es gefunden hast, mit ihm zu sprechen.
24. Versuche eine Abmachung zu erreichen, dass der andere, bevor er sich umbringt, noch einmal Dich anruft – und erst, nachdem er die von ihm vorgeschlagenen Alternativen ausprobiert hat.
25. Habe keine Angst davor, dass sich manche Menschen ihr letztes menschliches Recht nehmen, auf das auch Du – zumindest in Gedanken – wohl nicht verzichten möchtest.

D Pflegerezepte im Umgang mit suizidalen Klienten

Pflegestandards für den pflegerischen Umgang enthalten oft Gemeinplätze. Hier sollen möglichst praktische Hilfen (Rezepte) gegeben werden. Die angemessene Umsetzung benötigt viel Übung und Erfahrung in der Beziehungsgestaltung.
Fernziele: Kooperationsbereitschaft des Klienten erreichen, freiwillige Mitarbeit des Klienten fördern, konkrete Ziele festlegen, Nahziele müssen mit Fernzielen übereinstimmen
Nahziele: Informationen über den Klienten sammeln, Klienten Zielsetzung und die Maßnahmen mitbestimmen lassen (Ausnahme: notwendige Zwangsmaßnahmen)
Bezugsperson festlegen, Informationen beim Klienten offen anfragen (s. auch Fragebogen Pöldinger in Grundlagen), **Aussageverweigerung akzeptieren**, mit Ratschlägen zurückhalten, eigene Ängste ansprechen: „Ich mache mir Sorgen darum, dass Sie …
Grundtendenz: Nicht, warum ist es so, sondern, wie kann etwas verändert werden?
(Ausnahme: Wenn der Klient meint, erst muss das „Warum“ geklärt werden, ist das die gemeinsame Arbeitsbasis.) Mut machen: „Wir werden eine Ihnen angemessene Lösung finden“
Frage(n): „Sie sind suizidal, was jetzt?“ oder „Wie kann es jetzt weitergehen?“

Kleine Aktivitäten fest vereinbaren (Verantwortung in überschaubarem Rahmen). Jede noch so kleine Aktion des Klienten ist eine Bindung an das Leben und insofern ein Pflegefortschritt. (Achtung! Freiwilligkeit ist oberstes Gebot, keinerlei Druck ausüben), Maßnahmen genau festlegen und Reflexionsgespräch vereinbaren.

E Leitlinien im Umgang nach einem Suizid(versuch)[1]

Grundsätzliches
Zuerst nach Lebenszeichen suchen, evtl. wiederbelebende Maßnahmen. Arzt verständigen. Ort für Klienten unzugänglich machen. Wg. kriminalpolizeilicher Ermittlungen nichts verändern. Jemand muss sich um die am meisten betroffenen Klienten kümmern.
Ein Suizid(versuch) kann und soll nicht verheimlicht werden. Er wirkt sich auf die Atmosphäre sowohl bei den Klienten als auch beim Personal aus. Alle sind von diesem tragischen Ereignis erschüttert. Jeder reagiert in seiner für ihn adäquaten Art und Weise: Trauer, Enttäuschung, Verständnis, Wut, Ärger, Hilflosigkeit, Vorwürfe, Neugier, Fragen der eigenen Lebensbewältigung, Sinn(losigkeit), Selbstzweifel, Sensationslust, latente Suizidgedanken, Versagensideen.

Bezüglich der Klienten
Gelegenheit geben, über ihre Gefühle zu sprechen.
Nachfragen der Klienten beantworten soweit die Schweigepflicht nicht verletzt wird.
- Warum hat er sich das Leben genommen?
- Mit welcher Methode?
- Hat das Team gewusst, dass er so gefährdet ist?
- War er so schwer krank?
- Er hat ihn gefunden?
- Wann ist die Beerdigung?

Maßnahmen:
- Erhöhte Aufmerksamkeit
- Einzelnen Klienten Gelegenheit geben, über ihre Gefühle zu sprechen.
- Mehr Präsenz bei den Klienten (andere Aufgaben zurückstellen).

Bezüglich der Mitarbeiter
Teambesprechung, bei der die Mitarbeiter alles aussprechen können. Konzentration nicht auf das „Warum" sondern auf das „wie" es passiert ist. Keine Schuldzuweisungen.
Aufgaben klären:
- Wer nimmt Kontakt mit dem Umfeld des Klienten auf (z. B. Angehörige)?
- Wie wird die Präsenz mit dem übrigen Klienten gewährleistet, wer ist Ansprechpartner für die Polizei?
- Wie können sich Mitarbeiter gegenseitigen stützen und entlasten?

Zu einem späteren Zeitpunkt:
Teambesprechung: Gab es Fehleinschätzungen, Versäumnisse, kann man für die Zukunft etwas daraus lernen?

1 vgl. Schädle-Deininger, H./Villinger, U.: Praktische Psychiatrische Pflege, Bonn: Psychiatrie-Verlag 1996, S. 253–255

14 h
7 Psychiatrische Pflege orientiert an der medizinischen Diagnose für den Klienten auf der Grundlage der ATLs[1]

90
7.1 Grundlagen

Die Bedeutung der Diagnose

Dieser Teil kann eine Mischung aus Theorieinput und fragend-erarbeitendem L
Unterricht sein. Inhalte z. B.: T
Auswirkungen auf die Einschätzung eines Menschen/Klienten. Diagnose als Grundlage der Behandlung und des Therapieprogramms. Symptome als mit der Krankheit verbundene Störungen und Defizite. Einschätzung eines Menschen vor und nach der Erstellung der Diagnose. Vorläufige und Fehldiagnosen. Negative und positive Sicht eines Krankheitsverlaufs. Die sich selbst erfüllende Prophezeiung. Auswirkungen auf die Pflege. Pflege unter Berücksichtigung der gesunden Anteile und Ressourcen des Klienten. → Theorieteil A 5.1. Inhaltliche Grundlagen und fachliche Orientierung. Praxisteil B → 2.1.1.2 Pflege/Therapie → 4.12.4 Soziale Kompetenz/Die Station als Alltagsschule

540
7.2 Pflegerische Maßnahmen auf der Grundlage der Diagnosen

Erarbeitung von Pflegemaßnahmen

Vorbereitung und Aufgabe: (10')

L. hat mehrere Tage oder im Block vorher geklärt, mit welchen Diagnosen sich L!
die T. aufgrund ihres Arbeitsbereichs oder ihrer Interessenlage befassen wollen. Falls das nicht sinnvoll erscheint, kann L. die Diagnosen auch selbst vorgeben. Er hat Fachartikel zu den Diagnosen gesammelt. Es soll sich dabei weniger um medizinische Artikel handeln, sondern eher um Abhandlungen, die sich auf die Pflege beziehen. Auch fertige Pflegestandards verhindern die eigene Auseinandersetzung der T.

L. teilt die **Gruppen** ein und stellt den Gruppenmitgliedern die Fachartikel zu den G4
Diagnosen der Klienten zur Verfügung (Gruppen können gebildet werden, z. B.: Schizophrenie, Depression, Manie, Sucht [Alkohol oder Drogen], Borderlinestörung, Demenz, Anorexia Nervosa, Hyperkinetisches Syndrom u. a. m.).

1 Diese Unterrichtseinheit stellt hohe Anforderungen an die Fähigkeit der T., selbstständig in Gruppen zu arbeiten. Sie ist deshalb nur für fortgeschrittene Teilnehmergruppen geeignet.

	Aufgabe: **T. sollen die Pflege auf der Grundlage der Diagnose** (G 1 Diagnose …, G 2 Diagnose …, G 3 Diagnose …, G 4 Diagnose …) **zu jeder ATL herausarbeiten.** Die Alltagsfähigkeiten des Lebens (ATLs): • Sich orientieren und sicher fühlen • Kontakte und Beziehungen gestalten • Sich ernähren • Sich ausruhen und schlafen • Sich pflegen und kleiden • Vitale Funktionen des Lebens aufrechterhalten • Sich bewegen • Sich als Mann oder Frau fühlen und verhalten • Das eigene Umfeld gestalten • Sich beschäftigen und arbeiten • Die eigenen Rechte und Pflichten wahrnehmen • Das eigene Leben bewältigen **T. sollen sich jeweils Pflegeprobleme, -ziele und -maßnahmen überlegen.** L. erläutert die Arbeitsaufgabe gemäß Arbeitsblatt A. Es empfiehlt sich, T. zusätzlich strukturierte Arbeitsbögen mit den ATLs zu geben. **Durchführung:** (415') T. setzen sich in Gruppen zusammen, lesen erst die Fachartikel durch und fangen dann mit der Aufgabe gemäß Arbeitsblatt an. **Auswertung:** (115') Die Gruppen stellen die Ergebnisse vor mit anschließender Diskussion. Verteilung der Fachartikel der jeweiligen Gruppe an alle Teilnehmer. Kopie der Ergebnisse nach evtl. Einarbeitung der Diskussionsergebnisse.	L! A P
	Weitere Themen: Pflegestandards	
	PA/pÜ: Bitte machen Sie sich eine Vorstellung von einem Klienten, der gerade aufgenommen wurde und von dem Sie die Diagnose noch nicht kennen. Machen Sie sich ebenfalls ein Bild von seinen Begleitpersonen. Machen Sie sich erneut ein Bild von ihm, nachdem Sie die Diagnose erfahren haben. Hat sich in Ihrer Vorstellung und Ihren Erwartungen etwas verändert? Pflegestandard für eine Pflegetätigkeit entwickeln.	

A Arbeitsblatt

Bitte überlegen Sie, welche allgemeinen Pflegemaßnahmen für Klienten mit der

Diagnose: ______________________________
notwendig sein können.
Gehen Sie dabei wie bei der Pflegeplanung vor. Erstellen Sie eine allgemeine Pflegeplanung, die die möglichen Probleme und Fähigkeiten der Klienten gemäß ihrer Erkrankung berücksichtigt. Die Maßnahmen in dieser Pflegeplanung entsprechen dann dem Querschnitt aller denkbaren Probleme, die aufgrund der Symptome bei Klienten mit dieser Erkrankung entstehen.

Anmerkung:
Bekanntermaßen dient ein solcher Standard als Gedächtnisstütze für mögliche Probleme, die bei einzelnen Klienten mit einer bestimmten Erkrankung auftreten können. Er ist nicht zu verwechseln mit der individuellen Pflegeplanung.
Der erstellte Standard ist eher defizitorientiert. Er gibt uns wenig oder gar keinen Aufschluss über nicht direkt symptomabhängige Probleme oder Fähigkeiten. Diese können aber die Abhängigkeit bzw. Unabhängigkeit i. S. von Roper et al. beeinflussen und somit Einfluss auf den Ausbruch der Erkrankung, Einschätzung von Krankheitszeichen und die Erkrankung selbst haben.

Bitte gehen Sie folgendermaßen vor:
1. Informationssammlung
Erstellen Sie bitte allgemeine Pflegeprobleme und Fähigkeiten der entsprechenden Klientengruppe (Denken Sie dabei an Klienten, die Sie kennen gelernt haben und weniger an rein lehrbuchhafte Symptome).

2. Pflegeziele
Überlegen Sie, welche Pflegeziele bei den vorhandenen Problemen/Fähigkeiten sinnvoll sind.
(Auch hier können Sie auf Ihre Erfahrung zurückgreifen.) Pflege ist immer prozesshaft, d. h. der Status der Erkrankung verändert sich ständig. Denken Sie dabei am besten erst einmal nicht an einen besonders schwerkranken Klienten, sondern an einen mit einer durchschnittlichen Ausprägung seiner Symptome.

3. Pflegemaßnahmen
Hier gilt das unter 2 Gesagte genauso.

Benutzen Sie für die Erstellung des Standards bitte die Ihnen ausgehändigten Arbeitsblätter.

(Anmerkung für L: L. hat für die Gruppenarbeit 12 Arbeitsbögen für alle 12 ATLs angefertigt. Wir bringen hier aus Platzgründen den Anfang eines Arbeitsbogens zu Arbeitsblatt A.)

Arbeitsbogen 1 zu Arbeitsblatt A

Sich orientieren und sicher fühlen
Informationssammlung
(Hier jeweils genügend Platz lassen für die T zum Eintragen der Arbeitsergebnisse)

Pflegeziele

Pflegemaßnahmen

Kontakte und Beziehungen gestalten
usw.)

	8 Zusammenarbeit in der Gemeinde	
4 h	**8.1 Grundlagen**	
70	**Der Blick nach „draußen“** (5')	
	In dieser Unterrichtseinheit geht es darum, einen **Überblick über Hilfsmöglichkeiten in der Gemeinde für Menschen mit psychischen Problemen** zu erhalten. Es soll auch der Beitrag, den die (Fach-) Gesundheits- und Krankenpflegerin aufgrund ihrer beruflichen Sozialisation leisten kann, beleuchtet werden.	L
	Der Blick nach „draußen“: Reflexion (15')	
	Teilnehmer sitzen im Kreis auf Stühlen.	L
	L. führt eine kleine Meditationsübung durch. Jeder T. setzt sich mit geschlossenen Augen bequem in seinen Stuhl. Wer merkt, dass er das Schließen der Augen nicht die ganze Zeit während der Übung für sich zulassen kann, darf sie dann öffnen.	pÜ P
	L. spricht i. S. einer Meditation langsam und deutlich:	
	„Woran denke ich, wenn ich zu Hause krank bin? ... Wann benötige ich Hilfe? Welche Hilfe habe ich? Welche Personen sind bereit, mir zu helfen? Auf wen kann ich mich verlassen? Wer hilft mir nicht? Was ist mir jeden Tag wichtig? ... Was fällt mir ein, wenn ich an professionelle Hilfe draußen denke? ... Wer könnte mir Essen bringen? Wenn ich körperlich eingeschränkt bin, wer hilft mir? Was macht mir unangenehme Gefühle, wenn ich daran denke? ... Wenn ich mich nicht mehr raustraue; wer begleitet mich? Wer geht mit mir einkaufen? Wer geht mit mir spazieren? Was sollte mir zu Verfügung stehen? ... Was ärgert mich bei dem Gedanken? ... Was macht mir gute Gefühle?	
	Bitte räkeln Sie sich jetzt etwas auf Ihrem Sitz ... Öffnen Sie langsam die Augen ... Schauen Sie sich um ... Sie sind jetzt wieder in der Realität zurück und befinden sich im Unterrichtsraum.“	
	Kurzes Nachgespräch: Wie war das für Sie? (Achtung: Keine Fragen zum Inhalt der Gedanken stellen!)	T
	Grenzen stationärer Pflege	
	Praktisches Beispiel	
	Aufgabe: (25')	
	Eine Fachschwester schildert recht anschaulich die Möglichkeiten, aber auch die Grenzen stationärer Pflege. L. verteilt das Arbeitsblatt A. T. lesen es unter den **Fragen:**	L **A** T1
	Welche Probleme hat die Mutter mit der Betreuung ihrer Tochter? Was wird pflegerisch auf der Station getan? Wo sind die Grenzen? Was ist „draußen“ nötig?	
	Auswertung: (15') Gemäß den Fragen.	T
	Weitere Frage(n): (10')	
	Welche Angebote gibt es bei Ihnen in der Gemeinde? Wo sehen Sie Defizite in gemeindenahen Angeboten?	T

65 **Erwartungen an die Pflegenden**

Frage(n): (10')
Welche Personen in der Gemeinde haben Erwartungen an die/den Gesundheits- und Krankenpflegerin/-pfleger? (Klient, Angehörige, Therapeuten [z. B. Arzt, Psychologe], Mitarbeiter rehabilitativer Einrichtungen und Dienste, Arbeitgeber, Nachbarn). L T
L. fertigt dazu eine Übersicht an. (sinngemäß wie auf S. 67)
Aufgabe: (5')
L. bildet **vier Gruppen.** Jede Gruppe sucht sich einen Personenkreis von der Übersicht aus und soll sich überlegen: Welche Erwartungen werden an die Pflegeperson gestellt? G4
Durchführung: (20')
Auswertung: (30')
T. stellen die Ergebnisse vor, die diskutiert werden. P

45 **Entlassungsvorbereitung – ein praktisches Beispiel**

Einleitung: (10')
Was sagen Sie zu der These: Eine Station darf gar nicht so gemütlich sein, dann wollen die Klienten nicht mehr nach Hause? (Anm. d. Verf.: Diese Ansicht vertreten wir natürlich nicht!) → 2.2.7 Entlassungssituation L
Aufgabe: (15')
Im Rahmen ihrer Examensarbeit hat die Fachkrankenschwester Frau Notthoff das Beispiel eines Klienten gebracht, der wiederholt zur Aufnahme kommt und von einer so genannten Rehabilitationsstation nach Hause entlassen wurde.
L. verteilt Beispiel B an T. **B**
T. sollen es unter folgenden **Fragen** lesen: Was führt des Öfteren zur Wiederaufnahme von Herrn R.? Welche Vorschläge werden zur Verbesserung der Situation gemacht? T1
Auswertung: (10')
L. bespricht das Beispiel unter obiger Fragestellung T
Weitere Frage(n): (10')
Haben Sie ähnliche Erfahrungen mit Klienten gemacht, wenn es zur Wiederaufnahme kam? Woher erhalten Sie Informationen, wenn ein Klient neu aufgenommen wird? Wie gehen Sie damit um? T

4 h

8.2 Der Weg aus der Klinik

25 **Was wünschen sich die Klienten als Vorbereitung für die Entlassung?**
Einleitung (5')
Wir kommen noch einmal auf obige Facharbeit zurück. Frau Notthoff befragte drei Personen, die häufiger kurz nach der Entlassung wieder zur Aufnahme kamen. Sie waren alle drei 6 Monate nicht mehr in stationärer Behandlung, so dass sie die Zeit angemessen reflektieren konnten. Die Interviews wurden mittels eines halbstandardisierten Gesprächsleitfadens durchgeführt. Die Autorin hat L

	Kernaussagen formuliert, die sich bei allen drei Personen überschnitten. Die Ergebnisse sind nicht repräsentativ für alle Einrichtungen, sie geben aber wichtige Einblicke in die Problematik und sollen als Denkanstoß dienen. **Aufgabe:** L. verteilt das Infoblatt C. T. lesen es durch (**10'**). **Auswertung: (10')** Wissen Sie, was Klienten bei Ihnen zur Entlassungsvorbereitung meinen? Wie gut fühlen sie sich vorbereitet? Gibt es bei Ihnen diesbezüglich eine Qualitätskontrolle? In welcher Form?	C T1 T
20	**Angebote in der Gemeinde** L. verteilt die Übersicht D. T. lesen sie durch. L. bespricht die Übersicht. Er kann evtl. noch Informationen einzelner Angebote exemplarisch verteilen und näher auf Ziele und Inhalte eingehen. Zwischendurch können T. jeweils **Frage(n) beantworten:** Wer hat welche Einrichtung schon einmal kennen gelernt? Werden Ihre Klienten in eine dieser Einrichtungen überwiesen?	L/D T1 T
75	**Angebote in der näheren Umgebung** **Aufgabe: (5')** T. sollen sich in **vier Gruppen** mit denjenigen zusammenschließen, die an ihrem Ort oder in dessen Nähe leben bzw. arbeiten, so dass Gruppen von 5–7 Personen entstehen. (Kommen T. von weit auseinander liegenden Gegenden, kann die Gruppe auch jeweils exemplarisch den Ort einer psychiatrischen Einrichtung wählen, wo ein T. arbeitet.) **T. sollen anhand der Übersicht D folgende Frage(n) bearbeiten:** • Welche Angebote gibt es von den in der Übersicht D beschriebenen in der Umgebung Ihres Arbeitsplatzes? • Für wen sind sie geeignet? • Welche Ziele und inhaltliche Ausrichtung haben diese Angebote? • Wie können die Klienten die Hilfe in Anspruch nehmen? • Wo erhalte ich u. U. zusätzliche Informationen? T. sollen die Ergebnisse anschließend im Plenum vorstellen. **Durchführung: (30')** **Auswertung**[1] **(40')** T. stellen die Ergebnisse vor, die diskutiert und bezüglich Angebotsdefiziten bzw. Informationslücken hinterfragt werden.	L G4 P

1 U. U. werden bei dieser Übung große Informationsdefizite deutlich. Das muss Sie nicht schrecken. Sie haben Ihr Wissen ja vielleicht auch nur, weil Sie Unterricht darüber machen. Das Ergebnis kann eine weitere Unterrichtseinheit sein: T. erhalten als Praxisaufgabe, Informationen über die Angebote Ihrer Umgebung zu sammeln (einschl. Informationsbroschüren), die später im Unterricht vorgestellt werden. Diese Aufgabe kann natürlich auch vor obiger Unterrichtseinheit gegeben werden.

60 **Praktisches Beispiel: Herr Berger**

An einem Beispiel soll verdeutlicht werden, welche Ressourcen Klienten haben.
Aufgabe: (30)
L. verteilt das Beispiel E. T. sollen **zu zweit** die Schilderung von Fachkranken- L/E
schwester Frau Bayraktar-Ueberle durcharbeiten unter den **Frage(n):** T2

- Welche Schwierigkeiten und Probleme hatte Herr Berger in der Vergangenheit gehabt?
- Auf welche Ressourcen konnte zurückgegriffen werden?
- Welche Wandlung erlebte die Fachkrankenschwester bei ihrem Besuch im Betreuten Wohnen?

Auswertung: (20')
Unter obigen Fragen. T
Weitere Frage(n): (10') Haben Sie schon einmal einen Klienten in unterschiedlichen Einrichtungen erlebt oder entlassene Klienten später draußen getroffen? Wie haben Sie reagiert? Was haben Sie im Vergleich zu Ihrer früheren Begegnung beobachtet?

---

3 h

8.3 Wie normal ist die Gemeinde bzw. die Gemeinde als normales Umfeld?

90 **Normalisierung**
Grundlagen (10')
Es soll geklärt werden, was Klienten nach einem Krankenhausaufenthalt brau- L
chen. Wir wollen es einmal als „Normalisierung" bezeichnen.
L. verteilt das Informationsblatt F zum Lesen und bespricht es. F
Aufgabe: (5') T1
Frage(n): Was benötigt der entlassene Mensch? T
Die „Normalisierung" bezieht sich im Wesentlichen auf die Bereiche: Wohnen,
Arbeit, Freizeit, Liebe/Partnerschaft, Lebensbewältigung/Sinn. Es sollen zu dieser G4
Frage **drei Gruppen** gebildet werden, die sich je einen Bereich auswählen.
T. sollen sich vorstellen, sie stehen vor der Krankenhauspforte und sind entlassen (eine psychiatrische Krankheit, die Sie hatten, „dürfen Sie sich aussuchen") und sollen nun wieder in „Freiheit" leben.
Sollte T. die Übung in dieser Form schwer fallen, können sie sich auch einen Klienten vorstellen, der bei ihnen zur Behandlung war, den sie kennen und der gerade entlassen wurde.
Gruppe 4 soll die Frage bearbeiten: Wie können Sie mit einem Klienten bei Ihnen (z. B. auf der Station) den Übergang nach „draußen" vorbereiten? Welche Möglichkeiten und Grenzen gibt es? Bitte nehmen Sie exemplarisch einen Klienten, den Sie kennen, als Beispiel.
Durchführung: (30')
Auswertung: (45')
T. stellen die Ergebnisse vor. P

45

Der Weg von zu Hause weg

Wohnungsauflösung des Herrn A.
„Wenn ein Mensch seine gewohnte Umgebung verlassen muss, ist dies ein tiefer Einschnitt in seinem Leben“ schreibt die Fachkrankenschwester für psychiatrische Pflege Frau Kunstmann in ihrer Examensarbeit. Das muss Betroffenen und ihren Bezugspersonen immer wieder neu klar sein. Die Aufgabe des eigenen Zuhauses bedeutet Verlust von Sicherheit und eines Stücks Freiheit der Lebensgestaltung. Frau Kunstmann beschreibt anschaulich diesen schmerzhaften Prozess am Beispiel eines Betroffenen, den sie pflegerisch begleitet hat. L

T. sollen das Beispiel G lesen unter den **Frage(n):** Welche Schwierigkeiten hat Herr A.? Wie verhält sich die Fachkrankenschwester? G T1

Auswertung:
Gemäß den Fragen
L. bespricht das **Resümee H** mit T. T/H

3 h

8.4 Die „Unheilbaren“ als Prüfstein für die Gemeindepsychiatrie[1]

Grundlagen (15')
‚Unheilbar‘ – dieses Wort weckt in vielen Menschen schreckliche Assoziationen. Wir denken zurück an die Zeit, als ‚Unheilbare‘ ‚unnütze‘ und ‚überflüssige‘ Menschen waren, die nicht so sein durften, wie sie waren. **Es ist alles versucht worden, sich von den ‚Unheilbaren‘ zu befreien** (Hervorhebung durch den Verfasser): L

- Heilen und Vernichten als Teil der Gesundheitsideologie in der Zeit des Nationalsozialismus
- Zwangssterilisationen mit der Zielsetzung, Unheilbare nicht erst entstehen zu lassen, d. h. die ‚Erbmasse‘ rein zu halten
- die Abtreibungs-Debatte, die ebenfalls zeitweilig gefährliche Akzente setzte
- die Entstehung von Großanstalten abseits der Städte
- das Verstecken abstoßend wirkender Kranker und Behinderter zu Hause
- neuerdings die Diskussion um die Frage ‚shall the baby live?‘ mit der gesamten Utilitarismus-(Zweckmäßigkeits-)Diskussion und der Verlagerung der Argumentation von der Volksgesundheitsebene der NS-Zeit auf die individualistische Glücksebene als höchstes Lebensziel, zu dem die Behinderten angeblich nicht fähig sind
- aktive Sterbehilfe: Die Leichtfertigkeit ... (des Umgangs damit) lassen uns vor dem Hintergrund der hohen Sozialkosten für ‚Unheilbare‘ und Alte erzittern.

1 Pörksen, N.: Die „Unheilbaren“– Prüfstein für die Gemeindepsychiatrie. In: Pflegezeitschrift, Heft 12, 1994, S. 674

	Unheilbarkeit gibt es – allen Rehabilitations- und Integrationsbemühungen zum Trotz. Es ist fatal, so zu tun, als gebe es sie nicht. Das ‚Normalisierungs-Prinzip' internationaler Behindertenarbeit wurde gelegentlich mit ‚Normalität' verwechselt ... Leiden, Krankheiten und schwerste Behinderungen gehören zum Leben – ob wir dies wollen oder nicht – nicht als ‚Idealisierung' von Leid, eher als unausweichliche Realität, als ein Teil vom Leben, in dem Krankheit und Tod, Schmerz und Leid lebensnotwendig dazugehören ..."[1] **Aufgabe:** (5') T. erhalten das Arbeitsblatt I. Sie sollen sich in vier Gruppen mit denjenigen zusammentun, die an ihrem Ort oder in dessen Nähe leben bzw. arbeiten, so dass Gruppen von 5–7 Personen entstehen. (Kommen T. von weit auseinander liegenden Gegenden, kann die Gruppe auch jeweils exemplarisch den Ort einer psychiatrischen Einrichtung wählen, wo ein T. arbeitet.) T. sollen folgende **Frage(n)** bearbeiten: Was tun Sie mit den Unheilbaren in ihrem Arbeitsbereich? Inwieweit sind die Forderungen, die in den Prüfsteinen gestellt werden, bei Ihnen erfüllt? Wo gibt es Defizite? **Durchführung:** (40') **Auswertung:** (45') Gemäß den Fragen	I G4 T
30	**Selbsthilfe** (L. hat Informationsmaterial mitgebracht, evtl. aus dem Internet besorgt) **Einleitung** Selbsthilfegruppen sind solche, „in denen Menschen aus einer subjektiven Betroffenheit heraus zusammenkommen, um mit der Unterstützung von anderen und ohne Anleitung oder Betreuung von Experten, persönliche Anliegen zu besprechen und individuelle Lösungen für ihre Probleme zu finden."[1] Selbsthilfegruppen grenzen sich oft deutlich von den professionellen Helfern und deren Vorstellungen und Methoden ab. **Frage(n):** Mit welchen Selbsthilfegruppen haben Sie in Ihrem Arbeitsbereich Kontakt? Was wissen Sie von Ihren Klienten? Nehmen Sie Kontakte in Anspruch? Wenn ja, welche? **Informationen:** L. verteilt und bespricht das mitgebrachte Informationsmaterial. Eine Systematik aller Selbsthilfegruppen ist nicht einfach. Zuerst bekannt waren die Selbsthilfegruppen für Suchtkranke, z. B. die Anonymen Alkoholiker. Es gibt auch Gruppen für Spiel- und Esssüchtige. In anderen Gruppen treffen sich Menschen, die mit bestimmten Erkrankungen Erfahrung gemacht haben, z. B. Depressionen oder Psychosen. Es gibt auch Gruppen für Angehörige. Viele Gruppen sind regional und überregional organisiert.	L! T L

1 Raible, R.: Psychotherapeutische Selbsthilfegruppen. In: Selbsthilfegruppen Nachrichten, Gießen: Deutsche Arbeitsgemeinschaft Selbsthilfegruppen e.V. (Hrsg.), März 1985, S. 14

	Bekannt ist der **Bundesverband für Psychiatrie-Erfahrene e. V. (BPE)**. Er berät Menschen und hat Informationsmaterial[1] für Interessierte zu verschiedenen Themen. Internetadresse: www.bpe-online.de. Erstkontakt Tel.: 0234/68 70 55 52 bzw. Kontakt-info@bpe-online.de	
	Weitere Themen: Psychiatrie-Enquête. Auflösung der Großkrankenhäuser. Schließung der Klinik Blankenburg bei Bremen. Psychiatrie in Italien. Psychiater Laing, Dörner u. a. Einladung örtlicher Vertreter von Selbsthilfegruppen. Drehtürpsychiatrie.	
	PA/pÜ: Zusammenstellen/Übersicht der örtlichen Selbsthilfegruppen	

1 Bundesverband Psychiatrie-Erfahrener e. V. (BPE) (Hrsg.): Bonn: Tips und Tricks um Ver-rücktheiten zu steuern, Februar 2002

A Die Grenzen stationärer Pflege[1]

„Sparen, wo es nur geht, sich auf das Allernötigste beschränken, das ist vielen psychisch Kranken sehr vertraut. Die Lebenslage der psychisch Kranken hat sich in den letzten Jahren dramatisch verschlechtert. Die wichtigste Ursache ist die Entwicklung auf dem Arbeits- und Wohnungsmarkt. Es steigt die Zahl der psychisch Kranken an, die nur wegen des Mangels an Wohnungen oder Beschäftigungs- und Betreuungsmöglichkeiten in Kliniken und Heimen leben. Chronisch psychisch Kranke werden oft ins Obdachlosenasyl abgeschoben, vor allem in Großstädten. In den Empfehlungen der Expertenkommission der Bundesregierung zur Reform der Versorgung im psychiatrischen und psychotherapeutisch/psychosomatischen Bereich heißt es: Die gesundheitliche, soziale und materielle Lage der chronisch psychisch Kranken und Behinderten ist katastrophal. Sie fristen von Kleinrenten und Sozialhilfe ein Leben an der Armutsgrenze. Ihre Chancen, am gesellschaftlich-kulturellen Leben teilzunehmen, sind in einem Ausmaß beschränkt, das die Expertenkommission als beschämend für ein so wohlhabendes und dem Sozialstaatsprinzip verpflichtetes Land wie die Bundesrepublik Deutschland empfindet. Mißstände in der Psychiatrie, materielle und seelische Verarmung und Isolation werden hingenommen. Ist Menschenwürde nicht bezahlbar?

... Fallbeispiel A
... Frau A., 36 Jahre, seit etwa 10 Jahren psychisch krank, war schon in vielen Kliniken, meist über mehrere Monate. Bis zu ihrer Erkrankung hat Frau A. als Telefonistin bei der Post gearbeitet. Seit einigen Jahren bekommt sie eine kleine Rente. Frau A. lebt mit ihrer verwitweten Mutter zusammen. Das Zusammenleben gestaltet sich für beide eher schwierig. Die Mutter ist sehr fürsorglich, kann Abmachungen mit der Tochter nicht ein- bzw. durchhalten.
Ein Versuch in einem Übergangswohnheim scheiterte nach wenigen Wochen. Die Patientin wurde nach Hause entlassen, als sie über Suizidgedanken klagte.
Anfang des Jahres benötigte ihre Mutter aufgrund der großen psychischen Belastung dringend eine Kur. Die Abwesenheit der Mutter machte eine vollstationäre Betreuung der Tochter notwendig. Auf der Station fiel die Patientin zuerst hauptsächlich durch ihre äußere Erscheinung auf: sie war sehr groß, sehr stabil, war sehr altmodisch gekleidet (sie trug meist Kleider, die wie Umstandskleider aussahen), Frisur und Brille waren eher unvorteilhaft.
Über Wochen verließ sie die Station nie alleine, auch in Begleitung nur sehr begrenzt. Sie konnte wegen ihrer Ängste kaum am Stationsprogramm teilnehmen. Hatte sie einmal eine Aufgabe übernommen, etwa den Spüldienst, suchte sie meist einen Mitpatienten, der ihr das abnahm. Sie rauchte stark, und reichten die Zigaretten, die Besucher brachten, nicht aus, schickte sie andere Patienten zum Laden. Hatte sie ein Anliegen, erwartete sie sofortige Erfüllung. Sie registrierte sehr genau, wieviel Zuwendung und Pflege anderen Patienten zuteil wurde. Gefiel ihr etwas nicht, rief sie sofort die Mutter an. Unangenehme Situationen beendete sie, indem sie sich auf ihre Krankheitssymptome bezog (Stimmen hören, Angst). Sie hielt keine Zeiten ein, konnte nur für kurze Zeit bei einer Sache bleiben. Die Patientin sprach mit ihren Anliegen solange alle möglichen Mitarbeiter an, bis sie eine für sich annehmbare Antwort erhielt. Wir sagten dann, sie spielt uns alle gegeneinander aus.
Das Ziel des stationären Aufenthaltes für Frau A. wurde mehrmals umformuliert. Die Beurteilung war recht schwierig. Frau A. war nur vorübergehend untergebracht. Sollte man sie gewähren lassen, oder sollte man das Ziel einer gewissen Selbstständigkeit in umschriebenen Bereichen anstreben?
Im Pflegebereich einigte man sich darauf, dass ein bis zwei feste Personen Ansprechpartner für Frau A. sein sollten. Die Bezugspersonen stellten mit der Patientin gemeinsam für jeden Tag einen Plan auf, in dem festgelegt wurde, welche Aktivitäten verbindlich sein sollten, mit steigender Anforderung.

Der Plan wurde von Frau A. selbst geschrieben, in der Regel hielt sie ihn auch ein. So konnte sie nach einiger Zeit ihre Zigaretten alleine im Laden einkaufen gehen, übernahm die Aufgabe, täglich die Zeitung an der Pforte abzuholen, konnte sich draußen in unmittelbarer Nähe des Klinikgebäudes frei bewegen. Als die Mutter aus der Kur zurück war, wurde ein Entlassungstermin vereinbart. Die Mutter hätte die Tochter gerne noch länger in der Klinik gelassen. Einige Wochen nach der Entlassung kam die Patientin wieder zur Aufnahme. Die Situation zu Hause hatte sich zugespitzt. Mutter und Tochter gingen sehr

1 Felgner, E.: Psychiatrische Pflege in der Zukunft. In: Krankenpflege, Heft 2, 1990, S. 95–96 und 113

vorwurfsvoll miteinander um. Es erschien uns sinnvoll, die Dauer des Aufenthaltes direkt mit beiden festzulegen. Ebenso wurden die Aktivitäten, an denen die Patientin teilnehmen sollte, direkt festgelegt. Das waren die AT [Arbeitstherapie, Anm. des Verfassers], die Außenaktivitäten und tägliche Übungsgänge. Man einigte sich auf einen Aufenthalt von drei bis vier Wochen. Nach drei Wochen wollte die Patientin dann entlassen werden; bis auf die Außenaktivitäten hatte sie die Abmachungen auch meistens eingehalten. Ihr Verhalten zu den Mitpatienten veränderte sich in der Art, dass sie hin und wieder den Älteren, Hilfebedürftigen eine Tasse Tee servierte oder für sie im Laden kleine Einkäufe erledigte. Sie konnte mit einem Anliegen auch mal warten, sah manchmal von selbst, dass jetzt keiner für sie Zeit hatte. Zeitliche Absprachen hielt sie ein. Die Beziehung zwischen ihr und den Pflegekräften war wesentlich entspannter als beim ersten Aufenthalt.
Die Mutter war mit der Entlassung nicht einverstanden, klagte, dass sie selbst mittlerweile in psychiatrischer Behandlung sei, meinte, die Tochter würde sich zu Hause wie eh und je verhalten. Beide wurden auf den Kontaktkreis in ihrer Wohnungsnähe hingewiesen, in dem es auch eine Angehörigengruppe gab. Zu Hause wird die Patientin von einem niedergelassenen Psychiater behandelt. Die Patientin bekommt eine Depotspritze. Da sie es aber nicht immer schafft, mit dem Bus oder Taxi in die Praxis zu fahren, erhält sie die Injektion eher unregelmäßig. Hat die Patientin zu Hause starke Ängste, darf die Mutter die Wohnung nicht verlassen.

Konsequenzen für die Pflege
Der erste stationäre Aufenthalt erfolgte lediglich wegen fehlender Betreuung der Patientin während der Kur der Mutter. Ein Auftrag zur Behandlung im Sinne von Veränderungen schaffen wurde nicht erteilt. Das führte dazu, dass alle Mitarbeiter, auch die pflegerischen, ihre Aufgabe im Verwahren sahen. Eine Auseinandersetzung mit den Einschränkungen der Patientin fand erst statt, als klar wurde, dass das Verhalten der Patientin den Stationsablauf behinderte und die Mitarbeiter sehr in Anspruch nahm. Versuche, herauszufinden, welche Fähigkeiten die Patientin besaß, machten wir nicht.
Erst nach einigen Wochen fingen wir an, gemeinsam mit der Patientin Ziele zu formulieren und einen Pflegeplan zu erstellen.
Beim zweiten Aufenthalt versuchten wir, die Erfahrungen, die wir mit der Patientin und ihrer Mutter gemacht hatten, einzubeziehen.
Als die Patientin selbst die Entlassung ansprach und sich ihrer Mutter gegenüber dafür einsetzte, freute ich mich. Dennoch blieb ein recht schaler Nachgeschmack, und ich hatte das Gefühl, dass wir wieder einmal nicht das Richtige tun konnten:

- Der Hinweis auf einen Kontaktkreis und eine Angehörigengruppe wird sicher nicht dazu führen, dass diese Angebote auch wahrgenommen werden. Da wäre mehr Unterstützung nötig gewesen, etwa den Kontaktkreis mit der Patientin zusammen aufzusuchen und Kontakt mit den dortigen Mitarbeitern herzustellen.
- Die Übungsgänge innerhalb des Klinikbereichs können auf zu Hause sicher nicht übertragen werden; ihr Sinn muss daher in Frage gestellt werden.
- Der Klinikaufenthalt macht es Mutter und Tochter nicht leichter, sich zu Hause besser ertragen zu können. Ist dort nicht eine Unterstützung notwendig?

Mir erscheint eine ambulante psychiatrische Pflege bei dieser Patientin sinnvoll. Durch regelmäßige Hausbesuche und gemeinsame Aktivitäten besteht die Möglichkeit, Dinge, die das alltägliche Leben betreffen, vor Ort zu üben. Schrittweise könnte die Patientin einen Grad höherer Selbstständigkeit und Unabhängigkeit erreichen. Der Mutter könnte damit ein Freiraum geschaffen werden, den sie sicher nötig braucht. Schwierigkeiten des Zusammenlebens könnten am Küchentisch besprochen werden. Auf diesem Wege könnte vielleicht die Lebenssituation beider ein wenig verändert werden. Ich habe häufig „könnte" gesagt. Diese Patientin wird keine ambulante psychiatrische Pflege bekommen, denn die Notwendigkeit wurde ärztlicherseits nicht gesehen ..."

B Die Entlassungsvorbereitung auf einer Rehabilitationsstation anhand eines Fallbeispiels[1]

„Herr U. ist in den letzten zehn Jahren zum neunten Mal auf einer Rehastation. Er ist 39 Jahre alt und lebt allein in seiner Wohnung. Den Tag verbringt er bei seinem Vater, zu dem er eine enge Bindung hat. Er kauft für den Vater ein und der Vater kocht für ihn, gemeinsam unternehmen sie Freizeitaktivitäten. Sein größtes Hobby ist Rot-Weiß Essen. Sein größter Wunsch, endlich eine Frau zu finden.
Wie bei den meisten seiner Aufenthalte, kam Herr U. per Beschluss in Begleitung der Polizei auf eine beschützte Station. Er hat seine Medikamente abgesetzt, weil es ihm, so wie er später berichtete, sehr gut ging. Die Diagnose lautet chronische schizophrene Psychose, leichte Intelligenzminderung und Alkoholabusus. Nachdem er keine Medikamente mehr einnahm, stellten sich Verfolgungsideen und Stimmenhören ein. Er trank regelmäßig große Mengen Alkohol und fiel durch lautstarke nächtliche Ruhestörung auf, beschimpfte und bedrohte seinen Vermieter. Herr U. empfindet sich selber nicht als krank.
Bei der Aufnahme war er unsicher, misstrauisch, wild gestikulierend, laut schimpfend und nervös. Er ist immer fassungslos, dass er in die Klinik gebracht wird, fühlt sich unschuldig und missverstanden.

Zwei Wochen später wurde Herr U. auf die Rehastation verlegt, dort wirkte er direkt erleichtert, als er die ihm bekannten Gesichter des Pflegepersonals sah. Zwar sei er krank, aber nicht in so einem Maße, dass er geschlossen untergebracht werden müsste. Er berichtet direkt, wie er die restlichen vier Wochen verbringen möchte. Er nehme die Medikamente ein und beteilige sich am Küchendienst. Das müsse reichen, und dann gehe er wieder nach Hause. Mit Herrn U. wurde ausgehandelt, dass er nach 4 Wochen gehen könne, jedoch hier regelmäßig die Medikamente einzunehmen habe, zusätzlich ging er in Begleitung der Sozialarbeiterin zwei Mal wöchentlich zum Sozialpsychiatrischen Dienst (SPD), um das Kontaktangebot in Anspruch zu nehmen für die Zeit nach der Entlassung. Auch nahm er an der psychoedukativen Gruppe teil, die unter anderem auch Wahrnehmen von Krankheitsanzeichen sowie Bewältigungsstrategien zu erlernen vermittelt.
Herr U. übernachtete ein paar Mal zuhause und ging von dort aus alleine zum SPD. Regelmäßige Gespräche über persönliche Probleme und Aufklärung über Medikamente wurden immer häufiger in Anspruch genommen. Nachdem der Aufenthalt eine Verbesserung seiner Compliance anzeigte, wurde Herr U. nach vier Wochen entlassen.
Kritisch ist die Aufnahmesituation zu betrachten, denn Herr U. ist bekannt auf den Rehastationen, er ist weniger ängstlich, wenn er bekannte Gesichter bei der Aufnahme sieht. Dann wäre er sicherlich ruhiger und entspannter gewesen.
Obwohl Herr U. die zahlreichen Angebote in Anspruch genommen hat und auch bestätigt hat, dass diese ihm geholfen haben, entspricht die Planung nicht der eigentlichen Lebensrealität des Herrn U., zumal er die Behandlung als beendet und absolviert ansieht. Wenn jemand von der Station Herrn U. ambulant nachbetreuen würde, die Ziele mit ihm weiterverfolgen würde und mit ihm im Gespräch bleiben würde, ihn begleitete, dann würden die Aufnahmen rechtzeitiger bzw. seltener erfolgen.

Sicherlich hätte der Vater mit in die Behandlung einbezogen werden müssen, da er seinen Sohn kennt, bzw. er einen großen Teil seiner Zeit mit ihm verbringt. So hätte gemeinsam nach realistischen Möglichkeiten bei der Bewältigung des Lebensalltags gesucht werden können. Sicherlich kann noch vieles kritisiert werden. Wichtig finde ich die Herstellung einer Bezugspflege, sowie auch eine intensive Nachbetreuung mit der Bezugspflegekraft von der Station nach der Entlassung, um gerade Menschen mit fehlender Krankheitseinsicht den erneuten Krankenhausaufenthalt zu ersparen."

---

1 Notthoff, G.: Das Leben nach dem stationären Aufenthalt auf einer Rehabilitationsstation. Bereiten wir die Patienten ausreichend darauf vor? Examensarbeit der Fachweiterbildung psychiatrische Pflege 2000–2002 am IFW Marl-Sinsen. o. S., unveröffentlicht

C Entlassungsvorbereitung aus Sicht ehemaliger Patienten[1]

„In Interviews nach der Entlassung äußerten ehemalige Patienten Folgendes:
- Das Leben auf der Station ist völlig unterschiedlich zu dem Leben „draußen", das erzeugt in der Entlassungsphase Angst und Unsicherheit.
- Die Begleitung einer Bezugspflegekraft von der Aufnahme bis über die Entlassung hinaus hilft die Schwelle der Entlassung leichter zu überwinden, da sie vertraut ist und professionell zur Seite steht bei den Tätigkeiten, die das soziale Umfeld und den stationären Aufenthalt betreffen.
- Durch gemeinsame Erarbeitung der Behandlungsziele von Patient und Profis entsteht ein Projekt, dessen Absolvieren beide Parteien verfolgen.
- Die Vorbereitung auf die Entlassung im Rahmen von Gesprächen und Rollenspielen erzeugt die Reduzierung von Angst.
- In einer Krise ist es gut zu wissen, welche komplementären Dienste es gibt, und diese auch schon während des stationären Aufenthalt kennen gelernt zu haben. So fällt es leichter, diese in Anspruch zu nehmen.
- Besuche in der Wohnung, ins soziale Umfeld in Begleitung werden als hilfreich angesehen, um sich dort zurechtzufinden und die Sorge vor Stigmatisierung, Ausgrenzung und Isolation entgegenzuwirken, bzw. jemanden dabei zu haben, der schützt und auf der eigenen Seite steht.

Die Befragten würden es begrüßen, dass während der Behandlung auf die Lebenssituation mehr Rücksicht genommen würde und Freunde (und) Angehörige durch Gespräche mehr in die Behandlung einbezogen und aufgeklärt werden, solange sie noch da sind!
Ebenso wäre es wünschenswert, von der gleichen Person nach der Entlassung betreut zu werden, die auch bei der Aufnahme dabei war, um sich nicht immer wieder neu zu erklären. Der Gedanke an Selbstmord nach der Entlassung wurde von allen drei Befragten bestätigt."

D Angebote in der Gemeinde

Niedergelassene Ärzte und Psychologen
Nach der Behandlung im Krankenhaus gehen Betroffene zu einem niedergelassenen Psychiater oder Psychologen, oft auch zu ihrem Hausarzt (Allgemeinmediziner).

Beratungsstellen
Es gibt unterschiedliche Anlaufstellen von der Partner- und Lebensberatung bis zur Erziehungs- und Suchtberatung. Diese Beratungen sind i. d. R. kostenlos.

Gesundheitsamt
Das Gesundheitsamt bietet einen psychiatrischen Dienst für Krisen- und Notfälle an.

Sozialpsychiatrische Dienst (SPD)
Er berät Erwachsene, die als Folge von Krankheit oder Behinderung persönliche, soziale oder berufliche Probleme haben.

Selbsthilfegruppen
Sie werden i. d. R. von Betroffenen organisiert und durchgeführt. Es finden sich Menschen mit ähnlichen Problemen zusammen. → 9 Zusammenarbeit in der Gemeinde.

Patientenclubs
Sie bieten Kontaktmöglichkeiten für Psychiatrieerfahrene und deren Angehörige. Neben geselligem Beisammensein werden gemeinsame Unternehmungen geplant.

1 Notthoff, G.: Das Leben nach dem stationären Aufenthalt auf einer Rehabilitationsstation. Bereiten wir die Patienten ausreichend darauf vor? Examensarbeit der Fachweiterbildung psychiatrische Pflege 2000–2002 am IFW Marl-Sinsen. o. S., unveröffentlicht

Tagesstätte
Sie bietet an den Wochentagen (Montag–Freitag) Kontaktmöglichkeiten für Psychiatrieerfahrene, die i. d. R. arbeitslos bzw. arbeitsunfähig sind und die Unterstützung in der Tagesstruktur brauchen. Neben Freizeitbeschäftigungen werden gemeinsame Außenaktivitäten geplant. Die Tagesstätte hat im Unterschied zur Tagesklinik (s. u.) keinen Behandlungsauftrag.

Ambulante Dienste
Sie bieten häusliche Pflege, Altenpflege o. Ä. an. Es handelt sich um Pflege außerhalb eines (halb-)stationären Angebots. Sie wird von beruflich Pflegenden und von Laien durchgeführt. Der Arzt hat die Anordnungsbefugnis.

Werkstätten/Zuverdienstfirmen/Beschützte Arbeitsplätze
Bieten Trainings- und Arbeitsplätze für Personen, die aufgrund von Einschränkungen nicht am normalen Erwerbsleben teilnehmen können.

Betreutes Wohnen/Einzelwohnungen/Wohngemeinschaften
Wohnmöglichkeiten für Psychiatrieerfahrene, die in der Lage sind, mit gegenseitiger Hilfe und nur gelegentlicher fachlicher Beratung ihren Lebensalltag selbstständig zu gestalten.

Übergangsheim
Rehabilitationseinrichtung für Menschen, die i. d. R. teilweise arbeitsfähig sind und perspektivisch eine größere Selbstständigkeit erlangen können.

Wohnheime
Wohnmöglichkeit für Menschen, deren Abhängigkeit i. S. von Roper das Wohnen in einer eigenen Wohnung oder einer Wohngruppe nicht ermöglicht. Voraussetzung ist, dass keine intensive medizinische oder pflegerische Betreuung erforderlich ist.

Tagesklinik
Halbstationäre Einrichtung zur Behandlung von Menschen in psychischen Krisen. Sie sollen einen stabilen sozialen Hintergrund mit Wohnung haben und absprachefähig sein.

E Enthospitalisierung anhand eines Beispiels oder die wundersame Wandlung des Herrn Berger[1]

„Herr B. ist am 10.04.1939 in … (im Ruhrgebiet) geboren, war nie verheiratet, als Angehörige hat er nur einen Bruder, der sein Vormund ist, und eine Schwester, zu der er keinen Kontakt hat. Herr B. hat eine normale Entwicklung durchlaufen. Bis zu seiner ersten stationären Behandlung war er unauffällig. In seiner Freizeit hat er gerne gemalt. Er hat die Volksschule bis zur 8. Klasse besucht, anschließend hat er als Berglehrling begonnen und den Knappenbrief erworben, er arbeitete als Bergmann bis 1962.
Herr B. wurde das erste Mal 1960 auffällig und kam in stationäre Behandlung ins (psychiatrische Krankenhaus). Insgesamt wurde er viermal aufgenommen und nach Hause entlassen … Die Diagnose lautete: „Paranoide Schizophrenie".

Krankheitsverlauf von Herrn B.
Die letzte und fünfte Aufnahme erfolgte (Anm.: 1972) nach Spannungszuständen, er war innerlich unruhig und getrieben. Sein Gedankenablauf war sprunghaft. Sowohl in psychischer als auch in motorischer Hinsicht war er etwas verlangsamt und war in seinem Gesamtbild abweisend und mürrisch. In seinen Affekten war er inadäquat und kaum ansprechbar. Zeitweise zeigte er ein leichtes Grimassieren. Zudem

---

1 Bayraktar, F.: Enthospitalisierung oder die wundersame Wandlung des Herrn Berger. Examensarbeit der Fachweiterbildung Krankenpflege für Psychiatrie 1995–1997 am Bildungszentrum Essen, S. 3–5, unveröffentlicht.

äußerte er lebhafte Halluzinationen. Herr B. blieb zunächst auf einer geschlossenen Abteilung und wurde später in den offenen Bereich verlegt.
Im November 1979 kam es zur Verlegung auf die Station 7c. Erstmals verließ er 1980 seit langem von sich aus die Station, um ein Bier zu trinken. Herr B. hält sich meist auf der Station auf, ist zu kleinen Aktivitäten zu bewegen. Körperliche Untersuchungen, z. B. Blutabnahme, sind über Jahre nicht möglich, da er diese nicht zulässt. Erst zu Beginn der 90er Jahre, was nicht zuletzt mit dem Wandel der Station 7c von einer Langzeit- in eine Rehastation zusammenhängt, kam Bewegung in sein psychisches Zustandsbild. Viele seiner langjährigen Mitpatienten wurden verlegt, dafür wurden viele neue junge, z. T. hochpsychotische Patienten aufgenommen. Zudem wird die Station auch gemischt geschlechtlich eingerichtet. Im Juli und im November 1993 fuhr Herr B. in Begleitung des Arztes in seine Heimat in (der Nähe der Klinik)) mit dem Hintergrund, die Entlassungsvorbereitung zu forcieren.
Während eines Besuchs des Bergbaumuseums im Februar 1994 kam es zu einer massiven Dekompensation bei der Auseinandersetzung mit seiner Vergangenheit als Bergarbeiter. Nachdem im April 1995 sein letzter langjähriger Mitpatient verlegt wurde, schien sich Herr B. innerlich auch zunehmend mit dem Gedanken seiner Entlassung zu beschäftigen.
Zusammenfassend lässt sich zu seinem Krankheitsbild seit 1994 sagen, dass er nahezu ununterbrochen an einer produktiv psychotischen Symptomatik litt. Dabei standen neben massiven Denkstörungen, erheblichen Konzentrationsdefiziten, aggressivem Verhalten, Schlafstörungen auch Defizite im sozialen Bereich wie Autismus, Kommunikationsstörungen und Kontaktangst im Vordergrund. Herr B. blieb auf der Station ein Außenseiter. Er trug in den Sommermonaten bei Temperaturen von 30 °C Winterstiefel, zwei Hosen und einen Wintermantel.
Therapeutischen Anforderungen, die aufgrund seines Krankheitsbildes schon eher niedrig angesetzt waren, begegnete Herr B. häufig durch psychotische Angstzustände. Neben der neuroleptischen und psychotherapeutischen Behandlung, waren sozio- und milieutherapeutische Maßnahmen kaum durchzuführen, da er die Station in den letzten Jahren kaum verlassen hatte. Er beschäftigte sich überwiegend mit Stationsarbeiten, wie z. B. dem Küchendienst. Diesen verrichtete er meist sehr verläßlich, wobei dies weniger der Fall war, wenn er dazu eingeteilt war, sondern eher wenn an sein Sozialgefühl appelliert wurde, seine Mitpatienten zu unterstützen.
In seinem Kommunikationsverhalten war er sehr unterschiedlich. Teilweise kam er von sich [aus] auf jemanden zu, besonders wenn er ein Anliegen hatte, teilweise reagierte er aber auch sehr barsch und zog sich zurück, ohne mit jemandem zu sprechen. Obwohl er in der Lage war, selbstständig seine Wäsche und seinen Wohnraum zu pflegen, erledigte er dies oft nur nach Aufforderung.
Nach langen Gesprächen und Zusagen ist es gelungen, dass Herr B. am 22.05.95 erstmalig am Hirnleistungstraining teilnimmt. Anfänglich wurde er von einem Pfleger zum Hirnleistungstraining begleitet, obwohl er über Angstzustände klagte, nahm er bis zur Entlassung von der Station am Hirnleistungstraining teil.
Herr B. machte auch Unterschiede zwischen männlichem und weiblichem Pflegepersonal. Obwohl ich bei Herrn B. einen Vorteil hatte, nämlich den gleichen Geburtstag, ging er meistens zu den männlichen Kollegen, um seine Anliegen vorzubringen.

Die erstaunliche Wandlung des Herrn B.
Bei meinem ersten Tag im Wohnheim H. wurde ich herzlich von Herrn B. begrüßt. Er fragte nicht, warum ich jetzt im Wohnheim H. arbeitete. Er interessierte sich nur für einige Kollegen von der Station 7c und ging in sein Zimmer. In den ersten Tagen der Begegnung habe ich bei Herrn B. keinen Unterschied gemerkt. Im Laufe des Einsatzes merkte ich, wie Herr B. von mir mehr und mehr Abstand hielt. Er verstand nicht, warum ich jetzt im Wohnheim H als Praktikantin galt, obwohl ich auf der Station 7c als Krankenschwester gearbeitet hatte. Denn die Praktikanten, die dort hinkamen, waren nur auszubildende Altenpfleger.

Der Tagesablauf von Herrn B. war so strukturiert, dass er morgens um 8 Uhr in zweiwöchigen Abständen für seine Mitpatienten (3 Bewohner) das Frühstück und Abendbrot zubereitete. Einmal wöchentlich putzte er die Hausflure, entleerte Müll und saugte. Sein Einzelzimmer mit eigenen Möbeln war immer gepflegt. Seine Wäsche wusch er ohne jegliche Aufforderung vom Personal, ganz im Gegenteil, er fand es lästig und wurde aggressiv, wenn man ihn daraufhin ansprach.
Einmal in der Woche hatte er Kochen, wo er mit Mitpatienten und Personal für die 16 Bewohner kochte, obwohl er meistens Gemüse putzte, schälte, spülte und aufräumte, hielt er es den ganzen Vormittag in der Küche bis zum Schluss aus. Er hat auch in seinen Kontakten [zu den Bewohnern] sein Verhalten

verbessert. Er begann von sich aus Gespräche und konnte diese über einen begrenzten Zeitraum aushalten, ohne dass er mit formalen und inhaltlichen Denkstörungen reagierte. Ebenso war er in der Lage, Lebensmitteleinkäufe für das Wohnheim zu tätigen. Auch für sich kaufte er regelmäßig ein, ohne den Versuch zu machen, jemand anderen zu schicken. Das Beste daran war es, dass es ihm Spaß machte, einzukaufen. Was er nicht machte und sich stur weigerte, waren körperliche Aktivitäten, z. B. Schwimmen, Gymnastik oder auch lange Spaziergänge. Damit könnte er sich nicht anfreunden. Auch die regelmäßigen Busfahrten zur Ambulanz in dreiwöchigen Abständen bewältigte er ohne jegliche Probleme. Er war sehr gut informiert, wann und zu welcher Zeit er dort sein musste. Herr B. machte leidenschaftlich bei der Bastelgruppe mit. Meistens malte er Bilder oder malte gerne die gebastelten Sachen aus. Einige seiner Bilder hängen im Aufenthaltsraum an der Wand. Herr B. hatte sich zum Schluss meines Einsatzes nicht von mir verabschiedet. Er nahm zwar am Kaffeetrinken teil und bedankte sich dafür bei mir, aber danach war er außer Haus.“

F Normalisierung[1]

„Zu den wesentlichen Zielen gehört die Erhaltung oder die Eingliederung in möglichst normale Lebensverhältnisse. Hieraus ergeben sich nicht nur Anforderungen an die Organisation von Hilfen, sondern auch bezüglich der Arbeitsweise von psychiatrischen Fachkräften.

- Die Erbringung von Hilfeleistungen im gewohnten sozialräumlichen Umfeld (je nach Lage im Kreis, in der Stadt bzw. im Stadtteil) und entsprechend den Erfordernissen des Einzelfalles auch im Lebensfeld (z. B. in der Wohnung bzw. dem Wohnumfeld, am Arbeitsplatz usw.) hat Vorrang vor der Schaffung von einer bzw. Verlegung des Klienten in eine künstliche Lebenswelt
- Entsprechend dem Prinzip des Vorrangs von Selbsthilfe vor Fremdhilfe ist Fremdhilfe nur dann und nur in den Bereichen zu gewähren, wo sie dringend benötigt wird. Dabei ist zu berücksichtigen, dass
  - Hilfe aus dem sozialen Umfeld (durch Angehörige, Nachbarn einschließlich Bürgerhilfe) Vorrang vor professioneller Hilfe hat;
  - nichtpsychiatrischer professioneller Hilfe (z. B. durch allgemeine soziale Dienste und allgemeinmedizinische Regelversorgung) Vorrang vor Hilfe durch psychiatrische Fachkräfte einzuräumen ist;
  - ambulante psychiatrische Leistungen Vorrang vor stationären Leistungen haben.

Bei der Klärung der Frage, ob und in welchem Umfang psychiatrische Hilfen benötigt werden, ist daher regelmäßig zu prüfen,

- ob und [in] welchem Umfang Hilfen aus dem sozialen Umfeld oder durch Einrichtungen und Dienste der allgemeinen sozialen und gesundheitlichen Versorgung als eigenständiges (alternatives) Angebot in Betracht kommen und verfügbar sind oder
- ob ggfls. eine qualifizierende Information, Anleitung oder Begleitung durch psychiatrische Fachkräfte notwendig ist, um Hilfen im Umfeld des Klienten bzw. sogenannten ‚Vorfeld‘ psychiatrischer Einrichtungen und Dienste gezielt nutzen zu können.“

G Kennenlernen des Herrn A. bei der Auflösung der Wohnung[2]

„Herr Wilhelm A. (59) befindet sich bei Beginn meines Praktikums gerade mitten in der Umzugssituation. Herr A. ist in den letzten 3 Jahren mehrmals auf der gerontopsychiatrischen Station der ... (Klinik) behandelt worden. Die Zeitspannen zwischen den einzelnen Aufnahmen wurden zusehends kürzer, da

1 o. A.: Das Recht chronisch Kranker Menschen auf notwendige Hilfen verwirklichen. Expertenkommission entwickelt Leitfaden für personenbezogene Hilfen. In: Psychosoziale Umschau, Ausgabe 4, 1996, S. 16

2 Kunstmann, D.: Eine pflegerische Begleitung bei Wohnungsauflösung im Rahmen des Betreuten Wohnens. Examensarbeit der Fachweiterbildung Krankenpflege für Psychiatrie am Bildungszentrum Essen 1995–1997, S. 1–4, unveröffentlicht.

Herr A. in seiner Wohnsituation, seit 20 Jahren allein lebend, nicht mehr zurechtkam. Er vereinsamte immer stärker und zog sich mehr und mehr zurück. Erleichtert nahm er das Angebot des Umzugs ins ... (Betreute Wohnen) an. Das ... (Betreute Wohnen) befindet sich auf dem Klinikgelände. In ihm leben fünf Patienten in Form einer Wohngruppe, die je nach individuellem Bedarf im Rahmen des ‚Betreuten Wohnens' von dessen Team unterstützt werden.

Seit einigen Tagen schläft Herr A. schon im ... (Betreuten Wohnen). Er fährt fast täglich mit seinem Bezugspfleger in die alte Wohnung und wird von ihm bei der endgültigen Räumung der Wohnung unterstützt.
Bei unserer Begrüßung erfahre ich, dass Herr A. schon seit einigen Tagen weiß, dass ich diese Arbeit mit ihm fortführen möchte, und er damit einverstanden ist. Herr A., ein recht kleiner, zierlicher Mann, macht auf mich einen ängstlichen Eindruck. Er begrüßt mich sehr freundlich, und wir vereinbaren sofort einen Termin für den nächsten Tag. Unser erstes Gespräch findet dann im Auto auf dem Weg zu Herrn A.`s alter Wohnung statt. Herr A. spricht sehr leise und wirkt etwas aufgeregt. Sagt, er sei froh, „dies alles" bald geschafft zu haben, da ihn die Umzugssituation vor allem körperlich an seine Grenzen bringe. Herr A. wirkt sehr gepflegt. Schon am Vortag war mir seine saubere, korrekte Kleidung aufgefallen, die er – es steht das Ausräumen des Kellers an – auch heute trägt. Als ich ihn freundlich frage, ob er keine Angst habe, sich schmutzig zu machen, erklärt er mir etwas verschämt, er leide im Moment wieder an seinen üblichen Schwindelanfällen und könne körperlich doch nicht viel arbeiten.

Als wir das 6-Familienhaus betreten, spricht Herr A. nicht und eilt fast auf Zehenspitzen in seine Wohnung. Der Grund ist eindeutig, auch ich habe einige neugierige Blicke hinter den Gardinen der Nachbarwohnungen wahrgenommen.
In der Wohnung sagt er dann, er sei froh, dieses Spießrutenlaufen bald hinter sich zu haben. In der Wohnung bewundere ich erstaunt die Wohnzimmerwand, die mit einer sehr schönen Alpenlandschaft bemalt ist, und einige Zimmerdecken, die zahlreiche Bauernmalereien aufweisen. Herr A. freut sich sehr bescheiden über meine Anerkennung und bemerkt sogleich traurig, dass er durch seine Krankheit schon lange nicht mehr zum Malen gekommen sei und dass diese Bilder auch bald von den Anstreichern vernichtet würden.
Beim Ausräumen des Kellers finde ich dann noch viele Beweise dafür, dass Herr A. früher ein sehr vielseitig interessierter Mensch war. Neben mehreren Mappen mit gemalten Bildern und Porträtzeichnungen befinden sich dort Webrahmen, Skier, Fahrräder, Kleinmöbel, die er selbst hergestellt hat, viele gut sortierte Gartengeräte und vor allem ein alter Motorroller mit Aufklebern aus Bayern.
Beim Aussortieren all der Dinge, die sich im Laufe von 20 Jahren angesammelt haben, wird Herrn A.'s ausgeprägter Mangel an Entscheidungsfähigkeit sehr bald deutlich. Angefangen vom eingetrockneten Farbtopf bis zum gesamten Schmuck der Mutter, der sich in einem alten Einkaufsbeutel unter den Farbtöpfen befindet, hätte Herr A. gern mir die Entscheidung überlassen, ob er diese Dinge mitnehmen oder sich von ihnen trennen soll. Außerdem wird seine große Angst vor den Nachbarn spürbar deutlich. Er befürchtet permanent, wir seien zu laut, und ist immerfort damit beschäftigt, das Licht im Kellergang wieder auszuschalten, da er nicht zu viel vom Gemeinschaftsstrom verbrauchen dürfe. So ist es nicht verwunderlich, dass Herr A. nach spätestens eineinhalb Stunden so überanstrengt ist, dass wir hier abbrechen müssen und uns vornehmen, am nächsten Tag weiterzuarbeiten.

Die Beziehung in der Übergangszeit
Nach drei Tagen ist die Räumung des Kellers abgeschlossen. Schon am Vortag bemerke ich, dass Herr A. weniger aktiv bei der Sache ist. Er klagt wiederholt über Schwindelanfälle und überlässt mir das Sortieren. Mir fällt auf, dass er auf direktes Nachfragen häufig die Ichform vermeidet und mit Sätzen wie „Man wird ja nicht jünger", „Man muss auf seinen Rücken aufpassen", „Man bekommt schnell Kreislaufprobleme", antwortet. Seine Passivität scheint Herrn A. recht peinlich zu sein, da er sich später mit Handschlag bedankt. Als es am nächsten Tag darum geht, den Stromzähler abzulesen und noch ein paar restliche Dinge zu transportieren, sagt Herr A. telefonisch ab, da er schlecht geschlafen habe und wieder unter Schwindelanfällen leide.
Ich fahre also allein und besuche Herrn A. danach im ... (Betreuten Wohnen). Bei einer Tasse Tee sprechen wir über seine diversen somatischen Beschwerden. Es dauert lange, bis Herr A. mir gesteht, dass er gern seine Hausärztin aufsuchen möchte, er jedoch Angst habe, auf dem Weg dorthin wieder Schwindelanfälle zu bekommen. Ohne dass Herr A. mich direkt fragt, biete ich ihm meine Begleitung an. Über seine somatischen Beschwerden „holt" Herr A. sich immer mehr Zuwendung von mir. Sein Versorgungsanspruch

wird so groß, dass er gemeinsame Einkäufe durch drohende Schwindelanfälle endlos in die Länge ziehen kann, da er immer mal wieder auf einer Bank verweilen möchte oder dringend etwas trinken muss.

Als der Umzug ins ... (Betreute Wohnen) abgeschlossen ist, wird Herr A. immer inaktiver. Statt wie geplant die Einrichtung seines Zimmers noch etwas gemütlicher zu gestalten, sitzt er, wenn ich zu ihm komme, auf seinem Bett und klagt über zahlreiche körperliche Mißempfindungen. Er nimmt kaum Kontakt zu seinen Mitbewohnern auf und erscheint auch nicht zur wöchentlichen Hausversammlung. Ich besuche ihn jetzt täglich oder unternehme mit ihm kleine Spaziergänge durch den nahen Stadtpark. Auch diese müssen wir bald einstellen, da Herr A. große Angst hat, dabei „schlapp zu machen“. Er spricht seit einigen Tagen deutlich aus, dass er nur widerwillig seine Neuroleptika einnehme und nur diese an seinen körperlichen Symptomen schuld seien. Bisher hatte Herr A. sehr zuverlässig jeden Morgen seine Medikamente im Büro des „Betreuten Wohnens“ abgeholt. Seit einigen Tagen muss Herr A. telefonisch an diesen Termin erinnert werden. Es steigert sich dann soweit, dass ich ihm die Medikamente bringen muss, da er das Telefon nicht mehr bedient. Später öffnet er mir auch die Tür nicht mehr. Herr A. sitzt angezogen und gepflegt wie immer auf seinem Bett. Er sieht sehr gequält aus und sagt, er habe nicht geschlafen, da einer der Mitbewohner in der Nacht sehr laut häßliche Dinge über ihn gesagt habe. Ich frage Herrn A. nach der Einnahme seiner Medikamente. Er gibt zögernd zu, dass er aus Angst vor Nebenwirkungen dabei sehr unzuverlässig geworden sei. Ich zeige ihm mein Verständnis für diese Angst und schildere ihm eine Situation aus meiner Vergangenheit, in der auch ich Medikamente einnehmen musste und das Für und Wider von Wirkung und Nebenwirkung genau abgewogen habe. Herr A. gibt nun sehr zögerlich zu, dass er auch seine eigenen Gedanken wieder laut höre und er deshalb nicht schlafen könne. Den Zusammenhang zum Weglassen der Neuroleptika sieht Herr A. ein. Dies nehme ich zum Anlass, eine Pflegeplanung mit ihm gemeinsam zu erstellen. Sie beinhaltet, dass er seine Medikamente zweimal täglich gebracht bekommt und diese unter meiner Aufsicht einnimmt. Nach einer Woche verändern wir die Planung auf Wunsch von Herrn A., da er meint, ich brauche mir diese Mühe nicht mehr zu machen. Herr A. kommt jetzt wieder selbstständig zum Hinnehmen ins Büro. Er beginnt wieder Eigenverantwortung zu übernehmen und fängt an, sein Zimmer gemütlich einzurichten. Die Schwindelanfälle „bekämpfen“ wir mit regelmäßigen Spaziergängen, die Herr A. nach und nach auch allein unternimmt.

Rückzug und Ablösung
Herr A. zeigt wieder mehr Interesse für die Dinge, die um ihn herum geschehen. Er kann auch ohne den Umweg über somatische Beschwerden seine Bedürfnisse äußern. Herr A. spricht ganz offen über seine Ungeschicklichkeit bei Behörden und bittet mich, ihm beim Ausfüllen einiger Formulare behilflich zu sein, und geht dann allein zu den Ämtern.
Der Kontakt zu den Mitbewohnern des Gärtnerhauses ist noch immer sehr zaghaft. Da eine Renovierung des Gemeinschaftsraumes geplant ist, schlage ich Herrn A. vor, mit den anderen Bewohnern zu besprechen, ob er einige seiner selbstgemalten Bilder dort aufhängen kann. Er freut sich über diesen Vorschlag. Da Herr A. von Anfang an über die Dauer meines Praktikums informiert war, muss ich ihn auf mein Weggehen nicht vorbereiten. Er äußert ab und zu erstaunt, wie schnell die Zeit vorübergegangen sei, und fragt mich eines Tages, ob er mich zu einem Eis einladen dürfe. Im Eiscafe erzählt mir Herr A., dass er daran denke, im Winter seine Schwester zu besuchen, die zwischenzeitlich nach Bayern verzogen ist.
An meinem letzten Tag im „Betreuten Wohnen“ lade ich Herrn A. und seine Mitbewohner zu Kaffee und Kuchen ein, wobei ich das Versprechen abgebe, mir in ein paar Monaten den neu renovierten Gemeinschaftsraum anzusehen.

Die Biographie des Herrn A.
Herr A. ist 1933 geboren. Sein Vater, ein leitender Ingenieur einer großen Firma, starb, als Herr A. vier Jahre alt war. Seine Mutter war depressiv erkrankt. Herr A. lebte während seiner Kindheit mit der kranken Mutter, seiner 3 Jahre älteren Schwester und seiner Großmutter, die die Familie versorgte, zusammen. Seine Schwester verließ die Familie sehr früh, so dass Herr A. nach dem Tode seiner Großmutter mit seiner kranken Mutter allein lebte. Diese verunglückte 1975 tödlich, wobei Suizid nicht ausgeschlossen wurde.
Seit dieser Zeit lebte Herr A. allein in einer 2 1/2-Zimmer-Wohnung. Die Schwester ist auch heute noch seine einzige feste Bezugsperson. Sie wohnt in Ratingen und besucht ihren Bruder regelmäßig. Die Schwester berichtet, ihr Bruder sei schon als Kind „langweilig“ gewesen. Er habe nie Freunde gehabt und sei in der Schule viel von Mitschülern geschlagen worden.

Herr A. absolvierte nach der Schule (Volksschulabschluss) eine Lehre als Stahlbauschlosser. Nach der Lehre wechselte Herr A. ständig seine Arbeitsstelle. Er sei viel gehänselt worden und habe es deshalb nirgendwo lange ausgehalten. Er habe oft tagelang antriebslos im Bett gelegen. 1962 wurde Herr A. erstmalig psychiatrisch behandelt. Diagnose: „Selbstunsichere, gehemmte, neurotische Persönlichkeit mit depressivem Einschlag".
In der Folgezeit wurde Herr A. immer häufiger in psychiatrischen Kliniken behandelt. Sein mangelhaft ausgeprägtes Vertrauen zu seinem Körper trug dazu bei, dass er sich ständig beobachtete und Angst hatte, körperlich sehr schwer erkrankt zu sein.
Seit 1980 ist Herr A. dauerarbeitslos. Immer ausgeprägter wurden seine Ängste vor Menschen. Er zog sich mehr und mehr zurück, putzte die Treppe des Hausflurs im Dunkeln und war davon überzeugt, dass die Nachbarn über ihn sprächen und „Scheinanrufe" mit seiner Schwester tätigten.

1994 beging Herr A. einen Suizidversuch mit einem Messer, begab sich danach jedoch von allein in ärztliche Behandlung. Der Verdacht auf eine chronisch verlaufende paranoide Schizophrenie bestätigte sich. Herr A. wurde auf Neuroleptika eingestellt, worunter die Symptome deutlich besser wurden. Seit 1995 ist Herr A. Rentner.
Herr A. war Zeit seines Lebens fasziniert von der Alpenlandschaft. Bis vor 5 Jahren unternahm er regelmäßig Reisen nach Bayern und machte dort mit seinem alten Motorroller tagelange Ausflüge in den Bergen. Besonders ausgeprägt ist seine Begabung zur Malerei. Herr A. liest gern wissenschaftliche Bücher und beschäftigt sich mit religiösen Themen."

H Pflegerische Konsequenzen für die Begleitung in das Betreute Wohnen[1]

„Selten zuvor ist mir meine Verantwortung als Krankenschwester für einen mir anvertrauten Patienten so bewusst geworden. Ebenso stark war jedoch häufig das Gefühl, Grenzen zu überschreiten und vor allem die Intimsphäre des Patienten zu durchbrechen. Habe ich auch seine Trauer und sein Schamgefühl dabei genug beachtet?
Im Rückblick verstehe ich jetzt, dass Herr A. immer mehr Verantwortung abgegeben hat, denn auch, wenn er diesen Umzug selbst gewünscht hat, wurde ihm bestimmt dabei sein Verlust an Autonomie erst richtig bewusst. Dörner sagt, dass Regredieren eine Handlung sei, bei der unliebsamen Anforderungen dadurch ausgewichen wird, dass man auf das jeweils kleinkindlichere Verhalten zurückgreift. Unliebsame Anforderungen können tatsächliche Anforderungen oder auch Überforderungen sein. Das Instrument der Pflegeplanung kann hier meiner Ansicht nach idealerweise eingesetzt werden, um den Patienten wieder zu mehr Eigenverantwortung zu führen.
Es ist auch wichtig, dass die pflegerische Begleitung nach der Eingewöhnungsphase in der Wohngruppe schrittweise abnimmt, um dem Patienten die Beziehungsaufnahme zu seinen Mitbewohnern zu ermöglichen. Für einen Menschen, der jahrelang allein gelebt hat, ist dies sicher ein schwieriger und langwieriger Prozess, der durch Hausversammlungen, gemeinsame Ausflüge und Feste unterstützt werden kann."

1 Kunstmann, D.: Eine pflegerische Begleitung bei Wohnungsauflösung im Rahmen des Betreuten Wohnens. Examensarbeit der Fachweiterbildung Krankenpflege für Psychiatrie am Bildungszentrum Essen 1995–1997, S. 8, unveröffentlicht.

I Prüfsteine für die Gemeindepsychiatrie

1. Forderung: Sicherstellungsauftrag für die Versorgung der Unheilbaren
Es entspricht nicht dem Behandlungsauftrag, wenn für bevorzugte Therapien die richtigen Patienten gesucht werden.
Es ist von den regional vorhandenen psychisch Kranken und Behinderten auszugehen. Das bedeutet, dass man sich mit den Angeboten insbesondere den prognostisch ungünstigen, den mehrfachkranken, den unmotivierten Patienten zuwendet.
Für die Patienten, die in das Programm passen, ist ohnehin gesorgt.

2. Forderung: Vorrangige Versorgung chronisch Kranker und Behinderter
Je schwerer eine Behinderung, je komplexer eine psychische Störung, um so größer und notwendiger ist der Bedarf an vielfältigen Hilfeleistungen.
Es gibt Modelle, in denen alle Dienste und Einrichtungen des Landkreises vorrangig zur Versorgung der chronisch Kranken verpflichtet werden. Das bedeutet auch, dass diejenigen ambulanten Dienste, die hochspezialisiert und anbieterorientiert arbeiten, vorrangig ihre Beratungstätigkeit im Rahmen eines Pflichtversorgungsprogramms den chronisch Kranken zur Verfügung stellen müssen.
Alle Dienste und Einrichtungen in der Gemeinde leisten einen regional aufeinander abgestimmte Basisarbeit. Voraussetzung dazu ist ein definierter Sicherstellungsauftrag für die Gewährung umfassender und komplexer ambulanter Hilfen.

3. Forderung: Normalisierungsprinzip: Ein Bett ist keine Wohnung
Hilfen müssen so organisiert werden, dass jeder Kranke und Behinderte möglichst viele seiner Fähigkeiten selbstständig ausüben kann.
Das kann je nach Selbstständigkeit allein, zu zweit, mit mehreren Personen in einer Wohngemeinschaft oder in einem Heim sein. In dieser hierarchischen Kette bietet das Heim die geringste Normalität.

4. Forderung: Sinnvolle Tagesstrukturierung in Bezug auf Arbeit und Beschäftigung
Arbeits- und Beschäftigungslosigkeit führen schon bei Gesunden in die Isolation und u. a. zu depressiven Krisen.
Arbeit, Beschäftigung und Tätigkeit als wesentliche Merkmale für Selbstständigkeit und soziale Akzeptanz müssen für jeden Kranken und Behinderten durchführbar sein.

5. Forderung: Teilhabe am gesellschaftlichen Leben – verbindliche und vertragliche Regelungen, um die gemeindepsychiatrische Versorgung der chronisch Kranken sicherzustellen.
Sonst werden wie bisher die Großkrankenhäuser genutzt, und es werden abgelegene privatwirtschaftlich geführte Heime und Großheime belegt – und kritisiert.
Jeder Kranke und Behinderte bekommt entsprechend Unterstützung, um am gesellschaftlichen Leben teilzunehmen, sei es im Verkehr, bei Veranstaltungen oder bei Sport und Spiel o. Ä.[1]

1 Gekürzt nach Pörksen, N.: „Unheilbaren"-Prüfstein für die Gemeindepsychiatrie. In: Pflegezeitschrift, Heft 12, 1994, S. 674–677 (Im Original sind nur die Begriffe 1.–5. Forderung fettgedruckt)

2 h	**8.5 Die Tagesklinik**	
90	**Grundsätzliches:** (10')	
	Die Arbeit außerhalb des stationären Rahmens soll hier am Beispiel der Tagesklinik erläutert werden. **Die Tagesklinik ist eine teilstationäre Einrichtung zur Behandlung von Menschen in psychischen Krisen.** Sie sollen einen stabilen sozialen Hintergrund mit Wohnung haben und absprachefähig sein.	L
	Frage(n):	
	Worin sehen Sie den Unterschied der Arbeit in einer Tagesklinik gegenüber der Arbeit auf einer Station?	T
	Die Klientel der Tagesklinik (15')	
	Frage(n):	
	Für welche Klienten ist die Tagesklinik geeignet? Haben Sie da Erfahrungen gesammelt, wer aufgenommen wird, wer nicht?	T
	L. stellt die **Kriterien für die Aufnahme** im Beispiel A vor und diskutiert sie.	L/A
	Konzepte (10')	
	Die Tageskliniken arbeiten sehr unterschiedlich. In einer Fortbildung wurde einmal gesagt, das sei das einzig Gemeinsame.	
	„Ein großer Mangel bezüglich sinnvoller pflegerischer Konzepte tut sich in den Tageskliniken auf. Hier wurden häufig Konzepte von nichtpflegerischen Berufsgruppen erstellt. Die Konzepte orientieren sich weniger an der Klientel als an den Fähigkeiten der Therapeuten und deren Ausbildung, die sie genossen haben.	
	So ist die eine Tagesklinik psychotherapeutisch orientiert, die andere hat Bioenergetik als Schwerpunkt. Pflegerische Angebote sind kaum vorgesehen. Allenfalls wird von der Krankenschwester eine Koch- und Backgruppe gemacht, und sie ist für die Medizingabe zuständig. Den Rest der Zeit ist sie Cotherapeutin. So ist das Erstellen des Konzeptes auch eine Machtfrage: Wer die meiste Macht hat, bestimmt das Konzept.	
	Das hat fatale Konsequenzen für die Versorgung der Klienten in der Region. Überspitzt könnte man sagen: Die Tagesklinik selektiert die Klienten nach den zufälligen beruflichen Fähigkeiten ihrer Mitarbeiter.	
	Ein Pflegebedarf der Klientel wird nicht ermittelt. Häufig sind aber die Klienten gerade im lebenspraktischen Bereich eingeschränkt und können ihren Tag nicht strukturieren. Hier könnte die Pflege einen wichtigen Beitrag leisten.“[1]	
	Frage(n): Was sagen Sie zu diesem Zitat aus heutiger Sicht? Haben Sie Erfahrung mit der Arbeit in der Tagesklinik? Kommt die Pflege im Konzept vor? Oder sind Sie Cotherapeut?	T
	Welche Aufgaben haben die verschiedenen Berufsgruppen in einer Tagesklinik heute?	
	L. stellt die Aufgaben der einzelnen Berufsgruppen auf Arbeitsblatt A vor.	L/A
	Der Wochenplan einer Tagesklinik (10')	
	L. bespricht den Plan B mit T.	L/B

1 Felgner, L.: Psychiatrische Pflege heute. In: Die Schwester/Der Pfleger, Heft 3, 1996, S. 199

	Der Tagesablauf in einer Tagesklinik **Ein praktisches Beispiel** **Aufgabe: (20')** Was es bedeutet, wenn die Fachkenntnis der Krankenschwester bei der Arbeit in der Tagesklinik gefragt ist, beschreibt Eva-Maria Krampe am Beispiel eines ganz normalen Arbeitstages in einer Tagesklinik. L. verteilt Arbeitsblatt C. T. lesen es unter den **Frage(n):** Welche Aufgaben der Krankenschwestern werden in dem Bericht deutlich? **Auswertung: (10')** L. bespricht den Bericht anhand der Fragestellung. Welche Aufgaben hat das Pflegepersonal noch in einer Tagesklinik? (z. B. Medizin stellen usw.) **Das Zusammenleben in einer Tagesklinik** **Hausordnung (15')** **Aufgabe:** T. erhalten das Informationsblatt D und lesen es durch. **Frage(n):** Wie finden Sie die Hausordnung? Sehen Sie Unterschiede des Zusammenlebens in anderen Bereichen? (Anm. zur Auswertung: Diese Hausordnung haben Klienten erstellt!)	L C T1 T D T1 T
	Weitere Themen: Einladung von Pflegenden aus Tagesklinik zur Vorstellung des Konzepts und zur Fachdiskussion.	

A Kriterien für die Aufnahme in die Tagesklinik und Aufgaben der Berufsgruppen

Für welche Klienten ist die Tagesklinik geeignet?
Insbesondere für Klienten, für die eine ambulante Behandlung nicht ausreichend ist und eine vollstationäre nicht (mehr) notwenig ist.
Nicht behandelt werden Klienten mit akuter Eigen- oder Fremdgefährdung.

Für die tagesklinische Behandlung sind auch praktische Kriterien sinnvoll:
Von der Wohnung aus möglichst nicht mehr als 1 Stunde Fahrzeit zur Tagesklinik.
Ausreichende eigene Motivation des Klienten zur Behandlung, die er dadurch beweist, dass er regelmäßig in die Tagesklinik kommt und bereit ist, sich mit seiner persönlichen Situation auseinander zu setzen.

Aufgaben der einzelnen Berufsgruppen

Aufgaben des Pflegepersonals
Unterstützung bei den Alltagsfähigkeiten, Planung von Tages- und Wochenablauf, Außenaktivitäten, Freizeitgestaltung, Pflegegruppen, Gestaltung des Gemeinschaftslebens, medizinisch-pflegerische Aufgaben

Aufgaben des Arztes
Medizinisch-pharmakologische Behandlung, Einzel- und Gruppentherapie

Aufgaben des Diplom-Psychologen
Einzelbetreuung einschließlich Familiengespräche, Gruppentherapie, Angehörigenarbeit, testpsychologische Untersuchungen

Aufgaben des Ergotherapeuten
Gruppenorientierte Beschäftigungstherapie (Projektgruppen, Materialgruppen, Gestaltungsgruppen, Interaktionsübungen, Kommunikationstraining u. a. m.), Einzelbehandlung, arbeitstherapeutische Maßnahmen

Aufgaben des Sozialarbeiters bzw. Sozialpädagogen
Soziale Gruppenarbeit, Arbeit mit Angehörigen, Einzelfallhilfe bzgl. Kosten- und Finanzierungsfragen, Kontakt zu Behörden und Verbänden, Planung von Rehabilitationsmaßnahmen einschließlich Unterstützung am Arbeitsplatz

B Wochenplan einer Tagesklinik

Montag	Dienstag	Mittwoch	Donnerstag	Freitag
8.15 Uhr Gemeinsames Frühstück				
Gesprächsgruppe A 9.00–10.00 Uhr B 9.00–10.00 Uhr	9.00–10.30 Uhr Sozialtraining	9.00–9.45 Uhr Hausversamm- lung	Gesprächsgruppe A 9.00–10.00 Uhr B 9.00–10.00 Uhr	Ab 9.00 Uhr Backen
10.15–12.00 Uhr Bewegungstherapie/ Aufmerksamkeitstrai- ning (festes Schuh- werk)	9.00–11.00 Uhr Gestaltungsgruppe	10.00– 12.00 Uhr Einkaufen und Kochen 10.00– 11.30 Uhr Zei- tungsgruppe	10.30–12.00 Uhr Projektgruppe ab 10.00 Uhr Backen	9.00–10.30 Uhr Einführungsgruppe 10.00–12.00 Uhr Angstgruppe
10.30–12.00 Uhr Projektgruppe	10.30–11.15 Uhr Musiktherapie 11.15–12.00 Uhr Musiktherapie	10.00– 11.30 Uhr Freies Werken 10.00– 11.30 Uhr Garten- und Hausarbeit	10.15–11.10 Uhr Musiktherapie 11.10–12.00 Uhr Musiktherapie	Bewegungs- therapie 9.00–10.00 Uhr Grp. 3 10.15–11.00 Uhr Grp. 2 11.15–12.00 Uhr Grp. 4
12.15 Uhr Gemeinsames Mittagessen; bis 14.00 Uhr Mittagspause				
Bewegungstherapie 14.00–14.45 Uhr Grp. 1 15.00–15.30 Uhr Einzel	14-tägig im Wechsel: 14.15–15.15 Uhr Selbsthilfegruppe oder → s. u.	14.00– 15.30 Uhr Verschiedene Interessen- gruppen	14.00–14.45 Uhr Volleyball/ Badminton	14.30–15.00 Uhr Entspannung
14.00–14.45 Uhr Konditionstraining 15.15 Uhr Kochbespr. 14.15–15.30 Uhr Offenes Angebot der Beschäftigungs- therapie	14.15–15.15 Uhr Zielegruppe bei pflegerischer Bezugsperson	Jeden 2. Mitt- woch im Monat Außenaktivität	Ab 14.00 Uhr Backen	14.00–14.30 Uhr Hausputz 15.15 Uhr gemein- sames Kaffee- trinken
Von 15.40–16.00 Uhr gemeinsame Teerunde				

C Bericht über die pflegerische Tätigkeit an einer Tagesklinik[1]

„Nach der Fahrt durch diesen dunklen, verregneten Januarmorgen fühlt man sich beim Betreten der herrlichen alten Villa ... gleich heimisch. Im hellerleuchteten Erdgeschoss herrscht jetzt um 8.00 Uhr überall lebhaftes Treiben. Zum größten Teil junge Menschen, in der großen Überzahl Frauen, zwischen Anfang Zwanzig und Anfang Dreißig ziehen an der Garderobe ihre Mäntel aus, lesen die in der Eingangshalle ausliegenden Zeitschriften oder plaudern miteinander. Die Klientinnen, im Moment sind es 19, die höchste Aufnahmezahl liegt bei 20, beginnen ihren Tag.
Das ist übrigens das erste, was ich lerne: In der Tagesklinik wird nur von Klientinnen gesprochen; auch gibt es nicht Schwester Karin und Schwester Elke, sondern Frau Koetsier und Frau Felgner. Und wie Elke Felgner bemerkt, sind Namen nicht nur Schall und Rauch. Im Gegenteil, diese Bezeichnungen tragen zu einer ganz anderen Atmosphäre bei, lassen das Kranksein in den Hintergrund und Alltagssituationen in den Vordergrund treten.

Doch zurück zur morgendlichen Routine. Die Gruppe, die für diese Woche die jeweiligen Dienste übernommen hat, kocht Kaffee, deckt die Tische im Essraum, trägt Brötchen, Aufschnitt, Käse und Marmeladen auf.
Im Teamzimmer verständigen sich Elke Felgner und Karin Koetsier, die zweite Krankenschwester in der Tagesklinik, kurz darüber, dass die Gruppe „freies Werken“, die sonst von der z. Z. krank gemeldeten Beschäftigungstherapeutin betreut wird, heute alleine arbeiten kann. Da kommt Dr. Jürgen Zimmer, einer der zwei Ärzte (1/2 Stellen), mit einem Klienten herein. Der junge Mann sieht blass und krank aus. Er bekommt ein Medikament gegen die Darmgrippe, die ihm gerade zu schaffen macht.

Jetzt ist aber auch das Frühstück fertig. Elke Felgner, Karin Koetsier, Dr. Jürgen Zimmer und – wie immer am Mittwochmorgen – Dr. Doepp, Chefarzt der psychiatrischen Abteilung des Klinikums Niederberg, frühstücken gemeinsam mit den Klientinnen. In der Gruppe an Elke Felgners Tisch macht man sich zunächst Gedanken über eine Klientin, die immer noch nicht eingetroffen ist. Die anderen erzählen, dass sie gestern nach der Selbsthilfegruppe wohl beleidigt war, da man sie kritisiert hatte. Dann aber kommen die drei Frauen am Tisch, die in der Einkaufs- und Kochgruppe sind, auf das Mittagessen zu sprechen. Mittwochs wird nämlich selbst gekocht. Da geht die zuständige Gruppe mit Karin Koetsier morgens einkaufen und kocht dann für alle das Essen. Auch in dieser Hinsicht bietet der Mittwoch eine Abwechslung, denn an den anderen Wochentagen wird das Essen aus dem sechs Kilometer entfernten Klinikum angeliefert.
Mit einem regen Austausch über die unterschiedlichen Möglichkeiten, Kartoffelbrei zuzubereiten, geht das Frühstück zu Ende. Während die Verantwortlichen die Tische abräumen und spülen, einige andere eine Zigarettenpause einlegen, gibt es im Teamzimmer eine kurze Besprechung von Chefarzt, Arzt und Krankenschwestern über die Neuzugänge der letzten Tage und die ersten Erfahrungen mit ihnen.

Um 9.15 Uhr beginnt die wöchentliche Hausversammlung, an der heute neben den Klientinnen vom Personal nur die beiden Pflegenden teilnehmen. Normalerweise sind auch der Sozialpädagoge und die Beschäftigungstherapeutin dabei. Die Leitung übernimmt jede Woche ein/e andere/r Klientin. Heute sitzt eine junge Frau der Versammlung vor. Zuerst werden die verschiedenen Dienste (Tisch-, Spül-, Blumen-, Abfalldienst) verteilt, jemand für den Vorsitz in der nächsten Woche gesucht.
Da zur Zeit die Spülmaschine defekt ist, wird darüber beratschlagt, wie das Spülproblem bis zur Reparatur zu lösen ist. Dieser Teil läuft schnell und mühelos ab. Da es keine weitere Tagesordnung gibt, verläuft die Sitzung danach schleppend – lange Pausen und kurz aufflammende Diskussionen, wie z. B. über den letzten Ausflug, lösen einander ab. Elke Felgner und Karin Koetsier greifen nur ein, wenn es allzu zäh wird. Einmal schlägt Elke Felgner ein Thema vor, ein anderes Mal fragt sie, warum gerade jetzt niemandem ein Thema einfällt.

So verhält sie sich auch in der anschließenden Zeitungsgruppe, die mittwochs morgens neben dem Kochen und Einkaufen und dem freien Werken angeboten wird. Die fünf Teilnehmerinnen haben sich jeweils

1 Krampe, E.-M.: Elke Felgner, Fachkrankenschwester Psychiatrie. In: Krankenpflege, Heft 3, 1992, S. 162–165

einen Zeitungsartikel aus einer Tageszeitung ausgesucht, den sie vortragen und der gemeinsam diskutiert wird. Elke Felgner greift nur selten und dann durch Fragen in die wirklich spannende politische Diskussion ein. Insbesondere will sie von den einzelnen wissen, warum sie gerade diesen Artikel gewählt haben. Als aber dann, nachdem alle fünf Artikel besprochen sind, zwei Teilnehmerinnen unvermittelt über ihre persönlichen Probleme im Elternhaus zu reden beginnen, beendet sie freundlich, aber bestimmt die eineinhalbstündige Gruppensitzung.

Grenzen und Möglichkeiten im therapeutischen Team

Da ich sowohl in der Hausversammlung als auch während der Zeitungsgruppe als „blutiger" Laie unruhig daneben saß, bei den langen Pausen kribbelig wurde, die plötzliche Mitteilsamkeit, die Teile der psychischen Konflikte aufdeckte, gerne gefördert hätte, wird mir im Laufe des Vormittags besonders deutlich, wie selbstverständlich Elke Felgner auf die Klientinnen eingehen und auch Grenzen ziehen kann. Darum möchte ich von ihr wissen, woher sie diese Ruhe, die Gelassenheit nimmt, warum sie bestimmte Gespräche in der Gruppe abbricht, andere fordert, wie sie diese selbstbewusste Selbstdisziplin gewonnen hat.

‚Gerade in einer kleinen Einrichtung wie unserer, in einem relativ kleinen Team, in dem alle einander helfen und viele Aufgaben gemeinsam wahrgenommen werden, ist es unerläßlich, dass jede/r ihre/seine berufliche Rolle kennt und einhält. Die Aufgabe von uns Pflegenden besteht darin, die Alltagsfähigkeiten der Klientinnen zu fördern oder wiederherzustellen. Die Psychotherapie beispielsweise gehört nicht dazu.' Aus diesem beruflichen Selbstverständnis heraus erhält dann auch ihr Verhalten, in den von ihr geleiteten Gruppen, eine andere Bedeutung.

Auch wenn sie Äußerungen von Gruppenteilnehmerinnen über die Krankheit behutsam abwendet, so geht sie ihnen doch in Einzelgesprächen oft nach. Auf jeden Fall fließen solche Mitteilungen in die Beurteilung der jeweiligen Klientin in der Teambesprechung ein. Allerdings macht Elke Felgner die Grenzen deutlich, und zwar die ihres pflegerischen Auftrags ebenso wie die, die durch das therapeutische Ziel der einzelnen Gruppen festgelegt sind. So ist die Interessengruppe, die sich in ihren Sitzungen am Mittwochnachmittag für die nächsten vier Wochen mit der Gestaltung von kleinen Skulpturen aus Speckstein beschäftigen will, dazu da, Konzentration und Kreativität zu fördern. Daran hält Elke Felgner sich.

Eine so deutliche Definition ihrer Aufgaben erlebt Elke Felgner in keiner Weise als ihr von außen auferlegte Beschränkung. Schließlich definiert sie auch selbst ihre Arbeit so. Außerdem erfährt sie in den Erfolgen der Klientinnen wie auch in der Zusammenarbeit im Team, wie wichtig ihre pflegerische Tätigkeit ist und wie positiv sie wahrgenommen wird. Darüber hinaus bleibt ihr innerhalb dieser Grenzen ein großer Handlungsspielraum, den sie gerne nutzt.

Eine zweijährige berufsbegleitende Weiterbildung im pädagogischen Rollenspiel für die Bereiche Gesundheitswesen und Psychiatrie nutzt sie jetzt in der Gruppe „Sozialtraining", die sie gemeinsam mit dem Sozialpädagogen der Tagesklinik durchführt. Dort wird das Rollenspiel eingesetzt, um konkrete Alltagssituationen, die den einzelnen Klientinnen Schwierigkeiten bereiten, auszuprobieren, z. B. der Gang zum Sozialamt, Ärger mit den Nachbarn, die Freizeitgestaltung.

Ein weiteres pflegerisches Handlungsfeld stellt die „Zielgruppe" dar. Alle 14 Tage machen Elke Felgner und Karin Koetsier mit „ihren" jeweils zehn Klientinnen gemeinsame Pflegeplanung. Während dieser Zielgruppe nimmt sich jede/r einzelne vor, welches Ziel sie/er in den nächsten zwei oder vier Wochen erreichen will. Dabei werden nicht nur die Ziele gemeinsam besprochen, sondern auch die Ergebnisse in der Gruppe überprüft. Natürlich ist die Pflegeplanung damit nicht erledigt. In fast idealtypischer Weise wird in der Tagesklinik bei der Aufnahme der Klientinnen eine Pflegeanamnese erhoben, der Pflegeplan erstellt und regelmäßig überprüft. Elke Felgner weiß, dass sich auch in dieser Beziehung die Tagesklinik positiv abhebt: ‚Die Kolleginnen auf Station haben dazu meistens nicht ausreichend Zeit.' ...

Am Ziel – oder geht es noch weiter?

Hört man Elke Felgner ihre Arbeit in der Tagesklinik beschreiben, so kann man sie beneiden. Insbesondere betont sie die stabilen Handlungsräume für pflegerische Arbeit, die eingebettet sind in das ganze therapeutische Geschehen. ‚Auf einer Station, da sind geplante Aktionen mit einzelnen, wie z. B. ein Einkaufsgang, abhängig von anderen Abläufen. Da kommt eine Notaufnahme dazwischen. Überhaupt passiert da so viel Unplanmäßiges, und man muss ständig auf aktuelle Erfordernisse reagieren. Schon die Aufnahme sieht völlig anders aus. Hier in der Tagesklinik lerne ich die Klientinnen bereits kennen, bevor sie zu uns kommen.' Sie vermittelt eine so ruhige Zufriedenheit, dass ich die Frage danach, ob sie

sich eventuell noch weiterqualifizieren will, z. B. durch ein Pflegestudium oder die Weiterbildung zur Pflegedienstleitung, also ein neues weiteres Ziel anstrebt, eher zögerlich stelle. Sie weist den Gedanken keineswegs von sich, nur überlegt sie für sich, ob sie das wirklich möchte: ‚Die Freude, die ich hier habe, dadurch, dass ich direkt mit den Klientinnen arbeite und gemeinsam mit anderen etwas tun kann, die ja auch ein Ausgleich für die sehr belastende Seite ist, die werde ich wohl weder im Studium noch als Pflegedienstleitung finden.'
Eine überraschende Aussage für eine Frau wie Elke Felgner, die sich ein Leben lang weiterqualifiziert hat (Stationsleitungslehrgang, Fachweiterbildung, Rollenspielausbildung, Mittlere und Fachhochschulreife in der Abendschule!)? Doch offensichtlich hat dieser Hunger ‚Wenn ich etwas mache, dann will ich es richtig lernen', den sie immer gestillt hat, dazu geführt, dass es ihr nicht darum geht, nach ständig neuen Zielen zu suchen. Vielmehr will sie das einmal Erreichte vertiefen und intensivieren. Und sie achtet auch darauf, dass ihr das Freude macht.

Wie das konkret in ihrem Berufsalltag aussieht, macht sie ganz deutlich: ‚Das Schöne an der Pflege ist, dass man auf Kleines achten kann. Mir sind die kleinen Schritte wichtig, die die Klientinnen machen. Wenn beispielsweise jemand, dem es ein großes Problem ist, pünktlich zu sein, das auf einmal schafft, dann ist das ein Erfolg. Natürlich ist diese Person dadurch nicht gesund geworden, aber sie hat etwas gelernt.' Diese Herangehensweise, Veränderung im Kleinen anzustreben, bestimmt auch ihre Position im therapeutischen Team der Tagesklinik. Sie sieht sich ganz einfach als Teil dieses „Teams aus einem Guß", wie Jürgen Zimmer es nennt. Sie ist wichtig für das Team, wie das Team wichtig für sie ist. Probleme und Veränderungen lassen sich nur im Miteinander, in der täglichen Auseinandersetzung und mit Hilfe der 14-täglichen Supervision bewältigen, in kleinen Schritten also.

Ein Mittwochnachmittag wie jeder andere
Wie diese Interaktion im Team funktioniert, wird in der am Mittwoch immer besonders ausführlichen Besprechung offensichtlich. Nach dem Mittagessen, dem Kasseler Rippchen mit Sauerkraut und Kartoffelbrei, das die Beschäftigten gemeinsam mit den Klientinnen eingenommen haben, findet diese Übergabe statt. Während die Klientinnen in der Mittagspause ausruhen, miteinander reden oder kleine Besorgungen erledigen, werden ihre Krankheitsbilder, ihre Fort- oder Rückschritte detailliert besprochen.
Diagnosen und Therapieanweisungen, die der heute anwesende Arzt vorträgt, werden von den anderen durch ihre jeweiligen Erfahrungen mit der/dem entsprechenden Klientin/Klienten ergänzt. So entsteht ein Gesamtbild, das die eingeschlagene Therapie bestätigt oder auch korrigiert. Als Dr. Zimmer z. B. die Entlassung einer Klientin für Mitte Februar anvisiert, schüttelt Elke Felgner energisch den Kopf: ‚An dem Vormittag, an dem Frau A. nicht in die Tagesklinik kommt, um das Alleinsein zu Hause zu üben, trifft sie immer irgendwelche Verabredungen. Sie geht zum Friseur oder nimmt sich etwas anderes vor. Sie schafft es einfach nicht.' Dr. Zimmer nimmt diese Information interessiert auf. Über den Entlassungstermin wird man also in der nächsten Woche erneut sprechen müssen. Stephan Hekermann, der Sozialpädagoge, berichtet, dass Frau B. ab Anfang nächster Woche ihr Praktikum in der benachbarten Stadtbibliothek, die regelmäßig Klientinnen für solche Praktika annimmt, anfangen kann. Für ein Gespräch mit Herrn C. und dessen Freundin, am nächsten Tag, bittet Dr. Zimmer Karin Koetsier um Teilnahme, da dieser Klient zu der von ihr betreuten Gruppe gehört.

Die Zeit bis 14 Uhr vergeht wie im Fluge. Dann beginnen die drei Interessengruppen. Elke Felgner bearbeitet nun bis 15.30 Uhr mit ihrer Gruppe Specksteine, die in Köpfe, Eier und abstrakte kleine Skulpturen verwandelt werden. Daran anschließend bleibt noch eine halbe Stunde Zeit für das gemeinsame Teetrinken aller Mitglieder der Tagesklinik. Um 16.00 Uhr endet der Tag für die Klientinnen ebenso wie für die Mitarbeiterinnen."

D Hausordnung einer Tagesklinik[1]

1. Die Tagesklinik beginnt um 8:00 Uhr. Bei Verspätungen oder Verhinderung rufen Sie bitte an.
2. Die Patienten werden gebeten, zu den Mahlzeiten pünktlich zu erscheinen:
   a) Frühstück 8:15 Uhr,
   b) Mittagessen 12:15 Uhr,
   c) Kaffeetrinken 15:40 Uhr (am Freitag 15:15 Uhr).
   Frühstück und Mittagessen dauern mindestens 20 Minuten.
3. Kann man den übernommenen Dienst nicht ausführen, soll man sich um Ersatz bemühen.
4. Die Zeit zwischen den Therapien steht zur freien Verfügung, auch außerhalb des Hauses. Zu den Therapien hat jeder pünktlich zu erscheinen.
5. Im Tagesraum darf 30 Minuten vor den Mahlzeiten und der Hausversammlung nicht geraucht werden.
6. Beschwerden, Vorschläge, positive Anmerkungen etc. können in der Hausversammlung unter Punkt ‚Verschiedenes' vorgebracht werden.
7. Falls man in begründeten Ausnahmefällen zu einer Therapie deutlich zu spät kommt, empfiehlt es sich, um Störungen zu vermeiden, nicht mehr daran teilnehmen.
8. Die vorhandenen Lebensmittel sind nur für das Frühstück und die Koch- und Backgruppe. Es ist nicht gestattet, sich etwas extra zu kochen.
9. Drogen- und Alkoholkonsum sind in der Klinik und bei gemeinsamen Aktivitäten im Rahmen von Therapiemaßnahmen verboten.
10. Nach den Mahlzeiten räumt bitte jeder Patient sein Geschirr in den Geschirrspüler.
11. Die wöchentliche Medikamentenausgabe erfolgt jeweils am Freitag nach dem Mittagessen. Mit der Entlassung endet die Medikamentengabe.
12. Die Benutzung des Kliniktelefons durch die Patienten ist nicht möglich.
13. Wir bitten Sie, das Mobiltelefon in der Tagesklinik nicht zu benutzen. Während der Gruppenaktivitäten, therapeutischen Gesprächen und den Mahlzeiten sind die Geräte auszuschalten.
14. An jedem letzten Freitag im Monat kann jeder Gäste zum Kaffeetrinken einladen.

1 Leicht modifizierte Fassung einer Hausordnung, die von den Klienten einer Tagesklinik erstellt wurde

4 h	**8.6 Ambulante psychiatrische Pflege**	
10	**Einleitung:** L. macht ein **Brain Storming** zu der Frage: Was sind die Vor- und Nachteile der ambulanten Pflege gegenüber der stationären für den Klienten?	L T
30	**Qualifikation der Fachkräfte** Jede Berufsgruppe hat ihre spezifische Qualifikation und ist geeignet für bestimmte Tätigkeiten. **Frage(n):** Was meinen Sie, wo Ihre beruflichen Stärken in der Betreuung von Menschen zuhause liegen? Was können Sie als Pflegende/r besonders gut? Wo können Sie Menschen beraten? Wo können Sie Menschen anleiten? Wo können Sie ihnen Hilfestellung geben? (Anm.: L. kann sich hier auch auf die ATLs beziehen). **Eine Untersuchung:** Die Auswirkungen der unterschiedlichen Fähigkeiten von relevanten Berufsgruppen wurden in Modellversuchen nachgewiesen. In Kassel wurden beispielsweise Sozialarbeiter/innen zur Betreuung psychisch Kranker eingesetzt. Sie übernahmen nicht alle psychisch Kranken. Ein Teil wurde von Pflegekräften oder durch beide Berufsgruppen gleichzeitig betreut. Die Sozialarbeiter/innen sahen ihre Aufgaben besonders in der Herstellung und Sicherung von sozialen Kontakten, in der Sicherung des Lebensunterhalts und in der Sicherung einer selbstständigen Lebensführung. Das Betreuungsangebot der Sozialarbeiter/innen bestand überwiegend aus verbalen Interventionen, pflegerische Tätigkeit wurde von Pflegenden in Form von notwendiger Grund- oder Behandlungspflege durchgeführt, sie übernahmen auch die Pflege von Kranken mit hirnorganischem Psychosyndrom, deren Kommunikationsfähigkeit gravierender eingeschränkt war. L. stellt die Übersicht A vor und bespricht sie.	 L L/A
15	**Aufgaben der Fachkrankenschwester** In dem Bericht zum Modellversuch in Nordrhein-Westfalen zur Psychiatrie werden weitere Punkte für die fachliche Eignung von Krankenschwestern/-pflegern mit Psychiatrieerfahrung aufgeführt. L. stellt die Übersicht B vor oder verteilt sie und bespricht sie mit den T.[1]	 L B T

1 Falls bei T. oder L. praktische Erfahrungen mit ambulanter Pflege vorliegen, kann hier besprochen werden, welche Tätigkeiten in welcher Form durchgeführt wurden.

110	**Der Hausbesuch**	
	Einleitung (15')	
	Der erste Hausbesuch, den ein Bewohner von Seiten des ambulanten Pflegedienstes erhält, ist für ihn ein einschneidendes Ereignis.	L
	Welche Erwartungen und Befürchtungen hat ein Klient bei einem Hausbesuch?	T
	L. macht ein Brain Storming zu der Frage oder stellt die Übersicht C vor.	C
	Der erste Hausbesuch	
	Aufgabe: (35')	
	T. sollen den ersten Hausbesuch bei einem Klienten üben. Sie bilden vier Gruppen und stellen sich vor, dass sie als Mitarbeiter eines ambulanten psychiatrischen Pflegedienstes eine allein stehende Person das erste Mal besuchen. Der Klient ist durchschnittlich kooperativ.	G4
	Durchführung:	
	Die Gruppen bereiten eine Situation für das Plenum vor.	
	Auswertung: (60')	
	Vorstellung der Übung mit anschließender Diskussion	PL
	→ 4.2.3.4 Verwandte, Freunde, Nachbarn → 4.9.2 Das Zuhause	
15	**Die Angehörigen**	
	Frage(n):	
	Welche **Ziele** verfolgen Sie als pflegerischer Mitarbeiter des ambulanten Pflegedienstes **in Bezug auf die Angehörigen der Klienten, die mit in der Wohnung leben?** → 2.2.8 Die Angehörigen	L T
	Weitere Themen: → 4.9 Das eigene Umfeld gestalten. Abrechnungs- und Finanzierungsfragen der ambulanten Pflege. Einladung eines Mitarbeiters vom ambulanten Pflegedienst. Auswertung des praktischen Einsatzes im ambulanten Pflegedienst gemäß obigen Unterrichtsthemen/Arbeitsblättern.	
	PA/pÜ: Pflegeplanung eines Klienten in der ambulanten Pflege. Beobachtung: Was ist in der ambulanten Pflege anders als in der stationären?	

A Fachliche Argumente für den spezifischen Einsatz von Gesundheits- und Krankenpfleger/innen[1] mit Psychiatrieerfahrung[2]

Qualifikation		Schwerpunkt der Tätigkeit
Bei Gesundheits- und Krankenpfleger/innen mit Psychiatrieerfahrung	→	Psychische Krankheit
Bei Gesundheits- und Krankenpfleger/innen ohne Psychiatrieerfahrung	→	Somatische Krankheit
Bei Sozialarbeitern/Pädagogen/innen	→	Probleme bei der Sicherung der Existenz und in den Beziehungen zur sozialen Umwelt
Bei Altenpfleger/innen und entsprechend angelernten Kräften	→	Altersbedingte somatische, psychische und soziale Probleme
Bei Familienpfleger/innen	→	Probleme in Familie und Haushalt

Die zusätzliche berufsbegleitende Weiterbildung der Gesundheits- und Krankenpflegerin/des -pflegers, die in den psychiatrischen Kliniken arbeiten, hat den Vorteil, dass sie die Theorie mit der Praxis verbindet.

„Berufliche Erfahrung mit psychisch Kranken ist vor allem bei psychiatrischen Krankenpflegekräften anzutreffen. Sie sind in den psychiatrischen Kliniken einer täglichen Konfrontation und Auseinandersetzung mit dem Krankheitsbild und dem Verhalten psychisch Kranker ausgesetzt. Daraus resultiert ein erhebliches Erfahrungswissen im Hinblick auf psychische Krankheit, das die genannten anderen Berufsgruppen – von wenigen Ausnahmefällen vielleicht abgesehen – nicht sammeln können. Dieses Erfahrungswissen ist – in Verbindung mit der übrigen Ausbildung (vgl. Rave-Schwank, Winter-v. Lersner: Psychiatrische Krankenpflege. Stuttgart/New York 1986) – insoweit von erheblicher Bedeutung, als es
- Sicherheit im Umgang mit psychisch Kranken gibt,
- die sprachliche Basis zur Verständigung mit Neurologen und Psychiatern herstellt,
- ein Urteilsvermögen über Medikamente und ihre Folgen vermittelt,
- besondere Entwicklungen im Krankheitsbild – auch anhand eigentlich nur geringfügiger Anzeichen – rechtzeitig entdecken hilft,
- Zusammenhänge zwischen Krankheit und materieller und sozialer Umwelt erkennen lässt sowie
- zu einer Gesamtschau von Krankheits- und Heilungsverläufen führt, die ein gewisses Urteil über Pflegekonzepte erlaubt.

Darüber hinaus erwerben die psychiatrischen Krankenpflegekräfte in der Klinik Fertigkeiten
- in der Grundpflege wie Waschen, Betten etc.,
- in der Anwendung von Medikamenten,
- im Verhaltenstraining und
- im therapiebegleitenden Gespräch mit psychisch Kranken."

Unter der Perspektive der Klientel einer Sozialstation spielt es dabei allerdings eine Rolle, inwieweit besonders in der Gerontopsychiatrie Berufserfahrung gemacht wurde.

---

1 vom Verfasser geänderte Bezeichnung in Anpassung an Krankenpflegegesetz von 2004, entspricht der früheren Bezeichnung Krankenschwester/-pfleger

2 vgl. Kretschmann, R.: Ambulante psychiatrische Pflege durch Sozialstationen – Bericht zum Modellprojekt des Ministers für Arbeit, Gesundheit und Soziales des Landes Nordrhein-Westfalen, Freiburg im Breisgau: Lambertus-Verlag 1988, S. 198–200

Gesundheits- und Krankenpflegerin/-pfleger haben eine hohe Akzeptanz bei Klienten. Ihnen werden medizinische Kenntnisse zugeschrieben, sie legen Wert auf eine gute Beziehungs- und Vertrauensbasis, sie fassen an, berühren und leisten auch einmal Hilfe im Haushalt.

B Pflegerische Aufgaben der ambulanten psychiatrischen Pflege im überwiegend direkten Klientenkontakt

1 Psychiatrische Pflege

- Aufbau einer professionellen Beziehung
- Einschätzung der Abhängigkeit bzw. Unabhängigkeit bei den ATLs
- Erstellen und Durchführen der Pflegeplanung (Fähigkeiten/Probleme, Ziele, Maßnahmen, Kontrolle, Dokumentation)
- Aufgaben im Rahmen der ATLs im Einzelnen:
  - Tages-/Wochenstrukturierung
  - Beratung von Angehörigen/Partnern bzw. Bezugspersonen
  - Nahrungsaufnahme
  - Beratung bei Einrichtung eines angemessenen Wohnumfelds und bei Anschaffung mechanischer Hilfsmittel
  - Training und Aktivierung mit dem Ziel größerer Unabhängigkeit
  - Beratung/Hilfe bei Freizeitgestaltung
  - Anleitung zur Körperpflege
  - Medikamentengabe einschl. Spritzen
  - Beratung/Hilfe bei Freizeitgestaltung
  - Lebensberatung
  - Krisenintervention (z. B. Kontaktaufnahme mit Arzt, Gesundheitsamt oder teilstationären/stationären Diensten)
  - Sicherstellung der ärztlichen Betreuung
  - Einschätzung des Einbeziehens zusätzlicher Dienste einschließlich Klärung der finanziellen Fragen

2 Organisation und Kontakte

- Zentrale Besprechungen und Planungen mit den Mitarbeitern des ambulanten Dienstes (z. B. Fallbesprechungen, Koordination der Einsätze, Dienstplanung)
- Kontakte mit Klinik und komplementären Einrichtungen (z. B. Beratungsgespräche mit Klienten)

C Erwartungen und Befürchtungen von Klienten bei Hausbesuchen

Erwartungen von Klienten bei Hausbesuchen

- Hilfe im Lebenspraktischen
- Medizinische Versorgung
- Hilfe bei körperlicher Einschränkung
- Hilfe bei der Körperpflege
- Hilfe beim Einkaufen
- Versorgung mit Dingen des täglichen Lebens
- Beratung in persönlichen Angelegenheiten
- Informationen über Krankheit
- Trost
- Hilfe im Haushalt
- Gesprächspartner
- Kontakt

Befürchtungen von Klienten bei Hausbesuchen

- Einmischung in persönliche Lebensverhältnisse
- Störung des gewohnten Lebensablaufs
- Verlust der verbliebenen Selbstbestimmung
- Aufdecken persönlicher Unzulänglichkeiten und Defizite
- Bloßstellung
- Demütigungen
- Ungewohnte Anforderungen
- Diebstahl
- Verstärkter Klatsch in der Nachbarschaft
- Verlust der Wohnung durch Einweisung auf eine Station oder in ein Heim

	9 Unterrichtshilfen	
	9.1 Problemöffner – Beobachtung von Kleingruppen – Auswertung einer Unterrichtseinheit – Gefühle	A–G
3 h	**9.2 Eigene Perspektive**	
45	Teil 1 **I sit right down and write myself a letter: Teil 1 Zukunftsvision** **Aufgabe (5'):**	
	T. sollen sich Gedanken über ihre Zukunft machen und das schriftlich zu Papier bringen. (Anm.: Der Teil 1 der Unterrichtssequenz kann nach der Kennenlernphase oder zum Abschluss des ersten Unterrichtsblockes oder einer abgeschlossenen Unterrichtseinheit durchgeführt werden). L. hat für jeden Teilnehmer ein paar Bögen Schreibpapier, einen festen undurchsichtigen Umschlag und Tesafilm mitgebracht. T. sollen überlegen, was sie im nächsten Jahr (Anm. d. Verf.: oder einer anderen sinnvollen Zeiteinheit) erreichen wollen. Sie sollen sich einen Brief schreiben. Aber nicht wie im Lied „I sit right down and write myself a letter", das sie vielleicht kennen. Dort schreibt eine Person so, als ob ihre Geliebte oder ihr Geliebter schreibt. T. sollen an sich in ihrer Person schreiben und darin zum Ausdruck bringen, was sie sich für das nächste Jahr beruflich und vielleicht auch privat vorgenommen haben. Der Inhalt unterliegt dem Briefgeheimnis. Sie sollen den Brief an sich selbst adressieren und anschließend fest verschließen (Tesafilm). T. sollen ihn nach dem Schreiben L. zur Aufbewahrung geben. L. trifft mit T. die Abmachung, dass er den Brief unter keinen Umständen öffnet und ihn nach einem Jahr den T. zurückgibt, damit sie ihn dann noch einmal durchlesen können. **Durchführung (20'):**	L!
	T. schreiben Brief, der anschließend eingesammelt wird. (Anm.: Darauf achten, dass alle Briefe den Namen des Empfängers tragen. Es macht sich nett, wenn L. die Briefe in einen verschließbaren Kasten tun kann, den er dann aufbewahrt. Aber Achtung! Die Briefe müssen nach einem Jahr wirklich noch auffindbar sein und zurückgegeben werden können. Denken Sie daran: Ein Postbote, bei dem Briefe verschwinden, hat ein Dienstvergehen begangen!) **Ausklang (20'):**	T1
	Die vorige Unterrichtssequenz füllt keine ganze Stunde. Sie bietet sich zum Abschluss an, wenn vielleicht noch organisatorische Dinge zu klären sind oder L. Infos geben muss. In den verbliebenen 20 Minuten kann man eine Rückmeldung über den bisherigen Verlauf mit T. durchführen.	P

45	**Gemeinsames Kaffeetrinken** Nett macht sich eine zusätzliche anschließende Stunde, in der man zum Ausklang ein gemeinsames Kaffeetrinken durchführt. T. sollten bei der Vorbereitung mit einbezogen werden. Wir planen das hier mal bewusst provokativ mit ein. Und glauben Sie uns: Es ist keine vertane Zeit, sondern fördert den Kontakt.	T!
45	**Teil 2** **I've sitten right down and wrote myself a letter: Teil 2 Überprüfung der Zielsetzung aus der Vergangenheit** **Aufgabe:** L. bringt die Briefe von Teil 1 **nach einem Jahr** wieder mit und verteilt sie an die Empfänger. T. lesen ihren Brief durch. **Auswertung:** **Frage(n):** Hatten Sie noch in Erinnerung, was darin stand? Sie müssen den Inhalt natürlich nicht preisgeben, vielleicht ist es aber auch nicht unbedingt ein Geheimnis. Ich möchte aber gern, dass jeder etwas dazu sagt, ob das, was er sich vorgenommen hat, in Erfüllung gegangen ist, oder ob er das, was er geschrieben hat, vielleicht ganz aus den Augen verloren hat. Wer fängt an? Es sollte jeder Einzelne etwas dazu sagen. Evtl. muss L. namentlich auffordern.	L! T1 T

A Ja/Nein-Plakat

L. bringt an der Pinnwand folgendes Plakat an:

Ist .... notwendig? Ja ☐ Nein ☐

T. sollen auf der Pinnwand ihre Meinung zu der Frage anzukreuzen. L. bespricht die Ergebnisse.

(Anm.: z. B. Pflegeplanung, Stationsleitung, Bezugspflege o. Ä. Auch wenn alle „notwendig, ja" angekreuzt haben, sollte L. besprechen, was gegen .... spricht [= Nachteile]).

B Beobachtungsaufgaben für Beobachter von Kleingruppen

- War die Diskussion sachbezogen?
- War die Gruppe erfolgreich in der Analyse zur Lösung des Arbeitsauftrags?
- War der Gruppe das Ziel der Diskussion immer klar?
- Wurden abweichende Meinungen genügend gehört?
- Welche Mitwirkung hatte jeder einzelne in der Gruppe?
- Waren einzelne Mitglieder darauf aus, Punkte für sich zu gewinnen oder ihre Standpunkte durchzusetzen?
- Kam jeder zu Wort?
- Wer übte in der Gruppe eine führende Position aus?
- Wie hat der Moderator seine Aufgabe wahrgenommen (hat er z. B. stark gelenkt oder die Diskussion mehr laufen lassen)?
- Entspricht das Gruppenergebnis dem Arbeitsauftrag?

C Auswertung der Unterrichtseinheit

	stimmt	stimmt nicht
	(Bitte ankreuzen)	
Ich fand die Gruppe heute hilfreich	☐	☐
Ich habe mich in der Gruppe wohl gefühlt	☐	☐
Ich habe für die Arbeit etwas gelernt	☐	☐
Ich möchte über diesen Bereich mehr erfahren	☐	☐

Ich möchte der Gruppe/der Gruppenleitung noch sagen:

____

____

evtl. noch Rückseite benutzen

D Notblatt für Störungen (für Kleingruppen)

- Was stört uns?
- Was können wir noch verbessern?

Was hätten wir gern?
Was ist uns wichtig?

Ergänzung durch Plenum:

E Ich fühle mich heute:

Anmerkung: Die Smilies am besten auf ein großes Blatt malen. T. machen einen Strich unter ihrem Smiley. Anschließend sollte ein Gespräch über die Verteilung der Antworten geführt werden. Die Übung kann auch als Einstieg in Unterricht benutzt werden.

F Auswertung der Unterrichtseinheit mit Themenzetteln

- L. fertigt vier verschiedene Zettel mit Themen für die Auswertung an.
- Die Zettel mit den Themen gehen herum.
- Jeder Teilnehmer soll zur Auswertung etwas eintragen, z. B. ich fand in der letzten Woche am besten, dass …
- Wenn alle Zettel beschrieben sind, werden sie eingesammelt und Teilnehmer lesen die vier Zettel vor.
- Zum Schluss sagt jeder T. noch etwas persönlich zu dieser Unterrichtseinheit.

Variante: Jeder T. erhält einen Auswertungszettel. Sie werden eingesammelt und per Zufallsprinzip wieder verteilt. Jeder T. liest einen Zettel vor.

G Reflexion Zwischenbilanz (90 Minuten)

Im zurückliegenden Zeitraum haben Sie bestimmt Ideen, Vorsätze und Ziele entwickelt.
Welche
- Ideen
- Vorsätze
- Ziele

waren das? (**möglichst konkret**)

Wie ist es Ihnen damit an Ihrem Arbeitsplatz/bei Ihrem praktischen Einsatz ergangen? Was war realistisch? Was ging gut? Was war schwierig?

Was leiten Sie für die Zukunft daraus ab?

Bitte heben Sie dieses Blatt auf, damit Sie es später noch einmal vergleichen können.

2 h	**9.3 Reflexionen**	
	Reflexion mittels Collage[1]	
	Aufgabe: (10')	
	T. sollen sich kreativ mit einer Frage auseinandersetzen, z. B. was erwarten bzw. befürchten Sie beim nächsten Einsatz? (Anm: Die Methode eignet sich für viele Fragen.)	L!
	Sie sollen dazu Gruppen bilden. Am besten tun sich diejenigen zusammen, die einen ähnlichen Einsatz machen. Das ist aber nicht Bedingung.	
	Es werden **vier Gruppen** gebildet. L. verteilt Zeitungen (alte Illustrierte vorher besorgen!)[2], große Bögen, Scheren und Klebestift oder Leim.	G4
	Durchführung: (50')	
	Anfertigen der Collage	T
	Auswertung: (30')	
	T. heften die Collagen an die Wände (evtl. mit Klebeband) und betrachten Sie. T. setzen sich im Halbkreis auf Stühlen ohne Tische um die Collage. Die erste Gruppe erläutert ihre Collage. L. fragt evtl. bei Details zum Verständnis nach. Keine Wertung vornehmen! Bei der Auswertung ist daran zu denken, dass mehrere an der Collage gearbeitet haben, d. h. einzelne Teilbereiche u. U. aus dem Gesamtbild herausfallen. Die zweite Gruppe usw.	P
4 h	**Reflexion mittels eines Bilds (z. B. des Praxiseinsatzes)**[3]	
	Aufgabe: (5')	
	T. sollen sich kreativ mit einer Frage auseinandersetzen, z. B. was hat mich bei meinem Einsatz am meisten bewegt? (Anm: Die Methode eignet sich für viele Fragen).	L!
	L. hat jedem T. ein DIN A3 Blatt und Stifte mitgebracht (Anm. für L.: Filzstifte, Fettstifte. Es können natürlich auch Wasserfarben o. Ä. sein. Diese Materialien lösen aber größere Widerstände bei T. aus, da sie eher ungewohnt sind). L. verteilt das Material.	
	Durchführung: (20')	
	Malen des Bilds	T1

1 Die nachfolgenden Übungen sind nicht alle für einen einzigen Lehrgang geeignet, aber auch nicht alle nur alternativ, sondern in bestimmten Zeitabständen anzuwenden. Aufgabe des L. ist es, den günstigsten Zeitpunkt für die Reflexion im Verlaufe eines Lehrgangs herauszufinden. Collagen eignen sich, wenn ein Gruppenergebnis unter Berücksichtigung einzelner Ansichten möglich ist.

2 Die Erfahrung zeigt, dass wenn man sich darauf verlässt, dass T. Zeitungen mitbringen sollen, das nicht immer klappt. Trotzdem kann man T. natürlich dazu auffordern. L. sollte aber selbst genügend Illustrierte mitbringen. Es ist natürlich auch möglich, ganz andere Materialien, wie z. B. Tageszeitungen, Bindfäden, Packpapier und Stoffreste zu nehmen. T. blockieren da aber eher, weil kreatives Arbeiten in dieser Form für sie ungewohnt ist.

3 Die Übung bewirkt, dass oft herausragend negative teils traumatische Erlebnisse dargestellt und besprochen werden können.

	Auswertung: (155') T. heften die Bilder an die Pinnwand und schauen sie sich wie in einer Ausstellung an.“ ... (5') Anschließend setzen sich T. in Halbkreis vor die Bilderwand und besprechen die Bilder. Jeder T. erläutert sein Bild. L. stellt anschließend Fragen zum Bild. Es soll natürlich nicht nur äußerlich beschrieben, sondern auch hinterfragt werden. (Anm.: L. sollte auf die zur Verfügung stehende Zeit achten. Wenn jeder T. z. B. 7 Minuten Zeit hat, sind das bei 20 Personen 140 Minuten. Ein Kurzzeitmesser, der klingelt, hat sich bewährt und wird gut akzeptiert. L. kommt dadurch etwas aus der Aufpasserrolle heraus.) Wir haben 10 Minute Reserve eingebaut.	T L T
4 h	**Reflexion mittels einer Verlaufslinie[1]** **Aufgabe:** (10') **T. sollen z. B. die Zeit ihres Einsatzes reflektieren.** Sie sollen dazu für diese Zeit eine Linie malen. Diese kann gerade, gebogen oder gewellt sein. Sie sollen die Zeit des Einsatzes mit Höhen und Tiefen darstellen; dies soll anschließend besprochen werden. Jeder T. erhält ein DIN A3 Blatt und einen Filzstift oder Folienstift (Anm. Der Stift sollte dick sein, damit man die Linie später gut erkennt). T. sollen die Zeit an sich Revue passieren lassen, was sie erlebt haben, und versuchen, sie mit allen Höhen und Tiefen darzustellen. **Durchführung:** (15') Zeichnen der Linie **Auswertung:** (155') T. heften die Linien an die Pinnwand und schauen sich die Ergebnisse wie in einer Ausstellung an. T. beschreiben die Linie. L. stellt anschließend Fragen über den Verlauf und die Hintergründe dazu. (Anm.: L. sollte auf die zur Verfügung stehende Zeit achten. Wenn jeder T. z. B. 7 Minuten Zeit hat, sind das bei 20 Personen 140 Minuten. Ein Kurzzeitmesser, der klingelt, hat sich bewährt und wird gut akzeptiert. L. kommt dadurch etwas aus der Aufpasserrolle) Wir haben 10 Minute Reserve eingebaut.	 L T1 T L

1 Die Übung rückt mehr zusammenhängende Verläufe als Einzelereignisse in den Mittelpunkt der Erörterung.

5 h	**9.4 Rückblick – Ausblick langfristig**	
	Rückblick und Ausblick zum Abschluss der Weiterbildung[1]	
	Vorbereitung: (10')	
	L. gibt einen kurzen Überblick über den Verlauf der Weiterbildung in der Vergangenheit und weist auf die Zukunft nach Beendigung der Weiterbildung hin.	L
	Anschließend verteilt er das Arbeitsblatt A.	A
	T. sollen sich kurz vor Schluss der Weiterbildung noch einmal rückblickend mit dem Lehrgang und ihrer Entwicklung in dieser Zeit befassen. Das ist zwischendurch schon häufiger Gegenstand von Gesprächen und Auseinandersetzungen gewesen. Nun ist aber wieder einige Zeit vergangen. Die T. haben die Prüfung hinter sich, und ihre tägliche Arbeit in ihrem Arbeitsbereich steht wieder an. Sie sollen Gelegenheit erhalten, sich noch einmal fernab von allem Stress alles durch den Kopf gehen zu lassen. Das ist eine sehr umfangreiche und zeitintensive Arbeit. Wichtig ist, dass T. die Aufgaben und die Fragen auf dem Arbeitsblatt wirklich ernst nehmen. Sie sollen sich **zu dritt** zusammentun. (Anm.: Nicht mehr als drei Personen, weil sonst die Zeit nicht ausreicht).	G3
	Die auf dem Arbeitsblatt angegebenen Zeiten dienen nur zur groben Orientierung, damit auch noch Gelegenheit ist, den dritten Punkt zu bearbeiten, sollten T. sich in etwa danach richten. Es ist nicht erforderlich, das, was T. besprechen im Plenum vorzustellen.	
	Es soll aber ein Abschlussplenum zu einem festen Zeitpunkt stattfinden, damit noch einmal darüber gesprochen werden kann, was T. diese Übung gebracht hat. Die Pausen teilen T. sich selbst ein. Sie können sich auch Kaffee oder andere Getränke mit in die Gruppe nehmen.	
	Durchführung: (205')	
	L. macht keine Kontrollgänge. Er geht aber durch die Gruppen mit dem Ziel der Überprüfung, ob T. die Aufgaben richtig verstanden haben und auf die Zeit achten.	
	Auswertung: (10')	
	Kein Vortrag der Ergebnisse.	
	Frage(n): Wie sind Sie mit der Aufgabe zurechtgekommen? Wie war es mit der Zeit? Evtl. kurzes Nachfragen: Wo gab es bei der Linie unter Punkt 1 auffällige Unregelmäßigkeiten? Wo war der höchste Punkt, wo der tiefste?	L T
	Vorschlag zur Problembeseitigung (nicht ganz ernst gemeint)	L/B

1 Diese Unterrichtseinheit ist für die Tage nach der Prüfung geeignet und stellt die Fähigkeit der Selbstreflexion und des Erfahrungsaustausches in der Gruppe in den Mittelpunkt. Die Rolle des L. liegt überwiegend darin, den nötigen Rahmen zur Durchführung zu gewährleisten.

A Arbeitsblatt Rückblick und Ausblick

1. Weiterbildungslinie (30')

- Bitte zeichnen Sie auf einem Blatt eine Linie, die den Verlauf der Weiterbildung so darstellt, wie Sie ihn persönlich empfunden haben. Diese Linie kann gebogen, gerade, schräg, gewellt sein. Sie soll so sein, wie Sie den Verlauf mit allen Höhen und Tiefen erlebt haben. Es kommt nicht auf Objektivität an, sondern auf Ihre persönliche Sicht.
- Nachdem Sie diese Linie gezeichnet haben, tauschen Sie sich mit den anderen darüber aus.
- Bitte versuchen Sie anhand der folgenden Punkte, Ihre Situation bei Ihrer Rückkehr zu besprechen.

2. Identitätsuntersuchung (60')

- **Schreiben Sie bitte 10 verschiedene Antworten auf die Frage auf:**
  Wer bin ich als Fachschwester/-pfleger in der Psychiatrie?"
  Bei Ihren Antworten können Sie sich auf Gruppen beziehen, denen Sie angehören oder in denen Sie arbeiten, auf Ihre Rollen oder Positionen im Arbeitsbereich, auf Ihre Einstellungen, die Sie zur Zeit vertreten oder auf das, was Ihnen beruflich viel bedeutet.
  Sie können sich auf Ihre Qualifikationen und erworbenen Fähigkeiten beziehen und die Anschauungen, die Sie vertreten.
  Versuchen Sie möglichst nur solche Gesichtspunkte zu nennen, die Ihnen wirklich wichtig sind und auf die Sie auf gar keinen Fall verzichten könnten, ohne Ihre Identität aufzugeben.
- **Nehmen Sie sich jede der zehn Antworten vor** und versuchen Sie sich vorzustellen, welchen Einfluss der Verlust einer der betreffenden Punkte auf Ihre berufliche Zukunft hätte.
- **Nun bilden Sie eine Rangreihe der Antworten** durch Sortieren der Zettel. Nr. 1 soll das Wichtigste sein bis Nr. 10 (das Unwichtigste). Das entscheidende Kriterium für die Bildung der Rangreihe ist: „Wie würde sich mein Berufsleben als Pflegende(r) in der Psychiatrie verändern, wenn ich auf diesen Punkt verzichten müsste?"
- **Tauschen Sie nun bitte Ihre Erfahrungen aus.** Dabei sollte niemand gezwungen werden, was er aufgeschrieben hat, mitzuteilen. Aber jeder sollte so offen wie möglich sein.

3. Wieder zu Hause – Endlich?! (80')

- **Wünsche und Vorstellung**
- Machen Sie eine **Liste all dessen, was Sie bei Ihrer späteren Arbeit als Fachpflegekraft erreichen möchten.** Vermeiden Sie dabei so allgemeine Formulierungen, wie „das Gelernte umsetzen", „die Beziehung zum Patienten professioneller gestalten". Machen Sie konkrete und präzise Angaben (35').
- Malen Sie sich einen Tag, eine Woche, ein Jahr Ihrer beruflichen Zukunft aus (15').
- Sprechen Sie mit Ihrer Gruppe über diese Pläne (30').

4. Bilanz (45')

- **Sammeln Sie zu folgenden Fragen möglichst viele Antworten:**
  - Wann fühlte ich mich bei den Praxiseinsätzen wirklich wohl?
  - Wann fühlte ich mich in den letzten Monaten auf „meiner Station" wirklich wohl?
  - Was machte mich bei der Arbeit zufrieden, was bereitete mir Freude?
  - Was macht es aus, dass ich gerne arbeite?
  - Was gibt mir das Gefühl, dass sich mein Beruf lohnt?
  - Was beherrsche ich wirklich gut? Wie kann ich meine Stärken nutzen?
  - Worauf muss ich bei mir sehen, dass es nicht verloren geht, sondern erhalten bleibt?
  - Welche Anlagen in mir muss ich noch stärken?
  - Woran muss ich in Zukunft bei mir noch arbeiten?
  - Was kann ich noch nicht, möchte mich aber in diese Richtung weiterentwickeln?
  - Was muss ich tun, um meine gegenwärtigen Vorstellungen zu verdeutlichen?
  - Was muss ich tun, damit meine Vorstellungen Realität werden?
  - Wann sollte ich damit beginnen?
  - Was sollte ich dafür zurückstellen bzw. unterlassen?
  - Wann mache ich am besten den ersten Schritt? Wer sollte daran beteiligt sein?
- **Vergleichen Sie Ihre Antworten mit denen der anderen Gruppenmitglieder und benutzen Sie die anderen Gruppenmitglieder als Berater.**

B Wie löse ich ein Problem?

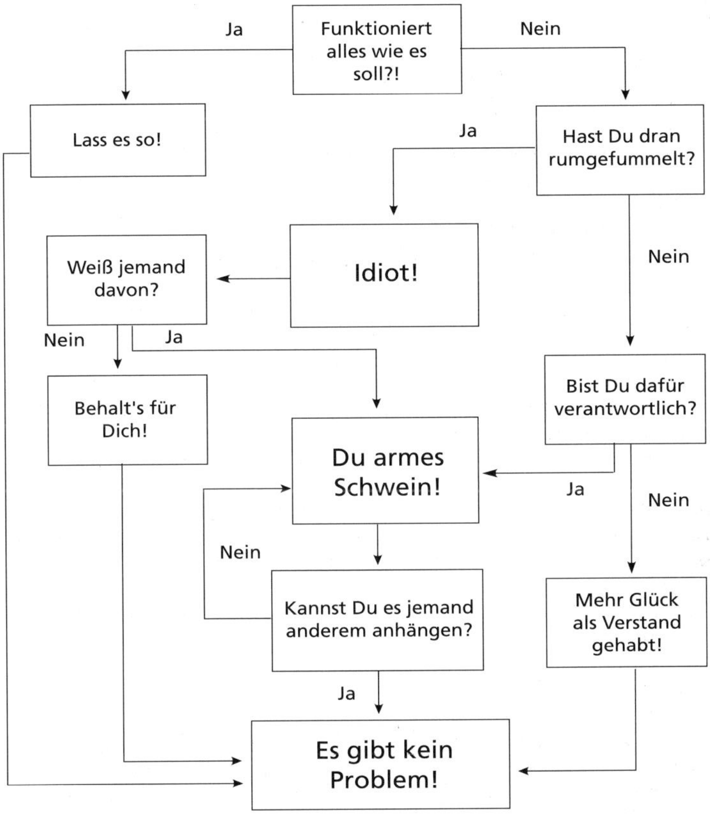

Quelle unbekannt

10 Praxiseinsätze[1]

10.1 Die Praxiseinsätze als Lernsituation

Immer wieder stehen Lehrende der Pflege nicht nur in der Psychiatrie vor der **Frage:** Wie kann der Umgang mit Menschen vermittelt werden, die Schwierigkeiten im Umgang mit Menschen haben und die in ihrer Alltagskompetenz eingeschränkt sind? Im Unterrichtsteil haben wir versucht, Anregungen zu geben. **Der praktische Einsatz in den verschiedenen Bereichen der Psychiatrie ist ein unverzichtbarer Bestandteil der beruflichen Weiterentwicklung.** Manche Teilnehmer lernen hier Bereiche kennen, zu denen sie sonst keinen Zugang haben. Lernerfahrungen in der Gemeinde, wie z. B. im ambulanten Dienst, im Gesundheitsamt, im sozialpsychiatrischen Dienst oder in der Tagesklinik sollten dabei Vorrang haben vor denen im stationären Bereich. Von Teilnehmern wird diese Lernerfahrung immer wieder als wichtige Erfahrung dargestellt. Eine Reduzierung der Außeneinsätze kommt einer Qualitätseinbusse der Weiterbildung gleich. Praxiseinsätze regen zur Reflexion der eigenen Arbeitsweise an, erweitern den beruflichen Horizont, vermitteln neue praktische Kenntnisse und geben die Möglichkeit, Mitarbeiter und Klienten in einem anderen Umfeld kennen zu lernen. L

Für den Einsatz gibt es bestimmte Mindestanforderung, wie z. B.:

- Einsatz in mehreren unterschiedlichen Bereichen der Psychiatrie
- Externe Einsätze außerhalb der eigenen Einrichtung
- Dauer mindestens 8 Wochen
- Lernziele und Lerninhalte bzw. Praxisaufgaben für den Einsatz
- Vor-, Zwischen- und Nachgespräche

Anleitung durch Praxisanleiter und qualifizierte Mitarbeiter

10.2 Die Lernsituationen[2]

Von A–D finden Sie Lernsituationen für typische Einsatzbereiche in der Psychiatrie, mit denen wir gute Erfahrungen gemacht haben. Sie sind für die Weiterbildung erstellt. Für die Ausbildung sind sie entsprechend zu vereinfachen. Sie sollen auch als Muster dienen, um eigene Lernsituationen zu erstellen. A–D

Die **Fragen zum Praxiseinsatz** auf Arbeitsblatt E können als Grundlage der mancherorts geforderten Praxisberichte oder auch zur Nachbesprechung dienen. E

1 Die Arbeitsblätter werden zur Vorbereitung von praktischen Einsätzen bzw. zur Auswertung zwischendurch benutzt. Wir haben deshalb keine Unterrichtszeiten angegeben.

2 Modifiziert nach: Felgner, L.: 25 x Psychiatrische Pflege, Eschborn, DBfK Verlag, 1. Auflage 1993, S. 58–66

A Lernsituation Praxiseinsatz – Akutbereich

Lernziele:

Der Teilnehmer soll Bedürfnisse der Klienten und das Angebot der Station kennen und aus pflegerischer Sicht reflektieren.

Der Teilnehmer soll
- den Tages- und Wochenrhythmus der Station kennen lernen und beschreiben können
- den Tages- und Wochenablauf mitgestalten
- die Strukturen der Station kennen und reflektieren
- die verschiedenen pflegerischen Angebote kennen und daran mitwirken
- die verschiedenen Therapieangebote kennen
- zwischen Einzel- und Gruppenangeboten unterscheiden können
- pflegerische Schwerpunktbereiche kennen und gezielt pflegerisch tätig sein
- erwünschte und unerwünschte Wirkung der wichtigsten Psychopharmaka kennen
- relevante rechtliche Grundlagen für die Akutstation kennen
- Pflegeplanung und -dokumentation kennen und daran mitwirken
- Regeln in Notsituationen kennen und angemessen reagieren
- Zielsetzung und Inhalte der verschiedenen Teambesprechungen kennen.

Lerninhalte:

- Tages- und Wochenplan der Station
- Stationsregeln und -konzept
- Aufgaben im Rahmen der psychiatrischen Pflege übernehmen und sich darüber austauschen (mit Mitarbeitern und Praxisbegleiter)
- Ziele und Inhalte der Therapieangebote, evtl. teilnehmende Beobachtung
- An Einzel- und Gruppensitzungen teilnehmen
- Mitwirkung an der Pflegeplanung und -dokumentation
- Verhalten in Notsituationen besprechen und eigene Beteiligung klären (z. B. Fixierung, Zwangsmedikation, Krampfanfälle, Delirium)
- An Besprechungen teilnehmen

Fragen zur Auswertung:
- Welche regelmäßigen pflegerischen Tätigkeiten fallen im Tages-/Wochenablauf an?
- Welche Aufgaben haben Sie übernommen?
- Welche festgelegten Einzel-/Gruppenangebote gibt es von Seiten der Pflege?
- An welchem Angebot wirken Sie mit?
- Welche Therapieangebote gibt es?
- Welche pflegerischen Aufgaben sind kennzeichnend für die Akutstation?
- Welche Aufgaben haben Sie ausgeführt?
- Kennen Sie die wichtigsten Medikamente, haben Sie unerwünschte Wirkungen beobachtet?
- Welche Regeln gibt es bei Auftreten von Aggressionen und Gewalt?
- Haben Sie Notsituationen erlebt?
- In welcher Form waren Sie beteiligt?
- Welche rechtlichen Grundlagen gibt es für Notsituationen?
- Welche Teambesprechungen gibt es?
- Welche Ziele und Inhalte haben die Teamsitzungen?

B Lernsituation Praxiseinsatz
Bereich Rehabilitation bzw. langandauernde Behandlung

Lernziele:

Der Teilnehmer soll Bedürfnisse der Klienten und das Angebot der Station kennen und aus pflegerischer Sicht reflektieren.

Der Teilnehmer soll
- die Bedeutung einer tragfähigen Beziehung zum Klienten und seinen Angehörigen anerkennen
- eine Beziehung im Rahmen des Pflegeprozesses aufbauen und beenden können
- die Alltagsfähigkeiten des Klienten als einen grundlegenden Bestandteil der Pflege beschreiben
- besonders die Fähigkeiten im Bereich Beziehung aufnehmen, Körperpflege, Kleidung, Ernährung, Arbeit, Wohnung und Struktur des Tages fördern
- den Klienten in die Lage versetzen, seine Freizeit zunehmend selbstständig zu gestalten
- Defizite beim Klienten akzeptieren können
- Hospitalisierungsmechanismen beachten
- mit Klienten üben, mit Behinderungen zu leben
- Möglichkeiten der Selbstpflege kennen lernen und die Notwendigkeit des Erfahrungsaustauschs der Mitarbeiter anerkennen

Lerninhalte:

- Sich Zeit lassen
- Beobachtung des Klienten und seines Umfelds im Verhältnis zur Einsatzdauer
- Angemessene Beziehung zum Klienten
- Kenntnis des Pflegebedarfs
- Aufgestellte Ziele weiterverfolgen, Prioritäten setzen, Fähigkeiten berücksichtigen, Defizite aufdecken
- Pflegemaßnahmen absprechen
- Realität vertreten
- So viel Anleitung wie nötig geben
- Dokumentation
- Kenntnis des psychosozialen Versorgungsnetzes
- Sich selbst und andere bestärken
- Teilnahme an Mitarbeiterbesprechungen
- Teilnahme an Fallbesprechungen
- Informationen über Supervision evtl. Teilnahme

Fragen zur Auswertung:
- Welche Beziehung braucht der Klient, welche brauchen seine Angehörigen?
- Welche Beziehung können Sie eingehen?
- Werden Sie vereinnahmt?
- Welche Informationen haben Sie über die Fähigkeiten/Probleme des Klienten?
- Entsprechen die Informationen Ihren Beobachtungen?
- Welche Pflege braucht der Klient?
- Welche Pflege erhält der Klient?
- Wie erreichen Sie größere Unabhängigkeit des Klienten?
- Will er das?
- Was tun Sie bei Ablehnung?
- Welche eingefahrenen Verhaltensweisen gibt es, die einer Reflexion bedürfen?
- Welche Besprechungen gibt es mit den Klienten?
- Welche Besprechungen gibt es unter den Mitarbeitern?
- Sind die Besprechungen für die Mitarbeiter förderlich?

C Lernsituation Praxiseinsatz Gerontopsychiatrie

Lernziele:	Lerninhalte:
Der Teilnehmer soll die Würde und Integrität des Klienten wahren und so viel Hilfe wie nötig geben. Der Teilnehmer soll • bei der Pflege Ruhe und Geduld bewahren • den Klienten Orientierung und Sicherheit geben • die Alltagsfähigkeiten und die Biographie der Klienten kennen und pflegerisch berücksichtigen • die gesunden Anteile der Klienten wahrnehmen und fördern • die besonderen Fähigkeiten und Probleme von Nahrungsaufnahme, Ruhen/Schlafen, Körperpflege und Bewegung richtig einschätzen und pflegerische Schritte daraus ableiten • die Fähigkeit zur Kontaktaufnahme ebenso wie die Tages- und Freizeitgestaltung als wichtig für den alten Menschen anerkennen und pflegerisch danach handeln • die Angehörigen in die Pflege einbeziehen • Stationskonzept und Organisation im Hinblick auf den Klienten reflektieren • Therapieangebote kennen • sich bei Besprechungen beteiligen • das psychosoziale Umfeld für die Klienten kennen	• Aktives Zuhören • Klare, eindeutige Aussagen machen • Pflegeinformationen in Pflegedokumentation und durch Gespräche mit dem Klienten einholen • Die Fähigkeiten des Klienten genau beobachten • Klienten selbst tätig werden lassen • Pflegemaßnahmen absprechen • Kontakt herstellen (formell und informell) • Pflegerische Angebote zur Tagesstrukturierung • Bewegung, Beschäftigung, Spiel • Gespräch mit Angehörigen • Bedürfnisse der Klienten mit Stationsangebot vergleichen • Teilnahme an Therapien • Teilnahme an Besprechungen • Kenntnis von Angeboten für alte Menschen in der Gemeinde

Fragen zur Auswertung:
- Welche Beziehung brauchen die Klienten?
- Wo werden Sie aktiv, wo halten Sie sich zurück?
- Wann fällt es Ihnen leicht, Ruhe und Geduld zu bewahren, wann fällt es Ihnen schwer?
- Haben Sie sich mit der Biographie einzelner Klienten befasst?
- Was haben Sie herausgefunden?
- Welche Fähigkeiten und Probleme haben die Klienten hier generell?
- Können Sie das an einem Beispiel verdeutlichen?
- Welche pflegerischen Angebote gibt es?
- Wie gestaltet sich der Kontakt zu den Angehörigen?
- Halten Sie persönliche Kontakte?
- Wird das Stationsangebot den Klienten gerecht?
- Welche Therapie haben Sie kennen gelernt?
- An welchen Besprechungen haben Sie teilgenommen?
- Wohin können die Klienten entlassen werden?
- Welche Hilfen haben die Klienten zu Hause?

D Lernsituation Praxiseinsatz Komplementäre Dienste

Lernziele:	Lerninhalte:
Der Teilnehmer soll das psychosoziale Umfeld und die Angebote für Klienten kennen und reflektieren. Der Teilnehmer soll • Alltagsfähigkeiten der Klienten gemäß ihrer Bedeutung für den betreffenden Bereich, z. B. Arbeit/Beschäftigung, Wohnen, Freizeit, Kontakt o. Ä. erläutern können • die Bedürfnisse der Klienten kennen • Kontakt mit Klienten gemäß den Bedingungen der Einrichtung aufnehmen • das Angebot der Einrichtung für den Klienten kennen • an der Beratung und Förderung von Klienten mitwirken • Hilfen und Lösungsstrategien für die Klienten erläutern können • das Konzept der Einrichtung kennen • an Einzel- und/oder Gruppenangeboten unter pflegerischen Gesichtspunkten mitarbeiten	• Kenntnis der Angebote für psychisch Kranke in der Gemeinde • Kontakt mit Klienten • Teilnahme an Besprechungen • Informationen durch Klienten, Angehörige, Mitarbeiter und durch die Dokumentation • pflegerische Beziehungsaufnahme unter Berücksichtigung der Praktikumszeit • Pflegerische Gespräche

Fragen zur Auswertung:
- Aus welchem Grund nehmen die Klienten das Angebot in Anspruch?
- Welche Fähigkeiten und Probleme haben die Klienten (ein Beispiel)?
- Welchen Kontakt haben Sie mit Klienten?
- Wie gestalten Sie den Kontakt in Anbetracht der begrenzten Zeit?
- Welche Pflege- und Therapieangebote gibt es für die Klienten?
- An welchen Pflege-/Therapieangeboten arbeiten Sie mit?
- Welche Ziele und Inhalte haben die Angebote (ein Beispiel)?
- An welchen Einzel- und Gruppenangebote haben Sie mitgewirkt?
- Wie waren die Rollen verteilt?
- Was nehmen Sie aus dem Praktikumseinsatz für Ihre eigene Arbeit mit?

E Fragen zur Auswertung der Praxiseinsätze[1]

(Zeit in der Gruppe 60 Minuten)

- Wo liegen die Schwerpunkte der Arbeit?
- **Was wird an psychiatrischer Pflege praktiziert?**[1]
- Wie wird die Arbeit verteilt?
- **Wie ist die Zusammenarbeit mit anderen Berufsgruppen?**
- An welchen Besprechungen habe ich teilgenommen, und wie sind diese verlaufen?
- **Was ist das Besondere gegenüber meiner eigenen Arbeit?**
- Wie ist der Tages- und Wochenablauf?
- Welche lebenspraktische Anleitung findet statt?
- Wen habe ich gepflegt, und wie habe ich die Pflege geplant und durchgeführt?
- Wie wird dokumentiert?
- Welche Therapien gibt es, und wie verlaufen einzelne Therapien?
- **Was nehme ich an Erfahrung mit nach Hause, und was kann ich umsetzen?**

Modifiziert nach: Felgner, L.: 25 x Psychiatrische Pflege. Eschborn: DBfK Verlag 1993, S. 66

1 Die fett gedruckten Fragen sind Kernfragen. Kernfragen sind die Fragen, die bei wenig Zeit mindestens beantwortet werden sollten. Es sind auch die Fragen, die nach unserer Auffassung in schriftlichen Praxisberichten, wie z. B. im Landesgesetz in NRW (WeiVPsy) gefordert, mindestens erläutert werden sollten.

Nachwort

Ich möchte allen Menschen danken, die zur Entstehung dieses Buches durch Rat und Tat beigetragen haben:

Meiner Frau Elke für ihren fachlichen Rat, die Geduld, mit der sie die Unordnung in unserer Wohnung ertragen hat, und für die Übernahme von Tätigkeiten im Haushalt, die ich sonst erledigt habe.

Frau Dagmar Weiße für ihren kollegialen Rat, ihren Humor und dass sie über meine Witze gelacht hat.

Herrn Peter Eltrop für die Unterstützung während meiner letzten Berufsjahre in Marl-Sinsen.

Herrn Klaus-Michael Knopf, dass er meinen Computer vor dem Absturz bewahrt hat, bevor er Passanten getroffen hat.

Des Weiteren möchte ich folgenden Personen danken:

Fatma Bayraktar-Ueberle, Ellen Borborowski-Körber, Christiane Braunheim, Magnus Eggers, Manfred Eichert, Semra Ertem, Ruth Fricke, Andrea Kampmann, Klaus Michael Knopf, Joachim Kuhl, Dagmar Kunstmann, Reinhard Mendelin, Gisela Notthoff, Diana Pereira Sierra, Matthias Seibt, Klaus Tollmann, Astrid Walke, Daniela Westemeyer, Katja Wagner-Westerhausen und den Kolleginnen und Kollegen, die anonym bleiben wollten.

Ein besonderer Dank geht an den Kohlhammer-Verlag, dass er diese Veröffentlichung möglich gemacht hat, insbesondere an Frau Heidecker und Frau Mann für die nette, hilfreiche und konstruktive Zusammenarbeit.